Textbook of Geriatric Medicine

Orthopaedics

老年病学

骨科学

主 编　苏佳灿　王栋梁　侯志勇

刘国辉　曹烈虎

主 审　张英泽　刘昌胜　黎　健

上海大学出版社

图书在版编目（CIP）数据

老年病学：骨科学 / 苏佳灿等主编 . -- 上海：上海大学出版社，2022.6
ISBN 978-7-5671-4464-4

Ⅰ.①老… Ⅱ.①苏… Ⅲ.①老年病学－骨科学 Ⅳ.① R592

中国版本图书馆 CIP 数据核字 (2022) 第 065903 号

责任编辑　　陈　露
书籍设计　　缪炎栩
技术编辑　　金　鑫　钱宇坤

老年病学——骨科学

苏佳灿　王栋梁　侯志勇　刘国辉　曹烈虎　主编

出版发行　　上海大学出版社出版发行
地　　址　　上海市上大路 99 号
邮政编码　　200444
网　　址　　www.shupress.cn
发行热线　　021-66135109
出 版 人　　戴骏豪

印　　刷　　上海雅昌艺术印刷有限公司
经　　销　　各地新华书店
开　　本　　787mm×1092mm　1/16
印　　张　　32.5
字　　数　　770 千
版　　次　　2022 年 6 月第 1 版
印　　次　　2022 年 6 月第 1 次
书　　号　　ISBN 978-7-5671-4464-4/R·19
定　　价　　298.00 元

主编介绍

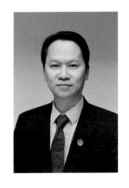 **苏佳灿** 主任医师，教授，海军军医大学博士研究生导师。国家重点研发计划重点专项及军委科技委重点专项首席科学家。获省部级二等奖以上奖励 4 项，以第一作者及通讯作者发表 SCI 论文 50 篇，总 IF > 600 分，承担国家自然科学基金重大研究计划等省部级以上项目 30 项，获批国家专利 30 项，主编主译专著 15 部。获首届全国向上向善好青年、总后勤部院校教学标兵、上海市十大杰出青年、上海市银蛇奖、上海市育才奖等，荣立解放军二、三等功各 1 次。兼任中国医师协会骨科医师分会骨质疏松学组副组长、青年学组组长，中华医学会骨科学分会骨质疏松学组委员、青年学组组长等。

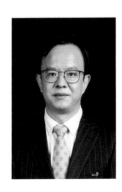 **王栋梁** 主任医师，教授，上海交通大学医学院硕士研究生导师。主持或参与国家级、省部级、局级课题 12 项，共发表论文 50 余篇，其中 SCI 收录 20 余篇，总影响因子 > 50，单篇最高影响因子 9.078 分；获批国家专利（含参与）3 项。兼任上海大学转化医学研究院特聘教授，中国老年学和老年医学会老年病学分会常委兼（上海）骨科专家委员会主任委员，上海中西医结合学会骨质疏松专业委员会副主任委员，中国骨质疏松防治联盟创始理事等。《中华创伤杂志》编委，*Chinese medicine journal* 特约审稿专家等。

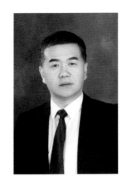 **侯志勇** 博士生导师，教育部长江学者特聘教授，河北医科大学外科学系主任、第三医院院长。曾获国家级百千万人才工程人选，国家有突出贡献的中青年专家，国务院特殊津贴专家，中国医师协会骨科分会十佳中青年骨科医师等称号。兼任中华医学会创伤分会副主任委员，中华医学会骨科分会青年委员会副主任委员，中国医师学会骨科分会青年委员会主任委员，国际矫形与创伤外科学会（SICOT）中国部常务委员，美国骨科创伤协会 OTA 国际委员。BMC *Musculoskeletal Disorders* 副主编，*International Orthopedics*、《中华解剖与临床杂志》等特约审稿专家。

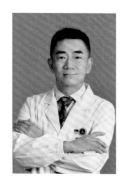

刘国辉 教授，主任医师，博士生导师，华中科技大学同济医学院附属协和医院骨科副主任、创伤骨科主任、创伤中心主任，协和名医。主持承担国家自然科学基金5项，国家卫计委重点项目2项，以第一作者及通讯作者在国内外发表论文320余篇（SCI收录80余篇，IF > 10分10余篇）。以第一排名获湖北省科技进步二等奖1项、中华医学科技一等奖（主要参与人）等，获批国家专利40余项（转化2项），主编（副主编）学术专著4部。兼任中华医学会创伤学分会委员，中国医师协会创伤学分会常委/骨感染学组副组长，中华医学会骨科学分会创伤骨科学组/外固定与肢体重建学组委员，中国医师协会骨科分会委员/下肢创伤学组副组长，湖北省医学会创伤学分会侯任主任委员，湖北省医学会创伤骨科学组组长，AOCC湖北委员会主席等。

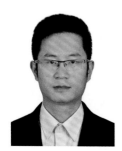

曹烈虎 副教授，副主任医师，硕士生导师，以第一或通讯作者发表SCI论文10余篇，获批国家专利10余项，主编专著3部，主持国家级、省部级、局级课题共3项，获得中华医学科技三等奖、教育部科学技术二等奖、军队医疗成果二等奖、上海市医学科技进步二等奖等。兼任中国医师协会骨科专业委员会骨质疏松学组青年委员，中国医药教育学会骨质疾病专业委员修复重建学组委员，上海市中西医结合学会骨伤科青年委员副主委，上海市中西医结合学会骨质疏松专业会委员，上海市中西医结合学会运动医学专业会委员，《中华创伤杂志》通讯编委，国家自然基金评审专家。

《老年病学——骨科学》编委会

主　　编　苏佳灿　王栋梁　侯志勇　刘国辉　曹烈虎

副 主 编　肖海军　陈雁西　施忠明　张　鹏　牛　丰　陈　晓

编　　委　（以姓氏笔画排序）

王　勇　王　晶　王宏亮　王岩松　王栋梁　王思成
王剑飞　牛　丰　方　超　尹志峰　冯　卫　庄新晨
刘国栋　刘国辉　刘梦非　米博斌　苏佳灿　李　明
李左安　李会杰　李金宝　杨　强　肖海军　吴献民
何国云　何继业　应志敏　汪振宇　宋绍军　张　磊
张　涛　张　浩　张文财　张建政　张　鹏　陈　晓
陈世杰　陈雁西　陈辉文　周　武　周先虎　周启荣
赵　松　荣杰生　胡　衍　侯志勇　施忠民　耿　振
顾峥嵘　翁蔚宗　高　飞　郭嘉伟　黄　晨　曹发奇
曹烈虎　盛世豪　崔　进　梁　伟　韩亚非　潘思华

秘　　书　王亚军　魏文强

序　言

　　随着我国人均寿命的提高与老龄化进程的加速，衰老相关疾病发病率迅速升高，老年骨科疾病日益受到医学界及社会大众广泛关注。近年来，骨科学蓬勃发展，新理论、新理念推陈出新，新手术器械、手术技术不断涌现，为老年骨科疾病的诊疗提供了新思路和新方法。然而老年骨科疾病有其自身规律特点，急需一套针对老年骨科疾病的专著：统一局部与整体，打通基础与临床，贯穿内科与外科，从发病机制、药物治疗和手术干预各层次系统、全面介绍老年骨科疾病。

　　针对中国日益严峻的老年人骨骼健康问题，秉持"传道授业、治病救人"理念，应中国老年学和老年医学学会老年病学分会邀请，国内知名骨科专家苏佳灿教授组织了一批拥有丰富临床经验和国际学术视野的骨科专家共同编写了《老年病学——骨科学》一书。本书系统阐述了老年骨科疾病流行病学特征、病理表现、临床症状及最新诊疗进展，囊括了创伤、退变、感染和肿瘤等各类老年骨科疾病，做到全面而不繁琐，专业而不晦涩。低年资医师可快速掌握疾病诊疗原则，对临床工作有重要指导意义。中、高年资医师可了解学术前沿进展，开阔视野，更新知识体系。

　　该书在骨科经典理论基础上，汲取领域内最新研究进展，融入临床专家自身经验体会，兼有促进交流、鼓励创新之作用，是一部集知识性与实用性为一体的优秀骨科学专著，相信各位骨科同道阅读后一定会有所收获！

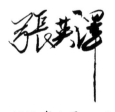

2022 年 2 月 20 日

前　言

　　《老年病学——骨科学》旨在研究老年骨与关节损伤及相关疾病的流行病学、病因学、诊疗特点、围手术期处理、并发症、康复等方面的一门临床综合学科。目前我国正面临着严峻的老年人群健康问题，而对其特点及规律的研究与认识尚不够深入。因此，医务工作者要在临床实践工作中不断探索、发现和总结老年骨关节病的特点和相关问题，及时制定有效的防治策略，为延长老年人群寿命的同时不断提高老年人生活质量水平而不懈努力。深化对其治疗的认识与研究，有助于推动老年骨科治疗技术的发展，同时也为老年骨科相关损伤与疾病治疗提供新思路。

　　本书针对老年骨科相关损伤与疾病进展进行了全面的论述与总结。本书涵盖了老年骨与关节损伤、疾病特点，围手术期麻醉相关知识，对常见骨质疏松性骨折、损伤骨折脱位、颈腰腿痛、股骨头坏死、骨与关节感染性疾病、非化脓性骨关节炎、足踝疾病、骨肿瘤等方面做了详细的阐述，并增加了典型病例，同时结合国内外研究成果与最新文献进行了规范阐述。

　　本书紧密贴近临床，内容充实，具有较高的临床应用价值。相信本书会得到骨科同道及致力于临床骨科一线医生的欢迎，并为其提供新视野、拓宽思路，提高我国在该领域的科研与临床水平，这也是本书编辑的目的和初衷。希望通过本书使更多的业界同仁收益，同时也造福广大患者，回报社会。

　　本书编辑过程中，参考和应用了国内外许多学术著作和文献的相关内容，在此一并表示感谢。老年骨科损伤与疾病所涉及的内容较广，文献浩如烟海，编者水平有限，难免存在不足之处，诚恳希望同道批评指正。

目　录

第二十章 生物材料与老年骨科疾病　/ 466

附录

第一章
老年骨与关节损伤、疾病的流行病学

随着我国经济社会的快速发展与公共卫生事业的进步，我国老年人口的比例正在逐年上升。第七次全国人口普查的调查结果显示，我国 60 岁及以上人口为 26402 万人，占总人口的 18.7%。其中，65 岁及以上人口为 19064 万人，占总人口的 13.50%。据预测，到 2030 年，我国 60 岁以上老年人口将达到总人口的 25% 左右；到 21 世纪上半叶，我国将一直是世界上老年人口最多的国家，将占世界老年人口总量的 1/5。目前我国正加速迈进老龄化社会，随之而来的是疾病谱的改变，老年人群合并骨与关节损伤疾病的发生率越来越高。因而，面对高龄社会的发展趋势，老年骨与关节损伤或相关疾病正得到全社会越来越广泛的关注，也成为当代医疗卫生事业所关注的焦点。

当前，我国人口老龄化形势严峻，老年骨与关节损伤疾病的发生率逐年上升。同时，随着损伤后肢体残障引起的功能减退，造成老年患者生活质量的下降。伴随着治疗、康复、护理等医药费用的上涨，给家庭和社会带来了巨大的经济压力和社会负担。这与骨关节疾病防治知识的健康科普教育普及度不够、患者和家属对疾病的危害性认识不足，以及对预防、保健、药物以及手术治疗方面的基础知识严重缺乏有关。

另一方面，据统计我国医疗总费用的增长速度远高于国内生产总值的增长速度，且由于老年群体对生活质量需求的不断提升，人均医疗费用一直逐年攀升。近年来，随着骨科内固定材料和手术技术的不断革新，快速康复理念的普及，围绕老年骨与关节损伤和疾病的外科治疗技术得到了蓬勃发展。这在给老年群体带来医疗福音的同时，也同样引起我们的思考。当前环境下，如何确立老年骨与关节损伤、疾病的诊治原则和流程；如何加强家庭 – 社区联动，增强对疾病的宣传和预防；如何采用合理、规范的诊疗方案，是我们医疗系统需要共同面对的课题。这就需要我们对老年骨与关节损伤疾病的流行病学、临床特点和专科治疗有更深入的理解。

在我国，引起老年骨与关节损伤的病因是多样的，主要是受年龄及性别的影响，也因受伤害时所处的环境不同，发生率不尽相同。了解病因有助于我们从源头预防老年骨与关节疾病的产生。

一、老年骨与关节损伤的社会背景因素

1. 人口结构变化迅速　我国的老年人群总体增长过快，人口结构由成年型国家转至老年型国家，我国仅用了 18 年时间，而美国用了 60 年，瑞典用了 85 年，法国用了 115

年。不难看出我国人口老龄化的特点：来势猛、发展快、影响深远，而且是在经济尚不发达的情况下到来的，具有阶段性和累积性。

2. 生活方式的改变　随着我国人均寿命延长和老年人健康文化事业的发展，老年人逐步走出社区，对旅游、生活娱乐等需求逐渐增加，老年人的生活呈现多样性、丰富性特点。加上越来越多的老年人对自身健康程度的重视，老年骨与关节损伤疾病的疾病谱也发生了变化，呈现出骨病、骨肿瘤比例减少，关节退变、骨关节炎、骨质疏松性骨折的比例逐渐升高的趋势。

3. 饮食结构的改变　随着社会经济的发展和生活水平的提高，我国居民尤其是中老年人的饮食结构也在发生改变。随着油脂、牛奶、动物类蛋白和酒精的摄入增加从而引发的高血糖、高血脂等心脑血管意外风险逐年上升，饮食结构已成为危害中老年生存健康的重要因素。

二、老年骨与关节损伤疾病的复杂性

1. 既往慢性合并症多　由于老年人常合并有多种内科疾病，如原发性高血压、糖尿病、心脏病等慢性疾病，常伴有部分脏器功能减退这些基础疾病与老年骨与关节损伤类疾病，常常相互促进、互为因果。当出现骨与关节损伤等疾病时，常因既往合并相关的慢性病，使得患者受伤后能恢复至受伤前生活状态的比例大大降低，呈现需要他人护理的残障比例增高，以及伤后死亡率增高等特点。

2. 损伤后并发症多　老年人骨与关节损伤，尤其是累及下肢关节的骨质疏松性骨折的患者，由于长期卧床，易引起坠积性肺炎、下肢血栓，以及泌尿系统疾患、压疮和精神认知障碍等疾病。这些并发症的出现，往往会延长住院治疗周期，成为影响患者生存率的极大危险因素。

3. 术后康复问题多、难度大　老年人常患有多种慢性疾病，一旦病情严重，病程迁延不易恢复；如若长期卧床，更易继发其他慢性疾病。此外，老年人有精神性疾病以及眼、耳功能衰退、认知障碍等因素，通常很难完成规定的康复功能锻炼及相关程序，即使完成，效果也并不理想。

三、老年骨与关节损伤疾病的危险因素

骨与关节损伤发病的危险因素可以大致分为两类：系统性因素和局部性因素。前者是指和骨与关节损伤发生发展相关的机体全身状态，包括年龄、性别及激素水平、种族、遗传、骨密度以及营养状况；后者是指可能导致骨与关节受累的局部生物力学及系统性微环境异常的因素，包括肥胖、外伤史、职业因素、运动及生物力学异常。

1. 骨质疏松　作为老年人群的典型特点，骨质疏松已逐渐成为老年骨与关节损伤的核心危险因素。骨质疏松患者，常由于低能量损伤，引起骨与关节损伤。其中，股骨近端骨折是临床上老年人较为常见的骨折之一，尤其好发于中老年骨质疏松患者。股骨近端骨折包括股骨颈骨折、股骨转子间骨折、转子下骨折。上述骨折均可导致患者长期卧床。对于中老年患者而言，长期卧床，使得一些原发疾病更易发生，如较差的心肺代偿能力，使坠积性肺炎、深静脉血栓，以及精神障碍等并发症，同时也给中老年人家庭和

社会带来沉重的经济负担。有学者通过对芬兰国家住院登记系统登记的数据进行研究发现，80周岁以上人群的低能量髋部骨折发病率，自1970年至2013年增长了399%，年均增长达9%。按照这一趋势，到2030年老年骨质疏松性髋部骨折的年发病人数预计会增加2.4倍，这对社会的卫生体系是一个严峻的考验。

2. 性别与激素水平　骨与关节损伤的患病率、发病部位及严重程度存在着性别差异。研究表明，女性骨关节炎（osteoarthritis，OA）患者所累及的关节比男性更多，且女性手、膝、踝，以及足部OA的患病率和严重程度更高；而男性脊柱OA的患病率和严重程度更高；髋关节OA患病率的性别差异不很明显。造成这种性别差异的可能原因有很多，包括不同的职业劳动强度、不同的生活习惯及不同的生物力学特点等。女性OA患病率一般从围绝经期开始明显升高，且与男性之间的差异也逐渐变大，这提示围绝经期以后女性体内雌激素的缺乏与OA形成可能有关。

3. 生活方式　随着生活节奏加快，中老年人生活、健身、娱乐活动范围延伸，随之而来骨与关节损伤的概率增加。现在大中型城市虽然汽车较为普及，但由于城市交通监控的成熟、车速的控制，高能量创伤的发生率已逐年减少；但城市里电瓶车的普及，使得低速车辆引起的低能量创伤，逐渐成为引发老年骨与关节损伤，尤其是骨质疏松性骨折的高危因素。

四、老年骨与关节损伤疾病的流行病学特征

1. 年龄分布　骨与关节损伤疾病的流行病学研究发现，50-60岁人群，男性患者占比高于女性。因为在这个年龄段，一些男性依然从事工作，导致出现股骨近端骨折的风险较大。女性在该年龄段，处于月经末期，或者绝经不久，身体钙矿沉积尚可。进入60-90岁年龄段，这是股骨近端骨折的高发年龄段，而且绝经期妇女的骨密度下降在此阶段显现；90岁以上人群，此阶段女性患者的人数进一步超过男性。该年龄段已经显著受到自然寿命的影响，国人的平均寿命期望值为76.5岁，这意味着高龄老人大多数为女性，男女基数的差距，必然会对股骨近端骨折的患病率造成影响，因此90岁以上的女性患者既存在骨密度降低，同时其寿命也长于男性患者，因此男女患病比例也逐渐拉大。

2. 骨质疏松性骨折　据文献统计，在我国大中型城市地区，老年骨与关节损伤部位发生率的排序依次为：手腕骨、尺桡骨干、胫腓骨、桡骨远端骨折，以及胸腰椎骨折等。常见部位骨质疏松性骨折流行病学特点介绍如下：

（1）髋部骨折：老年髋部骨折被称为"人生中最后一次骨折"。髋部骨折后，若行非手术治疗需长期卧床，而长期卧床容易发生压疮、肺部感染、泌尿系统感染及下肢深静脉血栓等并发症，这些并发症会直接威胁患者的生命。髋部骨折若非手术治疗，在一年内的死亡率可高达50%左右，故必须尽早对患者行手术治疗。即便如此，术后髋部骨折患者中仍有约50%因残疾导致生活质量明显下降。

（2）肩部骨折：流行病学调查发现，在70岁以上的老年患者中，肩部骨折，尤其是肱骨近端占干骺端骨折的70%，约占全身骨折的5%，其在女性患者的发病率介于73%-85%。肱骨近端骨折87%是由低能量损伤引起的，这类骨折多是由骨质疏松导致的。

（3）前臂骨折：前臂骨折尤其是尺桡骨远端骨折，目前是老年人发病率较高的骨

折之一，多由跌倒等低能量损伤所致。随着我国人口老龄化加剧及人均寿命的延长，老年尺桡骨远端骨折发生率逐年增加。国外文献报道尺桡骨远端骨折人群年发病率为16.2/10000~26/10000，占老年人群骨折的18%；65岁以上人群尺桡骨远端骨折年发病率为80/10000~100/10000，患者比例整体女性高于男性。

（4）脊柱骨折：在我国，老年脊柱骨折的致伤原因多为跌伤、摔伤等低能量损伤，严重威胁老年人健康，也给国民经济带来了沉重的负担。有学者在韩国调查发现，老年男性脊柱骨折发生率为11.9%，女性为14.8%，发病率高；也有学者研究发现50~80岁老年男性脊柱骨折发病率为4%~17%，女性为7%~19%。脊柱骨折对老年患者生活质量的负面影响会持续很多年，这一情况比起其他骨质疏松骨折更为严重。

3. 颈、腰部椎间盘突出　颈、腰部椎间盘突出症是引起头颈、腰腿痛的常见原因，也是困扰老年人生活质量的常见疾病。国内外流行病学调查显示其发病率为2.2%~15.2%。据统计，我国目前椎间盘突出症患者为1亿~1.2亿人，每年新发病例为800~1000万，手术率为120/100万，骨科门诊就诊的患者中近20%患者为与椎间盘退变性疾病相关的颈、腰腿痛。尽管国内外学者在椎间盘突出症基础和临床研究方面，开展了大量的工作，手术入路的选择、内固定材料及手术器械均取得了飞速的发展，但仍存在以下问题：对椎间盘退变、突出的病因和病理机制尚不明确；基于此基础之上的基因治疗目前在椎间盘退变突出的应用尚无突破性进展；对椎间盘突出症的治疗主要是传统的保守和手术治疗，尚缺乏椎间盘突出有效的早期干预措施。

4. 骨关节炎　OA患病率存在性别、地域和区域差异。症状性OA在我国的患病率为8.1%，其中女性高发；从地域分布特征来看，西南和西北地区比华北和东部沿海地区患病率增加近一倍；区域分布差异显示症状性OA农村地区患病率高于城市地区；症状性OA可导致全因死亡率增加近1倍；女性、肥胖和关节损伤与OA发病有关。流行病学资料显示，随着人口老龄化的加剧，骨关节疾病的发病率日趋升高，本病在40岁人群的患病率为10%~17%，60岁以上人群的患病率约为50%，而在75岁以上人群患病率则高达80%。在美国，骨性关节炎是中老年人群慢性致残的主要原因，也是50岁以上男性丧失工作能力的第2位原因（仅次于缺血性心脏病）。我国有一项涉及多城市多中心的膝关节OA的流行病学调查显示：膝关节OA在人群中总体患病率为15.6%，其中西安7.7%，石家庄11.2%，上海9.8%，广州30.5%，成都17.5%，哈尔滨16.9%。为此，世界卫生组织将2000年至2010年的全球健康主题确定为"骨与关节的10年"，旨在全球范围内唤起人们对骨关节炎相关疾患的广泛重视和疾病预防。

5. 骨肿瘤　肌肉骨骼系统肿瘤有许多不同的类型，其中良性肿瘤有200余种，恶性肿瘤接近90种。这些肿瘤均发生自中胚层组织。此类肿瘤虽发病率不高，但其具有侵袭性，据报道死亡率大于50%。肉瘤在老年人中更常见，有15%发生在15岁以前，有40%发生于55岁以后。随着社会老龄化的步伐加快，发病率也会逐步升高。

在实际工作中，临床医生往往需要结合地区流行病学特点、患者临床表现和影像学表现进行综合分析，以获得初步诊断和鉴别诊断；最后结合组织病理学检查，在综合分析上述检查、诊断的基础之上，才能获得最终相对准确的诊断。

（王栋梁　上海交通大学医学院附属新华医院）

参考文献

付至江,郭柏铭,赵永杰,等.骨关节炎患者健康管理研究进展[J].中华健康管理学杂志,2014,8(6):419–422.

国家统计局,国务院第七次全国人口普查领导小组办公室.第七次全国人口普查公报(第五号)——人口年龄构成情况[J].中国统计,2021(5):10–11.

姬晨妮,陈伟,朱燕宾,等.京津唐地区1583例老年股骨转子间骨折流行病学特征分析[J].中华老年骨科与康复电子杂志,2015,1(1):45–49.

李儒军,林剑浩.骨关节炎流行病学的研究进展[J].中国临床医生,2010,38(7):6–10.

刘松,李佳,李石伦,等.2010–2011年我国华北和华东地区老年尺桡骨远端骨折的流行病学特征分析[J].中华老年骨科与康复电子杂志,2017,3(6):372–375.

陆惠华.老年病临床特点与对策[J].中国老年学杂志,2004,(2):173–174.

陆廷仁.老年期骨关节疾病的康复医疗(待续)[J].现代康复,2000,(1):15.

牛晓辉.老年恶性骨与软组织肿瘤诊断与治疗[C].中国老年肿瘤学大会暨第二届CGOS学术年会论文集,2007:158–163.

秦耕.湖南中部城乡地区中老年人原发性膝骨关节炎现况研究[D].长沙:中南大学,2013.

孙正平.退行性骨关节炎中医健康管理模式的构建与应用研究[D].广州:广州中医药大学,2013.

王广州.新中国70年:人口年龄结构变化与老龄化发展趋势[J].中国人口科学,2019,(3):2–15.

王颖,吴新宝.老年骨质疏松性骨盆骨折(一)——流行病学、病因学、诊断与临床分型[J].中华创伤骨科杂志,2017,19(11):1007–1012.

王弘德,李升,陈伟,等.《骨关节炎诊疗指南(2018年版)》膝关节骨关节炎部分的更新与解读[J].河北医科大学学报,2019,40(9):993–995.

韦家冬,张晋元,朱召银,等.中老年股骨近端骨折流行病学特征[J].中国老年学杂志,2019,39(24):5993–5995.

张鹏,王天兵,姜保国.桡骨远端骨折与下尺桡关节损伤[J].中华老年骨科与康复电子杂志,2015,(1):9–12.

ASLAN A,ATAY T,AYDOĞAN NH.Risk factors for mortality and survival rates in elderly patients undergoing hemiarthroplasty for hip fracture[J].Acta Orthop Traumatol Turc,2020,54(2),138-143.

CHEN Y,CHEN X,LI Z,et al.Safety and efficacy of operative versus nonsurgical management of distal radius fractures in elderly patients: a systematic review and meta-analysis[J].J Hand Surg Am,2016,41(3):404-413.

DOMBROWSKY AR,BOUDREAU S,QUADE J,et al.Clinical outcomes following conservative and surgical management of floating shoulder injuries: A systematic review[J].J Shoulder Elbow Surg,2020,29(3),634-642.

HAWKER GA,CROXFORD R,BIERMAN AS,et a1.A11 cause mortality and serious cardiovascular events in people with hip and knee osteoarthritis: a population based cohort study[J].PLoS One,2014,9(3):e91286.

KANG X,FRANSEN M,ZHANG Y,et a1.The high prevalence of knee osteoarthritis in a rural Chinese population:The Wuchuan osteoarthritis study[J].Arthritis Rheum,2009,61(5):641-647.

KANNUS P,PARKKARI J, NIEMI S, et al.Low trauma pelvic fractures in elderly Finns in 1970-2013[J].Calcif Tissue Int,2015,97(6):577-580.

LONCAR G,CVETINOVIC N,LAINSCAK M,et al.Bone in heart failure[J].J Cachexia Sarcopenia Muscle,2020,

11(2),381-393.

MELTON LJ,KALLMES DF.Epidemiology of vertebral fractures:Implications for vertebral augmentation[J]. Acad Radiol,2006,13(5):538-545.

SHIN CS,KIM MJ,SHIM SM,et al.The prevalence and risk factors of vertebral fractures in Korea[J].J Bone Miner Metab,2012,30(2):183-192.

VESTERGAARD V,PEDERSEN AB,TENGBERG PT,et al.20-year trends of distal femoral, patellar, and proximal tibial fractures:A Danish nationwide cohort study of 60,823 patients[J].Acta Orthop,2020,91(1): 109-114.

WULLEMS JA,HALIM W,VAN DER WEEGEN W.Current evidence of percutaneous nucleoplasty for the cervical herniated disk:A systematic review[J].Pain Pract,2014,14(6):559-569.

YOSHIMURA N.Progress of Research for Osteoarthritis.Epidemiology of osteoarthritis in Japanese population:The road study[J].Clin Calcium,2009,19(11):1572-1577.

第二章
老年骨与关节损伤、疾病的临床特点

随着医疗卫生条件的不断进步，人类的平均寿命正逐步延长。面对高龄社会的发展趋势，老年骨与关节损伤或相关疾病正得到全社会越来越广泛的关注。许多老年人因罹患骨关节病，或合并有多种心、肺等内科疾病，不仅长期遭受生理上的痛苦，最终甚至会致残或危及生命。近些年，一门新的学科分支出现，即"老年骨关节病学"。

老年骨关节病学是旨在研究老年骨与关节损伤或相关疾病的流行病学、病因、病理生理、诊疗特点、并发症、康复和护理等的一门临床综合学科，同时也是老年病学的一个重要学科分支。它主要研究衰老、老年人饮食及生活习惯等与骨关节疾病的相关性。老年骨关节病顾名思义，是指与增龄相关的老年期所罹患的骨与关节疾病，包括全身各个部位的低能量性骨折（常为脊柱、髋部、前臂等）、骨关节炎、骨代谢性疾病、病理性骨折与脱位等。目前我国正面临着严峻的老年人群健康问题，而对其特点及规律的研究与认识尚不够深入。因此，临床医生要在日常工作中不断探索、发现和总结老年骨关节病的相关问题，及时制定有效的防治策略，为提高老年人生活质量水平而不懈努力。

老年骨关节病是由于衰老因素还是受常规致病因素的影响，目前尚无明确的定论，这就给一线临床医务工作者的诊疗带来了一定的困难。老年骨关节病有其特殊的临床表现，注定了其在流行病学、诊疗及康复理念等方面有特殊性的治疗需求。本章节重在阐述老龄人群在老化基础上的骨关节损伤发生发展规律，从而理解老年骨与关节损伤、疾病的临床特点。

一、老年骨与关节损伤、疾病的自身特点

（一）老年骨肌系统生理病理特点

骨是组成运动系统的主体，具有支持形态的功能。骨基质的两种主要成分为胶原纤维及黏多糖。不同年龄段和人体不同部位的骨组成成分稍有差异，但大致为有机物占 30%（其中 95% 为胶原纤维），无机盐占 45%（主要 Ca60%，P72%，Mg0.8%），无机盐多以 $CaCO_3$、$Ca3(PO4)_2$、$Mg4(PO4)_2$ 等形成磷灰石的复合盐沉积在骨基质中，水分占 25%。不同部位骨的含水量具有差异性，骨小梁、松质骨含 25%，皮质骨含 15%。伴随人体的衰老，肌肉细胞体积逐渐变小、萎缩，肌力下降也随之而来。肌力减弱给老年患者的肢体运动带来不便，日常生活活动能力受限。

1. 骨与关节的变化

（1）骨组成成分的退化：50岁以后，人体骨骼的无机物和含水量将会显著减少。骨骼退变时，骨中不溶性胶原不变甚至增多，可溶性胶原却逐渐流失变少。骨质疏松症是由于骨吸收大于骨重建，骨骼中的有机质（胶原、黏多糖等）和无机质（Ca、P等）不断从骨内释放排出体外，致使骨小梁减少，皮质骨变薄，力学强度下降，从而易发骨折。

（2）软骨、滑膜的退化：随着年龄的增长，主要负重关节的透明软骨表面变得粗糙甚至不光滑，大量活动与负重时可造成关节损坏。滑膜由2-3层的滑膜细胞组成，年轻人的滑膜血管网结构丰富，利于吸收关节内的液体。老年患者关节滑膜萎缩变薄，与毛细血管的间距扩大，代谢功能减弱，引起关节内液体的循环障碍。另外，老龄人群的关节内滑液成分及软骨的营养代谢皆发生变化，这些因素都会造成软骨损害。若是关节软骨损耗严重，关节活动时骨端接触，出现磨损、增生、滑囊增厚、关节间隙变窄，因疼痛导致活动不足、关节僵硬，最终形成骨性关节炎。

2. 肌肉的变化 尽管日常体育锻炼可延缓肌肉在体内组织中的老化进程，但随着年龄增长，肌纤维变细、失去弹性致肌力下降，加上老年人运动量和运动种类显著减少，尤其是很多老年患者因病卧床、长期制动而不可避免地发生废用性肌萎缩。因此，老年人仍无法避免地会出现不同程度的肌肉萎缩。另外，肌肉萎缩常会伴有肌痉挛的发生，其病因与骨、关节及肌肉动、静形式的变化，疼痛、卧床及活动减少等多种因素相关。老年人肌腱、韧带、关节囊等关节周围软组织结构出现萎缩、松弛，易发生脱位。在老龄人群中，神经及肌肉的反应时间延长，神经传导速度缓慢，感受器敏锐度降低而表现出动作迟缓。

（二）流行病学特点

目前，全球范围内普遍面临人口老龄化进程，骨与关节损伤疾病已成为老年人的一种常见、多发病。伴随年龄增长，骨折发生率也显著增加，继而带来众多的社会、家庭及医疗问题亟待解决。老年人骨折发生率明显高于年轻人的一个主要原因是老年人骨骼质量变差，如骨质疏松和其他骨疾病。另外，也与老年人身体活动不便致易受伤、跌倒等因素有关。老年患者骨折后的致残、致死率都较年轻群体明显增高。相较于未骨折的老年人，骨折后老年患者的健康及独立期望寿命平均缩短1-2年。

当今的研究提示老年骨与关节损伤疾病流行病学有以下特点：

（1）生命早期及时、合理的预防保健措施会对生命中后期的生存质量产生重要影响。

（2）个体衰老所致的骨关节病不仅受遗传因素的影响，也受环境因素的重要影响。

（3）个体的文化素养、个人素质等亦对预期健康寿命的长短有影响。

上述三点说明老年期的骨与关节疾病的发生率、患病后的生活质量甚至预期的健康寿命与青壮年期合理的预防保健措施、环境因素及文化程度有关。为此，必须重视老年骨关节病学及其流行病学的相关研究。

（三）病因学特点

骨的内应力在体内能与众多外力及肌肉收缩力抗衡，如果骨所受的体内或者体外的力超过自身所能承受的限度，即平衡遭到破坏，则会发生骨损伤。关节由关节囊、软骨及周围韧带等组成，这些组成的结构既能承受一定程度的外力，又能参与关节的运动，与骨的平衡类似，如果施加的外力超过它们的承受能力，也会发生结构上的改变，造成关节损伤。另外，骨骼自身改变也与骨与关节损伤存在相关性。造成骨关节损伤的外力随着骨骼自身强度的变化而发生变化，骨骼强度下降时，很小的外力即可产生不良的后果。日常生活中能产生骨与关节损伤的因素有很多，而不同年龄段骨关节病的好发因素不尽相同。老年人由于视听功能下降、各器官组织的功能减退，神经反应减弱、关节软骨及韧带老化、肌肉组织萎缩，导致其动作迟缓，运动时引起相应的受伤机会因此而增多。

1. 作用强度小 这种强度通常被人们视为微不足道或者认为属于正常范围，如从 1 米高度摔倒所致的髋部骨折。

2. 长期存在 这种微小的作用长期存在，造成累积性的疲劳损伤，这与患病人群以往的职业及生活习惯息息相关。

二、老年骨与关节损伤疾病的临床特点

老年患者由于生理功能的改变以及机体老化等原因，患病时的临床表现往往与非老年患者有所区别，其主要特点如下：

（一）多病共存

许多老年骨关节疾病患者都合并有心、肺等多种内科疾病，这是由于老年人的病理生理特点所致。老年人机体功能减退，抵抗力差。另外，老年患者多存在不同程度的肢体活动障碍以及认知功能障碍，因此，一体多病的情况十分多见。老年人患病数随年龄增长而增加。据文献报道，每例老年患者平均患独立疾病数在 60~69 岁年龄组约 7.5 种、70~79 岁年龄组约 7.8 种、80~89 岁年龄组为 9.7 种。一人多病，给诊疗带来了极大的困难。合并的疾病中，内分泌方面如甲亢、糖尿病，血液方面如坏血病，消耗性疾病如肿瘤、严重肝病等，都可能影响骨折愈合过程。因此，必须全面掌握患者病史，权衡各个疾病的利弊缓急，及时做出最优的治疗方案。

（二）起病隐匿及不典型

老年人由于机体形态的改变和功能衰退，对疼痛等外界刺激的敏感性降低、反应性减退，加之多合并有多种心、肺等内科疾患，有些老年患者无法准确及时地与医务工作者沟通身体状况；加之老年疾病的临床表现往往隐匿、不典型，病程容易被忽略，常表现为病情重而症状轻或无。如脑梗偏瘫患者平地跌倒致嵌插性股骨颈骨折后，由于肢体偏瘫合并言语障碍无法如实反映病情，面对这种骨折类型，极易造成误诊和漏诊，错过手术治疗的最佳窗口期。因此，加强老年骨关节病症状、体征及辅助检查的监察，对明确诊断尤为重要。

（三）并发症多

老年患者骨关节发生严重创伤后易患数种并发症，此为老年骨关节病的典型临床特征。

1. 休克　骨关节创伤损伤动、静脉，容易造成失血过多，导致患者休克，如骨盆和股骨干的骨折。一般情况下，开放性骨折的失血量较闭合性骨折大，因此，对于开放性骨折患者或者合并有骨盆和股骨干骨折的患者，要防止休克的发生。

2. 血栓和栓塞　老年患者术后长期卧床、制动，血流缓慢、术后血液黏度增高，肌肉废用性萎缩，易并发下肢深静脉血栓甚至肺栓塞。因此，术后早期应注意指导老年患者进行床上的踝泵训练、下肢直腿抬高训练、定时翻身训练等。

3. 骨缺血坏死　老年患者长期疲劳积累的轻微创伤使血管供应变差，甚至出现血管闭塞，致无血管供应。另外，老年患者在发生创伤性骨折时可能损伤邻近供应血管，也易致骨缺血坏死，如髋关节脱位或股骨颈骨折后损伤旋股动脉等血管导致股骨头血供中断，继发股骨头缺血坏死。

4. 感染　老年骨关节疾病患者，尤其存在下列感染危险因素时，更易发生术前或术后的感染，甚至是多重细菌感染，如高龄、长期卧床、肢体瘫痪、滥用抗生素、肿瘤及化疗病史等。术后感染是骨科严重的并发症之一，可导致四肢功能障碍、废用性肌萎缩，甚至危及生命。常见的致病菌有金葡菌、革兰阴性杆菌和厌氧菌。因此，为避免术后感染的发生，医务工作者应根据用药指征，术前合理预防性使用抗生素，术中严格遵循无菌操作原则，对伤口彻底清创、充分冲洗，在手术结束后安放引流管，覆盖创面，降低感染发生率。

5. 骨折延迟愈合、畸形愈合或不愈合　骨折延迟愈合、畸形愈合或不愈合是常见的骨折治疗后并发症。骨折后的过度牵引影响骨折愈合。老年人胃肠道功能下降，营养摄入能力差，影响骨组织的修复，又加之老年人本身组织再生和塑形能力较差、长期卧床或肢体制动等，更易导致骨折的延迟愈合、畸形愈合或不愈合。另外，感染也与骨折愈合情况有关。老年人抵抗力低下，若骨折手术处理不当，有发生局部感染的可能，感染所致的局部血供障碍和骨端坏死，可显著地延长骨折愈合的过程。当局部感染严重时可影响到老年人的周身状况，也可影响到骨折愈合的进程。

6. 再骨折　各个部位再骨折发生率不尽相同，在骨痂内在的骨结构形成尚未完全或骨愈合不良时，往往容易发生再骨折。另一方面，老年人群多患有骨质疏松症，全身骨密度发生不同程度的减少，骨的力学强度低，很容易再次发生低能量性的骨质疏松性骨折。

7. 合并损伤的并发症

（1）脑脊髓损伤：颅脑损伤中所致的严重脑震荡可导致神经障碍，脊髓损伤后可发生不同水平的部分或完全性截瘫。

（2）周围神经损伤：上肢神经损伤较为常见，患者常表现为相关神经损伤的症状体征，如正中神经损伤表现为拇指及手指屈曲及拇指对掌功能受限、桡神经损伤表现为"垂腕"、尺神经损伤表现为"爪形手"。

（3）肺部损伤：胸部挫伤致肋骨骨折伤及肺及胸膜，易发生气胸、血胸或二者都有，表现为不同程度的呼吸困难。

（4）泌尿系统损伤：常见于骨盆骨折的继发损伤，表现为膀胱及输尿管的损伤。

（5）腹腔脏器损伤：脾脏、肝脏和肠均可发生损伤。

针对并发症多的特点，定期监测患者病情，及早发现并给予治疗，降低发生率及损害率。

（四）受心理精神因素的影响明显

随着医疗模式的转变，人们对精神因素越来越重视，越来越多的学者已认识到社会－心理－生物学模式与衰老之间存在关联。老年人发生骨与关节损伤后，情感方面常受强烈的影响。老年人经常在损伤后担心日常生活，担心病后无人照顾，担心手术效果、骨折能否愈合等，不可避免地出现恐惧、焦虑、担心等心理状态，导致情绪低落、食欲下降，无法配合医生的治疗工作。所以，精神上的创伤，往往影响骨折治疗的整个疗程，在临床上必须予以高度重视，及时开展老年人心理教育，合理应用抗焦虑药物，尽可能地减轻他们的心理负担。

（五）用药的特殊性

老年人"一人多病"较为普遍，需长期服用多种药物。由衰老所致的机体结构及功能的改变，使老年人的药物动力学发生改变。老年人用药后，易出现药物的不良反应。

1.老年骨关节病合并心功能不全的用药 老年人心脏功能的储备能力随着年龄的加大明显下降，每搏输出量下降，心输出量降低；从25岁到65岁，心输出量减少30%~40%，这种改变对肝、肾清除药物产生重要的影响。因此，临床上在处理老年人心力衰竭这种病理变化时应遵循的原则是：①改善心脏泵血功能，恢复心肌收缩力；②减轻心脏负荷，节约心脏做功所需消耗的能量；③减少水、钠潴留，消除水肿。临床上常用于控制老年人心衰的药物有强心苷类、非强心苷类、血管扩张药和利尿药等。

2.老年骨关节病合并心律失常的用药 常见的心律失常大致分为慢速型心律失常和快速型心律失常。老年人心肌的正常生理性质发生改变，产生较高的兴奋、较慢的传导以及对体内生物活性物质或药物的反应性都发生了改变。因此，选择药物时要综合考虑药物的副作用，尽量避免联合用药。

3.老年骨关节病合并消化系统疾病的用药 创伤后可并发消化系统疾病。老年人胃排空时间延长，肠蠕动减慢，易致消化不良或便秘。常见的老年消化系统疾病有老年消化性溃疡、便秘、大便失禁。对于老年性消化性溃疡患者最好选用雷尼替丁；对于便秘患者，缓泻药开始使用时剂量要低，起效后应尝试减少或停止使用；对于大便失禁者要根据失禁原因对症治疗。

4.老年骨关节病合并呼吸系统疾病的用药 老年人肺活量及肺通气量明显下降，残气量增加，有效气体交换面积减少，对氧的利用率降低。对于哮喘患者，可使用支气管舒张剂和肾上腺皮质激素；对于慢阻肺患者，特别是吸烟者，要加强患者戒烟意识，药物治疗可采用吸入性支气管舒张剂与 β2 受体激动剂联合使用。

5.老年骨关节病合并泌尿系统疾病的用药　老年人肾脏萎缩变小，肾血流灌注量降低，肾小球滤过率降低，肾小管分泌能力和重吸收能力下降，肾肌酐清除率降低，肾功能减退，因此在应用经肾清除的药物时要减少剂量，避免药物蓄积在体内致药物毒性的发生，反而进一步恶化肾功能。

老年人骨关节病的治疗应合理用药：①治疗目的明确：除急症或器质性病变外，能通过改善社会因素和心理因素解除的疾病，应尽量少用或者不用药。②药物选择合理：用药前详细询问患者既往病史，明确药物使用指征，避免患者禁用或慎用药物的使用，对于身患多种疾病需多种药物配合使用者，尽量减少药物种类，简化治疗方案。③优化给药途径和时间：老年人肌肉对药物的吸收能力较差，尽量避免肌内注射；需长期用药的老年患者，以口服给药为佳，急性患者给药方式可选用静滴或静注。④严格掌握剂量：遵循小剂量开始和剂量个体化原则，老年人一般开始用成人量的一半即可见效；对于老年性慢性疾病，在达到理想个体化剂量后，要及时调整给药方案。⑤提高用药依从性：良好的依从性是治疗成功的关键。简化治疗方案，尽可能让老人的用药做到准确合理，避免因健忘、混淆而错服、漏服药物。

（六）护理的特殊性

实践证明，护理质量的高低与老年骨病患者的预后息息相关。老年人由于生理上的变化、多病的病理变化及心理障碍因素等的影响，又加之诸多骨病存在不同程度的致残性，使得老年骨病的护理有其特殊性、复杂性及高难度，对老年骨病患者的护理有特殊的要求，应制定个体化护理措施。老年护理原则须贯彻"四个必须"：①必须是优质的基础整体化护理与专科护理相结合；②必须是躯体与心理护理相结合；③必须是疾病治疗与康复相结合；④必须是训练有素、操作熟练与爱心相结合的呵护性护理。

三、老年骨与关节损伤、疾病治疗学特点

（一）手术风险高、疗效差

老年人发生严重骨关节损伤者，如全身各部位的骨折、骨关节炎及颈、腰椎间盘突出等，一般需要尽早接受手术治疗，对于恶性骨肿瘤患者还需根据疾病情况联合放化疗；但由于这部分老年患者受衰老及多种慢性病的影响，术前一般情况差，无法耐受手术所带来的二次创伤，手术风险高，术后并发症多。虽然手术是最重要的治疗措施之一，但手术不能解决患者的所有问题，治疗有时会出现矛盾，所以骨科医生有时很难做出最优的选择。对于部分高龄老人（年龄＞90岁）无法耐受手术或经过手术治疗获益不大时，可选择姑息治疗。

（二）用药种类多

老年骨关节损伤患者多合并数种心、肺等内科慢性病，需长期服用多种药物。

（三）依从性差

依从性是指患者对医嘱执行的程度。对于行手术治疗后的老年骨关节损伤患者需常规进行康复锻炼，即使出院后在家也需要进行相应的康复项目，但这些患者中的很多人都缺乏专科护理人员，行动不便，靠老年人自己无法独立完成许多康复动作。另一方面，老年人记忆力差，视听能力减退，理解能力差，对医生的医嘱无法完全理解，这也使得部分老年患者无法完全关注到术后的注意事项。对于需要内科治疗的骨病患者，如类风湿关节炎、痛风性关节炎、关节的化脓性感染、骨关节结核等，由于用药复杂、用药不方便或药物毒副作用等原因，导致部分老年人无法遵嘱用药。

四、老年骨与关节损伤、疾病预后的特点

老年人发生骨关节损伤后预后不良，主要表现为术后致残率和致死率高。另一方面，老年人患病往往病情复杂、合并症多，病程一般较长、康复慢。下面就常见的老年骨与关节损伤、疾病的预后特点进行相关阐述。

（一）老年性骨质疏松症及相关骨折

早期、及时的诊断和治疗与老年性骨质疏松症的预后密切相关。骨质疏松症最严重的并发症就是骨质疏松性骨折，骨折后的致残率和致死率相当高，并且许多研究已表明，发生骨质疏松性骨折的患者再骨折甚至是同一部位的再骨折发生率也会增大。因此，诊断治疗越早，预后也越好。但由于骨质疏松的早期症状并不明显，许多老年患者可能在发生骨质疏松性骨折后在医院检查时才能发现。因此，对于老年人，在平时应做到"防患于未然"，预防骨折的发生。

（二）常见创伤性骨折

老年患者由于本身存在骨质疏松，全身各部位骨折发生率显著高于非老年人，致伤因素多为低暴力损伤，如滑倒、跌倒等。

老年胸腰椎骨折机体损伤严重，病情复杂，病程和卧床时间较长，对患者生理和心理均产生较重的刺激，治疗比较困难，预后往往不佳。

老年髋部骨折常被称为"人生中最后一次骨折"。髋部骨折后，非手术治疗需长期卧床，而长期卧床容易发生压疮、肺部感染、泌尿系统感染及下肢深静脉血栓等并发症，这些并发症会直接威胁患者的生命。髋部骨折若非手术治疗，一年内的死亡率可高达50%左右，故必须尽早对患者行手术治疗。即便如此，术后髋部骨折患者中仍有约50%因残疾导致生活质量明显下降。

老年桡骨远端骨折波及关节面者，可导致创伤性关节炎、腕关节功能障碍，预后不良。

（三）常见骨病与肿瘤

颈椎病、腰椎间盘突出在老年人群中发生率高。除严重的脊髓型颈椎病预后较差外，其余类型的颈椎病均可经治疗好转。其中颈型颈椎病经合理的功能锻炼多可自行痊愈，

椎动脉型颈椎病避免颈椎的旋转活动，一般可减轻症状。老年腰椎间盘突出轻者一般经休息并配合药物和康复治疗，情况多能好转，但有些患者由于病情严重，出现马尾神经或神经根刺激症状明显，甚至出现截瘫等严重并发症，则预后较差。

股骨头缺血坏死的预后取决于能否去除病因和坏死后修复的结果。股骨头坏死病变停止进展的重要条件就是能否将病因及时消除；若病因消除不及时，坏死造成的股骨头塌陷率会非常高，发病后4年内的塌陷率高达80%。最终，多数的股骨头坏死要不可避免地行人工髋关节置换术。

老年退行性骨关节炎发病隐匿，病程长者可致关节畸形及关节功能障碍，严重者可影响患者生活质量，预后较差。必须早期预防，及时诊治，阻止或延缓疾病发展，改善关节功能，提高生活质量。常需与老年退行性骨关节炎鉴别诊断的类风湿关节炎在老年群体中的发病率也非常高，该病的临床过程变化很大，在各个患者身上的轻重缓急表现不一。因此，应尽早在疾病早期，即当关节炎尚有逆转的可能时接受治疗；如若关节软骨受到破坏，则疾病较难逆转。

老年常见骨肿瘤多为恶性或低度恶性，如骨髓瘤、骨转移瘤、恶性纤维组织细胞瘤、脊索瘤等，这些患者在诊断明确后需尽早接受治疗，如手术联合放化疗等，以尽可能延长患者的生存时间，改善患者的生活质量。原发性的良性肿瘤在临床上也可见到，但多数在年轻时即发病，由于症状轻微、发展缓慢，很多患者在老年时才发现，治疗上较恶性肿瘤简单，且治疗效果好。

（陈雁西 复旦大学附属中山医院）

参考文献

BENNETT GC,MATEJ D,DARREN JB, et al.Cellular senescence in aging and age-related disease: from mechanisms to therapy[J].Nat Med,2015,21(12):1424-1435.

CURTIS EM,MOON RJ,HARVEY NC,et al.The impact of fragility fracture and approaches to osteoporosis risk assessment worldwide[J].Bone,2017,104:29-38.

FORBES WF,THOMPSON ME.Age-related disease and normal aging: the nature of the relationship[J].J Clin Epidemiol,1990,43(2):191-193.

HELMY N,HINTERMANN B.New trends in the treatment of proximal humerus fractures[J]. Clin OrthopedicRelated Res,2006,442:100-108.

JOHNELL O,KANIS JA,ODÉN A,et al.Mortality after osteoporotic fractures[J]. Osteoporos Int,2004,15:38-42.

JOHNELL O,KANIS JA.Epidemiology of osteoporotic fractures[J].Osteoporos Int, 2005,16:s3-s7.

MADER JT,SHIRTLIFF ME,BERGQUIST S,et al.Bone and joint infections in elderly:Practical treatment guidelines[J].Drugs & Aging,2000,16(1):67-80.

KENNETH P,SCILEPPI KP.Bone and joint disease in the elderly[J].Symposium on Clinical Geriatric Medicine,1983,67(2):517-530.

MOMENI M,BRINDLE K.MRI for assessing erosion and joint space narrowing in inflammatory arthropathies[J].Ann N Y Acad Sci,2009,1154:41-51.

MORGAN R,PENDLETON N,CLAGUE JE,et al.Older people's perception about symptoms[J]. Br J Gen Pract,1997,47:427-430.

O'SULLIVAN MM,POWELL N,FRENCH AP,et al. Inflammatory joint disease: A comparison of liposome scanning,bone scanning,and radiography[J].Ann Rheum Dis,1988,47(6):485-491.

SIMON C,MEARS,PAUL K,et al.Bone and joint infections in older adults[J].Clin Geriatr Med,2016,32(3):555-570.

THOMAS S.'I hope that I get old before I die':Ageing and the concept of disease[J].Theor Med Bioeth,2013, 34:171-187.

WILSON D.Soft tissue and joint infection[J].Eur Radiol,2004,14(3):e64-71.

第三章
老年患者骨与关节损伤相关疾病围术期麻醉

老年人口比重的增加无疑会给社会医疗资源带来重大挑战。老年人因自身的关节退行性变、骨质疏松等原因，受到外力作用时更容易发生骨关节损伤，可能需要接受外科手术的治疗。然而，老年患者术前常合并多系统内科疾病，从而给手术和麻醉带来巨大风险；而骨科手术创伤导致的严重疼痛刺激激发机体处于高应激状态，如不能有效控制应激反应则会严重影响术后患者的临床转归。此外老年患者接受急诊手术所承担的风险进一步提高，接受急诊手术的老年患者的不良预后比择期手术高 3~6 倍。不同手术方式对麻醉风险的影响不同，应根据手术类型针对性地对患者及家属交代风险。老年人往往合并各类内科疾病，术前需长期服用某些药物。为提高术中对麻醉、手术创伤的耐受力及安全性，手术医师必须了解老年患者术前长期服药的种类，术前应停用哪些药物、如何停用、停用多久等问题。若有必要还应请相关专科医师进行会诊并调整用药。如果手术医师对患者并发的内科疾病漠不关心，术前准备未予足够重视，就会导致麻醉医师调整对患者采取的麻醉方式，甚至会暂缓手术直至患者情况改善。例如：合并冠心病、脑梗死等老年患者需长期服用阿司匹林，安置冠脉支架者需长期服用氯吡格雷，一般情况下需停药 5~7d 再行手术；若手术医师未严格执行规定而提早手术，此时麻醉医师考虑到阿司匹林、氯吡格雷可干扰血小板功能就会避免实施椎管内麻醉，而采用相对更为安全的全身麻醉。高血压患者长期服用利血平这类价廉药物，因利血平能耗竭囊泡中升压作用的介质，如果术中出现大出血或顽固性低血压，血压难以用常规的药物提升而导致严重后果。因此服用利血平者术前常规停药 1 周，并改用其他抗血压药物代替治疗。但并不是所有的骨科手术都需靠延长术前等待时间来调整全身状况，对于髋部骨折的老年患者而言，《中国老年髋部骨折患者麻醉及围术期管理指导意见（2017）》中认为应积极创造条件及早手术，条件具备时强烈建议在髋部骨折后 24~48h 内实施手术。有研究报道髋部骨折患者术前等待时间增加与 30d 死亡风险及其并发症风险增加相关。

老年患者骨与关节损伤相关疾病围术期麻醉的特点如下：

1. 充分的术前准备必不可少　老年患者因较多的合并症，在机体接受麻醉和手术创伤后，可能会引起器官功能衰竭，因此，为避免这一情况的发生，良好的术前准备尤为重要。术前需要客观评价老年患者对麻醉手术的耐受力和风险，包括完善的术前检查，全身合并症的治疗，是否需要调整用药方案、适当功能锻炼，控制高血压及心律失常，改善呼吸功能，调整水电解质及酸碱平衡，必要时延迟手术，为麻醉及术中管理创造良好条件。另外，对围术期可能发生危及生命的严重并发症应有预测和相应措施。老年人术前用药应减少，一般情况下，老年患者多存在失眠及镇静安眠药物口服史，术前应详细询问用药史。老年患者麻醉前用药应避免使用麻醉性镇痛药，镇静催眠药的应用也应慎重，剂量要相应地减少，如安定 5mg，口服或肌注。老年人多有心动过缓，应常规心电图检查心率、心律及排查心肌缺血情况。全麻患者麻醉前可给予阿托品，而老年患者应避免给予东莨菪碱，以免引起术后谵妄。

2. 输血补液 骨科手术出血量往往较大，老年患者循环血量较年轻人相对不足，并常有贫血、血管弹性降低等不利因素，因此对失血的耐受性较差；即使出血 200-300mL，如不及时补充，往往导致血压下降。此外对纠正脱水不能操之过急，可欠量补，但术中失血量应等量补足，输液的同时应注意尿量。输入库存血时应稍加温，否则会使体温下降，血压也易降低，并可诱发心律失常。老年患者麻醉诱导一定程度扩容及相应的血液稀释，有利于维持诱导期的血流动力学稳定。为避免增加心脏负荷，有条件者可行中心静脉压监测。

3. 注意维持氧供平衡 高龄老年患者肺顺应性降低，常合并慢性阻塞性肺病，术中维持氧的供需平衡十分重要。全身麻醉一方面能保持充分氧供，并控制呼气末二氧化碳分压（PETCO2）在 30-35mmHg，避免缺氧和二氧化碳蓄积，还能使老年患者的呼吸中枢对二氧化碳保持较高的反应性。

4. 保持循环系统稳定 老年患者由于心血管系统的退行性改变，对血流动力学变化的反应性差，对药物的分布和半衰期及结合率、消除率等均有明显影响，因此全麻诱导及维持量不易掌握，麻醉诱导期及清醒期更容易出现剧烈的血压波动；且大部分老年人常合并高血压、冠心病、糖尿病及呼吸系统疾病等较多慢性疾病，术中循环系统波动远大于年轻患者，易诱发各种并发症的发生。因此，术中应尽量避免选用对心血管抑制较强的药物，防止麻醉药过量，注意用药时机，在麻醉药浓度下降到临界值前及时加药。此外，麻醉中的全方位监测非常重要，例如，实时的肌松监测和动态血流动力学的监测。

5. 并发症多发 老年患者手术如果比较复杂，会导致手术时间长、创面大、出血多，常会发生一些并发症。另外全麻药蓄积相对较多，苏醒时间延长，过早拔管易引起潮气量相对不足和呼吸道阻塞，造成缺氧和二氧化碳蓄积，表现为血压增高和心率加快，间接增加心脏负荷以及心肌缺血严重程度。

6. 慎用抗高血压药 有高血压史的老年患者术前应用抗高血压药十分重要，诱导前1 分钟鼻腔内滴硝酸甘油 0.2mg，或诱导前 60min 在胸前贴硝酸甘油贴剂，对预防血压升高有明显效果。诱导时可联合应用咪达唑仑、丙泊酚、芬太尼加肌松药，有利于减轻气管插管时的心血管反应，减少发生心肌缺血或脑血管意外的危险。同时还应注意麻醉诱导前进行预防性扩容，减少诱导后低血压的发生。

7. 围术期低体温及体位伤害 老年患者由于基础代谢率低，术中体温往往降低，大手术及长时间手术者更应注意，否则全身麻醉后苏醒会延迟。另外老年患者软组织萎缩，术中体位不当容易压迫神经造成术后神经损伤，因此术中摆放体位时尤应慎重，需要麻醉医生和手术室的护士在术前、术中多次评估并确认患者体位的安全性。

在为老年患者施行骨科手术的麻醉时，麻醉医师应慎重选择恰当的麻醉和镇痛方式以阻断伤害刺激向中枢传递，避免应激反应的发生而加重患者病情。鉴于老年患者围术期麻醉风险极高，麻醉团队应该充分了解预行麻醉方式、术前器官功能的评估与优化、术后镇痛及恶心、呕吐等不适的对症处理是否存在潜在风险，以便共同制定最佳的决策，同时密切监测围术期不良反应的发生。术中管理应该考虑到的问题包括：麻醉方式的选择、是否制订好镇痛计划以及是否造成不良反应、是否有控制术后恶心呕吐的计划及镇吐药物是否会引起不良反应、是否采用了有效的体温保护措施。手术麻醉的选择主要根据手术部位，现阶段可采用的麻醉方式主要包括全身麻醉、区域麻醉、全身麻醉复合区域麻醉三大类。

第一节 全身麻醉

一、全身麻醉特点

老年患者常合并心血管疾病，同时骨关节等创伤或疾病导致老年患者活动减少。为避免深静脉血栓的形成，多数老年患者术前常因接受抗凝治疗而不能接受区域麻醉，此时全身麻醉成为较为理想的选择。全身麻醉方式由于其突出的优点而被广泛使用在老年骨科患者的手术中，这些优点包括：全身麻醉操作简单，无需摆放特殊体位，减少术前麻醉准备中患者的痛苦；能够保持术中患者一般情况平稳，便于术中循环呼吸的调控。

然而，全身麻醉也有其不可避免的缺点，包括：全身麻醉用药例如苯二氮卓类药、抗胆碱药等可增加老年患者术后谵妄的风险；老年患者常常合并肺部感染，全身麻醉也影响此类患者的术后恢复；单纯采用全身麻醉者往往需较大剂量阿片类药物控制疼痛，阿片类药物相关性呼吸抑制、胃肠蠕动减少、恶心呕吐等不良反应显然不利于对老年患者早期康复。那么临床工作中究竟该如何选择，是采用各种新技术力求突破创新还是一成不变坚持传统？对此不能一概而论，应基于麻醉医生的个人水平，并从患者个体情况出发，结合病史、体格检查、血生化及超声影像学检查等进行综合评估；同时与手术医师加强沟通，最终目的是保证患者围术期安全，为手术"保驾护航"。当遇到麻醉方式选择困惑时，麻醉医师应重视自身技术能力、患者病情、手术医师及手术三方面因素，对同一问题从不同主体视角去综合考虑，在困惑中做出最有利于患者的决策。

二、术前评估和麻醉前准备

术前访视与评估是实施麻醉手术至关重要的一环。术前对患者总体情况的评估与相关科室专家讨论手术时机以及相应的术前准备，包括 ASA 分级和患者年龄均可预测患者围术期的死亡率。外科手术类型和创伤程度可以显著影响围术期风险，急诊手术的不良预后比择期手术者高 3~6 倍。老年患者多合并多种慢性疾病，实施术前最佳内科处理，保持各脏器功能的最佳状态尤为重要。

术中低体温可以导致患者术后伤口感染发生率、围术期出血量、心血管事件发生率显著增加，并可导致术后伤口愈合及患者苏醒延迟。而老年患者体温调节功能严重减退，术中极易发生低体温，因此，术前即应准备保温毯、热风机、液体加温装置等设备，同时术中应该常规监测体温，维持术中最低体温不低于36℃。

三、全身麻醉

全身情况较差、心肺功能严重受损及夹杂多种其他疾病的老年患者，普遍采用全身麻醉。

（一）全身麻醉诱导

老年患者麻醉诱导期间循环系统反应明显，诱导用药应搭配合理且剂量恰当，整个诱导期要竭力避免缺氧、呛咳、屏气。全麻气管插管可保持呼吸通畅供氧充分，便于呼吸管理。插管方法有：

1. 静脉快速诱导插管法 此法是当前常用的方法。根据病情可选用芬太尼2μg/kg、丙泊酚1~2mg/kg或依托咪酯0.2~0.3mg/kg、维库溴铵0.07~0.15mg/kg或琥珀胆碱1~1.5mg/kg诱导插管。有研究发现，丙泊酚能使交感神经活性显著降低，具有直接扩张血管和心肌抑制作用，血压和心率下降明显且回升慢。琥珀胆碱肌松效果好，但在老年人易致心动过缓、颅内压升高。依托咪酯对心血管抑制轻微，瑞芬太尼能较好抑制插管反应，两者合用可维持麻醉诱导期血流动力学平稳，是老年手术患者的理想麻醉诱导方法。

2. 健忘镇痛慢诱导法 此法通过充分的口咽喉及气管内表面麻醉，在患者健忘无痛的基础上取得患者的合作，不仅可以减少静脉麻醉药物的用量，而且可以减少气管插管刺激引起的心血管不良应激反应。由于是在保持患者自主呼吸的基础上进行插管，操作时可以有条不紊地进行且不会出现缺氧。另外，在插管之前不给予肌松剂，使胃能保持一定的紧张状态，可减少返流及误吸发生率。

（二）全身麻醉维持

根据各药物的药效、药代学特点，取长补短，结合患者实际情况决定。

1. 静吸复合麻醉 此法目前最常用，采用小剂量镇静催眠药和麻醉性镇痛药可降低吸入麻醉药的浓度，避免单纯静脉麻醉或吸入麻醉的一些弊端。麻醉维持给予七氟烷或地氟烷吸入＋肌松药＋芬太尼等复合药物。该措施不仅利于手术进行，也可以使患者术后快速苏醒。

2. 全凭静脉麻醉（TIVA） 此法指完全采用静脉麻醉药及其辅助药对患者实施麻醉。静脉麻醉药使用微泵持续给药，易于控制且较安全，尤适用于老年患者。常用药物有丙泊酚、瑞芬太尼、咪达唑仑等。丙泊酚具有起效快、作用时间短、消除快等特点，适用于老年人及有心血管疾病者，而且不抑制缺氧性肺血管收缩，不降低血氧饱和度，可减轻心脏负担，能促使血管内皮细胞释放NO，导致血管舒张、血压降低、循环抑制轻微，术后能迅速而平稳地清醒。咪达唑仑具有显著的镇静、催眠、肌松、抗焦虑、抗惊厥和顺行性遗忘作用，与丙泊酚合用，有显著协同性，使丙泊酚用量大大减少，术中血流动力学也较稳定，术后患者意识恢复时间无明显异常，未见明显的呼吸抑制并发症，联合应用效果较好。瑞芬太尼镇痛作用强，作用时间短，重复或持续输注无蓄积，故可根据麻醉深度和手术需要快速而精确地调节给药剂量和速度；此外，瑞芬太尼不影响肝肾疾病患者苏醒时间，对血流动力学影响小，能较好抑制手术刺激所致的应激反应，且不会产生术后呼吸抑制。在麻醉维持期应用丙泊酚 – 瑞芬太尼静脉复合麻醉有明显的优点：

（1）瑞芬太尼是强效镇痛药，能加深麻醉深度，解决丙泊酚镇痛弱的问题。

（2）丙泊酚和瑞芬太尼都是短效药物，可以减少术后苏醒延迟的发生。

（3）避免吸入麻醉药物引起的术后躁动，尤其是减少老年患者术后认知功能障碍的发生，保证患者苏醒期的安全。

（三）全麻恢复

老年人体内脂肪比率相对增加，使脂溶性麻醉药物的分别容积增大，加之老年人肝肾功能减退，对药物的代谢能力下降，使药物半衰期显著延长，表现为呼吸功能恢复较慢，术后苏醒、拔管延迟。此时不宜过于积极催醒，应适当等待，让患者自然苏醒；若过早拔管可引起延迟性呼吸抑制、低氧血症等并发症。对循环、呼吸不稳定或术前有明显心肺功能障碍者，予以呼吸机辅助至病情稳定并完全苏醒后再行拔管，可以避免拔管后常见的呼吸并发症的发生。麻醉恢复期适当镇静、镇痛并及时给予自控镇痛（PCA），可以有效预防因吸痰、拔管及伤口疼痛引起的应激反应和血流动力学变化所导致的耗氧量增加，对预防和避免苏醒期及术后恢复期心脑血管意外的发生非常重要。

老年患者术后恶心呕吐（PONV）发生率较高，但很多止吐药物对于老年患者可能造成不良反应，如胃复安可能引起锥体外系反应而增加跌倒风险，日间手术患者慎用。东莨菪碱、异丙嗪等常用抗胆碱药物可能诱发谵妄，老年患者也应慎用。

（四）全身麻醉的缺点

老年人由于对麻醉药物的敏感性增高、代谢降低，术毕苏醒延迟或呼吸恢复不满意者较多见，最好进入苏醒室继续观察和呼吸支持，尤其是并存高血压、冠心病等心血管疾病者和肺功能不全者，待其自然地完全苏醒比较安全。在患者完全清醒后拔除气管时要切实减轻或消除拔管时的心血管反应，以免出现心血管意外。对老年患者拮抗药包括肌松药和麻醉性镇痛药的使用必须慎重。

全麻只能抑制大脑皮层边缘系统或下丘脑对大脑皮层的投射系统，不能有效地阻断手术区域的创伤性刺激所引起的脑垂体和肾上腺髓质增加其激素合成分泌，即使静脉麻醉药物用量较大也不能完全抑制麻醉及手术刺激引起的应激反应。老年人心血管系统的退变及循环抑制为麻醉手术期间的主要并发症。

总之，术毕苏醒期，除维持呼吸、循环功能稳定外，还应防止患者在复苏过程呕吐、误吸，以及谵妄、躁动等精神症状。

1.围术期高血压　麻醉及手术期间出现的高血压，通常与麻醉过浅、手术刺激过强、自主神经反应抑制不完全有关，适当加深麻醉或给予血管扩张药物一般即可控制，必要时可以静脉应用硝酸甘油或中、短效钙离子拮抗剂，如尼卡地平等。手术结束和麻醉苏醒期，随着麻醉深度的减浅，患者血压往往明显增高；引起血压升高的原因很多，手术刺激造成的应激反应、气管导管的刺激和术后伤口疼痛等均是其产生的重要原因。苏醒期高血压如先以药物控制其血压于正常范围，待患者清醒后再拔除气管导管，能避免相对早期拔管后气道阻塞、通气量不足等问题，减少缺氧、二氧化碳蓄积发生，在一定程度上减少血压波动，有利于减少围术期心脑并发症的发生。

2. 围术期低血压 老年人心血管系统的各种代偿机制反应迟钝，易发生循环抑制，术前脱水、麻醉过深、术中失血等都可以导致麻醉中低血压的出现。老年人低血压可能增加脑栓塞、心肌梗死等出现的概率，必须及时处理。如果血压降低，除有明确大量失血需及时补充血容量外，适当减浅麻醉，一般即可使血压回升。老年人由于对升压药物敏感，少量使用即可使血压明显升高，应小剂量分次给予。

3. 术后呼吸抑制 一般多为镇痛药物和肌松药物残余所致，面罩给氧或辅助呼吸可以改善。由于老年人脏器功能减退、药物代谢减慢，因此在全身麻醉中加用神经阻滞以减少镇痛药物和肌松药的用量，可以减少术后呼吸抑制并发症的发生。

4. 上呼吸道梗阻 拔管后出现舌后坠或口腔分泌物堵塞气道，导致拔管后呼吸道的梗阻现象，可通过托起下颌、放置口咽通气道并清除口腔分泌物等得以解除。由于老年人牙齿缺失，舌后坠的发生概率增加，术后适当使用口咽或鼻咽通气道，可以大大减少术后呼吸道梗阻致缺氧的发生。

5. 肺部并发症 麻醉方式是术后肺部并发症的重要影响因素。老年人全身麻醉术后由于纯氧和麻醉机正压通气导致肺不张、伤口疼痛或肌力降低抑制咳嗽、咳痰动作等因素而造成肺部感染、坠积性肺炎的概率增加，严重者极易导致呼吸衰竭、多脏器功能衰竭等，因此对于老年人尤其应该加强围术期的监测和综合治疗。

第二节 椎管内麻醉

根据《中国老年患者围术期麻醉管理指导意见（2017）》，尽管既往研究认为全身麻醉与椎管内麻醉对于患者的转归没有差别，但出于对老年患者脆弱脑功能的保护，推荐在能够满足外科手术的条件下，优先使用区域麻醉技术（包括椎管内麻醉、周围神经阻滞等）。区域麻醉主要包括椎管内麻醉与神经阻滞两大类，其中椎管内麻醉阻滞效果完善、术中应激反应轻微，已成为老年人下肢骨科手术的主要麻醉方式；而神经阻滞可提供有效的镇痛作用，且不受椎管内麻醉禁忌证的影响。近年来超声等可视化技术在麻醉领域的应用越来越多，各部位神经阻滞技术成熟并在不断创新。

老年人的硬膜外间隙变窄，容积减小，椎间孔闭缩，椎管狭窄，局麻药向椎旁间隙扩散减少，因而老年人对局麻药的用量普遍减少。老年人脊椎韧带钙化和纤维性退变，常使硬膜外穿刺、置管操作困难，直入法难以成功时，旁入法往往可顺利达到目的。注药前先开放静脉输液，平卧后注入 2-3 mL2% 利多卡因作为试验剂量，然后酌情分次小量追加维持药，直至获得满意的阻滞平面。术中要求麻醉效果确切、止痛完善、氧供充分、心血管系统功能稳定。

硬膜外腔微泵：持续给药更有利于老年患者手术和麻醉过程中循环稳定的维持。由于该方法注射速度慢且匀速，单位时间内进入硬膜外腔的药量少、压力低、组织渗透吸收入血的可能性减少，可降低中枢神经及心血管中毒的危险性，具有可操作性和安全性。

蛛网膜下腔阻滞：蛛网膜下腔阻滞通常又称腰麻或脊麻，老年人由于脊髓及神经系统的退行性改变导致神经元总数减少，椎旁间隙变窄及蛛网膜绒毛增大，且脑脊液压力低、容量减少，局麻药容易在蛛网膜下腔扩散，故只需少量的局麻药即可获得满意的阻滞效果。老年人对蛛网膜下腔阻滞敏感性增高，麻醉作用起效快、阻滞平面广、麻醉作用时间延长，由于老年患者有心血管疾病潜在可能，故实施时应加强监护，密切监测血流动力学改变。连续蛛网膜下腔阻滞可小剂量分次注药，提高麻醉的安全性。

腰麻复合硬膜外麻醉：腰麻复合硬膜外麻醉用于老年患者的下腹部及下肢的手术麻醉已经被广泛接受。主要是由于麻醉效果确切、失败率低、术后并发症较传统腰麻的并发症明显减少。小剂量、小容量、单侧腰麻复合硬膜外麻醉可以有效减少血管扩张的范围，血压波动小，对维持循环稳定有良好效果，更适合老年患者下肢手术。

老年患者常伴有高血压、冠心病、糖尿病及血管硬化等多种疾病，因此老年人对麻醉和手术的承受能力也相应降低，在麻醉的过程中易发生多种并发症。

1. 呼吸抑制　其原因与阻滞平面过高、过宽及麻醉辅助药物使用过多有关。椎管内麻醉常规面罩吸氧，手术期间吸氧浓度老年人应高于年轻人。

2. 低血压　老年人血管调节能力差，椎管内麻醉常引起血压降低。其原因主要有：

（1）麻醉平面过高过广：蛛网膜下腔麻醉可以阻滞交感神经，引起血管扩张，另外老年人心血管储备功能减退，使循环系统的变化更为剧烈。减少蛛网膜下腔用药的剂量，严格控制麻醉平面是防止低血压的重要措施。

（2）有效循环血量相对或绝对不足：多种麻醉药物都具有扩张血管的作用，使得血容量相对不足。在椎管内麻醉前应先开放静脉，快速输液，维持有效循环血量。

（3）术中内脏牵拉反射：牵拉腹腔或盆腔脏器可反射性引起血压降低，此时应立刻告知手术医生暂停手术操作。

第三节　神经阻滞

如前文所述，一方面为保护老年患者脆弱的脑功能，在满足手术操作需要的条件下，尽量不优先选择全身麻醉。而老年患者往往由于合并疾病术前应用抗凝治疗，如果时间不允许进行抗凝替代治疗，可以优选周围神经阻滞。另一方面手术过程中单纯使用阿片类药物控制疼痛，往往需要较大剂量，不可避免会加重阿片类药物副作用。因此为减少阿片类药物用量，也可在全身麻醉基础上复合神经阻滞，以起到多模式镇痛的作用。

神经阻滞和局部浸润麻醉对循环、呼吸等各系统的影响较小，对高龄患者的浅表、短小手术尤其适用。由于老年人呼吸系统病理生理变化及颈短或活动受限，老年人药物代谢能力差，麻醉药物的有效剂量较之青人大大减少。臂丛神经阻滞可以作为上肢手术的首选麻醉方法。下肢骨折患者为减轻摆放手术体位过程中患者的不适，也可提前实施周围神经阻滞（如髂筋膜间隙阻滞等）以减轻疼痛并一定程度达到术后镇痛的目的。

如果阻滞不完善可致疼痛明显、应激增强，术中血压升高、心率加快，甚至发生快速型心律失常的危险，适当应用镇静药物可弥补这一不足。老年人施行神经阻滞麻醉时辅助应用芬太尼、氟哌利多、丙泊酚、咪达唑仑等药物，可以取得良好镇静及防止牵拉反射的效果，但应采取小剂量分次给药，勿多种药物联用，并注意监测对呼吸和循环的影响。老年患者镇静用药尤其应谨慎，麻醉效果不佳时，切忌盲目增加辅助用药，慎用氯胺酮，以免引起心血管意外事件。

第四节　全身麻醉复合硬膜外麻醉

单纯硬膜外麻醉不能有效阻断内脏神经的牵拉反射，因此硬膜外麻醉复合静脉全麻以其麻醉效果确切、全麻用药量少、苏醒迅速、环境污染少及术后镇痛便利等优点已被临床广泛应用。其优势具体表现在：

（1）两种麻醉优势互补、取长补短、可控性强。

（2）由于硬膜外麻醉本身就具有镇痛和肌松作用，术中镇痛效果好，循环易维持稳定。

（3）全麻药用量相对减少，在手术后期及时停药，术后患者均能按时苏醒。

（4）术后并发症少，有利于患者呼吸、咳痰，便于术后护理。

（5）利用硬膜外导管施行术后镇痛，改善老年上腹部手术患者的呼吸功能，降低术后低氧血症的发生率。

硬膜外麻醉联合全麻适用于胸部和上腹部骨科手术。硬膜外麻醉阻滞了胸段运动、感觉和自主神经，从而阻断了疼痛信号的传入，在一定程度上防止了严重应激反应的发生。同时因交感神经阻滞和副交感神经相对兴奋，可引起心率、心肌收缩力、心室充盈压及部分外周阻力下降，使心肌前后负荷减轻、心肌耗氧减少，改善了心肌供血，同时控制呼吸利于麻醉期间的呼吸管理，提高患者麻醉期的安全。

（李金宝　上海交通大学附属第一人民医院）

参考文献

王天龙, 王东信, 梅伟, 等. 中国老年患者围术期麻醉管理指导意见（续）[J]. 国际麻醉学与复苏杂志, 2014,35(11):964–976.

中华医学会麻醉学分会老年人麻醉学组, 中华医学会麻醉学分会骨科麻醉学组. 中国老年髋部骨折患者麻醉及围术期管理指导意见 [J]. 中华医学杂志,2017,97(12):897–905.

PINCUS D, RAVI B,WASSERSTEIN D,et al.Association between wait time and 30-day mortality in adults undergoing hip fracture surgery[J].JAMA,2017,318(20):1994-2003.

WILMORE DW,KEHLET H.Management of patients in fast track surgery[J].BMJ,2001,322(7284):473-476.

第四章
老年骨与关节损伤、疾病围术期处理

"围手术期"一词,《Doland 医学词典》（1981 年第 26 版）曾加以解释,围手术期也称手术全期（包括术前、术中及术后）,指从迎接患者进入外科病房到患者术后痊愈回家这段时期。围手术期（亦称围术期）的重要职责是在术前全面评估患者的身心状况,采取措施使患者具备耐受手术的良好身心条件；术中确保患者安全和手术的顺利实施；术后帮助患者尽快地恢复生理功能,防止各种并发症和残障,实现早日全面康复,尽早返回生活和工作岗位。

以往医生和家属对高龄患者手术治疗持消极的态度,已逐渐被越来越多手术治疗成功的病例所改变,现在大多数医生认识到单纯高龄不是手术的主要危险因素,术前并存病的数量和严重程度才是影响并发症和死亡率的最重要因素,因此高龄不是绝对手术禁忌证,关键是患者重要器官的功能状态。老年患者发生骨与关节损伤,常伴发多种并存疾病和合并症,围术期管理不当,术后并发症和死亡率显著增加。老年骨与关节损伤患者往往合并多种全身性疾病,最常见的并存疾病包括心血管疾病（35%）、呼吸系统疾病（14%）、脑血管疾病（13%）、糖尿病（9%）、恶性肿瘤（8%）和肾脏疾病（3%）。老年人髋部骨折术后活动能力恢复困难,能完全恢复术前活动能力的仅占 1/3,50% 患者术后需要长期借助辅助装置生活,25% 患者需要长期家庭护理。

围术期的术前包括:

（1）术前要全面评估患者的器官功能状态,详细询问病史,进行全面的体格检查和必要的辅助检查,以明确诊断,确定手术。

（2）老年人由于生理、病理变化以及疾病谱的改变,其临床特征与中青年存在一定的差异。老年人除特别急诊手术外,应尽可能减少"待查"性诊断和"探查"性手术。

（3）术前对并存病进行积极有效的治疗和控制,确保手术安全。①并存心脏病患者:美国纽约心脏学会将心功能分为 4 级,心功能Ⅰ、Ⅱ级能够耐受一般手术,而心功能Ⅲ、Ⅳ级对手术耐受性差,且并发症的发生率高。因此心功能在Ⅳ级者,要积极纠正心功能到Ⅱ-Ⅲ级,且至少要维持在 1 个月才能考虑手术。②并存高血压者:择期手术宜先将血压控制在正常水平或略偏高（140-160mmHg/90-95mmHg）。③并存糖尿病者:择期手术前 1-2 周空腹血糖要控制保持轻微的高血糖,但不应低于 6.6mmol/L,尿糖 ±-+,无酮症及电解质紊乱,可考虑手术。

（4）严格选择手术适应证，以及合适的手术时机。根据患者器官功能状态及手术部位，选择合适的麻醉方法；根据不同的疾病和损伤部位，选择合理的手术路径与手术方式。

围术期的术中、术后需加强监测，手术监测包括创伤性监测和无创伤性监测，主要包括血流动力学测定、心电图检测、呼吸功能监测、尿糖血糖监测、水电解质和渗透压监测等，整个围术期必需积极预防并发症的发生，注意观察及早发现并发症，以便给予及时有效的处理。

第一节 手术时机的选择

伴随着社会老龄化进程的不断发展与加快，老年人群骨与关节损伤的发生概率不断上升，同时临床中住院患者数量也在不断增加，手术是目前最为普遍且治疗效果最为理想的干预模式。但由于老年患者合并多种内科基础疾病，手术治疗具有高风险特征，治疗效果会受制于时间因素的影响，所以手术时机的选择在治疗中具有重要地位，尤其是对于下肢骨与关节损伤的病例。目前关于手术时机选择有两种观点，一种是早期手术，另一种是晚期手术。因为患者本身的身体、精神状态会随着时间的推移而逐渐恶化，其自身就存在一定的死亡风险，尤其是下肢骨折后的患者不能正常行走需要长时间卧床。有研究认为髋部骨折手术的延迟会导致患者的死亡率升高，并且发现48h之内的早期手术有利于降低患者1年之内的死亡率。

早期手术的优点如下：

（1）老年髋部骨折患者越早接受手术治疗，预后效果越好，能够一定程度地缩短患者的住院时间，并可达到降低手术之后并发症发生率的目的。

（2）手术之后的并发症是导致老年患者髋部骨折手术之后相关性死亡的主要原因。早期手术能够一定程度地缩短患者的卧床时间，促使患者可以尽早地下床锻炼，从而达到预防身体状况恶化、降低住院费用压力、减轻患者精神压力的目标，这也间接为患者的预后提供了一定的帮助。

（3）早期的手术还有可能缩短疼痛的时间，这也间接提升了患者对于术后康复的信心，从而实现提升患者术后生存质量的目的。

但是，早期手术也存在一定的缺陷。早期手术会提前手术时间，这也会导致患者的手术耐受力问题被忽略。从生理角度来看，考虑老年人的身体机能，一般不建议老年患者接受大型手术。另外，也有研究者认为对于髋部骨折的患者而言，在没有任何改善创伤反应及严重并发症之前就开始手术，有可能会导致严重的后果，所以应当暂缓手术。适当的创伤适应时间以及手术之前的全面准备工作非常重要，这也是降低与控制并发症发生的有效途径，可进一步降低患者死亡率。

目前临床主流的方法是尽可能早期手术，可在提升治疗效果的同时，不会明显提升患者的临床风险，其主要原因在于手术开始之前开展了全面的术前会诊以及多学科讨论，并对患者的手术状况及可能的风险进行评估。综合考虑患者的身体状况并按照患者的手术时间实行分组，手术过程中应用最适合该患者的手术方式，做到精准治疗。

第二节 手术治疗方案的选择

老年骨与关节损伤的治疗原则和其他成年患者一样，骨折就是复位、固定、功能锻炼。考虑到老年人的的生理特点，在治疗时还要掌握尽早治疗、尽早活动的原则。在患者身体状况允许、内科疾病相对稳定的情况下，要尽早给予确切的治疗，尤其是手术治疗，目的是让患者尽早起床下地活动，避免长时间卧床带来的并发症，包括压疮、深静脉血栓及肺栓塞、坠积性肺炎、尿路感染等。

随着内固定材料、手术技术、麻醉技术的发展，使得老年骨与关节损伤的手术适应证在不断扩大，目前基本和青壮年骨与关节损伤的适应证没有差别；只要老年人的全身状况能耐受麻醉，大部分损伤都可以选择手术治疗。

老年骨与关节损伤的手术适应证如下：

（1）长时间制动会导致局部或者全身并发症增加的骨折（例如髋部骨折）。

（2）移位的关节内固定，尤其是下肢。

（3）保守治疗失败后的不稳定骨与关节损伤。

（4）合并有神经、血管损伤或伴有骨筋膜室综合征需切开的骨折。

（5）保守治疗失败后的骨折不愈合或者关节不稳定。

（6）不稳定的开放性或者合并复杂软组织损伤的骨与关节损伤。

然而，也有一部分患者或其家属因为顾忌手术风险或者心理抵触等原因放弃手术；或者存在手术禁忌，主动或被动地选择了保守治疗。在排除了手术禁忌的情况下，不仅需要全方位权衡患者术前状况，而且需要医生跟患者及家属进行深入的沟通，在手术风险可控的情况下积极手术治疗；可采用微创的手术操作和简单的麻醉，减轻手术及麻醉的风险。对于因各种原因采取保守治疗的患者，应予以重视和关心，改善保守治疗的方法和措施，在维持骨折稳定的同时，尽量避免肺炎等严重并发症的发生，合理地制动使骨折能自然愈合，提高患者的生活质量。

第三节 围术期合并症的处理

一、心血管系统疾病

（一）高血压

高血压是以体循环动脉压升高为主要表现的临床综合征。根据其发病机制，临床上将高血压分为原发性高血压和继发性高血压，前者占 95% 以上。高血压不仅是一种慢性的累及全身各系统的疾病，也是围术期常见的、具有危险性的病症。围术期高血压反应是集疾病、麻醉、手术刺激及药物等多种因素为一体，表现出的器官和组织氧合（血流）存在潜在危险的信号。血压的调控、趋向不是以简单的降压为目的，而是以危及器官氧供（血流）影响的结果为基础，选择针对某种危险因素的有效治疗，而又不对另一个危险因素产生不利影响的围术期调控的方法，因此围术期对老年高血压患者的准确诊断和处理是摆在手术医师面前的重要课题。

1. 高血压的诊断、分级和围术期风险评估 有关高血压的诊断与分级，国际上已有多次修改，介绍如下：1、2 级高血压若无心、脑、肾血管并发症及糖尿病，属轻度危险，术前适当应用降压药即可；3 级高血压并发心、脑血管及糖尿病的各级高血压病均属于高度或极度危险，这类患者伴有相对较重的全身小动脉硬化，术前必须给予充分的治疗。

2. 围术期血压的波动性 高血压病术中最大的危险是血压的剧烈波动，患者对于疾病、手术的恐惧，尤其是急诊患者因疼痛、意外伤害等均可造成血压升高，其升高的程度与患者的基础血压、受刺激的程度相关。因此，对无高血压病史，如果血压仅轻、中度升高可不急于处理，部分患者待情绪和病情稳定后血压即可恢复正常；对于血压仍高和有高血压病史者，要依据血压的具体情况采取相应的措施。

一般情况下，患者到手术室至麻醉诱导之前、气管内插管、切皮等强刺激以及手术结束拔管前后，在高血压患者自身调节功能减退的情况下，由于交感系统及肾素 - 血管紧张素系统兴奋和激活花生四烯酸代谢使血栓素 A2（TXA2）产生增加等一系列应激反应，极易发生血压急剧升高，其中以气管插管时最明显。此时，为了降低过高的血压，如麻醉加深过快或者麻醉药与降压药不恰当地交联使用，又可造成血压的急剧下降。为了提升过低的血压，常在给升压药同时减浅麻醉，又可引起血压的再度剧升，如此反复可造成血压的波动范围很大。血压剧升超过代偿极限，可引起高血压脑病、急性心力衰竭、肾衰竭、脑出血甚至脑疝、脑血栓形成等。血压过低，由于冠状血管灌注不足可引起心肌缺血、甚至心搏骤停。实际上，低血压的危险和风险似乎超过高血压，但由于目前监测手段的限制，术中不易察觉，但可使术后并发症的发生概率增加、恢复过程延长，重者直接影响预后。

3. 围术期血压管理 对于入院时有紧张、焦虑等不良情绪的患者，在常规降压治疗的基础上，合理使用抗焦虑药物，夜间可给予艾司唑仑以改善患者的睡眠。高血压患者术前应继续服用降压药物，避免戒断综合征。血压在 160/100mmHg 以下，可不做特殊处理。血压过高者（＞180mmHg），术前应选用合适的降压药物，使血压平稳在一定的水平，但不要求降低到正常后才做手术；对原有高血压病史、进入手术室血压急剧升高者，应该与麻醉医师商量共同处理，根据病情和手术性质，再决定是否延迟手术。目前尚无延期手术的高血压阈值，原则上轻、中度高血压（不高于 180/110mmHg）不影响手术进行，术中血压波动幅度不超过基础血压的 30%。

4. 围术期高血压药物治疗 高血压最大的危害是导致心、脑、肾等重要器官的病变，包括脑血管意外、心肌梗死、心功能不全、肾功能不全以及外周供血不足等。合理选用降压药,不仅能够降低血压,减轻症状,更重要的是可以预防或缓解左心室重塑、缓解动脉硬化的发展,保护肾功能,预防脑卒中、心肌梗死、心衰和猝死的发生,从而降低住院率和死亡率,提高患者的生命质量。药物治疗的目标为血压降至140/90mmHg以下,老年患者的收缩压降至150mmHg以下,有糖尿病或肾病的高血压患者,降压目标是130/80mmHg以下。

(1)抗高血压药物:目前临床上抗高血压药物有6大类。

1)利尿剂:包括氢氯噻嗪、吲达帕胺、螺内酯等,通过增加排尿量、减少血容量达到降低血压的目的。

2)钙通道阻滞剂:常见的有硝苯地平、非洛地平、氨氯地平等,通过扩张外周小动脉、减少外周血管阻力达到降低血压的目的。

3)肾上腺素受体阻滞剂:目前常用β受体阻滞剂,包括美托洛尔、比索洛尔等,通过降低心率、降低心肌收缩力、减少心输出量以达到降低血压的目的。

4)血管紧张素转换酶抑制剂(angitesin cnverting enzyme inhibit,ACEI):常见的有卡托普利、雷米普利、福辛普利、赖诺普利等,主要通过减少血管紧张素Ⅱ的生成,激活缓激肽,扩张血管以达到降压的目的。

5)血管紧张素Ⅱ受体拮抗剂(angiotensin Ⅱ receptor blocker,ARB):常见的有缬沙坦、氯沙坦、替米沙坦、厄贝沙坦等,作用与ACEI类似,但是基本上不会引起干咳,主要用于不耐受ACEI干咳不良反应的患者。

6)α受体阻滞剂:常见的有哌唑嗪、特拉唑嗪、多沙唑嗪,通过阻断血管平滑肌上的肾上腺素α受体,扩张血管达到降压目的(非首选药物)。

(2)抗高血压药的合理应用原则

1)根据高血压程度选用药物:长效抗高血压药优于短效制剂,降压持续、平稳并有可能保护靶器官。单药治疗效果不好,可采用二联用药,如以利尿药为基础,加用上述其他一线药。若仍无效,则三联用药,即在二联用药的基础上加用中枢降压药或直接扩血管药。

2)根据病情特点选用药物:①高血压合并心功能不全或支气管哮喘者,宜用利尿药、ACEI、α受体阻滞剂等,不宜用β受体阻滞剂;②高血压合并肾功能不良者,宜用ACEI、钙通道阻滞剂;③高血压合并窦性心动过速,年龄在50岁以下者,宜用β受体阻滞剂;④高血压合并消化性溃疡者,宜用可乐定;⑤高血压伴潜在性糖尿病或痛风者,宜用ACEI、钙通道阻滞剂和$\alpha1$受体阻滞剂,不宜用噻嗪类利尿药;⑥高血压危象及脑病时,宜静脉给药以迅速降低血压,可选用硝普钠、二氮嗪,也可用高效利尿药如呋塞米等;⑦老年高血压,上述第一线药物均可应用,避免使用能引起直立性低血压的药物(大剂量利尿药、$\alpha1$受体阻滞剂等)和影响认知能力的药物(如可乐定等)。

(3)抗高血压药物的联合应用:其目的是增加降压疗效,加强对靶器官的保护,减少不良反应。当一种抗高血压药无效时,可改用作用机制不同的另一种抗高血压药。单一药物有较好反应,但降压未达到目标,可采取联合用药。联合用药应从小剂量开始,并应采用不同作用机制的药物,以提高疗效、减少不良反应。如氢氯噻嗪与ACEI或

β 受体阻滞剂合用，后两者可消除氢氯噻嗪激活 RAS 的作用。又如 β 受体阻滞剂与肼屈嗪合用，β 受体阻滞剂减慢心率、抑制肾素分泌，可取消肼屈嗪加快心率与促进肾素分泌作用。

（4）平衡降压：药物一般宜从小剂量开始，逐步增量，达到满意效果后改维持剂量以巩固疗效，避免降压过快、过剧，造成重要器官灌流不足等。血压不稳定可导致器官损伤。因此，必须在降低血压的同时使血压平衡，提倡使用长效降压药物以减少血压波动，保证药物的降压谷 / 峰值大于 50%。此外，高血压治疗应长期系统地用药，不宜中途随意停药，更换药物亦应逐步替代。

（二）冠心病

冠心病是导致围术期并发症和死亡率的一个重要因素。冠心病患者因冠状动脉管腔狭窄出现心绞痛，狭窄严重而使得动脉管腔堵塞则可发生急性心肌梗死。一般来说，稳定型心绞痛对手术耐受性好，而不稳定型心绞痛则较差。这是因为不稳定型心绞痛患者冠状动脉管腔内粥样硬化斑块多为易损斑块，这类斑块易出现裂纹或破裂而使斑块急性改变形态导致冠状动脉血流量减少，进而发生心绞痛或心肌梗死，故不稳定型心绞痛需做择期手术时，应先进行治疗，待稳定后再行手术治疗。

与临床上无冠心病史患者比较，有过心肌梗死者发生围术期心肌梗死的危险性增加 10~50 倍。对于挽救生命的手术，必须及时施行而不应过分考虑心脏危险因素；对于择期手术则应推迟至心肌梗死 6 个月后进行；对于要进行的手术为非急诊手术、但也非择期手术，例如恶性骨肿瘤，为了减少心源性危险的发生，手术应延迟足够的时间，但不必等满 6 个月。心肌梗死的完全愈合通常需要 4~6 周，合理的办法就是应该对患者作心肌梗死预后评估，在此期间（如梗死后 4 周至 3 个月内）可应用客观检查如亚级量运动试验来评估心肌梗死患者，运动耐量好者可耐受手术且风险小。所有术前服用的心脏药物均应尽量服用至手术当天，术后能够进食时立即恢复服用。

（三）老年性心律失常

老年围术期心律失常很常见。老年人因生理因素常发生心动过缓，也可因合并病理状况表现为心动过缓；过早搏动多见于高血压、冠心病、肺心病、贫血、甲亢等。

围术期心律失常发生有两个高峰期：①手术室：最常见于麻醉诱导过程中；②术后 2~5d。可能与血浆儿茶酚胺、自主神经张力变化、一过性电解质紊乱、心肌缺血或梗死和机械性刺激等因素有关。术前应注意电解质平衡，因低血钾、高血钾、低血钠等均易诱发心律失常。有条件时应把动态心电图作为老年合并心律失常患者的常规检查项目。

单纯的房性或室性早搏，在正常人及心脏病患者均可出现，如发作次数不多，术前一般无需特殊处理，应对其病因进行治疗。永久性房颤患者，应用洋地黄控制心率在 80 次 /min 左右；对频发及复杂的室性多源早搏，多伴有较严重的心脏病变，在术前除对病因及诱因进行治疗外，可用抗心律失常药物。二度 Ⅱ 型房室传导阻滞或完全性房室传导阻滞，在术前或麻醉前必须安装起搏器；一度或二度 Ⅰ 型房室传导阻滞或束支传导阻滞，术前一般不需要预防性安装起搏器。有双束支传导阻滞剂不能解释的晕厥者，发展为完全性传导阻滞可能性很大，术前要安装临时性起搏器。

老年患者术中及术后心律失常常见，且多数为非心脏原因引起，如疼痛、焦虑、贫血、发热、血压降低或升高、血容量不足或过多、水电解质及酸碱平衡紊乱等；一旦发生心律失常，首先应寻找及去除上述引起心律失常的因素，然后再考虑抗心律失常治疗，及时寻找并纠正诱因；多数心律失常可得到控制，可不必应用抗心律失常药物。术后心律失常以快速性心律失常多见，可有窦性心动过速、频发房性早搏、房性心动过速、心房颤动、频发室性早搏，甚至发生室性心动过速、心室颤动等。过缓性心律失常术后少见，一旦发生，需要警惕是否合并急性心肌梗死、高血钾等情况。

心律失常不是一个孤立的现象或疾病，在处理这些问题时，一定要从老年患者全身的情况出发，找出更需要处理的心脏病的基础，以及更加危险的临床状况，如电解质紊乱、急性心肌梗死等，使患者安全度过围术期。

（四）心功能不全

心力衰竭是各种心脏病心功能不全发展至严重阶段的临床综合征，老年人高血压、糖尿病、冠心病患病率高，围术期并发充血性心力衰竭是手术时的主要危险因素。术前对于老年患者应认真询问相关病史，做全面仔细的体格检查及摄 X 线胸片、心电图、超声心动图等常规检查，常可发现已经存在的慢性心力衰竭，或术中、术后可能发生心力衰竭的基础。积极进行术前纠治，制订预防心力衰竭发生的预案及措施，可降低老年患者围术期的危险。

二、呼吸系统常见疾病

老年患者肺部并发症是导致术后死亡率增加的另一个重要原因。老年患者肺部储备下降导致肺部并发症的风险增加。肺部弹性下降、肺功能残气量增加、胸壁顺应性下降及呼吸肌力量下降等因素，均可以导致肺功能下降。同时老年患者的咳嗽反射和黏液纤毛的清除功能减弱。老年患者骨与关节损伤后仰卧位及全身麻醉，使其易于出现肺不张。其他的一些因素还包括吸烟史大于 20 年者，即使没有症状，风险也会增加。慢性阻塞性肺部疾病患者，在接受手术时可有 27% 出现肺部并发症，其中 1% 的患者会死亡。控制不良的哮喘、咳嗽、呼吸困难等都会增加术后肺部并发症的风险。

（一）术前评估

术前评估的目的是围术期安全，减少或者预防术后并发症（Postoperative pulmonary complications，PPCs）的发生，保护肺功能。术前评估可通过询问病史、体检、肺部 X 线或 CT、肺功能检查做出初步判断。术前应了解患者有无活动后呼吸困难，这是评估肺功能不全的主要临床指标。肺部情况不明时肺功能检查可作为肺部疾病的诊断提供依据；对已有肺部疾病患者，肺功能的动态观察可决定或者帮助治疗方案的制定。老年呼吸疾病患者，在判断有无手术禁忌时，不能一概而论，例如慢性支气管炎慢性迁延期及临床缓解期的肺功能良好者，仍可耐受急诊或者择期手术。慢性阻塞性肺疾病（chronic obstructive pulmonary disease，COPD）患者可能存在慢性呼吸肌疲劳，其可能的病因常为营养不良、电解质紊乱和内分泌失调等，术前应加以纠正；如果患者存在其他肺部疾病，术前也应予以治疗；呼吸肌功能锻炼可降低患者的死亡率。因此老年呼吸系统疾病患者是否手术应在综合评判的基础上再作结论。

（二）术前纠正措施

（1）积极治疗原发疾病，如 COPD 患者应控制急性发作，选择在缓解期手术。

（2）吸烟影响预后，术前必须戒烟。术前短时间戒烟（48h）可使碳氧血红蛋白水平恢复至正常，消除尼古丁对心血管系统的刺激作用，促进纤毛运动；然后需要戒烟 1–2 周才能减少痰量，4–8 周才能改善症状和肺功能。鼓励患者进行呼吸训练，可以增加肺活量，减少肺部并发症发生。

（3）维持液体出入量平衡，廓清气道可使用支气管扩张剂及祛痰药（如盐酸氨溴索）。支气管扩张剂可调节胆碱能神经张力，减少迷走神经亢进引起的气道黏液过度分泌。

（4）术前应控制感染，合理使用预防性抗生素。由于老年人免疫功能、肾功能减退，药物自肾排除减少，导致在体内蓄积，容易发生药物不良反应，可按正常治疗量的 2/3–1/2 给药。急性呼吸道感染者，择期手术应推迟治愈后 1–2 周，如果是急诊手术需加用抗生素，并且尽可能避免吸入性麻醉。喘息正在发作者，择期手术应推迟。

（5）患者入院后给以低流量持续吸氧，充分氧疗，检测氧饱和度（SaO2），改善患者呼吸困难程度及体内缺氧状况，使得患者的 SaO2 在 95% 以上。

（6）高龄患者体力差，往往咳嗽无力，痰液黏稠不易咳出。护理人员应鼓励患者做深呼吸、主动咳嗽；若心肺功能良好则让患者尽可能多饮水（每日可达 2000mL），另外入院时即可行雾化干预。

（7）有慢性呼吸道病史，甚至没有任何病史的患者皆可发生支气管哮喘急性发作。强调有哮喘史者应积极防治，一旦发病必须在平喘治疗的基础上全身应用糖皮质激素治疗，必要时给予抗生素。

（8）红细胞增多症可能提示慢性低氧血症；PaO2 < 8.0KPa(60mmHg) 和 PaCO2 > 6.0Pa(45mmHg)，围术期并发症可能增加。对于高危患者，术前肺功能检查具有重要意义，第 1 秒用力呼吸容积（forced expiratory volume in one second，FEV1） < 2L 时可能发生呼吸困难，FEV1% < 50% 提示肺重度功能不全，可能需要术后机械通气和特殊监护。

（三）术后处理措施

（1）做好全麻术后护理，防止窒息，清醒后心率、血压稳定，尽可能予以半卧位，以利于呼吸促进肺复张。

（2）术后吸氧治疗对所有老年患者均有益处，特别是对于合并心脑血管和呼吸疾病或者出血过多的患者，给予面罩或双腔鼻塞吸氧，至 95% 以上时停止使用，吸氧期间应定期监测血气变化。

（3）加强气道的管理是术后重要的一环。由于麻醉插管刺激及呼吸道的慢性炎症，术后患者痰液较多，应鼓励患者定时咳嗽排痰，适度调节痰液的黏度，雾化的同时湿化气道，利于排痰，保持呼吸道通畅，使肺组织充分通气，保持良好的膨胀状态。可给与异丙托溴铵雾化吸入，促进排痰，预防术后肺不张、肺部感染及呼吸衰竭。

（4）给予有效抗生素，预防术后感染。肺部炎症往往是术后细菌性肺炎，且常为革兰氏阴性杆菌，某些条件致病菌也乘虚而入，特别是在虚弱、COPD、糖尿病、长期使用抗生素或免疫抑制剂等老年人中更易发生。一旦怀疑肺炎，应尽快做出细菌学诊断，痰涂片及培养应列为常规，同时开始经验性抗生素治疗；老年人术后肺炎选用抗生素的原则为早用药、剂量足、联合用药和疗程相对要长。

（5）进行肺功能锻炼，使患者练习深呼吸及咳嗽运动，如吹气球、应用呼吸功能训练器等锻炼肺功能。

三、老年患者围术期肝肾功能不全

由于老年患者脏器功能存在不同程度的衰退，代偿能力下降，机体免疫力低下，不易控制感染，且合并的基础内科疾病较多，在接受麻醉、术后，可能会使病情复杂化，发生并发症的机会增加，易诱发肝、肾等重要脏器不全，导致手术死亡率增高；再则我国慢性肝病尤其是乙型肝炎肝硬化患者数量庞大，其中相当数量的慢性肝病老年患者伴有不同程度的肝功能不全；另外心血管疾病、高血压病及糖尿病等慢性疾病又是老年患者的常见病，到后期常常合并肾功能不全。当这些肝肾功能不全的老年患者同时患有各种需要手术治疗的外科疾病时，如果围术期处理不当，术后更易诱发并加重肝肾功能的损害，甚至因肝肾功能衰竭而死亡。

（一）肝功能不全患者的术前处理要点

（1）营养状态：肝脏是营养物质代谢的中心器官，随着慢性肝病的病情进展，蛋白质能量营养不良逐渐加重，在肝功能代偿期发生率为20%，而在肝病失代偿期发生率达60%。营养不良使肝病患者腹水、出血、感染及肝性脑病发生率增加，影响肝脏功能，加速疾病进程。肝功能不全患者蛋白质合成减少和分解增加，导致低蛋白血症，使器官功能障碍、免疫力下降和腹水增加，加速肝功能不全的进展，此时积极的蛋白补充与合理的营养支持使体内白蛋白回升到35g/L水平，可以减少术后并发症，缩短术后恢复时间。

（2）黄疸：肝功能不全合并的黄疸大部分为肝细胞损伤混合性黄疸，表现为直接胆红素、间接胆红素均升高，直接胆红素与总胆红素比值为35%-55%。如果老年患者术前伴有黄疸，需要预防和控制感染，应用质子泵抑制剂降黄保肝治疗，以及保护肾功能等治疗。梗阻性黄疸患者还需根据胆红素水平及手术情况进行术前减黄治疗。

（3）凝血功能：肝功能不全所致的凝血异常，包括血小板减少、促凝因子和抗凝因子水平降低、纤溶蛋白水平降低，以及内皮细胞来源的促凝因子水平增高等，共同构成出凝血系统的"再平衡"状态。在手术或者感染等诱发因素作用下，严重肝功能不全患者既可发生低凝出血，又可发生高凝血栓形成的并发症。全面评估严重肝功能不全患者出凝血系统改变非常重要。全血黏弹性检测的临床评估效能可能优于常规出凝血检测。可以通过成分输血包括血浆或者血小板等、注射维生素K改善凝血功能，凝血酶原时间等凝血功能指标控制在正常范围方可考虑手术。

（4）腹水：肝腹水补给内容应因病而异，如低蛋白血症时应补充蛋白质及维生素；而对于严重肾功能和肝功能衰竭者，蛋白质则应有所限制，以碳水化合物为主；对于肝性腹水，应有足够热量，每日保证热量在 2000kcal 以上，以补充碳水化合物为主，蛋白质每天 1~1.2g/kg。有腹水者需要限制钠盐摄入，同时应用利尿剂和输注白蛋白减轻腹水。

（5）肝性脑病：肝硬化患者常有负氮平衡，因此应补充足够蛋白质。但高蛋白饮食可诱发肝性脑病，因此对有肝性脑病患者应该限制蛋白质摄入，并保证热能供给。肝性脑病时蛋白限制在每天 0.5g/kg 左右，首选植物蛋白，补充适量脂肪。由于氨中毒是肝性脑病的主要原因，因此减少氨的吸收和加强氨的排出是药物治疗的主要手段。应用缓泻药或灌肠清除肠道中的氨，减少肠道内氨的产生，应用谷氨酸和精氨酸等可使血氨下降。密切观察肝病患者，及时发现肝性脑病的前驱期和昏迷期的表现，并进行适当治疗。

（6）停用一切对肝脏有损害的药物。这些药物包括抗生素、解热镇痛药、抗精神病药物、抗抑郁药物、抗癫痫药、镇静药、抗甲亢药、抗肿瘤药、降糖药和心血管药等。

肝功能一般分为三级：A 级、B 级和 C 级，主要是根据胆红素的高低、白蛋白的情况、有没有肝性脑病的发生、凝血功能的异常等。根据上述指标来判断肝功能损伤的程度：A 级是肝功能处于中等程度损害，代偿期；B 级为代偿期肝硬化，很可能就表现为早期肝硬化；C 级，往往就是中晚期的肝硬化，有相应的并发症，如肝硬化腹水等。

（二）肾脏功能评估及处理

肾功能不全是由多种原因引起的，肾小球和（或）肾小管间质损伤，使身体在排泄代谢废物和调节水电解质、酸碱平衡等方面出现紊乱的临床综合征群，分为急性肾功能不全和慢性肾功能不全。老年患者术前伴有的肾功能不全常为慢性肾功能不全，而术中与术后出现的急性肾功能不全则多由于病情严重，如严重梗阻性黄疸、手术麻醉创伤过大、水和电解质失衡、血流动力学紊乱、未能有效控制感染等所致。慢性并存病，如心血管疾病、糖尿病等又会增加肾功不全的发生率与病死率。术前肾功能不全对手术的重要影响是引起水、电解质及酸碱平衡紊乱，凝血功能障碍，免疫抑制导致感染、创口延迟愈合等。肾功能不全的评估一般以测定内生肌酐清除率为指标，肌酐清除率 51~70mL/min 为轻度肾功能不全，无须特殊治疗；肌酐清除率降至 31~50mL/min 为中度肾功能不全，术前要补液，防止血容量不足，并避免使用肾毒性药物；肌酐清除率在 15~30mL/min 的重度肾功能不全患者则应根据中心静脉压和尿量行控制性输液。若术前血尿素氮升高或血钾 > 6.0mmol/L，需做 1~2 次腹膜（或血液）透析；长期接受透析治疗的患者，亦需在术前 1~2d 进行透析治疗，达到内环境平衡。尤其术前 24h 施行血液透析对纠正高钾血症、氮质血症尤为重要。持续接受血液透析患者的高危因素包括血尿素氮升高、低蛋白、严重贫血和急诊手术等，所以这类患者围术期必须考虑上述因素并做相应处理。另外，在饮食方面，肾功能不全患者术前适当限制蛋白质摄入（保证最低蛋白质需要量），尽量采用含必需氨基酸丰富、具高生理价值的蛋白质（如鸡蛋、牛奶等），同时给予充分热量，以减少蛋白质分解，亦可加用苯丙酸诺龙等，促进蛋白质合成，降低血中氮的代谢产物。对于合并糖尿病、高血压等慢性疾病的肾功能不全患者应请相关专科会诊，将血糖、血压控制在安全范围。需要指出的是，针对肝肾功能不全的老年患者，术前还需请麻醉师会诊，选择合适的麻醉方法，并与手术团队一起讨论手术时机、方式、范围，尽可能增加老年患者对手术的耐受力，避免加重肝肾功能不全的因素。

（三）术中基本原则

（1）手术操作：应当简单、快速、有效，尽量缩小手术范围，缩短手术时间，避免不必要的手术探查。合并肝肾功能不全的老年患者行肝脏手术时，术后容易出现肝、肾功能衰竭，所以应该按照肝功能的分级制定恰当的手术方案，以减少术后肝功能衰竭的发生率。

（2）减少术中出血和输血：大量出血或输入库存血，均可诱发肝肾功能不全。因此术中应尽可能减少出血，减少失血的一般措施有精细地进行外科止血，维持体温在36℃以上；抬高手术部位和避免手术部位静脉回流受阻；应用个体化的术中控制性降压方案，保障重要组织和器官灌注；保障组织灌注，避免酸中毒；维持正常的钙离子水平等。

（3）保持循环稳定：术中根据手术出血情况需要给予足够的液体量，保证循环稳定及重要脏器的灌流。注意体液平衡，因为尿量是肾脏功能最直接的反映，所以术中需要密切动态监测尿量，应至少达到 40mL/h，必要时持续泵入微量多巴胺，应用利尿药。

（4）术中药物的使用：应该尽量选择对肝肾功能影响小的麻醉药物，由于很多药物均经肝脏代谢、肾脏排泄，当肝肾功能不全时代谢减慢，排出延迟，所以血中维持浓度较高，应相应减少用量，间隔时间也应相应延长。

（四）术后

老年人尤其合并肝肾功能不全者术后容易导致急性肝肾功能衰竭，需要做到动态监测、细心观察、全面支持、重点保护、积极预防、早期处理、防止反复。

（1）监测生命体征及重要指标：术后除了监测血压、脉搏、呼吸、心电图、尿量及中心静脉压外，还应对血常规、肝功能、肾功能、凝血功能、电解质、血气分析等进行动态连续监测，以便及早发现可能出现的多脏器功能不全。

（2）全身支持疗法：老年患者尤其合并肝肾功能不全者，术后需要强调全身支持疗法的重要性。应给予持续低流量吸氧，维持血氧饱和度在 95% 以上。保持循环、呼吸稳定，保证重要脏器的血液灌流，继续应用微量多巴胺和（或）前列腺素 E1，以改善内脏微循环。肝功能不全者要保证足够热量，补充维生素 B、C、K，输入新鲜血浆及白蛋白，补充凝血因子。

（3）维持电解质和酸碱平衡：伴有肝肾功能不全的老年患者术后更容易出现内环境紊乱。尤其是肾功能进一步恶化，尿量减少，可能出现血钾进行性升高，稍有不慎，即可导致死亡。应及时静脉给予葡萄糖加胰岛素，将钾转入细胞内，同时可以静推葡萄糖酸钙以拮抗高钾血症，必要时进行透析治疗。酸中毒为老年患者术后常见的并发症，一般以补充碳酸氢钠纠正。

（4）预防感染：老年患者感染的临床表现常不典型，且伴有肝肾功能不全者对感染的抵抗力降低，术后一旦发生感染病情发展迅速，常演变到相当严重阶段才发现，易诱发并加重肝肾功能衰竭，病死率较高。所以除了基础的外科感染之外，更应注意主要脏器的合并感染，应动态连续进行分泌物、咽刷、尿、血的细菌与真菌培养，以便早期发现感染。

（5）术后密切监测肝功能的同时，必须给予适当的保肝治疗，并根据肝功能衰竭的程度做相应处理。而对于保护肾脏功能应以维持肾血流量和肾小球滤过率为基础，保持血容量稳定，及时补充体液的丢失，保证肾脏足够的灌注量。

总之，对于择期行骨科手术合并肝肾功能不全老年患者的围术期处理，需要充分和全面评估术前肝肾功能，严格把握手术指征，制定恰当的手术方案，做好充分的术前准备，精细地进行术中操作，术后动态严密监测各个脏器功能，及早发现并发症，综合处理可能存在的其他并存病，避免出现急性肝肾功能衰竭，从而提高老年患者的骨科手术疗效。

四、老年患者围术期糖尿病管理

随着饮食结构的改变，合并糖尿病的患者数量在迅速增加。糖尿病造成的代谢紊乱和免疫功能障碍，将会增加麻醉和手术的危险性，因此有效控制血糖可减少术后感染机会，促进伤口愈合，降低手术的并发症和死亡率。血糖高并不可怕，可怕的是血糖变异性变化。血糖变异性高指的是血糖由一个高峰到另一个高峰，其梯度改变明显。如果患者血糖总是动荡变化，就容易产生酮症酸中毒，其死亡率往往较高，所以血糖变异性波动更要引起重视。对于糖尿病患者的术前评估包括糖尿病慢性并发症（如心脑血管、肾疾病）和血糖控制情况，围术期血糖管理原则如下：

（1）仅以饮食控制病情者，术前不需要特殊处理；平时使用胰岛素者，术前应以葡萄糖和胰岛素维持正常糖代谢，在手术日晨停用胰岛素。

（2）口服降糖药物的患者，应根据所服用药物及血糖状况来选择停药时间，如磺脲类和格列奈类口服降糖药可能造成低血糖，术前应停用至少24h；二甲双胍有引起乳酸酸中毒的风险，肾功能不全者，术前停用24~48h；禁食患者需静脉输注葡萄糖和胰岛素维持血糖轻度升高状态较为适宜。

（3）血糖波动较大的口服降糖药患者，应及早改用皮下注射短效胰岛素的方法控制血糖；对于血糖控制较好的患者，推荐术前3d开始（至少提前2d）停用口服降糖药和中长效胰岛素，改用短效胰岛素，以免手术过程中出现较大的血糖波动。

（4）术后早期由于麻醉及手术创伤未完全恢复，容易出现血糖波动，所以术后早期密切监测血糖尤其重要，术前波动大者可每2h监测1次，对于血糖较平稳者可每4~6h监测1次。

（5）空腹血糖 > 10.0mmol/L 或者随机血糖 > 13.9mmol/L 或术前糖化血红蛋白 > 9mmol/L 者应推迟手术；有效控制血糖并不等同于血糖必须降至正常范围，血糖稳定才是最重要。

（6）糖化血红蛋白可反映采血前 3 个月的平均血糖水平。对于既往无糖尿病病史者，术前筛查 HbA1c，HbA1c ≥ 6.5% 即可诊断糖尿病；既往有明确糖尿病病史者，HbA1c ≤ 7% 提示血糖控制满意，围术期风险较低；HbA1c ≥ 8.5% 者建议推迟择期手术。单纯应激性高血糖者 HbA1c 正常，注意贫血、近期输血等因素可能干扰 HbA1c 测量的准确性。

（7）入院前长期胰岛素治疗者，长时间大手术者，手术日换用短效胰岛素持续静脉泵注控制血糖；短时间小手术者，手术当日可保留中长效胰岛素，剂量不变或减少 1/3~1/2，停用餐前短效胰岛素。

（8）避免术前不必要的长时间禁食，糖尿病患者择期手术应安排在当日第 1 台，禁食期间注意血糖监测，必要时输注含糖液体。平时使用胰岛素，术前应以葡萄糖和胰岛素维持正常的糖代谢。

五、老年患者围术期卒中后遗症

脑卒中后遗症是指脑梗死、脑出血或其他血管病变 6 个月后仍遗留的部分神经功能障碍，此类疾病患者大部分为高龄，可能患有高血压、糖尿病、动脉粥样硬化等基础疾病，或同时伴有心、肺、肝、肾等主要器官的功能减退，或因长期卧床而引起相关的并发症。

充分术前准备是保证老年卒中后遗症患者围术期安全的重要前提。围术期主要措施有以下几点：

（1）全面了解患者的全身状况与重要脏器的功能，积极治疗原发疾病和纠正术前内环境功能紊乱。

（2）术前应对高血压进行积极治疗。对新近发生的房颤，如有可能应使其转为正常窦性心律；对慢性房颤应尽可能控制心室率不超过 80 次 /min；有心功能不全的患者，术前一定给予纠正。

（3）对卒中后遗症或有卒中病史的老年患者，术前需做头颅 CT 或 MRI、颈动脉超声检查，必要时做脑血管造影检查，以了解病因及病情。

（4）卒中后续要延迟手术，通常急性卒中后应推迟 4~6 周手术，以等待病灶周边缺血区已消失的自动调节功能有所恢复。

（5）控制卒中高危因素：卒中最常见的是脑血栓、脑栓塞或颅内出血，因此应积极控制此类疾病的病因及诱因，采取有效的预防措施，尽可能减少脑卒中的发生。

（6）老年人对中枢性抑制如全麻药等均十分敏感，对手术创伤带来的强烈刺激难以承受，自主神经系统自控能力较差，不能有效地稳定血压。术中要根据具体患者情况，选择合适的麻醉方法和药物。

（7）加强苏醒期管理，常规吸氧，减少吸痰等刺激，情况允许可开展术后镇痛，以保证患者足够的氧供，减少氧耗，防止血压剧烈波动。

（8）密切观察病情，包括意识、神经症状及体征，以及早发现术后卒中的并发症。

（应志敏 浙江大学医学院附属第二医院）

第四节 围术期镇痛方案的选择

术后疼痛是临床上最常见、最需紧急处理的急性伤害性疼痛。如果不能在初始阶段对疼痛进行有效控制，持续的疼痛刺激可能引起中枢神经系统发生病理性重塑，进而发展成为难以控制的慢性疼痛。而术后慢性疼痛的形成，不仅会给患者带来难以言语的痛苦，还会严重影响患者的躯体和社会生活功能，影响生活质量、延长住院时间、增加医疗费用。加强术后镇痛，不仅可以防止因术后切口疼痛导致高血压及心动过速而加重心肌缺血和诱发脑血管意外，而且可以改善患者的远期预后。有证据显示：大手术后采用硬膜外镇痛或静脉镇痛可降低心血管系统不良事件的发病率；同时有效的术后镇痛可以降低肺不张、肺部感染及下肢静脉血栓形成和肺栓塞的发生。此外有效的术后镇痛也可以促使患者早期进行功能性锻炼，加快康复。随着各科医师对术后镇痛的重视，超前镇痛理念逐渐深入人心。在明确病因、积极治疗原发疾病的基础上，尽早镇痛、完善镇痛逐渐成为外科和麻醉医生的共识。但是每位患者的疼痛阈值不同，耐受力也存在个体差异，不同的镇痛方法和药物的适应证也有不同，更应强调镇痛的个体化选择。

一、镇痛方案的准备

围术期镇痛方案的制定，不应只着眼于手术能否治疗某种疾病和近期预后，更要考量远期结局，即能否延长患者健康预期寿命、维持患者功能状态、避免手术带来的生活依赖和生活质量的下降。镇痛方案的制定一定要遵循个体化原则，追求的目标应该是达到最好的镇痛效果，最小的副作用，维持最好的脏器功能，以便于最有利于患者的康复。因此应充分了解患者的情况，包括患者病情、手术复杂程度、手术部位、创伤情况、患者合并症治疗及用药情况、以往镇痛药物使用情况等；同时应该注意老年患者的精神状况，有无精神疾病病史，对疼痛的耐受程度和对镇痛药物的反应情况等进行评估。骨科手术后充分的镇痛方案可以保障术后的恢复和早期功能锻炼，因此术中麻醉医生镇痛方案与术后骨科医师镇痛方案应有连续性，以保证围术期镇痛的有效实施。

二、超前镇痛

超前镇痛是指为了限制神经系统对刺激反应产生的超敏化，在伤害性刺激实施之前就予以镇痛治疗。强调伤害性刺激前给予抗伤害干预措施，预防中枢敏化，即痛觉过敏，减轻术后疼痛的强度。此镇痛方式尤其适用于了解强烈的伤害性刺激发生时间、将要施行择期手术的患者。超前镇痛的预期效果已经比较明确，公认吸入性麻醉药物也不能防止中枢痛觉神经由于刺激导致的超敏化。疼痛信号如果可以在传入中枢痛觉神经元之前就被创伤前镇痛预防，就不会引起中枢神经元的致敏或使其致敏程度降低。避免了中枢神经元致敏后，给予同样的镇痛治疗并不能将创伤后已致敏的神经元逆转。

超前镇痛需要根据患者的病情、手术的复杂程度、个体对疼痛的耐受程度及镇痛药物的反应情况不同而调整。

三、预防性镇痛

预防性镇痛是强调镇痛治疗持续的时间和镇痛治疗的强度，而非治疗开始的时间。预防是指预防外周和中枢的敏化，是超前镇痛的延伸和扩展。包括使用 NMDA 受体拮抗剂如氯胺酮、右美沙芬等，也可全身用药如加巴喷丁、硬膜外注射新斯的明、局部使用神经阻滞、静脉注射利多卡因和 NSAIDS 类药物等。全身使用曲马多可以提高神经中枢对伤害感受性疼痛的阈值，产生镇痛作用。静脉使用 NSAIDs 类药物可有效消除环氧合酶的活性而抑制前列腺素的合成和聚集，阻断机体对内源性炎性因子的反应，抑制外周敏感化，发挥超前镇痛的作用。

四、多模式镇痛

多模式镇痛的核心理念是个体化，采用不同作用机制的药物或镇痛方法，对产生术后疼痛机制的不同层面、不同靶位予以阻滞，以实现平衡镇痛，减少疼痛和不同镇痛方式对神经、内分泌、免疫系统的不利影响，发挥最佳镇痛效应，减少单种药物或方法引起的不良反应，维持患者内环境的稳定和术后患者的康复。围术期镇痛的概念从"痛觉敏化－超前镇痛－预防性镇痛"，发展至现在的多模式镇痛。目前研究认为多模式镇痛控制急性术后疼痛的方式已经成为最为有效的镇痛模式之一，并取得了良好的效果。

老年骨科手术，尤其关节置换手术之后患者常伴有中到重度的术后疼痛，影响了术后有效功能锻炼，导致一系列并发症的发生，例如下肢深静脉血栓形成等。临床常用经静脉自控镇痛（patient controlled intravenous analgesia，PCIA），虽然操作方便，但多以阿片类药物为主，不良反应发生率较高。而神经阻滞技术，包括椎管内镇痛效果确切，关节活动度更大，镇痛效果更加完善，静脉药物应用明显减少。因此联合阿片类药物、非甾体类抗炎药（包括选择性环氧酶 -2 抑制剂）、对乙酰氨基酚等及外周神经阻滞的多模式镇痛方式成为推荐首选。

五、围术期镇痛

整个围术期医护团队都应该了解患者的镇痛方式和用药，并监测疼痛情况。

（1）老年患者对阿片类药物较敏感，其认知功能、血流动力学、呼吸系统等也很容易受到影响。因此，对于老年患者使用阿片类药物的原则为：起始剂量降低，滴定加量，采用最低有效剂量达到控制疼痛目的，同时预防恶心、便秘等副作用。

（2）老年患者术后镇痛、镇静容易导致肺部感染并诱发谵妄、延迟康复，应尽量避免使用镇静催眠药物。

（3）尽量选择神经阻滞等局部用药和多模式镇痛方式，尽量避免全身用药，减少不良反应的发生。

（李金宝　上海交通大学附属第一人民医院）

第五节 术后处理

一、老年患者术后低血容量性休克

老年患者术后低血容量性休克常因大量出血、液体丢失，或液体积存于第三间隙，导致全身有效循环血量降低所引起。临床上低血容量性休克包括失血性休克和损伤性休克，前者主要指的是由于大血管破裂或者脏器出血引起的，后者指的是各种损伤或大手术后同时具有失血和血浆丢失而发生的休克，后者更为常见。老年患者存在凝血功能障碍时病症更为严重，通常在迅速失血超过全身总血量的 20% 时，即出现休克症状。严重的体液丢失，可造成大量的细胞外液和血浆丧失，以致有效循环血量减少，也能引起休克。损伤性休克常见于大手术和严重的创伤，如合并复杂性骨折、挤压伤等，引起血液和血浆丧失，损伤处炎性肿胀和体液渗出，可导致低血容量，受伤机体内可出现组胺、蛋白酶等血管活性物质，引起微血管扩张和通透性增加，导致有效循环血量进一步降低；另一方面，损伤和大手术可刺激神经系统，引起疼痛和神经内分泌系统反应，影响心血管功能。

对于老年术后低血容量性休克的治疗原则，应该尽早去除引起休克的病因，恢复有效循环血量、纠正微循环障碍、增进心脏功能，恢复人体的正常代谢。

（1）一般紧急措施：尽快控制活动性大出血，患者体位一般应采取头和躯干部抬高 20°–30°、下肢抬高 15°–20° 的体位，以增加回心血量、减轻呼吸的负担，保暖但不加温，以免皮肤血管扩张而影响生命重要器官的血流量，增加氧的消耗。

（2）扩容治疗：抗休克的基本措施，不仅要补充已经丧失的血容量（全血、血浆和水电解质丧失量），还要补充扩大的毛细血管床容量。正确的输液原则是"需多少，补多少"。

（3）积极处理原发病：消除引起休克的病变和恢复有效血容量一样重要，严重创伤伴有大出血时，必须一边准备手术控制出血，一边快速输入平衡液，尽快恢复有效循环血量。

（4）血管活性药物的使用：血管活性药物分为收缩血管药物（阿拉明、去甲肾上腺素等）和扩血管药物（阿托品、山莨菪碱、异丙肾上腺素等）。血管活性药物必须在纠正酸中毒的基础上使用。

（5）防止多器官功能衰竭：休克后期如出现弥散性血管内凝血（disseminated intravascular coagulation，DIC）和器官功能衰竭，除了采取一般措施外，还应针对不同器官衰竭采取相应的治疗措施。如出现急性心力衰竭时，除停止和减少补液外，应强心利尿，并适当降低前后负荷；如出现肾衰竭，尽早利尿、进行透析等措施，防止出现多器官功能衰竭。

（6）改善微循环：通过扩充血容量和应用血管扩张剂时，微循环障碍一般可以得到改善，出现 DIC 的征象时，即用肝素治疗，必要时还可应用抗纤维蛋白溶解酶，阻止纤维蛋白溶解酶的形成。

二、老年患者术后急性心功能不全

心血管系统并发症是老年患者外科手术后一种严重的并发症，死亡率高。老年人由于本身存在血管壁、心肌不同程度的纤维化而限制了心肌的血供；手术创伤和麻醉又使心肌的需氧量增加，这种情况在术后更为明显。老年人术中液体补充不足或过多是术后心功能不良发生的基本原因。

（1）根据老年患者术后典型的症状和体征，诊断术后急性心功能不全并不困难，主要应与其他原因（特别是血管功能不全）引起的昏厥、休克和肺水肿相鉴别。

（2）心源性昏厥大多数较短暂，但有反复发作的可能，治疗时应包括预防发作，昏厥发生心脏排血受阻者，经卧位或胸膝位休息、保暖和给氧后常可缓解。对于房室瓣口被血栓或肿瘤阻塞者，发作时改变体位可使阻塞减轻或发作终止；心源性休克治疗参见休克治疗原则。

（3）急性肺水肿病情危急，治疗必须及时并迅速有效。治疗原则：降低左房压和/或左室充盈压，增加左室心搏量，减少循环血量，减少肺泡内液体渗入。

（4）术前尽可能纠正心律失常、不稳定心绞痛、心功能不全或严重的高血压。心瓣膜疾病特别是主动脉瓣狭窄限制了术中和术后血容量增加的需要，既往有心脏病的患者应该经过心脏病学专家的系统评估。

三、老年患者术后急性肾功能不全

急性肾功能衰竭是大手术和严重创伤后重要的并发症之一，通常每日血肌酐增加 $88.4-176.8\mu mol/L$、尿素氮升高 $3.6-10.7mmol/L$ 是诊断急性肾功能衰竭的可靠依据。老年患者术后急性肾衰竭是导致死亡的主要原因之一。外科手术术中、术后严重的血压下降，进而导致肾血流灌注不足，是引起老年患者术后急性肾衰竭的常见原因；大量失血失液后，引流肾血管收缩，肾小球滤过率下降导致急性肾小管坏死,严重肾缺血超过 3-6h 就可造成肾脏损害。

（1）原发疾病的治疗：老年患者术后肾小管坏死极少死于并发症，而主要死于引起急性肾小管坏死的原发病，所以需要积极治疗原发病，特别要及时补充血容量、改善肾血流量、抗休克等措施。

（2）急性肾衰的初期可以采用甘露醇和利尿剂。甘露醇对于防止急性肾衰有保护作用，但是一旦确诊有急性肾衰，就不能使用。

（3）急性肾衰患者，经过抗休克并使用利尿剂后，仍持续少尿或无尿，氮质血症有所发展，出现意识障碍和倾向，必须果断采取透析治疗。

（4）严重控制水、钠摄入量是急性肾衰治疗中最重要的一环，在纠正原丢失的体液后，应严格遵守"量出为入"的原则。适当限制蛋白质的摄入，尽可能选用高生物学价值的动物蛋白。

（5）高血钾是急性肾衰的重要死亡原因之一，一般应控制在 6mmol/L 以下，如果血钾大于 6.5mmol/L，心电图出现宽 QRS 波，应迅速处理：10% 葡萄糖酸钙 10-20mL 缓慢静脉推注，5% 碳酸氢钠 100mL 5min 内静脉推注完，50% 葡萄糖 50mL 静脉推注，同时皮下注射普通胰岛素 10U。

（6）肌肉挤压伤者，应及时切开深筋膜和肌膜减压，清除坏死肌肉，对严重创伤休克的患者，特别是有血红蛋白尿或肌红蛋白尿出现时，应重视纠正酸中毒和碱化尿液。

四、老年患者术后坠积性肺炎

老年患者术后坠积性肺炎和吸入性肺炎等均属于非感染病因引起的肺炎。坠积性肺炎多见于严重消耗性疾病，尤其是老年大手术后由于心功能不全，长期卧床，引起肺底部处充血、淤血、水肿状态，临床上有咳嗽、咳痰、气急等症状，听诊肺内有痰鸣音，X线摄片即可诊断。

（1）由于症状不典型，对于老年患者应结合病史作全面分析，认真细致地进行体格检查，对可疑的肺炎患者给予必要的辅助检查，明确诊断。

（2）正确合理地使用抗生素，根据痰培养及药物敏感试验的结果选择抗生素。无痰患者可用雾化吸入诱导排痰，在细菌未分离以前，可按经验选用抗生素；多种抗生素不敏感时需要考虑非细菌性感染。

（3）术后尽早开始应用化痰药物，加强雾化吸入，并鼓励和协助患者咳痰；坠积性肺炎患者，可以采取头低脚高位，以利于肺内分泌物的排出

（4）防止术后坠积性肺炎的发生，重点是加强术后护理。如老人进食后立即给予漱口或刷牙，保持口腔清洁；对于咳嗽困难或易呛咳的老人，喂食时应让其侧身，避免失误呛入气管，引发吸入性肺炎。

（5）积极治疗并存慢性疾病，如慢性支气管炎、糖尿病、肺结核及慢性心衰等疾病，慢性支气管炎患者，术前静脉抗生素使用 3d，同时雾化吸入 3d。

（6）长期卧床肺活量减少、导致咳嗽无力的老人应经常予以翻身，保持平卧和侧卧交替，并拍打其背部以助排痰；排痰有困难老人，可人工吸引或雾化等方式协助。

（7）鼓励患者利用牵引床上的拉手抬起上身和臀部或坐起，以增加肺活量、促进深呼吸、增加肺活量，保持呼吸道通畅，防止肺炎发生。

五、老年患者术后血栓性静脉栓塞

深静脉栓塞（deep vein thrombosis，DVT）是血液在深静脉内不正常凝结引起的静脉回流障碍性疾病，常发生于下肢。血栓脱落可引起肺动脉栓塞（pulmonary artery embolism，PE），DVT 与 PE 统称为静脉血栓栓塞症，是同种疾病在不同阶段的表现形式。DVT 的主要不良后果是 PE 和血栓形成后综合征（post-thrombotic syndrome，PTS），可以显著影响患者的生活质量，甚至导致死亡。术后深静脉血栓形成较常见的部位是下肢和盆腔静脉，形成静脉血栓有三个主要因素：血流缓慢、静脉壁内膜损伤及血液凝固性增高。老年患者常存在血流缓慢和高凝状态，更易引起术后血栓形成；此外老年患者术后因为卧床而忽略了下肢活动，术后腹胀、术后半坐位等导致下腔静脉及髂静脉回流受阻，均是诱发老年术后血栓性静脉栓塞的高危因素。

许多老年患者服用抗凝药物导致围术期血栓性疾病发生，因此停用抗凝药物应当要

谨慎，术前凝血功能检查，有助于评估患者凝血功能状态，指导术前药物使用。术前抗血小板药物的停用与否应当根据疾病状态权衡处理：植入金属裸支架后应服用两种血小板药物凝集抑制剂至少 4-6 周；而植入药物洗脱支架后，时间应延迟至至少 12 个月；择期手术应延期至停用氯吡格雷 5-7d，期间酌情使用 GP Ⅱb/Ⅲa 受体抑制剂。术后尽早恢复双药物抗血小板治疗。如有条件，术中及术后采用血栓弹力图进行血小板功能监测，指导凝血管理。

（1）DVT 除了一般卧床休息和应用弹力绷带或下肢静脉泵外，主要治疗方法是抗凝和溶栓以及放置下腔静脉滤器。

（2）早期 DVT 患者，建议直接使用新型口服抗凝药物（如利伐沙班），或使用低分子肝素联合维生素 K 拮抗剂，在国际标准化比值（international normalized ratio，INR）达标且稳定 24h 后，停用低分子肝素。

（3）对于急性期中央型或混合型 DVT，对全身情况好、预期生存期 ≥ 1 年、出血风险较小的患者，可首选导管接触性溶栓（catheter-directed thrombolysis，CDT）。

（4）成功行 CDT 或切开取栓后，造影发现髂静脉狭窄 > 50%，建议首选球囊扩张、支架植入术，必要时采用外科手术解除髂静脉阻塞。

（5）对单纯抗凝治疗的 DVT 患者，不推荐常规应用下腔静脉滤器，对于抗凝治疗有禁忌或有并发症，或在充分抗凝治疗的情况下仍发生 PE 者，建议植入下腔静脉滤器。

（6）低出血风险患者使用抗血小板药物如阿司匹林进行心血管二级预防的患者，推荐围术期继续用药；植入心脏冠脉支架的患者，不建议停用抗血小板药物，但需要注意出血风险

（7）老年房颤患者低出血风险手术不应中断口服抗凝药；高血栓栓塞风险且无大出血风险应考虑桥接抗凝（华法林）。相反，低血栓栓塞风险不应给予桥接抗凝。由于半衰期短，直接口服抗凝药（达比加群、利伐沙班、阿哌沙班）不需考虑肝素桥接。

第六节　出院后随访和康复指导

骨与关节损伤后的修复需要一个较长的愈合过程，临床上患者由于各种原因往往在疾病未痊愈或病情稍平稳后即出院回家休养，出院后的护理与功能恢复的好坏密切相关，因此，出院指导工作显得尤为重要。

一、休息与适当运动

骨科患者出院后要注意休息，避免重体力劳动、跌倒和剧烈体育运动，防止骨折再发生；特别是农村患者，因家庭条件有限，过早参加体力劳动，以致发生再骨折，甚至骨折内固定钢板断裂。鼓励患者适当运动，一是增强患者自信心，二是增强患者的自理能力，三是预防肌肉萎缩及关节僵硬。

二、功能锻炼方法及注意事项

有效的功能锻炼能促进患者的骨折愈合、预防肌肉萎缩及关节僵硬、降低致残率，提高生存质量，但骨折患者的功能锻炼应循序渐进、持之以恒，应以骨折部位不发生疼痛为宜，切不可操之过急，或者三天打鱼两天晒网，应注意方法。例如，人工髋关节置换术后，应避免髋关节屈曲超过 90°，或同时使髋关节内收、内旋位，不能使用普通的马桶，不坐过低的椅子，因为过度屈髋，可引起人工髋关节脱位。

三、定期复查

定期复查能了解骨折愈合的进度、程度及内外固定物有无松动移位、关节活动、肌肉恢复情况。通过 X 线片复查，了解骨折愈合进展情况及并指导后期功能锻炼。很多患者出院后忽视定期复查，认为只要有内外固定，骨折会自行愈合，错过治疗的最佳时机，遗漏骨折并发症之一——骨不连的发生，护士应向患者详细讲解定期复查的重要性。

四、拆除内外固定物时间

骨折愈合后应及时拆除内、外固定物，有利于功能的进一步恢复。延迟拆除内、外固定物，不利于功能锻炼，加大了关节强直、废用性肌萎缩等并发症的发生；而提前拆除内、外固定物，影响骨折的稳定性，也不利于骨折的愈合。

五、各种骨与关节损伤疾病的出院指导

康复在中国的现状是重治疗、轻康复，医师不重视康复，患者不了解康复，保险不支持康复，贫困不利于康复；经常有患者骨折术后，内固定牢靠，骨折愈合满意，但下肢肌肉萎缩严重，甚至挛缩，软组织缺乏营养，皮肤无光泽，膝关节活动度极差，甚至无活动度。患者接受了近乎完美的外科手术治疗，但仍抱怨下肢常有疼痛，关节活动度差，跛行或只能在支具辅助下行走，功能恢复不满意，生活质量严重下降。复位、固定和功能锻炼是现代医学治疗骨折的三大原则。手术治疗只是四肢骨关节创伤早期治疗的一部分，合理的物理康复治疗及早期的功能锻炼在整个恢复过程起着重要的作用。

（一）腰椎间盘突出症

（1）告诉患者出院后行走时需佩戴腰围，坚持做腰背肌功能锻炼，防止肌肉萎缩。

（2）指导患者卧硬板床，卧床时应取床头高 30°，同时轻屈膝位，以有利于减少脊柱前凸，缓解背肌痉挛。

（3）纠正患者的不良姿势，拾物时应屈膝下蹲、不能从仰卧位直接起床等，增加自我保护意识。

（4）2 个月内不弯腰，半年内避免重体力劳动，饮食起居保持规律性，如有不适，随时就诊。

（二）颈椎病

（1）根据疾病及手术方式决定颈托使用时间，一般情况下 3 个月内继续使用颈托，逐步解除颈围固定。

（2）合适的枕头与睡眠姿势对颈椎患者很重要。枕头的长度为 40–6cm 或超过肩宽 10–16cm，高度为 10–12cm，以中间低、两端高为宜。

（3）养成良好的工作和学习习惯，不要长期低头工作或学习，秋冬季节应注意保暖，避免各种诱发因素。

（4）定期复查：出院后在第 3、6、12 个月到医院复查。

（三）上肢骨折术后

（1）保持正确的体位，维持有效的固定。

（2）严格按计划进行功能锻炼。

（3）复查指征和时间：当固定的肢体皮肤发绀或苍白、肿胀或麻木等时，应来院就诊。如患者的石膏固定是维持在掌屈尺偏位，则自固定之日算起，2–3 周来复诊，更换石膏托固定于功能位，再过 2–3 周拆除石膏。骨折后 1、3、6 个月复查 X 线片，了解骨折移位或愈合情况，以便早期发现异常，及时调整石膏固定，防止畸形愈合。

（四）下肢骨折术后

（1）保持患肢外展中立位，防止外旋，以免脱位。

（2）多食用含钙丰富的食物，防止骨质疏松，促进骨折愈合。

（3）继续功能锻炼，要避免增加关节负荷，如体重增加、长时间的行走和跑步等。

（4）日常生活中洗澡用淋浴而不用浴缸，如厕用坐式不用蹲式、不要做盘腿动作、不要坐矮板凳、要弯腰拾物、禁止爬坡。

（5）警惕感染的发生：关节局部红、肿、痛及不适，应及时复诊。

（五）人工膝关节置换术

（1）继续加强股四头肌舒缩练习，做伸腿、抬腿活动，同时也要加强膝关节锻炼，如下蹲、踏车等。

（2）避免剧烈运动，不要做跳跃运动，行走时不可急停或骤然旋转，最大限度地延长假体的使用寿命。

（3）及时预防并控制感染，防止细菌血源性传播引起关节感染。

（4）嘱患者加强饮食，多食高蛋白、高钙、易消化食物，但应保持合适体重，多晒太阳，防止骨质疏松。

（六）人工髋关节置换术

（1）体位指导：取平卧或半卧位，3 个月内避免侧卧，术后 3 周内屈髋小于 45°，以后根据病情逐渐增加屈髋度，但不可大于 90°。遵循"三不"原则：不要交叉双腿、不要坐矮板凳、不要屈膝而坐。

（2）功能活动指导：术后 3 周内可借助助行器、拐杖行走；3 个月后，患肢可逐渐负重，但拐杖的使用应坚持双拐、单拐、弃拐原则，之后可进行简单活动，如散步等，下午可适当抬高患肢，以预防下肢水肿；6 个月内避免患肢内收内旋，站立时患肢应尽量外展；完全康复后可进行散步、游泳、跳舞等活动，并保持适当体重，避免做对人工髋关节产生过度压力造成磨损的活动，如快跑、滑冰等。

（3）日常活动指导：不要弯腰拾东西，不要穿系鞋带的鞋，加强营养、戒烟酒，避免体重增加对假体的负担。

（4）复诊时间：术后 3 个月内，每月复诊 1 次；术后 6 个月内，每 3 个月复诊 1 次，以后每 6 个月复诊 1 次；若有髋部疼痛或活动后严重不适，应随时就诊。

（应志敏 浙江大学医学院附属第二医院）

参考文献

黄忠荣 , 汤成华 , 高尚志 . 老年外科围手术期治疗学 [M]. 北京 : 人民卫生出版社 ,2006.

莫莉·布莱克利·杰克逊 . 围术期会诊手册 [M]. 王东信主译 . 北京 : 北京大学医学出版社 , 2016.

双卫兵 , 薛朝霞 . 围术期管理策略 [M]. 北京 : 中国协和医科大学出版社 ,2013.

王东信 . 关注老年患者的围术期管理 [J]. 中华老年多器官疾病杂志 ,2017,16(2):81–84.

沃森 . 围手术期安全管理 [M]. 吴丽华主译 . 北京 : 人民军医出版社 ,2013.

谢鹤展 , 孙旗 . 骨科围术期肺部并发症的评估与管理 [M]. 北京 : 中国协和医科大学出版社 , 2015.

张洪 , 张铁超 . 骨科围手术期患者管理 [M]. 北京 : 人民军医出版社 ,2018.

赵为禄 , 罗佛全 , 雷恩骏 . 围手术期医学 [M]. 西安 : 西安交通大学出版社 ,2012.

朱鸣雷 , 黄宇光 , 刘晓红 , 等 . 老年患者围手术期管理北京协和医院专家共识 [J]. 协和医学杂志 ,2018, 9(1):36–41.

FINUCANE P, PHILLIPS GD. Preoperative assessment and postoperative management of the elderly surgical patient[J].Med J Aust,1995,18;163(6):328-330.

GIOVANNI LANDONI,LAURA RUGGERI,ALBERTO ZANGRILLO. 如何降低围手术期死亡率 [M]. 雷翀主译 . 西安 : 世界图书出版公司 ,2018.

KLESTIL T, RÖDER C,STOTTER C,et al.Immediate versus delayed surgery for hip fractures in the elderly patients: A protocol for a systematic review and meta-analysis[J].Systematic Reviews,2017,6:164.

LOOP T.Fast track in thoracic surgery and anaesthesia: Update of concepts[J]. Curr Opin Anaesthesiol,2016, 29(1):20-25.

LORAN DB,HYDE BR,ZWISCHENBERGER JB.Perioperative management of special populations: the geriatric patient[J].Surg Clin North Am,2005,85(6):1259-1266.

MULTACH M.Preoperative evaluation in the elderly patient[J].J Fla Med Assoc, 1991,78(8):521-524.

NAPOLITANO LM.Standardization of perioperative management:Clinical pathways[J].Surg Clin North Am,2005,85(6):1321-1327.

PALMER RM.Perioperative care of the elderly patient:An update[J].Cleve Clin J Med,2009,76,4:s16-21.

PEDERSEN T,ELIASEN K,HENRIKSEN E.A prospective study of mortality associated with anaesthesia and surgery:Risk indicators of mortality in hospital[J].Acta Anaesthesiol Scand,2010,34(3):176-182.

PHIPPS EJ.The outcome of surgery in patients more than 90 years old[J].JAMA, 1989,18;262(7):900.

RICHARDSON JD,COCANOUR CS,KERN JA,et al.Perioperative risk assessment in elderly and high-risk patients[J].J Am Coll Surg,2004,199(1):133-146.

SCHLITZKUS LL,MELIN AA,JOHANNING JM,et al.Perioperative management of elderly patients[J].Surg Clin North Am,2015,95(2):391-415.

SETIATI S.Perioperative assessment and management of the elderly[J].Acta Med Indones,2007,39(4):194-201.

SOBEL E,GIORGINI RJ.Surgical considerations in the geriatric patient[J].Clin Podiatr Med Surg,2003,20(3): 607-626.

STEVEN L.COHN. 围手术期医学 [M]. 石学银主译 . 上海 : 第二军医大学出版社 ,2016.

WATTERS JM.Preventive measures in the elderly surgical patient[J].Can J Surg, 1991,34(6):561-564.

第五章
老年性骨质疏松症

第一节 老年性骨质疏松症定义及诊断

一、老年性骨质疏松症定义

Pornmer 于 1885 年首次提出骨质疏松概念，人们对骨质疏松的认识随历史和技术进步逐渐深化。早年一般认为全身骨质减少即为骨质疏松；在美国，人们认为老年骨折为骨质疏松。目前国际上已普遍接受哥本哈根（1990）及香港（1993）两次国际会议上提出的骨质疏松症定义：骨质疏松症是一种以骨量低下、骨微结构破坏，导致骨脆性增加、易发生骨折为特征的全身性骨病。该定义同时强调骨量、骨丢失和骨结构的重要性，包括了具有潜在骨折危险的临床前期骨质疏松症和已发生骨折的骨质疏松症。2001 年，美国国立卫生研究院（National Institutes of Health，NIH）指出：骨质疏松是以骨强度下降和骨折风险增加为特征的骨骼疾病，骨强度涵盖骨量和骨质量两大要素。

从疾病整个历程来看，骨质疏松症包括骨量减少（osteopenia）、骨质疏松（osteoporosis）和骨质疏松性骨折（osteoporotic fracture）三个阶段。由于临床上缺乏评价骨质量的有效手段，仅根据脆性骨折发生史来判断，因此临床上主要依据骨量来诊断骨质疏松症。从骨矿物质含量来看，临床上所谓骨质疏松，包括了一切低骨量的代谢性骨病，特别是骨质疏松症、成人骨软化病和纤维囊性骨炎等。因此，错误理解骨质疏松症会引起临床诊断混乱，诊断最终需要骨组织形态检查。

目前认为，骨质疏松症是一种全身代谢性骨病，是世界上发病率高、保健费用消耗较大的疾病。骨质疏松症的发生没有显著表现，一旦发现，多已经进展到一定阶段。特征是骨量低下和骨微结构破坏，表现为骨脆性增加，因而骨折危险性大大增加，轻微创伤或无创伤的情况下也容易发生骨折。

随着年龄增长，骨丢失及骨折发生率明显增加。女性由于峰值骨量较低和绝经后雌激素水平降低，发病率是男性的 3 倍。2016 年，中国 60 岁以上的老年人骨质疏松症患病率为 36%，其中男性为 23%、女性为 49%，说明骨质疏松症已成为我国面临的重要公共卫生问题。随着我国老年人口的增加，骨质疏松症发病率处于上升趋势，这是我国乃至全球都值得关注的健康问题。

二、老年性骨质疏松症的诊断

骨质疏松症诊断一般以骨量减少、骨密度下降以及（或者）发生脆性骨折等为依据，发生脆性骨折即可诊断为骨质疏松症。骨密度检查结果对于人群的早期诊断比较重要。鉴别原发性、继发性或特发性骨质疏松症可依据年龄、性别、病史、临床表现、实验室检查和影像学检查（X 线片、CT、MRI、骨密度测量、ECT 等）。实验室生物化学指标反映人体骨形成和骨吸收情况。生化测量一般不用于诊断骨质疏松，但有助于骨质疏松症的诊断分型和鉴别诊断，以及对骨质疏松治疗反应的早期评价。

（一）临床诊断

骨质疏松症的临床诊断以骨密度下降为基本依据，参考病史、症状、体征、生化和骨折进行综合考虑。

1.疼痛 患者可有腰背酸痛或周身酸痛，负荷增加时加重或活动受限，严重时翻身、起坐行走都骨痛难忍。约 60% 骨质疏松症患者存在不同程度骨痛。有些患者常无明显特征性的自觉症状，往往在骨折发生后 X 线检查时才发现已有骨质疏松改变。

2.身高变矮 病情严重者可有身高变矮，驼背畸形。女性 65 岁时比自身最大身高可短缩 4cm 以上，75 岁时短缩可达 9cm 以上。驼背的特点呈弧形，故又称老年圆背，并渐进性加重。患者因椎体压缩性骨折导致胸廓畸形，腹部受压而影响肺功能和消化道功能。

3.骨折 轻微外力作用即可造成脆性骨折，常见部位是脊柱（下胸椎、上腰椎）、桡骨远端、髋部（转子间、股骨颈）、肱骨外科颈、踝部及第五跖骨基底、肋骨、髌骨等部位。骨折往往是骨质疏松症的首发症状或患者的就医原因。

（二）X 线检查

传统 X 线检查是一项主要的检查和评估手段。一般认为 X 线检查能反映骨质疏松表现时骨量丢失达 30%。常用方法：①拍腰椎侧位与正位 X 线片，观察椎体骨皮质厚度及纵行和横向骨小梁的疏密度，可以测量椎体前缘、后缘及中央部位高度，进行比较确定椎体压缩变形的类型及程度（图 5-1）；②掌骨皮质厚度指数，以第三掌骨中点髓腔

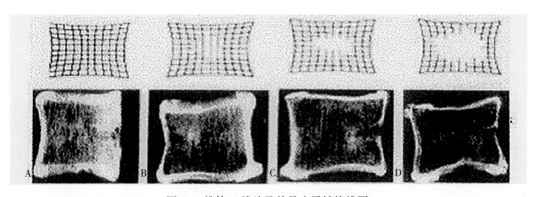

图 5-1 椎体 X 线片及其骨小梁结构线图

A.正常椎体松质骨；B.I 度，为可疑骨质疏松症；C.II 度，为轻度骨质疏松症；D.III 度，为重度骨质疏松症，X 线片呈"画框样"改变

直径与骨皮质外径比值表示（图5-2）；③股骨近端Singh指数是按髋部压力骨小梁的疏密度表示，分6级（图5-3）；④股骨颈皮质厚度指数测量法。

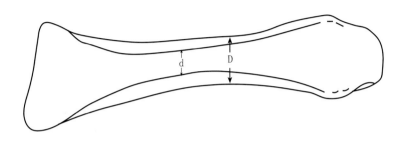

图5-2 皮质厚度指数测量法（引自 Barnett et al，1961）

Barnett皮质厚度测量指数法，皮质指数＝骨中点皮质总厚度（d）/骨中点横径（D），指数＜0.4，为可疑；≤0.35可诊断骨质疏松

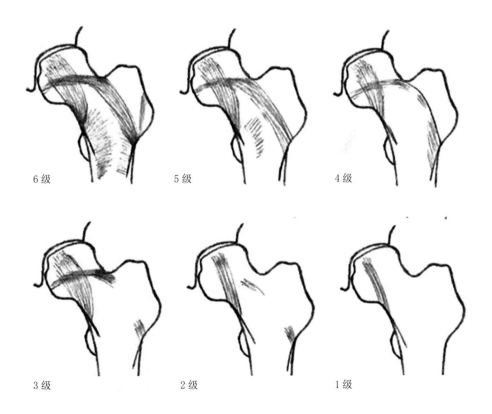

图5-3 股骨近端Singh指数分级（引自 Singh 等，1970）

采用Singh指数法，Singh指数共分为Ⅰ－Ⅶ度。Ⅰ－Ⅵ度相当于图中1-6级，Ⅵ度以下认为骨质疏松症，Ⅶ度正常

（三）骨密度或骨矿物质含量诊断

《中国老年骨质疏松症诊疗指南（2018）》中指出：对于 ≥ 65 岁女性和 ≥ 70 岁男性，推荐直接进行双能 X 线吸收检测法（dual energy X-ray absorptiometry，DXA）进行骨密度检测；对于 < 65 岁绝经后女性和 < 70 岁老年男性，伴有脆性骨折家族史或具有骨质疏松危险因素人群，建议采用国际骨质疏松基金会（International Osteoporosis Foundation，IOF）骨质疏松风险 1min 测试题、亚洲人骨质疏松自我评估工具（osteoporosis self-assessment tool for Asians，OSTA）和（或）筛查设备 [定量超声（quantitative ultrasound system，QUS）或指骨放射吸收法（radiographic absorptiometry，RA）] 进行骨质疏松风险初筛。推荐根据初筛结果选择高风险人群行 DXA 或定量 CT（quantitative computed tomography，QCT）检查明确诊断。

骨密度测量技术主要利用 X 线通过不同介质衰减的原理，对人体骨矿物质含量、骨密度进行无创性测量。目前常用的骨密度测量技术主要包括双能 X 线骨密度测量、四肢 DXA（pDXA）和定量 CT 等。跟骨超声及其他四肢骨密度测量适用于体检筛查。

1. 双能 X 线骨密度测量　DXA 检查采用 T 值进行诊断。测量的 T 值是将受试者的骨密度值与正常参考人群的平均峰值骨密度和标准差比较得到。目前多国指南公认的骨质疏松诊断标准是基于 DXA 测量的结果。

世界卫生组织在 1998 年和 2004 年发布了骨质疏松症的诊断标准（表 5-2），其明确表述为：绝经后女性和 50 岁以上男性使用 DXA 测得股骨颈骨密度，参照白种人年轻女性峰值骨量减少 2.5 标准差（-2.5SD）及以上，作为骨质疏松症诊断标准。由于黄种人峰值骨量低于白种人等原因，国内推荐使用低于峰值骨量 2 标准差（-2.0SD），或者骨量下降 25% 作为诊断标准。在 DXA 的临床使用过程中，应注意诊断标准适用范围和局限性。首先，DXA 诊断标准采用的是 T 值，而 T 值的结果取决于不同 DXA 仪所设定的正常参考数据库。国内目前使用的 DXA 以进口产品为主。由于每个生产厂家所设定的参考数据库不同，其计算出的 T 值也就不同，所以不同机器检测的结果略有不同。对于儿童、绝经前女性及小于 50 岁的男性，其骨密度水平用 Z 值表示，Z 值 =（测定值 - 同龄人骨密度的均值）/ 同龄人骨密度标准差。其次，DXA 是平面投影技术，测量的是面积骨密度，测量结果受被测部位骨质增生、骨折、骨外组织钙化和位置旋转等影响，尤其是老年人群。除了 DXA 常规测量腰椎和髋关节两个部位外，还可测前臂远端骨密度，或进一步做 QCT 检查或 X 线片检查。

表 5-2　基于 DXA 骨密度 T 值骨质疏松症诊断标准

分类	T 值
正常	$T \geq 1.0\,SD$
骨量减少	$-2.5\,SD < T < 1.0\,SD$
骨质疏松症	$T \leq -2.5\,SD$
严重骨质疏松症	$T \leq -2.5\,SD$ 合并脆性骨折

2. 定量 CT 骨密度测量　定量 CT 骨密度测量是在临床 CT 基础上加 QCT 专用体模

和分析软件对人体骨密度进行测量的方法。QCT 测量的骨密度是真正的体积骨密度（vBMD），其测量结果不受测量感兴趣区周围组织影响。pQCT 是一种专门用于四肢（桡骨或胫骨远端）的 QCT 骨密度测量方法，只能做前臂和小腿的 QCT 骨密度测量，其优点是辐射剂量比常规 CT 小。

3. 单光子、双光子和单能 X 线吸收法 单光子吸收法是 20 世纪 60 年代发明的骨密度测量方法并得到广泛应用，其测量方法是通过放射性同位素 ^{125}I 放出的光子对前臂骨进行扫描。为避免个体软组织差异造成影响，测量时前臂通常置于一水袋或水槽中。光子经过被测量骨衰减后，再经已知参照模板的衰减率换算成相应骨密度值，以 g/cm 表示，即通常所说的线密度。此方法可同时测量前臂远端尺桡骨，但主要是测量桡骨远端 1/3 的骨密度。

4. 定量超声 定量超声测量取决于两个方面：骨强度和骨应力，但主要取决于骨强度。骨强度包括骨的质和量（包括骨组织的密度、分布和大小），而骨应力取决于骨结构的几何分布和承重因素。上述介绍的各种骨矿物质含量测量方法都是通过骨组织对不同射线吸收或衰减后所换算的骨矿物质含量值。近年来又出现定量超声测量，其测量结果不仅与骨密度相关，也反映骨应力方面的信息。此法测量是通过被测物体对超声波的吸收（或衰减），以及超声波的反射来反映被测物体的几何结构。但目前定量超声还不能取代已有的骨密度测量方法。

5. 定量磁共振 目前国外也有关于应用定量磁共振进行骨质疏松方面的研究。椎体是由骨组织和红骨髓、黄骨髓共同构成；随着年龄增长，椎体内骨矿物质含量减少，红骨髓也相应减少，黄骨髓增加，充填骨小梁减少后的空间。由于骨密度和骨小梁的变化与黄骨髓变化成反比，故定量磁共振可通过其弛豫参数来评估骨密度。

6. 骨组织形态计量学 骨组织形态计量学测量能够准确测量骨矿化指标，测定骨小梁、骨样组织和破骨细胞吸收骨陷窝等的面积，确定骨质疏松程度，并能客观反映治疗以后的骨组织动态和静态学参数变化，是观察骨结构理想的实验学指标。目前主要广泛地运用于其他代谢性骨疾病临床诊断和骨质疏松科研领域。

（四）骨质疏松症的鉴别诊断

骨质疏松症是以骨强度下降、骨折风险增加为特征的骨骼系统问题。患者往往在出现临床症状或发生骨折后就诊才诊断。骨质疏松症是由于骨量减少至一定程度后伴随更多临床症状，骨折发生率增高，而非骨骼由量变到质变的根本转折。骨密度的测定是判断是否患有骨质疏松症及其严重度最直接和客观的诊断手段。

1. 骨质疏松症与骨软化症的鉴别 骨质疏松症的特征是正常矿化骨基质密度明显降低。骨软化指不完全矿化骨基质质量增加、正常或减少，骨基质矿化障碍是骨软化症的特点，可发生在各个年龄阶段，最常见原因是慢性肾功能衰竭、维生素 D 缺乏和低磷酸盐血症等。佝偻病是骨软化症的一种，多见于儿童。

2. 骨质疏松症与骨硬化症的鉴别 骨硬化症的异常表现在长骨或脊柱，呈半透明带状。约 20% 的骨硬化症发生在肾性骨营养不良症患者身上。用三维 QCT 可明确鉴别骨硬化症，而二维 DXA 不易区分。

3. 骨质疏松症与甲状旁腺功能亢进及鉴别　甲状旁腺功能亢进是由于甲状旁腺本身的病变导致的甲状旁腺激素（PTH）分泌过多所引起的代谢性疾病，发病年龄常为 55 岁左右，通常女性发病率是男性的 2 倍。甲状旁腺功能亢进的患者骨骼病变明显且以骨吸收性骨质疏松为主。MRI、骨扫描、头和手的 X 线片有助于确诊甲状旁腺功能亢进。血 PTH 升高、高血钙和低血磷可确诊甲状旁腺功能亢进。

第二节　老年性骨质疏松症流行病学

一、老年性骨质疏松症流行病学调研的基本条件

（一）骨量测定是调研的基本条件

骨量是骨强度重要因素，可采用无创测量。骨质疏松时骨量显著减少，骨量减少影响骨强度。所以，骨量是诊断骨质疏松症及判断治疗预后的重要指标。骨量是指单位体积内骨的容量，临床上常采取单能及双能 X 线测量骨矿物质含量，推算出骨矿物质密度，即骨密度（bone mineral density，BMD）。随着放射医学的发展，现在螺旋 CT 辅助诊断骨质疏松症已广泛应用于临床。近年来，腰椎 MR 定量磁敏感图（quantitative susceptibility mapping，QSM）亦逐渐应用于评估骨质疏松。

（二）诊断的局限性

WHO 骨质疏松症的诊断标准是以年轻健康成人表面骨密度、骨矿物质含量均值和标准差作为参考值及参考范围。一方面，流行病学调研发现，一部分人某部位出现骨质疏松，其余部位并未检出骨质疏松，意味着临床筛选骨质疏松患者需要多部位测量，避免假阴性结果，提高对骨质疏松性骨折的预测价值。另一方面，身体不同部位，表面骨矿物质密度及骨矿物质含量也大不相同。桡骨远端标准差较小，椎体部位标准差较大，故而测量桡骨远端和椎体时，结果相差较大。

（三）影响因素研究

国内流行病学调查发现，影响骨质疏松症发病率和患病率的因素颇多，文献中涉及的影响因素有三大类 20 种之多。三大类包括个人基本史、个人生活史、慢性病家族史，20 种包括性别、民族、年龄、职业、婚姻、文化程度、城乡区域、饮食、吸烟、饮酒、体重指数、运动、体力劳动、绝经时间、精神状态、服药史、骨折史、慢性病史、家族遗传史、对骨质疏松的认识等。

1. 年龄、性别、生活习惯　流行病学研究表明我国部分地区老年骨质疏松症检出率可达（294–589）/1000，临床上老年骨质疏松症会导致患者致残率上升，严重影响患者生活质量，增加社会医疗经济负担。对于老年骨质疏松症发生影响因素的分析研究能够为临床或公共卫生领域决策提供参考。年龄因素通过影响基础钙磷代谢水平，导致骨盐

代谢平衡打破，促进骨质流失；饮酒或吸烟等因素能够通过诱导氧化应激反应，导致骨小梁结构破坏和磷酸盐沉积减少，导致骨质疏松的发生。

2.地区差异化 应建立各地区、各民族年轻成人骨密度、骨矿物质含量数据库，设置相应参考值，考虑不同地区、民族之间各方面差异；仅参考统一标准往往造成较大误差。

（四）明确骨质疏松症的定义、诊断标准

流行病学重点在于调研发病率及患病率，因此，明确骨质疏松症的诊断值至关重要。骨骼发育正常的成人，骨密度、骨矿物质含量呈正态分布。临床上以正常健康年轻成人骨密度、骨矿物质含量均值及标准差（Z+SD）作为基准进行比较，骨量正常为＜1SD；骨量减少为＜1–2.5SD；骨质疏松为＜2.5SD；若伴有一处或多处骨质疏松性骨折，则为重度骨质疏松症。

二、老年性骨质疏松症的患病率

常采用WHO骨质疏松症诊断标准进行流行病学调查，即表面骨密度低于标准的2.5SD来评估。

根据汇入33项研究、30256例数据显示，中国2010–2016年老年骨质疏松症患病率为36%。在统计的14231例男性患者中，其中老年男性患病率为23%；在统计的15696例女性患者中，老年女性患病率为49%，并且在该大样本调查中，男女患病率在统计学上具有显著性差异。随着人口老龄化加剧，老年性骨质疏松症成为常见病、高发病，基于骨质疏松症带来的种种风险及并发症，国家每年将付出巨额费用。因此，各级卫生部门对骨质疏松症的宣传、预防迫在眉睫。

三、老年性骨质疏松性骨折的流行病学

骨质疏松症常见骨折部位为髋部、椎体、腕部。近年来报道，60岁以上老年人骨折总患病率，城区为20.2%（其中男性为15.58%，女性为23.45%），农村地区为8.83%（其中男性为2.4%，女性为10.18%），骨折发生部位以前臂远端、髋部、椎体为主。

（一）髋部骨质疏松性骨折

髋部骨质疏松性骨折指股骨颈、股骨粗隆部位的骨折，两者几乎各占50%，髋部骨折的发病率随着年龄增长，呈较强正相关性。杭州1项上千例髋部骨折流行病学调查显示，髋部骨折患病率为20.0/10万，其中女性11.2/10万，男性为8.8/10万，髋部骨折患者数量居前3位的年龄段分别为71–82岁（344例，39.22%）、61–70岁（196例，22.35%）和51–60岁（185例，占21.09%）。早期流行病学研究显示，我国60岁以上老年人中，髋部骨折发病率为80–100/10万，50岁以上女性和男性发病率相比为2∶1，98%以上髋部骨质疏松性骨折发生于35岁以上，80%髋部骨质疏松性骨折见于女性。我国不同地区髋部骨质疏松性骨折患病率差异较大，提示不同的生活习惯、环境因素均可能产生影响。

（二）椎体骨质疏松性骨折

由于相当一部分老年椎体骨质疏松性骨折临床症状不突出，难以进行 X 线普查，导致流行病学调查难度较大。有限流行病学调查显示，在上海、成都部分地区 60 岁以上老年人中，椎体骨质疏松性骨折患病率为 15%。63 岁以上女性年发病率为 1.2%，男性为 0.4%。男性 50–54 岁和 73–79 岁人群中，发病率为 0.9/1000 人和 13.6/1000 人，女性则为 3.6/1000 人和 29.3/1000 人，男性明显低于女性。椎体骨质疏松性骨折患病率快速上升，80 岁以上患病率高达 40%，但其中仅有 20%–30% 患者前去医院就诊明确诊断，给流行病学统计带来较大难度与误差。

（三）前臂远端骨质疏松性骨折

骨质疏松性骨折最常见的为 Colles 骨折，发病率与年龄呈正相关。流行病学显示，女性 45–60 岁年龄区间，前臂远端骨折发病率增长明显，65 岁以后发病率增长缓慢。而在男性人群中，60 岁以上骨质疏松性前臂远端骨折发病率无大幅变动。

（四）其他部位骨质疏松性骨折

包括肱骨近端、骨盆、锁骨等部位。数据显示，女性患者明显高于男性，发病率与年龄呈正相关。在其余四肢骨折中，常不具备骨质疏松性骨折明显特征。

四、老年性骨质疏松症流行病学研究现状与未来展望

我国关于老年性骨质疏松症流行病学调查研究已经取得了巨大进展，但是大多集中于基础研究，缺乏社区层面管理研究，存在一些普遍问题：调查样本量小、提取样本为非随机抽样、调查对象填写问卷不规范、调查问卷无复核、纳入样本缺乏统一标准、影响因素评价涉及面广等，诸多因素干扰研究者对老年性骨质疏松症流行病学的客观准确认识。通过合理抽样、统计设计、统一诊断标准、严格调查流程、统一质量控制，引入复核机制，认真全面准确核对信息，未来流行病学调查能够真实反映骨质疏松症发病率及影响因素，为预防、诊断、治疗老年性骨质疏松症提供有效依据。

在流行病学调查之后，着力提高居民对老年性骨质疏松症的知晓率，改变生活习惯，减少危险因素。进行流行病学调查同时加强国际交流与合作，积极构建防治体系，提供多层次服务，探索及应用适宜当地的老年性骨质疏松症防治方案，将对提高人们身心健康及生活质量具有重大现实意义。

第三节　骨质疏松症的危险因素与风险评估

随着人口老龄化问题日益严峻，骨质疏松症患病率显著升高。近年来国内外学者已认可骨质疏松症的多病因学说，高血压、糖尿病、高脂血症、吸烟、肥胖、动脉硬化等都对骨质疏松有影响。

一、年龄和性别

绝经后骨质疏松症主要由于雌激素缺乏导致骨吸收增加，老年性骨质疏松症主要由骨吸收增加或骨形成减少导致。随着年龄增长，肾脏 1,25- 二羟维生素 D_3 生成减少，肠道维生素 D 受体下调，低钙饮食等都可导致钙摄入不足，引起骨质疏松症。研究表明，年龄相关性骨质疏松与下丘脑性腺进行性损害有关。

二、营养因素

钙不仅是骨骼无机物主要成分，还具有广泛的生理作用，如调节酶活性、维持细胞膜完整性和通透性、维持正常神经和肌肉细胞活性等。钙摄入不足会影响骨矿化，尤其在妊娠、哺乳、成长发育等钙需要量增加时。钙摄入不足将影响骨形成和骨峰值，易发生骨质疏松。血中钙离子浓度下降时，需动员骨钙以维持血钙浓度，PTH 分泌增加，从而出现骨吸收超过骨形成。

三、生活习惯

成骨细胞有接受物理刺激的受体。成年后通过保持一定活动量可刺激成骨细胞活化，以增加骨矿化的方式提高骨量。活动量减少人群，如长期卧床或瘫痪患者，骨量明显减少。长期大量吸烟对成骨细胞有直接毒性作用，影响雌激素代谢，骨量减少。长期吸烟女性围绝经期比一般人提前 1-2 年。此外，酗酒、大量饮用咖啡或碳酸饮料等均会增加骨质疏松的风险。

四、激素

目前研究发现，骨组织能够局部产生类固醇物质，如雌激素和雄激素的代谢产物，而且骨细胞表达雄激素、雌激素受体及芳香酶类。故性激素可通过内分泌、旁分泌、自分泌的方式对骨细胞产生作用。

五、慢性疾病和遗传性疾病

在肝脏、肾脏和胃肠道等相关疾病中，羟化酶活性下降，肠吸收钙磷不良导致维生素 D 吸收和活化障碍，血钙磷稳态破坏，继发性甲状旁腺功能亢进，肝脏灭活骨吸收因子减少，以上均可诱导发生骨质疏松。内分泌疾病如甲状旁腺功能亢进、库欣综合征、糖尿病、甲状腺功能亢进、肢端肥大症等，体内激素使得骨吸收和骨形成失衡，导致骨质疏松。

六、骨性关节炎

1972-1996 年，在 16 个国家进行的 36 个研究，一共对 11237 例骨性关节炎（osteoarthritis，OA）患者的 7 个部位骨密度使用 7 种不同仪器进行测量，其中 28 个研究显示，OA 患者的骨密度和骨量增加，另外 8 个研究则未发现骨密度增加的现象。局部研究还发现，OA 患者骨量丢失增加，骨丢失与骨关节受损程度有关，且局限在患病部位（手和髋部），因此认为这种骨量丢失与增龄无关，是由受累关节失用导致。全身系统性研究显示，OA 患者骨转换率明显低于常人，且骨钙素和促生长因子如 IGF、TGF-β、IGF-1、IGF-2 等的浓度较高。这些变化提示 OA 患者有良好的骨修复能力，其骨骼内部变化可能是由于骨形成增加和骨丢失减少。研究中未发现 OA 患者血清促进骨吸收激素有显著变化。由此推测，OA 导致局部骨质疏松症的可能原因有生物力学改变，包括局部应力改变、制动相关肌肉萎缩等。

七、类风湿性关节炎

炎症改变的关节附近出现骨量减少是类风湿性关节炎普遍的临床改变。在关节炎临床症状出现后的几个月，滑膜还未发生增厚和骨骼未见损害时即可通过 X 线检查发现。日本一项研究发现，类风湿性关节炎早期，指骨近端中段骨密度与常人没有差异，但罹患关节周围局部出现骨量减少；相反，慢性类风湿性关节炎患者所有部位都出现骨丢失。

类风湿性关节炎导致骨量减少的机理目前还不清楚。研究发现，关节周围骨密度与关节炎风湿活动密切相关，如血清 C 反应蛋白水平等，这提示类风湿性关节的关节周围骨量减少与滑膜炎密切相关。此外，还有关节制动、畸形、局部细胞因子释放、骨转换增加等均会导致骨量减少。骨吸收增加也可能是由炎症关节释放出的炎性因子和化学调节因子进入邻近骨骼导致。

第四节　老年性骨质疏松症的病因和病理学

骨质疏松症是一种增龄相关骨骼疾病，随着年龄增长发病率增高。老年性骨质疏松症是在增龄衰老过程中发生的一种骨组织生理性退变。老年性骨质疏松症发病因素和发病机理有多方面，增龄造成器官功能减退是主要因素。老年人无论男性、女性都可能患骨质疏松症。本节着重从以下几方面探讨老年性骨质疏松症的主要病因及其病理机制。

一、骨重建功能衰退

骨组织通过骨形成与骨吸收的骨重建平衡机制不断更新代谢，维持骨钙代谢和骨生物力学功能，保持良好骨质结构。在衰老过程中骨重建平衡发生显著改变，骨量发生流失。在骨形成过程中，成骨细胞会沉积骨胶原蛋白基质，并在数周至数月的时间内，在胶原蛋白原纤维上形成羟基磷灰石钙晶体。在生长过程中，通过适应机械应力来构建骨骼。形成和吸收平衡对骨量和强度至关重要。儿童时期直至成年初期骨量达到峰值之前是正平衡，随后是稳定期，老年则为负平衡，破骨细胞活性大于成骨细胞活性，骨质净流失。在女性中，绝经后由于雌激素水平骤降，骨代谢失衡，骨吸收大于骨形成，这个过程会加速。在成年骨骼中，破骨细胞和成骨细胞协调作用，骨骼在多个部位不断重塑，修复微损伤并使骨骼结构适应机械和代谢需求。骨细胞占所有骨内细胞比例超过 95%，嵌入矿物质中，作为机械传感器，通过调控成骨细胞和破骨细胞对骨重塑微调。成骨细胞来源于间充质干细胞，产生细胞外骨基质（包括 I 型胶原）和非胶原蛋白（包括骨钙蛋白、骨连接蛋白和骨桥蛋白）。随后，通过沉积羟磷灰石钙使骨基质矿化并变硬。

二、骨髓间充质干细胞减少和成骨分化障碍

骨髓间充质干细胞（bone marrow stem cell，BMSC）是成骨细胞主要来源。在增龄衰老过程中 BMSC 逐渐减少，新生儿的 BMSC 占骨髓有核细胞的 $1/10^4$，50 岁以后减少为 0.25×10^4。此外，老年时由于骨髓中 *Cbfa1* 基因转录因子下调和 PPAR γ 转录因子上调等基因表达失衡，BMSC 向成骨方向分化减少，向脂肪细胞方向分化增多，骨髓中脂肪细胞明显增加。骨髓中成骨细胞前体来源不足，向成骨细胞方向分化减少，骨形成细胞数减少是老年人骨形成能力低下的重要原因之一。

三、维生素 D 缺乏

维生素 D 是骨代谢重要调节激素之一，由食物中摄取（外源性）和皮肤中光化作用合成的维生素 D 前体 7- 脱氢胆固醇（内源性）经肝细胞 24 羟化酶和肾小管上皮细胞 lα 羟化酶羟化形成 1,25- 二羟维生素 D_3，促进破骨细胞和成骨细胞分化、成熟，增加成骨细胞 TGF-β、IGF-1、BGP、ALP 等骨形成因子和 I 型胶原、骨基质蛋白合成，促进类骨质矿化。直接和间接抑制 PTH 的合成和分泌，下调骨吸收。

通常情况下，青年和中年人拥有充足户外活动和膳食摄入量，不存在维生素 D 缺乏的危险。老年人由于日照时间短，维生素 D 来源不足、活性转化功能下降和靶器官效应减弱等原因，出现明显维生素 D 缺乏和生物学效应降低。同时，老年人皮肤对紫外线反应差，其皮肤合成维生素 D 的能力仅为青年人的 1/3。老年人也可能出现肠道 1,25- 二羟维生素 D_3 受体变异，导致维生素 D_3 摄入不足，伴随肾脏功能减退，肾脏形成 1,25- 二羟维生素 D_3 相应减少，导致血清 25- 羟维生素 D_3 和 1,25- 二羟维生素 D_3 水平降低，引起骨骼钙化障碍，导致骨质疏松症。

四、性激素水平下降

1. 雌激素 研究发现，女性绝经 2 年以上开始出现不同程度骨质疏松。绝经后卵巢功能低下，合成和分泌雌激素能力明显下降，导致雌激素不足。雌激素作为具有广泛生物活性的一种性激素，不仅有促进和维持女性生殖器官和第二性征的生理作用，对骨骼生长和成熟方面也有着明显作用。目前关于雌激素对骨质影响的研究比较明确的有：①雌激素可增加降钙素（CT）分泌，降钙素可抑制骨吸收。②雌激素通过抑制 PTH 活动，抑制破骨细胞活性，抑制骨钙溶出。③雌激素使成骨细胞活性增强，骨形成大于骨吸收，使骨骼变得坚硬、强壮。④活性维生素 D（1,25- 二羟维生素 D_3）作为骨重建调节因子，雌激素促进其在肾脏内合成，间接促进骨重建过程及促进钙在肠道内吸收，对钙调控也有一定影响。

2.雄激素　雄激素促进男性附性器官成熟及第二性征出现，维持正常性欲及生殖功能。雄激素由睾丸和肾上腺分泌，以睾丸分泌睾酮为主，属类固醇激素。雄激素除参与生殖作用外，还影响机体骨代谢。男性骨质疏松症病因很多，睾酮水平低下是重要原因之一。一般认为，雄激素与成骨细胞分化有关，雌激素与骨吸收的调节有关。一方面，雄激素经芳香化酶转化为雌激素影响骨吸收是重要调节途径；另一方面，睾酮对正常骨生长、代谢、骨量维持起重要调节作用，通过自身受体介导。现已发现，成骨细胞表面存在雄激素受体，表明雄激素可直接作用成骨细胞，参与成骨细胞系列功能，如骨细胞增生、生长因子以及骨基质蛋白（如骨胶原、骨钙素及骨桥蛋白）形成。

五、其他因素

随着年龄增长，生长激素－胰岛素样生长因子Ⅰ轴功能降低。有研究显示，骨形成减少、低骨量与胰岛素样生长因子Ⅰ降低、胰岛素样生长因子结合蛋白升高相关。也有研究发现，垂体各激素均与骨质疏松有一定关系：促甲状腺激素降低、卵泡刺激素增高与骨质疏松发生相关；促肾上腺皮质激素及催产素有促进骨形成的作用。此外，多种成骨细胞因子及破骨细胞因子对骨形成与骨吸收有调节作用，一些其他因素如营养、运动、生活方式、遗传因素等也影响骨量。

老年性骨质疏松症病理特征为骨矿物质含量下降、骨微细结构破坏，表现为骨小梁变细、骨小梁数量减少、骨小梁间隙增宽。由于男性峰值骨量高于女性，出现骨丢失年龄晚于女性，且雄激素水平的下降是"渐进式"而非"断崖式"，故老年男性骨丢失的量与速度都低于老年女性，老年男性骨质疏松程度轻于女性。图5-4展示成年男性与老年女性椎体骨小梁扫描电子显微照片对比。

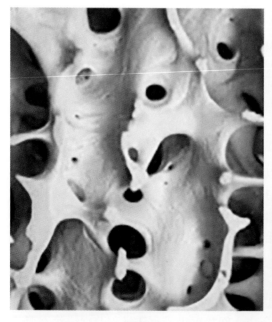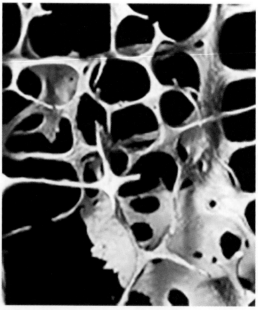

图5-4　31岁男性（左）和89岁女性（右）的L4椎体骨小梁扫描电子显微照片

老年女性骨骼孔隙率增加，孔隙会削弱骨骼强度并导致骨折

第五节 老年性骨质疏松症临床表现

疼痛、身体短缩、脊柱变形和脆性骨折是老年性骨质疏松症典型临床表现。但许多骨质疏松症患者早期常无明显症状，往往在骨折发生后经 X 线或骨密度检查时才发现已有骨质疏松症。患者可有腰背部疼痛或广泛骨骼疼痛，负荷增加时疼痛加重或活动受限，严重时翻身、起坐及行走困难。

一、疼痛

疼痛是骨质疏松症最常见、最主要的症状，包括肌肉疼痛和骨痛。

（一）疼痛原因

骨吸收增加是引起骨质疏松症疼痛的始动因素。在骨质疏松病程中，由于骨吸收不断增加，骨量严重丢失，骨形态和结构受到破坏：骨小梁变薄、变细、穿孔甚至断裂；骨皮质变薄、髓腔扩大。这些病理改变不仅影响骨骼内环境，也波及骨骼周围组织：如椎体微细骨折引起椎体压缩变形，首先伴随脊柱失去稳定性，为了维持稳定，肌肉需代偿性地增加张力，加上变形椎体对肌肉直接刺激而引起痉挛性疼痛。骨小梁和骨皮质病理改变会引起骨内压增高，影响骨微循环产生淤血，导致骨膜应力增加而引起张力性疼痛。此外，由于组织损伤后产生前列腺素等致痛因子造成炎性疼痛。除此以外，骨质疏松症促发或诱发的一些并发症也可引起疼痛。

（二）疼痛部位

以腰背部疼痛最多见，疼痛范围是以脊柱为中心向两侧扩散，体位改变可减轻或加重疼痛。例如，仰卧或短时的坐位可以减轻疼痛，久坐、久立、久卧、扭转身体、前屈和后伸时会加重疼痛。其他部位也可出现疼痛，如骨盆、髋部、臀部、骶尾部、膝踝部、足跖等部位疼痛或顽固性足跟痛，较重患者可出现全身疼痛。

据相关资料统计显示，骨质疏松症患者中 67% 为局限性腰背疼痛，9% 为腰背痛伴四肢放射痛，10% 为腰背痛伴带状痛，4% 为腰背痛伴麻木感，10% 不仅腰背痛，还伴有四肢麻木和屈伸腰背时肋间神经痛和无力感。

（三）疼痛发生时间和频率

初起时随人体动静状态变化间歇性疼痛，以后随骨质疏松症发展加重为持续性疼痛，有昼轻夜重的特点。

（四）疼痛性质

以酸痛、胀痛、钝痛、深部痛为主，当出现骨折时可引起急性剧痛。椎体压缩骨折时约半数患者感到疼痛或疼痛加重。

（五）疼痛伴发的其他症状

肌肉痉挛以绝经后骨质疏松症伴发率较高，可达60%，多发生在小腿、足底、腹部、肋部或手部；其次是肢体麻木、乏力、失眠、精神焦虑或恐惧感等；也有少数伴随肋间神经痛或腹痛。另外，骨质疏松症是脊椎退行性病变的促发因素，当椎体压缩变形后可加重椎间盘病变和骨赘而伴发胸痛、下腰部疼痛、下肢放射痛或间歇性跛行。马尾神经受压还会出现小便异常等症状。

（六）不同类型骨质疏松症的疼痛

疼痛出现与骨吸收增加的程度及骨丢失的速率密切相关。原发性骨质疏松症是渐进性的，而继发性骨质疏松症相对较快，如药物性骨质疏松症（应用肝素、肾上腺皮质激素等所致）和失用性骨质疏松症等。疼痛出现部位也不尽相同，如绝经后骨质疏松症多以全身疼痛为主，易伴发肌肉痉挛、髋部疼痛及关节痛；肾脏疾病相关性骨质疏松症多为进行性加重疼痛，可波及腰背部、坐骨结节、小腿、膝部及肋部，可伴发肌腱自发性断裂或异位钙化；甲状腺功能亢进相关性骨质疏松症多为全身或局部酸痛、夜间自发性疼痛；甲状旁腺功能亢进症相关性骨质疏松症的疼痛除波及脊柱、髋部、肋部外，还会在活动后疼痛加剧；激素相关性骨质疏松症多为脊柱、髋部、肋部等处疼痛，且会从活动痛发展至安静状态持续疼痛，严重者甚至不敢翻身；失用性骨质疏松症疼痛多发生在被动的部位，活动该部位疼痛加重是其特点，多伴有关节僵硬。

二、身材缩短、脊柱变形

身材缩短、脊柱变形（以驼背为主）是原发性骨质疏松症最常见体征。脊柱前面由椎体和椎间关节构成，椎体主要由松质骨组成。由于年龄增加和活动量减少，身体各器官组织会出现退行性改变，椎体间软组织的退行性变性使椎体间的间隙变窄。另外，发生骨质疏松症时，椎体骨小梁首先遭到破坏（最先波及的是横行骨小梁，而后是前柱骨小梁和后柱骨小梁），骨小梁数量、形态、结构的病理改变使骨强度明显下降，在反复负荷的作用下而出现微细骨折致椎体压缩。椎间盘的退变和骨质疏松症引起的椎体压缩使椎体变性，患者出现脊柱前倾、背屈加重，出现身高短缩、驼背畸形。老年性骨质疏松症患者椎体压缩多呈楔形，以第11、12胸椎和第1、2腰椎为主。胸椎压缩性骨折会导致胸椎畸形，影响心肺功能；腰椎骨折可能会改变腹部解剖结构，导致便秘、腹痛、腹胀、食欲减低和过早饱胀感等。

三、骨折

骨折在骨质疏松症中不仅常见，有时甚至是骨质疏松症患者首诊原因。骨质疏松症与骨折存在着明显因果关系。过量骨吸收是骨质疏松症本质，它使骨量、骨结构及骨生物学特性发生衰变。在这一慢性变化过程中，骨的微型损伤日积月累，骨重建和修复失去代偿和平衡，最终使骨强度下降，脆性增加，这是骨折的病理基础，也是骨质疏松症患者容易发生骨折的内在因素。在骨质疏松症中，脆而弱的骨低于骨折阈值，受轻微外力就会发生骨折。骨质疏松症患者大部分都存在着视力、平衡力、肌力不足和注意力不集中等情况，容易摔倒；摔倒则是骨质疏松症骨折的主要外部因素。骨质疏松性骨折发生的特点：在扭转身体、持物、开窗等室内日常生活中，即使没有较大外力作用即可发生。骨质疏松症骨折好发于骨干骺端和胸、腰椎部位。不同类型骨质疏松症患者骨折好发部位也不尽相同。例如，绝经后骨质疏松症骨折好发于桡骨远端和胸、腰椎（压缩性骨折），而老年性骨质疏松症骨折好发于股骨上端及胸、腰椎（楔形骨折）（图 5-5 至图 5-7）。脊柱骨质疏松性压缩性骨折患者初次就诊时在 X 线片或 CT 扫描上可无明显异常，MRI 能及时发现骨折。

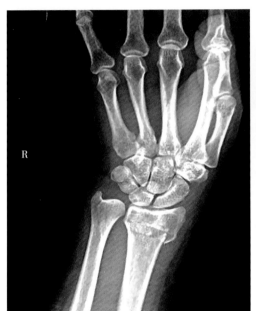
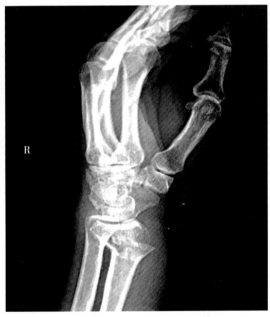

图 5-5 桡骨远端骨折

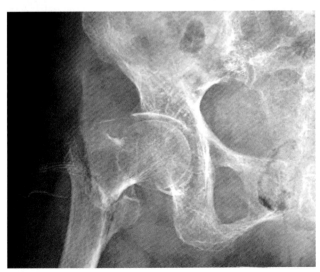
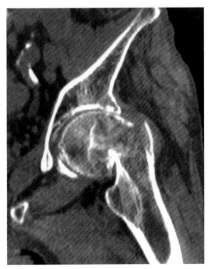

图 5-6 老年髋部骨折（股粗隆间骨折、股骨颈骨折）

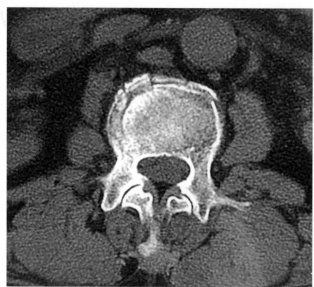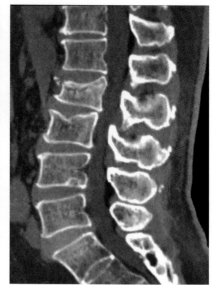

图 5-7 腰椎骨质疏松性压缩性骨折

四、其他临床表现

脊柱畸形可引起胸闷、通气障碍等症状，有些患者还可出现便秘、腹胀、上腹部不适等消化系统症状；头发脱落、牙齿松动等也有相关报道。骨质疏松并发症如疼痛、骨折等常对心理状态及生活质量也有一定的影响。老年患者思维能力及自主生活能力下降，尤其骨折后长期制动、休养甚至卧床，缺少与外界接触和交流，均会给患者造成巨大心理负担。患者容易产生恐惧、焦虑、抑郁、自信心丧失等异常心理。

第六节 老年性骨质疏松症的治疗

一、钙剂

目前市场上的钙剂分为有机钙和无机钙。无机钙有碳酸钙、氧化钙、氢氧化钙、氯化钙、碳酸氢钙、磷酸氢钙；有机钙主要有氨基酸螯合钙、葡萄糖酸钙、苹果酸钙、枸橼酸钙、葡萄糖醛酸内酯钙等。剂型有片剂、胶囊剂及散剂等。现已证实，人体对各种钙剂的吸收率基本相同，不超过 40%。

1.碳酸钙　口服碳酸钙入胃后，与胃酸中和时生成可溶性钙离子被肠吸收，使血钙上升。因其钙元素含量高（40%），现已作为常用补钙剂。碳酸钙可在胃肠道中与磷结合为磷酸钙，从而起到清除磷的作用，尤其适合于慢性肾衰所致的低钙高磷酸症患者补钙。但因碳酸钙可中和胃酸，故易引起嗳气、便秘等消化道不良反应，老年人则更显著。

2.活性钙 近年来，活性钙越来越多，以天然牡蛎科动物贝壳为主要原料，直接或加上辅料制成各种钙剂，易吸收，生物利用度高。目前活性钙品种很多，剂型也在不断改进，有活性钙片、活性钙糖浆、活性钙咀嚼片、活性钙冲剂。但在临床上要注意钙剂中的额外成分可能会给人体健康带来潜在影响，服用某种补钙剂是否安全，不仅应考虑补钙剂摄入是否过量，而且应考虑服用补钙剂是否有其他有害物质集聚的可能。

3.枸橼酸钙片 其生物利用度高于碳酸钙，含钙量高，主要促进骨骼和牙齿的钙化，维持神经、肌肉的兴奋性，降低毛细血管的通透性，适用于老年人。

钙剂选用原则主要为：①补充钙剂的同时应补充维生素和磷元素，目前上市的钙剂加维生素 D 的复方制剂较多，如钙尔奇、凯思立、多种钙维片等。同时，也要考虑适量补充磷元素，美国推荐的钙磷比为 1∶1–3∶2。但摄入过多的磷也有损钙的平衡，有关钙磷的最佳比例尚在探讨之中。②补充钙剂应选用钙元素含量高、溶解好、吸收好、生物利用度好、制剂溶出度好的药品。③注意选用适宜钙剂量。④注意钙与药物和食物的配伍。⑤注意钙剂的服用时间。口服钙制剂，以清晨和临睡前各服用 1 次为佳，如采取每 1 日 3 次的用法，最好是于餐后 1–1.5h 服用，以减少食物对钙吸收的影响；若选用含钙剂量高的制剂，则以每晚睡前服用为宜，因为人体血钙水平在后半夜及清晨最低，临睡前服用可使钙制剂得到更好利用。⑥绝经后妇女特别是患骨质疏松症者，可补充适量人工合成雌激素，但初始剂量一定要在低剂量范围，并注意观察其不良反应，如子宫出血、子宫病变等。⑦阳光和运动有助于预防骨质疏松症。

二、维生素 D

目前，国际对维生素 D（VitD）的日推荐量为 5μg（200IU），需根据地区、季节而定。国人饮食中钙含量低（300–500mg），因此在使用 VitD 治疗时，选择适宜的 VitD 剂量尚需进一步探讨。虽然 VitD 治疗绝经后骨质疏松症的临床效果有争议，但大量资料表明，在严密监测血、尿钙及 25–羟基维生素 D_3 血浓度的基础上，适量应用 VitD 能够阻止骨丢失，降低骨折率。

合理使用维生素 D，防止维生素 D 中毒或防治无效，必须明确和强调以下几点：

（1）人本身所需维生素 D 主要来源是日光合成或从食物中获得。只有当维生素 D 缺乏或防治疾病时才需补充维生素 D。

（2）维生素 D 是可合成或贮存的物质，半衰期较长并有类激素作用。

（3）应严格掌握维生素 D 预防或治疗用量，预防量每日口服不超过 400IU，应宣传维生素 D 过量的危害性，要按医嘱用药。

（4）使用方法、剂量应结合季节、地区、病史及药源情况，因地、因时、因人而异。

三、性激素

1.天然雌激素

（1）结合雌激素：结合雌激素（conjugated estrogen，CE）是从孕马尿中提取的一种天然混合雌激素。临床上主要用于激素替代疗法（hormone replacement therapy，HRT），缓解因雌激素不足引起的临床症状，治疗和预防女性生理或人工绝经后出现的更年期综合征，预防和治疗骨质疏松症、冠心病以及阿尔茨海默病。美国在 1942 年就上市了结合雌激素药品倍美力（结合雌激素片）。作为替补治疗，预防或延缓未到自然绝经期而切除卵巢的女性发生骨质疏松症，减少骨折发生的危险性；倍美力最有效的用途是在尚未发生明显的骨质缺失前开始服药以防止骨质疏松，必须长期给药以维持疗效。倍美力规格为 0.3mg 和 0.625mg，防治骨质疏松每日 0.625mg。

（2）雌二醇：适应证为雌激素缺乏综合征，包括预防有发生骨折危险女性骨矿物质含量丢失。代表药物是诺坤复，口服 1–2mg 诺坤复可充分抑制骨矿物质的丢失。

（3）戊酸雌二醇：适应证为与孕激素联合使用建立人工月经周期中用于补充雌激素，一般每日 1 片，饭后服用，服完 21 片后停药 7d，再开始另一服药周期；或每天连续服用而不停药。

2. 半合成雌激素

（1）尼尔雌醇：具有较强的雌激素活性作用，且作用持久，对子宫内膜影响较小。

（2）替勃龙：具有雌、孕激素激活性和极弱的雄激素活性，有明显合成代谢作用，能提高血浆内啡肽的水平，减轻颜面潮红、出汗，增进性欲和性快感。已明确可增加骨量，但尚缺乏对骨折影响。对不同组织似乎具有特异性作用，不刺激子宫内膜增生，对乳腺癌的发生率没有影响。口服吸收迅速，大部分在肝脏或肠道代谢，经粪便排出，仅 30% 经尿排出。

四、选择性雌激素受体调节剂

1. 选择性雌激受体调节剂（selective estrogen receptor modulator, SERM） SERM 对某些组织（骨和脂质代谢）具有雌激素活性，对其他组织（乳腺和子宫）又有雌激素受体拮抗作用，因此既有对骨骼的保护作用又降低对乳腺和子宫内膜的副作用。雷洛昔芬是目前唯一被美国 FDA 批准用于预防和治疗骨质疏松的 SERM 药物。研究显示，雷洛昔芬对绝经早期女性有保存骨量的作用。在两个对照实验中，60 岁以下女性 1145 例，平均绝经时间 5 年，使用雷洛昔芬 3 年，脊椎、髋骨和股骨颈的骨密度（BMD）改变不明显，30mg 组腰椎 BMD 增加 0.71%，60mg 组增加 1.28%，150mg 组增加 1.2%，对照组的腰椎 BMD 降低 1.32%；另外两个研究中 328 例女性平均年龄 55 岁，绝经后 5 年，使用雷洛昔芬 60 mg，腰椎 BMD 增加 2.8%，髋骨 BMD 增加 2.8%，同时降低骨质疏松的危险。女性绝经后 2–3 年内骨丢失最严重，但是雷洛昔芬用于这部分人群的研究很少。有两项大型研究的结果显示与对照组相比，使用雷洛昔芬 60mg 可降低浸润性乳腺癌和浸润性雌激素受体阳性乳腺癌的发病率 65% 和 78%。因此雷洛昔芬被美国 FDA 批准作为浸润性乳腺癌高危患者的预防用药。

关于雷洛昔芬不良反应的报道较多，有学者研究发现，雷洛昔芬组与对照组相比，血栓栓塞危险增加 1.7 倍。也有研究显示，对患冠心病绝经后女性，雷洛昔芬可使致死性脑卒中和血栓栓塞的风险增高，但心肌梗死或其他冠状动脉事件的发生率没有增加。最近一项研究结果显示，年龄 < 60 岁女性使用雷洛昔芬的冠状动脉事件发生率明显低于对照组，与 HT 治疗类似。雷洛昔芬有增加潮热的可能，特别是对绝经早期女性，研究中发现，雷洛昔芬组中 12.6% 的女性有热潮红症状，对照组只有 6.9% 的发病率，因

此伴有血管舒缩症状的女性，需慎重考虑选用该类药物。

2.新型选择性雌激素受体调节剂

新型 SERM（bazedoxifene 和拉索昔芬）正在开发和研究之中。拉索昔芬是被欧盟批准用于绝经后女性预防骨质疏松的一种 SERM 药物。在一项 2 年的研究中，绝经 8–10 年女性（$n=410$），服用拉索昔芬 0.25mg/d 或 1mg/d，腰椎 BMD 分别增加 3.6% 和 3.9%，而雷洛昔芬 60mg/d 组增加 1.7%。最近一项研究显示，患骨质疏松症女性（$n=8556$）使用拉索昔芬 0.25mg/d 或 0.5mg/d 可以明显减少椎体骨折的风险。

Bazedoxifene 是另一种被欧盟批准用于治疗绝经后女性骨质疏松的 SERM 药物。一项 2 年研究显示，绝经后女性（$n=1583$）使用 bazedoxifene 10mg、20mg、40mg 和雷洛昔芬 60mg 的腰椎 BMD 平均百分比改变是 1.08%、1.4%、1.49% 和 1.49%，髋骨、股骨颈和转子的反应类似。

五、雄激素

在所有因骨质疏松症而发生髋骨和椎体骨折的患者中，1/3–1/2 是男性患者。因此，骨质疏松症对老年男性应视为一项重要健康问题。因为男性较女性拥有并需要维持更多的骨量，所以男性更应该预防骨质疏松症。两性之间激素水平差异可能是导致骨骼总量差异原因之一。雄激素在男性青春期时骨骼总量的增加和青春期后骨骼总量的维持方面发挥了重要的作用。

六、双膦酸盐类药物

双膦酸盐是目前临床上治疗骨质疏松症的首选药物，它能够靶向性地沉积在骨骼中，紧密吸附在骨的羟基磷灰石表面，与之结合并选择性聚积在破骨细胞周围；同时能够有效抑制破骨细胞活性及对骨质的吸收。通过预防骨丢失、提高骨质量以降低骨折风险。

双膦酸盐类的药物的发展按药效学可分为 3 代。第 1 代系不含氮的双膦酸盐，最早应用的是依替膦酸钠（etidronate），早在 20 世纪 70 年代就已用于临床。由于在治疗剂量下长期使用会导致骨软化，故目前已很少使用。应用最广泛的第 1 代双膦酸盐是氯屈膦酸钠。第 2 代双膦酸盐抗骨质吸收的作用明显优于第一代产品，其结构以含氨基为主要特点，帕米膦酸钠的应用最为广泛。第 3 代为异环型含氮双膦酸盐，抗骨吸收的作用更强，临床应用也更方便，唑来膦酸是第 3 代双膦酸盐的代表。

第 1 代：依替膦酸钠（etidronate）、氯屈膦酸钠（clodronte）；

第 2 代：帕米膦酸钠（pamidronate）、阿伦膦酸钠（alen–dronate）；

第 3 代：伊班膦酸钠（ibandronate）、替鲁膦酸钠（tiludronate）、奥帕膦酸钠（olpadronate）、利塞膦酸钠（risedronate）。

七、降钙素

临床上根据其来源，可分为人、猪、鲑鱼和鳗鱼 4 种，而以鲑鱼和鳗鱼降钙素最常见。

1.密盖息 为人工合成的鲑鱼降钙素，其作用是人降钙素的 10–40 倍，有注射剂和喷鼻剂 2 种剂型。其中喷鼻剂使用方便，易为患者接受，但效果略逊于注射剂。骨痛型骨质疏松症，密盖息注射剂 50-100IU，皮下或肌内注射，每日或隔日 1 次；或喷鼻剂 100-200IU，喷鼻，每日或隔日 1 次。不良反应可见恶心、呕吐、面部潮红、发热、眩晕和感觉异常等。对于过敏体质，用药前应做皮试；支气管哮喘者应慎用，慢性鼻炎者应慎用喷鼻剂。对本品过敏者禁用。

2. 益钙宁　即鳗鱼降钙素。增加了降钙素理化性质的稳定性，同时保留了鱼类降钙素的高效能。10IU，每周 2 次肌内注射，或 20IU，每周 1 次肌内注射。

八、甲状旁腺激素

内源性甲状旁腺激素（parathyroid hormone，PTH）具有促进骨形成和骨吸收的双重作用，小剂量时可促进骨形成，而大剂量时促进破骨细胞前体细胞向破骨细胞转化，活化破骨细胞，促进骨基质和骨盐溶解。

特立帕肽（teriparatide）为重组人甲状旁腺激素（rhPTHl-34），2002 年美国 FDA 批准上市，临床试验证明疗效确切，是目前骨质疏松成骨治疗最有前景的药物。美国 FDA 已批准重组人甲状旁腺激素用于原发性骨质疏松，每日 1 次，皮下注射，但对已患骨肿瘤或可疑骨肿瘤者禁用，高钙血症者慎用；大剂量可导致纤维性骨炎。甲状旁腺素还调节骨代谢、促进成骨细胞的增殖与分化、抑制成骨细胞凋亡，其促成骨作用超过促破骨作用，使骨量增加、骨骼的力学强度增加，非常适合治疗男性原发性骨质疏松症。

特立帕肽是人的 PTH 类似物，经过大量临床试验发现特立帕肽在治疗过程中存在一些副作用，目前已知特立帕肽不良反应中最严重的是骨肉瘤的发生。最初研究表明，长期、大剂量特立帕肽作用于大鼠，会导致大鼠骨肉瘤的发生风险增高，故建议有 Paget 骨病、骨骼放疗史等具有骨肉瘤潜在发生风险的患者应避免使用。特立帕肽注射后其他不良反应包括背痛、恶心、头痛、头晕和肌肉痉挛等，这些不良反应的发生与患者年龄及给药剂量无显著关系。除此之外，特立帕肽还可以增加尿钙和血尿酸水平，有肾结石和痛风病史的患者也应尽量避免使用特立帕肽。

目前 PTH 在临床上的应用还处于起步阶段，关于 PTH 对各部位骨组织的骨矿物质含量、骨质量、骨折发生率的影响及副作用也有待做进一步深入研究。随着人口老龄化，骨质疏松症用药量和用药费用将逐年增加。目前 PTH 制剂费用昂贵，不适于普及。因此制造价格便宜、功能单一、疗效显著且副作用小的 PTH 制剂非常有前景。

九、其他药物

骨质疏松症发生与激素调控、营养状态、物理因素、免疫状况及遗传因素有关。提高骨峰值及减少骨丢失率是预防骨质疏松症的根本途径。目前临床用于治疗骨质疏松症的药物有矿化类物质（包括钙剂及骨化活剂）、骨吸收抑制剂（包括激素类制剂、降钙素、双膦酸盐类和异丙氧黄酮）、骨形成促进剂（包括甲状旁腺激素、氟制剂、雄激素和蛋白同化激素）。大部分用于治疗骨质疏松症的药物是抗骨吸收，减少过度骨代谢，维持正常骨量与骨强度，从而减少女性绝经后骨折发生率。含有锶盐药物对骨形成作用大于骨吸收，增加骨重建，促成骨量增加与骨微结构改善，在更大程度上降低骨折的发生率。

锶盐通过调节骨细胞分化途径刺激成骨细胞分化并抑制破骨细胞形成，达到抗骨质疏松作用，具有抑制骨吸收和刺激骨形成的双重作用，在治疗绝经后女性骨质疏松方面前景广阔。

雷尼酸锶（strontium ranelate），又名雷奈酸锶，化学名：2-[N，N-二（羧甲基）氨基]-3-氰基-4-羧甲基-噻吩-5-甲酸二锶盐。雷尼酸锶是由微量元素锶和大分子有机酸雷奈酸（ranelic acid）形成的大分子络合物，既能抑制骨吸收又能促进骨形成，是具有双重作用的抗骨质疏松药物。雷尼酸锶可通过降低破骨细胞活性、减少破骨细胞分化、诱导破骨细胞凋亡等多种途径抑制骨吸收，同时通过增强成骨细胞前体细胞的增殖和分化，促进骨形成，并可持续提高骨密度，具有多部位的抗骨折作用。研究表明，锶盐具有骨的合成活性和抑制骨吸收的作用。通过 3 年雷尼酸锶治疗绝经后骨质疏松症女性的疗效比较，其治疗组中非椎体骨折率比安慰剂组患者下降 16%。这种化合物也使大部分脆性骨折（如髋部、腕部、骨盆、骶骨等）相对危险性减少 19%。雷尼酸锶的研制成功及其在提高骨强度、降低骨质疏松性骨折发生率等方面的作用证明锶离子在骨质代谢过程中的作用。对使用 10 年以上雷尼酸锶长期药效和安全性进行研究，结果显示长期使用雷尼酸锶治疗可持续显著升高骨密度，维持抗骨折效果达 10 年以上；用药 6-10 年患者和用药 0-5 年患者对照椎骨和非椎骨骨折发生率，分别下降了 35% 和 38%；同时雷尼酸锶具有较高安全性。

雷尼酸锶目前已在我国上市，用于治疗绝经后骨质疏松症，以降低椎体和髋部骨折的危险性。

十、维生素 K2

综合国内外现有的基础研究、动物实验和临床试验研究，维生素 K2 在骨代谢调节过程中发挥着重要作用。维生素 K2 可以促进骨形成、抑制骨吸收、促进骨矿化，提高骨质量和骨强度，是预防骨质疏松的良好营养补充剂，对于多种原因造成的骨质疏松及其并发症具有治疗作用。同时维生素 K2 能够减少骨质疏松症患者因骨量流失导致的腰背酸痛，降低骨折风险，促进骨折愈合，维持骨骼健康。研究表明，维生素 K2 亚临床缺乏在骨质疏松患者中普遍存在，维生素 K2 缺乏是骨质疏松及骨折的独立危险因素。在临床应用中，维生素 K2 具有良好的生物安全性，不良反应少、毒副作用小。动物实验及临床试验均肯定了维生素 K2 与维生素 D3、双膦酸盐类药物等联合使用的协同作用，其防止骨丢失、改善骨机械性能作用效果优于单一用药，对于骨质疏松症的预防治疗具有重要临床意义。

十一、他汀类药物治疗骨质疏松症

他汀类药物（statins）是胆固醇合成途径中的限速酶 3-羟基-3-甲基戊二酰辅酶 A（hydroxy-methyl-glutaryl coenzyme A，HMG-CoA）还原酶的抑制剂，可抑制 HMG-CoA 还原酶减少胆固醇合成。1999 年，他汀类药物洛伐他汀被发现可上调骨细胞中骨形态发生蛋白-2（BMP-2）的表达，提示他汀类药物具有刺激骨生成的作用，这种上调作用可被 HMG-CoA 还原酶的下游代谢物甲羟戊酸所阻滞，说明该作用可能与其抑制 HMG-

CoA 还原酶有关。近年来，国内外大量的文献报道显示，他汀类药物包括洛伐他汀、辛伐他汀、氟伐他汀等具有治疗骨质疏松症的作用。

十二、RANKL 单抗

RANKL/RANK 信号通路是调控破骨细胞分化最关键信号。地诺单抗（denosumab）是目前第一个也是唯一获批的特异性靶向 RANKL 抑制剂类药物，它是一种完全人源化的单克隆抗体，能高亲和力地和 RANKL 特异结合，阻断 RANKL 和 RANK 的相互作用，抑制破骨细胞形成、功能及存活，从而降低溶骨，增加骨密度和强度。地诺单抗获美国 FDA 批准用于治疗绝经后女性骨质疏松症，该药在欧盟还被批准用于雄激素去势治疗的前列腺癌患者骨质疏松的治疗。有一项为期 3 年的随机双盲安慰剂对照Ⅲ期临床试验，对 7868 名绝经后女性予以地诺单抗 60mg、1 次 /6 个月的皮下注射，结果显示，与对照组相比，地诺单抗将椎体骨折、髋部骨折和非椎体骨折风险分别降低 68%、40% 和 20%，而没有增加罹患癌症、感染、心血管疾病、骨折延迟愈合、低钙血症及下颌骨骨坏死的风险。有学者对 1189 名绝经后女性进行的多中心、双盲的Ⅲ期临床试验显示，与阿仑膦酸钠相比，地诺单抗可明显增加全髋的 BMD（3.5%vs2.6%，$P < 0.0001$），且地诺单抗使测定所有部位的 BMD 均明显增高（12 个月时 BMD 增加值：股骨颈 0.6%，大转子 1.0%，腰椎 1.1%，1/3 桡骨 0.6%，P 均 ≤ 0.0002）。与阿仑膦酸钠相比，地诺单抗使骨转化标标志物明显降低，而不良反应和实验室指标两组相似。因此，与阿仑膦酸钠相比，地诺单抗可明显增高 BMD，并降低骨转化标记，且总体安全谱相似。还有学者对 1468 名有骨折高风险、接受去势疗法的前列腺癌患者进行随机对照Ⅲ期临床试验显示：与安慰剂比较，地诺单抗能提高各个部位的 BMD（腰椎 7.9%，股骨颈 4.9%，髋骨 5.7%）并且使新发椎体骨折风险降低了 61.5%。地诺单抗为治疗骨质疏松症提供了新的选择，它能显著降低骨转换率，降低骨折率，其疗效高于目前最有效的双膦酸盐药物。此外，地诺单抗只需每半年皮下注射 1 次，用药更为方便。

十三、氟化物

氟作为一种必需微量元素对骨的正常生长与维持必不可少，同时氟对骨有特殊亲和力。通常人体内氟含量随年龄增加而增加，老年人占干重的 0.05%-0.1%。由于发现美国饮用水氟较高(4-6mg/L)地区的骨质疏松症发病率明显较低，临床界提出了氟疗法，现代以来一直被研究用于抗骨质疏松症治疗。氟化物可提高成骨细胞的数目，增加骨量、骨密度、骨强度以及骨抗压力，其在协调降钙素、钙、维生素 D 成骨等方面也有显著作用，是临床上骨同化药物中作用最强的一种。氟盐的治疗窗较窄，其作用呈双相特点，小剂量对骨量有益，可降低骨折的发生率；大剂量可使骨形成异常，反而增加骨脆性，尤其增加皮质骨骨折。目前其分子生物学机制研究只涉及成骨细胞代谢的相关重要信号通路，如 Wnt/beta-catenin 信号通路和 Runx2 信号通路。另外比较重要的是氟盐可刺激胰腺分泌胰岛素，而成骨细胞表面存在胰岛素样生长因子受体，故而胰岛素途径亦是一条重要信号通路。成纤维细胞在氟盐的刺激下可以向类成骨细胞转化。氟盐毒性作用主要通过影响 NO 介导的磷酸戊糖途径和内质网折叠蛋白反应等发生。治疗中的分子生物学机制涉及多个信号通路，但目前尚未发现占显著地位的作用靶点。作为骨质疏松症治疗药物发展的新方向，氟盐及其新的化合物具有广阔前景，需要学界更多关注和投入。

氟可以取代骨中羟磷灰石中的羟基，形成更不溶于酸的氟磷灰石结晶。氟并不能浸润到已形成的骨中，但却在骨质形成期与骨质结合。另外，在正常情况下，羟磷灰石与骨胶原同时形成，在骨质疏松中氟磷灰石结晶与胶原形成交叉，所形成的氟磷灰石结晶比羟磷灰石结晶粗大，不易溶解，以致氟磷灰石结晶在转换过程中能较强拮抗破骨细胞溶骨，从而抑制骨吸收。氟化物可直接作用于成骨细胞，使松质骨骨量增加，尤其是脊柱骨量，但对皮质骨无影响。因此，氟化物对不同部位骨折也有不同影响。

近年临床研究显示，氟制剂的成骨及抑制破骨作用主要表现在骨皮质及骨小梁。在众多的临床报道中，多数观点认为，小剂量氟制剂能中度增加骨量，用氟治疗 6 个月 BMD 可有统计学意义。氟化物代表药有氟化钠、一氟磷酸二钠、一氟磷酸谷氨基酰胺等。氟化物应遵医嘱短期使用，主要不良反应有胃肠反应、下肢疼痛综合征，后者常累及跟骨、膝关节、踝关节等。

十四、植物雌激素

植物雌激素（phytoestrogen）是一种天然植物成分，化学结构与天然内源性雌激素相似，作为天然外源性的植物成分具有与天然内源性雌激素类似的生物学特点；根据植物雌激素化学分子结构的差异，人们大致把植物雌激素分为木酚素类（lignans）、香豆雌酚（coumestans）、二苯乙烯类（stibenes）、异黄酮类（isoflavones）及真菌类（mycoestrogen）5 类。雌激素可用于治疗绝经期女性心血管疾病、绝经后骨质疏松等疾病，因此激素替代疗法（hormone replacement therapy，HRT）广泛应用于临床。然而，HRT 是把双刃剑，骨量改善同时也带来不少毒副作用，如子宫内膜出血、乳房胀痛，增加卒中、静脉血栓、乳腺癌、子宫内膜癌等的发生率。因此，雌激素替代疗法有其局限性。由于 HRT 治疗费用昂贵及不良反应明显，人们一直致力于寻求雌激素替代物，期望这种替代物既能发挥雌激素对各系统的保护作用，同时又能避免上述毒副作用。

十五、中药治疗

骨质疏松症是一种以低骨量和骨组织微结构破坏为特征，导致骨质脆性增加和易于骨折的全身性骨代谢疾病。现阶段对骨质疏松的药物治疗主要是钙剂、维生素 D 和骨吸收抑制药（包括雌激素、选择性雌激素受体调节剂、双膦酸盐等）等三大类。研究表明，长期使用激素替代疗法会增加患乳腺癌、冠心病等疾病的概率，其他临床上使用的化学合成药物均存在一定的副作用。因此，利用中药及中药复方制剂防治并探讨其如何防治骨质疏松症已经成为近几年医药界研究的热点。

相关中药包括具有类雌激素样作用的中药、直接作用于骨细胞的中药、影响细胞因子分泌的中药。

成骨细胞、破骨细胞、骨髓间充质干细胞和骨细胞中均有雌激素受体，雌激素可以作用于上述细胞的雌激素受体，从而进一步影响与骨吸收和骨形成有关的若干种细胞因子，起到骨保护的作用。大量研究表明，许多中药中都存在具有雌激素样作用的化合物，发挥着抗骨质疏松的作用。

1. 淫羊藿　淫羊藿在治疗骨质疏松症的中药复方中占很大比例，主要成分是淫羊藿提取物及淫羊藿苷，是我国传统补肾壮阳中药，可升高雌激素水平和血清睾酮水平。《日华子本草》："治一切冷风劳气，补腰膝，强心力……筋骨挛急，四肢不任。"《本草备要》中也有"补命门，益精气，坚筋骨"之说。在众多治疗骨质疏松症的实验研究与临床应用中，其疗效已被公认。青娥丸加减是由淫羊藿、杜仲、胡桃仁等中药组成的复方制剂，不仅能够抑制骨吸收，还能刺激成骨细胞产生较多骨基质，进而有效阻止骨质疏松症进一步发展，在一定程度上恢复已丢失的骨量。大量研究显示，淫羊藿提取液能抑制骨吸收和促进骨形成，防治激素所致骨质疏松症。淫羊藿对蛋白质合成及核酸代谢有明显促进作用，其机制可能是促进骨组织蛋白质合成和成骨细胞生长，对抗肾上腺皮质激素，使骨组织蛋白质分解减慢，骨基质合成增加。

2. 葛根　其有效成分是葛根总异黄酮和葛根素，可增加骨密度和骨矿物质含量，刺激碱性磷酸酶的活性，提高丝裂原活化蛋白激酶水平，防止骨密度和骨矿物质含量减少，提高股骨骨小梁结构。

3. 骨碎补　骨伤科常用药，其有效成分为补骨脂酚，能促进骨对钙的吸收，提高血钙和血磷水平，有利于骨折的愈合；改善软骨细胞，减缓骨细胞的退行性病变。《本草正》中关于骨碎补的记载为："疗骨中邪毒、风热疼痛或外感风湿，以致两足痿弱疼痛。"研究表明，骨碎补可改善患者的骨密度和骨生物力学指标，提高患者的血钙含量、血及骨质中的碱性磷酸酶活性，从而促进骨形成。

4. 杜仲　杜仲在《神农本草经》中被列为上品，有"主腰脊痛，补中，益精气，坚筋骨"的记载，被历代医药学家所重视。杜仲主要有效成分为杜仲总黄酮，为补肾壮阳中药，并能促进骨髓生成。日本学者研究了杜仲的水提取物，并已证实其具有抗骨质疏松的作用。李亚平以杜仲叶的醇提物为主要原料制成颗粒剂，初步药理实验表明，杜仲叶的醇提物制剂具有类似性激素样作用，能增加实验动物骨髓的生成及其骨质的强度。杜仲总黄酮能直接促进体外成骨细胞的增殖。另外，研究还发现，杜仲水溶性成分有明显降压、利尿及镇痛作用，并且对子宫收缩也有一定调节作用。

5. 补骨脂　主要有效成分为补骨脂酚，具有补肾助阳、纳气平喘、温脾止泻的功效，主治肾虚冷泻、腰膝冷痛、虚咳不止，外用可治疗白癜风、斑秃、银屑病。体外试验数据显示，补骨脂可抑制破骨细胞在骨片上形成的吸收陷窝的扩张，表明补骨脂对破骨细胞有一定的抑制作用。

6. 红车轴草　有效成分为红车轴草异黄酮，可升高雌二醇值，降低血清磷、血清碱性磷酸酶、抗酒石酸酸性磷酸酶水平。

7. 丹参　有效成分为丹参酮，可减缓雌激素水平降低，抑制骨高转换。

8. 蛇床子　有效成分为蛇床子素，可增加血清睾酮水平。

9. 人参　有效成分为人参皂苷可促进骨髓间充质干细胞的增殖。

在中药防治骨质疏松的基础研究中，广泛应用了现代医学的一些先进手段，探讨了其作用机制，对单味中药抗骨质疏松的研究，主要集中在其含有的类雌激素化合物及对成骨、破骨细胞的作用。而中医临床上治疗骨质疏松症多从补肾着手，配合健脾行气和活血化瘀，辨证施治，改善患者的临床症状。

然而目前中药防治骨质疏松症仍然存在以下几个问题：一是中药复方的成分复杂，处方欠精简，作用机制解方分析还有待明确，复方中的各类中药的合理配伍也需要深入研究；二是实验研究检测指标少，多数集中于骨静力学、动力学参数和抗弯力等，对于能反映骨代谢和机体平衡的分子生物水平的研究较少，故缺乏一定的说服力。有关这些方面的研究工作是今后需要进一步探讨和分析的重点。

第七节 老年性骨质疏松症的预防

老年性骨质疏松症发病后给患者带来极大不便和痛苦，导致骨质疏松性骨折甚至威胁患者生命，因此预防老年性骨质疏松症的发病至关重要。骨质疏松症的预防主要有补钙、饮食调节和运动。应注意从青少年时期开始，做到早发现、早诊断、早治疗。

一、骨质疏松症的三级预防

（一）一级预防

重点人群是青少年，多食用含钙、磷高的食品，但也要注意钙、磷比例，钙与磷合适的比例为（1.5~2）：1，磷过高或过低均可影响钙的吸收。坚持体育锻炼，多参加室外活动，不吸烟、不饮酒、少喝咖啡、浓茶及含碳酸饮料，少吃糖及食盐。将骨峰值提高到最大值是预防生命后期骨质疏松症的最佳措施。对有遗传高危人群，要重点随访，早期防治。

（二）二级预防

人到中年，特别是女性绝经后，骨量丢失加速进行，易发生原发性骨质疏松症，每年应进行骨密度检查。及早采取防治对策，如补充维生素 D、钙剂、雌激素等抑制骨吸收，促进骨形成，同时要注意骨质疏松症相关的慢性疾病，如糖尿病、类风湿性关节炎、慢性肾病、甲状旁腺功能亢进、甲状腺功能亢进、慢性肝病等。

（三）三级预防

对于已经罹患老年性骨质疏松症的患者，应积极行骨质疏松症治疗，维持适当的户外运动量，维持营养均衡。同时预防摔倒，结合心理疏导、物理疗法等辅助方式，维持良好的机体健康状态。

二、合理饮食，适当补钙

充足的钙和维生素 D 的摄入对于防治老年性骨质疏松症至关重要。充足的钙摄入对获得理想骨峰值，减缓骨丢失，改善骨矿化和维护骨骼健康有益。尽可能通过饮食摄入充足的钙，如牛奶、海带、小鱼的钙含量较多，应合理情况下多摄入。饮食中钙摄入不足时，可给予钙剂补充。单纯补充钙不能降低骨折的风险。充足的维生素 D 可增加肠钙吸收，促进骨骼矿化，保持肌力，改善平衡能力和降低跌倒风险。目前国内外指南中推荐：老年人群及老年性骨质疏松症患者建议钙剂摄入量为 1000~1200mg/d，维生素 D3 摄入量为 800~1200IU/d。同时应注意避免摄入过量食盐、吸烟、酗酒、饮用咖啡和过多饮用碳酸类饮料等。

三、适量运动

运动在骨质疏松症的预防和治疗中具有药物不可替代的作用，是药物治疗的有效补充。常见运动方式为有氧运动、抗阻运动。有氧运动可以改善老年性骨质疏松症患者的骨代谢，增强骨强度。常见的有氧运动包括健步走、慢跑、骑自行车、打太极拳、游泳、爬山、健身操、跳舞、脚踏车训练等。抗阻运动有深蹲、负重、坐姿划船、坐位举腿等。坚持适当的体育锻炼有助于增强机体反应性，提高肌腱和韧带顺应性、延伸性和柔软性，改善平衡功能，减少跌倒风险，降低骨折发生率。在进行运动锻炼过程中需要注意安全，严防跌倒，尽可能避免由于运动导致的骨折的发生。结合自身健康状况、兴趣爱好来确定适合自己的运动方式、强度、时间及频率，以便体育运动能长期、安全、有效地进行，达到防治骨质疏松症的目的。

（王思成 李广峰 上海中冶医院）

参考文献

贺丽英，孙蕴，要文娟，等.2010–2016 年中国老年人骨质疏松症患病率 Meta 分析 [J]. 中国骨质疏松杂志,2016,22(12):1590–1596.

张智海. 中国人骨质疏松症诊断标准专家共识 (第三稿·2014 版)[J]. 中国骨质疏松杂志,2014,20(9):1007–1010.

李娜，李新民，孙伟杰，等.腰椎定量 CT 与双能 X 线骨密度测量对老年患者骨质疏松检出率的比较分析 [J]. 中华骨质疏松和骨矿盐疾病杂志, 2012, 5(2): 83–88.

马远征，王以朋，刘强，等.中国老年骨质疏松诊疗指南 (2018)[J]. 中国老年学杂志,2019,39(11):2557–2575.

张智海，张智若，刘忠厚，等.中国大陆地区以 –2.0SD 为诊断标准的骨质疏松症发病率回顾性研究 [J]. 中国骨质疏松杂志,2016,22(1):1–8.

国家统计局人口和就业统计司.中国人口和就业统计年鉴 [M]. 北京 : 中国统计出版社,2015.

魏亚萍，文育锋，叶品凯，等.芜湖市 493 名中老年妇女骨质疏松的风险评估分析 [J]. 皖南医学院学报,2016,35(2):191–194.

何琪，张晶晶，李琍琴，等.中老年 2 型糖尿病、慢性肾功能不全患者骨质疏松性骨折风险分析 [J]. 山东医药,2016,56(45):83–86.

邹军，章岚，任弘，等.运动防治骨质疏松专家共识 [J]. 中国骨质疏松杂志,2015,21(11): 1291–1302,1306.

ANDERSON GL,LIMACHER M,ASSAF AR,et a1.Effects of conjugated equine estrogen in postmenopausal women with hysterectomy：the Women's Health Initiative randomized controlled trial [J].JAMA,2004, 291(14):1701-1712.

BARNETT E,Nordin C.The radiological diagnosis of osteoporosis[J].Clin Radio,1961,1l:166-174.

BIJLSMA AY,MESKERS CG,WESTENDORP RG,et al.Chronology of age-related disease definitions: Osteoporosis and sarcopenia[J].Ageing Res Rev,2012,11(2):320-324.

BODY JJ,BERGMANN P,BOONEN S,et al.Non-pharmacological management of osteoporosis: A consensus of the belgian bone club[J].Osteoporos Int,2011,22: 2769-2788.

CANO A,CHEDRAUI P,GOULIS DG,et al.Calcium in the prevention of postmenopausal osteoporosis: EMAS clinical guide[J].Maturitas,2018,107:7-12.

CHEN HL,DEMIRALP B,SCHNEIDER A,et al.Parathyroid hormone and parathyroid hormone-related protein exert both pro-and antiapoptotic effects in mesenchymal cells[J].J Biol Chem,2002,277(22):19374-19381.

HOSOI T.On "2015 Guidelines for Prevention and Treatment of Osteoporosis" Diagnostic criteria of primary osteoporosis and the criteria for pharmacological treatment[J].Clinical calcium,2015,25(9):1279-1283.

MAJUMDAR SR,MCALISTER FA,JOHNSON JA,et al.Coparing strategies targeting osteoporosis to prevent fracture after an upper extremity fracture(C-STOP Trial):A randomized controlled trial[J].J Bone Miner Res,2018,34(6):90-93.

RICHES PL,MCRORIE E,FRASER WD,et al.0steoporosis associated with neutralizing autoantibodies against osteoprotegerin [J].N Engl J Med,2009,361:1459-1465.

SCHUILING KD,ROBINIA K,Nye R.Osteoporosis update[J].J Mid-wifery Womens Health,2011,56(6):615-627.

SI L,WINZENBERG TM,JIANG Q,et al. Projection of osteoporosis-related fractures and costs in China: 2010-2050 [J].Osteoporos Int,2015,26(7):1929-1937.

SINGH M,NAGRATH AR,MAINI PS.Changes in trabecula pattern of upper end of the femur as an index of osteoporosis[J].J Bone Joint Surg Am,1970,52(3):457-467.

ZHU S,CHEN K,LAN Y,et a1.Alendronate protects against articular cartilage erosion by inhibiting subehondral bone loss in ovariectomized rats[J].Bone,2013, 53(2):340-349.

第六章
骨质疏松性骨折概论

第一节　骨质疏松性骨折定义

一、骨质疏松性骨折定义

骨质疏松性骨折（osteoporosis fracture）是指具有骨质疏松症的患者在低能量或非暴力的因素作用下形成的骨折。

骨质疏松性骨折的患者在出现骨折前患有骨质疏松症，在此基础之上，日常生活中未受到明显外力或受到通常被认为不会引起骨折的外力而发生的骨折，也称为脆性骨折（fragile fracture）。这种外力是指人体站立位高度或低于站立位高度因跌倒或其他因素产生的作用力。这类骨折与创伤性骨折不同，是基于全身骨质疏松存在的局部骨组织病变，是骨强度下降的明确体现。骨质疏松症患者骨骼变脆、骨强度降低，骨折阈值明显下降，导致脆性骨折，是骨质疏松症最严重的后果及合并症，发生率高达20%。一旦发生了脆性骨折，临床上即可诊断为重度骨质疏松症合并相关部位骨折，这是骨质疏松症的最终结果。

这类骨折主要发生于老年人，且同时合并有骨质疏松症的患者。可分为原发性骨质疏松性骨折和继发性骨质疏松性骨折两种。虽然本章节仅针对原发性骨质疏松性骨折进行论述，但此两种骨质疏松性骨折的患者骨量均因不同的原因而减少，常由于轻微外力作用导致骨折，一半以上患者为低能量损伤形成，骨折大部分为无移位或轻微移位。

第二节　骨质疏松性骨折的临床特点与诊断陷阱

骨质疏松性骨折是中老年最常见的骨骼疾病，也是骨质疏松症的严重阶段和最终结果，具有发病率高、致残致死率高、医疗花费高的特点。在我国，骨质疏松性骨折诊断率低、治疗率低，特别是老年患者，治疗依从性和规范性低，导致治疗效果不满意。

2013年，国际骨质疏松基金会（International Osteoporosis Foundation, IOF）报告：全球每3s有1例骨质疏松性骨折发生，约50%的女性和20%的男性在50岁之后会遭遇初次骨质疏松性骨折，50% 初次骨质疏松性骨折患者可能会发生再次骨质疏松性骨折；女性骨质疏松性椎体骨折再骨折风险是未发生椎体骨折的 4 倍。骨质疏松性骨折可造成疼痛和重度伤残，髋部和椎体发生骨质疏松性骨折可降低患者预期寿命，长期卧床者的致死率可达 20%，永久性致残率可达 50%。

一、骨质疏松性骨折的临床特点

骨质疏松性骨折具有以下特点：①骨质疏松性骨折多见于老年人群，尤其是绝经后女性，发生的常见部位有胸腰段椎体、髋部（股骨近端）、腕部（桡骨远端）、肱骨近端等；发生了脆性骨折，临床上即可诊断重度骨质疏松症。②这类患者往往由于发生了骨折而检查后确定有严重骨质疏松症。患者只知道缺钙，没有意识到骨质疏松的严重程度，日常生活中未注意到骨质疏松症的潜在危害和防止跌倒等保护措施，造成骨折的发生。③骨折患者卧床制动保守治疗后，将发生快速骨丢失，会进一步加重骨质疏松症。④骨重建异常，骨折愈合过程缓慢，恢复时间长，易发生骨折延迟愈合甚至不愈合。⑤同一部位及相邻或其他部位发生再骨折的风险明显增大。⑥骨折部位骨量低，骨质量差。骨折压缩程度重而骨缺损比较常见，如为粉碎性骨折，复位困难，不易达到满意效果。⑦内固定治疗稳定性差，内固定物及植入物易松动、脱出，植骨易被吸收。⑧多见于老年人群，常合并其他器官或系统疾病，全身状况差，治疗时易发生并发症，增加治疗的复杂性。

二、骨质疏松性骨折的诊断

（一）临床表现

可有疼痛、肿胀和功能障碍，可出现畸形、骨擦感（音）、反常活动；但也有患者缺乏上述典型表现，症状隐匿，仅具有骨质疏松症的一般表现。

（二）影像学检查

1.X线 可确定骨折的部位、类型、移位方向和程度，对骨折诊断和治疗具有重要价值。X线片除具有骨折的影像外，还有骨质疏松的表现。

2.CT 常用于判断骨折的程度和粉碎情况。如椎体压缩程度、椎体周壁是否完整、椎管内的骨块对脊髓和外周神经压迫情况。对于四肢骨折，可以判定骨折粉碎程度，在三维重建后更可帮助医生对于骨折部位的结构和形态进行判定，制定出最佳的手术治疗方案。

3.MRI 常用于发现隐匿性骨折，特别是对于判断椎体是否存在骨折、骨折是否愈合、疼痛责任椎选定等方面具有独到之处，还可与其他骨质疾病进行鉴别诊断。

4.全身骨扫描（ECT） 适用于无法行 MRI 检查或排除肿瘤骨转移等情况。

（三）骨密度检查

详见本章第 3 节。

（四）实验室检查

详见本章第 4 节。

三、骨质疏松性骨折诊断

（一）脊柱骨折

脊柱是骨质疏松性骨折中最为常见的部位，胸腰椎多见，包括椎体压缩性骨折和椎体爆裂性骨折。患者年龄及病史，尤其轻微外伤后出现胸腰部疼痛、身高缩短和驼背、脊柱变形或活动受限是诊断的重要参考。体检脊柱局部有压痛，尤其是体位改变时疼痛明显，卧床休息时减轻或消失；一般无下肢感觉异常、肌力减退及反射改变等神经损害表现，但如椎体压缩程度和脊柱畸形严重，也可出现神经功能损害表现。

根据 X 线分型标准将骨质疏松性脊柱压缩骨折分为轻度（20%–25%）、中度（25%–40%）和重度（＞40%）。引起疼痛的骨折椎体即为疼痛责任椎体，可根据骨折节段局部的压痛、叩击痛，结合 MRI 或 ECT 结果综合判断。

（二）髋部骨折

骨质疏松性髋部骨折主要包括股骨颈骨折和转子间骨折，是骨质疏松症最严重并发症，具有致畸率高、致残率高、病死率高、恢复缓慢的特点，骨折后第 1 年内的死亡率高达 20%–25%，存活者中超过 50% 的患者会留有不同程度的残疾。治疗骨质疏松性髋部骨折的目的是尽快采取有效的措施，恢复患者的负重功能，减少卧床时间。

根据临床表现和影像学可明确诊断，股骨转子间骨折常采用 Evans 分型和 AO 分型。

（三）桡骨远端骨折

根据病史、体检及 X 线检查基本可做出诊断。桡骨远端骨质疏松性骨折多为粉碎性骨折，易累及关节面，骨折愈合后常残留畸形和疼痛，造成腕关节和手部功能障碍，屈伸和旋转受限。

（四）肱骨近端骨折

肱骨近端骨质疏松性骨折，常因骨质条件欠佳而导致复位和固定困难，尤其是粉碎性骨折，可出现肱骨头坏死、肩关节脱位或半脱位，严重影响关节功能。

临床可根据 X 线检查判断骨折类型，通过 CT 扫描明确主要骨块移位及压缩程度，而 MRI 则有助于判断肩袖损伤。

四、骨质疏松性骨折的诊断陷阱

骨质疏松性骨折患者因合并有骨质疏松症而和其他类型骨折有所区别，常常在临床上导致延迟确诊或误诊。主要表现在以下几个方面：

（1）在临床上骨折起病隐匿，无外伤或轻微外伤病史。患者来诊时仅以局部或远处疼痛为主诉就诊，否认有外伤病史，局部查体仅有微弱疼痛。在椎体骨折患者当中会存在单纯胸壁或腹壁疼痛，无椎体压痛或叩击痛的情况，患者初诊于胸外科或腹外科，因查不出体征而转至脊柱外科就诊。经 MRI 检查后确诊，针对责任椎体采用椎体强化术治疗后，胸壁或腹壁疼痛消失。

（2）X 线片或 CT 检查不易发现早期的骨质疏松骨折。若怀疑存在骨折，要以 MRI 作为首选进行筛查，避免 X 线片或 CT 检查后无法判定是否存在骨折而导致漏诊的可能。

（3）骨折后再骨折，导致延迟诊断而延误治疗。在某一处骨质疏松性骨折确诊并经过手术等方式治疗后，患者在术后起床、随后的日常活动或功能锻炼中再次有局部或远处其他部位疼痛症状出现时，要密切注意是否有再次骨折发生，而不应该仅考虑术后切口疼痛的因素。建议及时检查 MRI，若无结构性改变，则维持原治疗方案；若发现新的结构改变，要尽早及时处理。

第三节 骨密度检查

一、概述

目前临床上骨密度测量（bone mineral density，BMD）常用的方法有双能 X 线骨密度检测（dual energy X-ray absorptiometry，DXA）、定量断层扫描检测（quantitative CT，QCT）、定量超声波骨密度检测（quantitative ultra-sound，QUS）等。

1. 双能 X 线骨密度仪 DXA 是目前诊断骨质疏松的金标准。DXA 仪是一种迅速、便捷、准确和精确的 BMD 测量仪，且具有可信度高、重复性好、辐射量低等优点。它是一种利用两个能够同时发射出高、低两种不同能量的 X 射线球管对患者进行骨密度测量的仪器；由于采用了两种不同的 X 射线，可以较好地区分人体骨组织、肌肉组织、脂肪组织的差别，明显提高检测的准确性。目前临床上选用较多的测量部位是腰椎（第 2-4 腰椎）和髋部。然而人体各部位松质骨的骨密度含量不同，并且由于增龄本身所造成的骨组织退行性改变、主动脉钙化、软组织异位钙化及个体差异等因素的影响，往往造成分别测量两个部位的骨密度做出的骨质疏松症诊断的发生率不同。

2. 定量断层扫描仪 QCT 是一种利用常规 CT 测量骨密度的方法。它是利用临床常规使用的 CT 机，再加上一个体模对骨量进行测定。扫描时把体模放在患者下面与患者同时扫描，这样可以校准机器的漂移，并可将 CT 值换算成骨密度值。它能够分别测量皮质骨和松质骨的三维容积骨密度。由于绝经后女性椎体松质骨量丢失较早较快，因此 QCT 检查对于绝经后妇女骨质疏松症的早期诊断有明显优势。但因其对患者的高辐射量、高费用和扫描部位的局限性，较少推广使用。

3. 定量超声波骨密度检测 QUS 是近年来发展起来的一种先进的骨密度测量技术，主要是利用骨质对超声波衰减度和声速的变化来进行骨密度及骨强度测定，具有无创、无损、无辐射的优点。但 QUS 不能测量腰椎、髋部等深部位的骨密度变化，而且误差较大，精确性偏低，还不能代替 DXA 测量方法。

二、BMD 测量部位的选择

关于测量部位的选择学术界一直存在争议，一般认为松质骨代谢活跃，因此测量含松质骨多的部位比较好；或选择骨质疏松性骨折好发部位，即测量腕部、股骨和脊柱等部位 BMD 来预测该部位骨折危险性较好。国际临床骨密度学会（International Society of Clinical Densitometry，ISCD）于 2005 年制定的骨密度共识文件中规定：绝经后妇女和 50 岁以上的男性如果腰椎、整体髋或股骨颈的 T 值 ≤ −2.5SD 可以诊断为骨质疏松；在某些情况下桡骨下 1/3 也可以作为诊断部位。该共识文件特别指出：髋部的其他感兴趣区，如 Ward 三角区和大转子区不能用于诊断。该共识还指出所有人都要测量脊柱正位和髋部 BMD，只有在髋和 / 或脊柱不能被测量或结果不能用、甲旁亢及超重患者时才测量前臂 BMD。

WHO 和国际骨质疏松基金会（IOF）强调，DXA 应首选用股骨颈。这是因为股骨颈骨密度测量对骨折风险的判断最敏感。只有那些无法进行髋部骨密度测量，或年轻的绝经后妇女才考虑应用腰椎骨密度测量。同时，腰椎骨密度测量也是判断临床骨质疏松治疗效果的重要方法，但腰椎骨密度测量不适于老年人骨质疏松诊断，这是由于老年人大多数都有明显的腰椎退行性改变。过度的骨质增生可能造成腰椎骨密度假阴性。

三、BMD 测量适应证和禁忌证

根据 2008 年 ISCD 对骨密度检测的建议，以下人群应进行骨密度检查：

（1）65 岁以上的妇女。

（2）65 岁以下具有骨折危险因素的绝经后妇女。

（3）在围绝经期时有临床骨折危险因素的妇女，如低体重、有骨折史；或服用高骨质疏松风险的药物。

（4）70 岁以上男性。

（5）70 岁以下的有骨折风险的男性。

（6）脆性骨折的成人。

（7）患有导致低骨量或骨量丢失相关疾病的成人。

（8）服用导致低骨量或骨量丢失药物的成人。

（9）任何需要进行抗骨质疏松症药物治疗的人。

（10）任何接受抗骨质疏松症药物治疗的人，需要监测治疗效果。

（11）任何尚未接受治疗，但有证据显示骨量丢失可能需要治疗的人。

（12）任何停用雌激素治疗的妇女。

根据上述适应证，考虑应进行骨密度检查。

骨密度检查的相对禁忌证：①妊娠；②近期进行过胃肠造影和同位素核素检查（应在检查 72h 后再进行 DXA）；③过多的外固定；④严重肥胖。

四、骨密度测量诊断标准

（一）DXA 骨密度测量诊断标准

DXA 检查采用 T 值进行诊断，其测量的 T 值是将受试者的骨密度值与一个正常参考人群的平均峰值骨密度和标准差比较。世界卫生组织（WHO）在 1998 年和 2004 年发布了骨质疏松症的诊断标准。其明确表述为：绝经后女性和 50 岁以上男性使用 DXA 测得的股骨颈骨密度，参照白种人年轻女性峰值骨量减少 2.5 标准差（–2.5SD）及以上，作为骨质疏松症的诊断标准，由于黄种人峰值骨量低于白种人等原因，国内也推荐使用低于峰值骨量 2 标准差（–2.0SD），或者骨量下降 25% 作为诊断标准。

在 DXA 的临床使用过程中，应注意诊断标准的适用范围和局限性。首先，DXA 诊断标准采用 T 值，而 T 值结果取决于不同 DXA 仪所设定的正常参考数据库。国内目前使用的 DXA 以进口产品为主，由于每个生产厂家所设定的参考数据库不同，其计算出的 T 值也就不同，所以患者在不同机器检测的结果略有不同。对于儿童、绝经前妇女以及小于 50 岁的男性，其骨密度水平用 Z 值表示，Z 值 =（测定值 – 同龄人骨密度的均值）/ 同龄人骨密度标准差。其次，DXA 是平面投影技术，测量的是面积骨密度，测量结果受到被测部位骨质增生、骨折、骨外组织钙化和位置旋转等影响，尤其是老年人群。除了 DXA 检查常规测量腰椎和髋关节两个部位外，还可测量前臂远端骨密度，或进一步做 QCT 检查或 X 线检查。

（二）定量 CT 骨密度测量

定量 CT（quantitative computed tomography，QCT）骨密度测量是在临床 CT 基础上加 QCT 专用体模和分析软件对人体的骨密度进行测量的方法。QCT 测量的骨密度是真正的体积骨密度（单位：mg/cm^3），其测量结果不受测量感兴趣区周围组织影响。pQCT 是一种专门用于四肢（桡骨或胫骨远端）的 QCT 骨密度测量方法，只能做前臂和小腿的 QCT 骨密度测量，其优点是辐射剂量比常规 CT 小。

2007 年 ISCD 和 2013 年美国放射学院（American College of Radiology，ACR）分别建议腰椎 QCT 骨质疏松诊断标准如下：

（1）正常：骨密度绝对值 ≥ $120mg/cm^3$。

（2）骨量减少：骨密度绝对值 =$80–120mg/cm^3$。

（3）骨质疏松：骨密度绝对值 ≤ $80mg/cm^3$。

QCT 标准沿用 DXA 的诊断标准。经过国内数据验证，该标准适用于中国人群。大多数临床 CT 加上 QCT 体模和软件都可以进行 QCT 骨密度测量。QCT 测量部位以腰椎为主，也可以测量髋关节或其他部位。腰椎和髋关节 QCT 扫描都可以和该部位常规 CT 检查相结合，一次扫描即可完成，患者不需要接受额外的辐射。QCT/pQCT 的辐射剂量比 DXA 的剂量大，但与多数 CT 扫描相比，QCT 的剂量小。QCT 骨密度测量不受脊柱退变和增生等因素的影响，可以避免上述因素影响造成的假阴性。QCT 诊断骨质疏松只需做一个部位即可，根据临床需要选择做脊柱或髋。QCT 的脊柱侧位定位像可以用于评价椎体变形，发现骨折。QCT 三维数据可以做进一步的生物力学分析，比如有限元单元分析等。

第四节　骨质疏松性骨折的血清学指标

骨质疏松性骨折是继发于骨质疏松症、由低能量暴力导致的骨折。正常骨组织新陈代谢非常活跃，成骨细胞和破骨细胞处于动态平衡，从而维持正常的骨量。然而多种疾病都会影响骨的新陈代谢，打破成骨细胞和破骨细胞的动态平衡，使骨量下降，引起原发或继发的骨质疏松症。

在诊断原发性骨质疏松性骨折时，还应排除转移性骨肿瘤、胸腰椎结核、多发性骨髓瘤、甲状腺功能亢进等内分泌疾病、类风湿性关节炎等免疫疾病、长期服用糖皮质激素或其他影响骨代谢的药物以及各种先天或者获得性骨代谢异常疾病。近年来，随着实验室技术的飞速发展，针对骨代谢性疾病的诊断、检测和治疗效果，出现了许多有价值的检测指标。以下从基本检查项目、选择性检查项目和骨转换生化标志物三个方面介绍临床常用的血清学检查（图 6-1）。

基本检查项目	选择性检查项目	骨转换生化标志物
·血尿常规 ·肝肾功能 ·血钙 ·血磷 ·碱性磷酸酶	·血沉、性腺激素、25OHD、 1,25-$(OH)_2$-D_3、甲状旁腺激素、 24 小时尿钙和磷、甲状腺功能、 皮质醇、血气分析 ·血尿轻链、肿瘤标志物	IOF 推荐： ·Ⅰ型胶原 N 基末端原肽（PINP） ·Ⅰ型胶原 C 基末端交联端肽 （CTX-Ⅰ）

图 6-1　骨质疏松性骨折血清学检查

一、基本检查项目

（一）常规检查项目

1.血、尿常规　血、尿常规是医学检验中两项重要常规检验。血常规通过观察血细胞数量变化及形态分布从而判断血液状况，通常分为三大系统，即红细胞、白细胞和血小板。血常规中的多项具体指标都是一些常用敏感指标，对机体内许多病理改变都有敏感反应。许多患者在病因不明时可以做血常规检查进行辅助诊断。尿常规在一些早期的肾脏病变患者中可出现异常，此外对于一些全身性疾病，如糖尿病、血液病、肝胆疾病、流行性出血热等，也有很重要的参考价值。

2.肝肾功能检查　肝功能检查的目的在于探测肝脏有无疾病、肝脏损害程度以及查明肝病原因、判断预后和鉴别病因等。

肾功能是指肾脏排泄体内代谢废物，维持机体钠、钾、钙等电解质的稳定及酸碱平衡的功能。肾功能检查包括血肌酐、血尿素氮、血及尿 β2 微球蛋白、尿白蛋白、尿免疫球蛋白 G、尿分泌型免疫球蛋白 A 等。肾脏对于钙磷平衡、维生素 D 代谢以及甲状旁腺素、降钙素的分泌有重要调节作用，因此在骨质疏松症的诊断和治疗效果监测中有重要意义。

（二）血钙、磷浓度

1. 血钙浓度　钙是体内含量最多的阳离子，骨骼是体内最大的钙储备库。血钙在血液中主要以三种形式存在，即蛋白结合钙、离子钙和小分子阴离子结合钙。蛋白结合钙约占血清总钙的 40%，小分子阴离子结合钙约占 10%，这两种钙均无生理活性。离子钙约占血清总钙的 50%，具有钙的生理活性。但不是所有离子钙均具有生理活性，离子钙中部分有生理活性，称为活性离子钙，另一部分无活性，称为非活性离子钙，后者在活化前无生理作用。离子钙能通过毛细血管进入细胞外液。

原发性骨质疏松症患者血钙一般在正常范围。血清总钙与钙离子水平一般来说是一致的，但在某些特殊情况下两者水平不一致，发生分离现象。例如，酸中毒时血清钙的游离度增加，离子钙增加，而血清总钙变化不大；相反碱中毒时，血清钙的游离度降低，离子钙水平下降，而血清总钙正常，这时患者可有低血钙的症状，出现手足抽搐。此外，由于蛋白结合钙中 80% 是与白蛋白结合，20% 与球蛋白结合，所以肝硬化、肾病综合征等患者血浆白蛋白降低可导致血总钙量降低，但游离钙正常。反之，血浆蛋白增高时，血总钙量也增高，可见于多发性骨髓瘤、结节病等引起球蛋白增高者。血清钙和血清磷的关系非常密切，钙与磷的乘积是一个常数 40，血清钙增高则血清磷降低，反之亦然。

参考值：正常成人血钙浓度为 2.25–2.75mmol/L（9–11mg/dl）。

2. 血磷浓度　血浆中的磷分为有机磷和无机磷两类，有机磷主要为磷脂，无机磷主要包括蛋白结合磷和非蛋白结合磷两个部分。后者又称为过滤磷，占血浆无机磷的绝大部分（平均占 90%）。血浆无机磷主要以磷酸盐的形式存在，生化测定的血清磷是指血清无机磷，因此血磷测定对了解骨矿物质代谢特别是磷代谢有重要临床价值（图 6-2）。

磷在体内的含量仅次于钙，约占成人体重的 1%。其中 70%-90% 沉积于骨骼中，10%-30% 存在于细胞内。磷是在空肠内与钙一起被吸收，在骨骼中沉积。在骨组织中主要以无机磷的形式存在，即与钙构成骨盐成分。在软组织中的磷主要以有机磷、磷脂和核酸的形式存在。钙、磷代谢在骨矿物质代谢中占重要地位，机体按比例调节骨骼中的钙、磷代谢，P：Ca=0.66 较为适宜。只口服钙剂而不摄入磷，会造成钙吸收不良；摄入磷过多亦影响钙的吸收。生长激素分泌增加的疾病，如巨人症、肢端肥大症等，血磷上升，甲状旁腺机能下降，维生素 D 中毒、肾功能不全、多发性骨髓瘤及骨折愈合期血磷增高。甲状旁腺机能亢进、佝偻病及软骨病血磷降低。绝经后骨质疏松症妇女血磷上升，可能与雌激素下降，生长激素上升有关。老年骨质疏松症患者血磷一般正常。

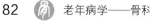

参考值：正常成人血磷浓度为 0.97-1.61mmol/L；儿童稍高，为 1.29-1.94mmol/L，无性别差异。

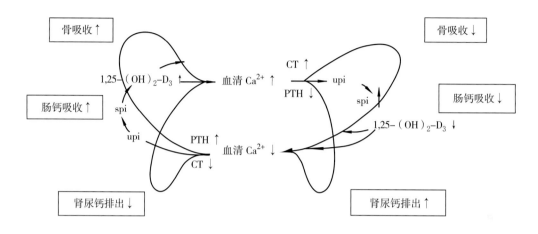

图 6-2　钙、磷代谢（引自 Arnaud，1978）

（三）碱性磷酸酶

碱性磷酸酶（ALP）包括血总碱性磷酸酶（T-ALP）和骨特异性碱性磷酸酶（β-ALP）。总碱性磷酸酶由骨、肝、胎盘、肠、胆等同工酶组成，骨型约占总量的一半，其余主要来自肝脏，各型 ALP 基因相同，其差别来自于翻译后的修饰，骨碱性磷酸酶是成骨细胞成熟和具有活性的标志。干细胞分化至成骨细胞阶段，ALP 呈强阳性。随着细胞从早期的扁平状发展至更成熟的成骨细胞，含量则逐渐减少至更低甚至零水平，表明 ALP 是成骨细胞成熟的早期标志物。

参考值：女性 50-135U/L；男性 45-125U/L。

二、选择性检查项目

（一）红细胞沉降率

红细胞沉降率（erythrocyte sedimentation tate，ESR），简称血沉，是指红细胞在一定条件下沉降的速度。健康人血沉数值波动在一个较窄范围，许多病理情况可以使血沉明显增快，对于类风湿性疾病、恶性肿瘤，可作为辅助诊断的依据。

参考值：魏氏（Westergren）法：成年男性 0-15mm/h，成年女性 0-20mm/h；潘氏法：成年男性 0-10mm/h，成年女性 0-12mm/h。多发性骨髓瘤患者 ESR 明显加快。

（二）性腺激素

性腺激素是指由性腺以及胎盘、肾上腺皮质网状带等组织合成的甾体激素，具有促进性器官成熟、副性征发育及维持性功能等作用。女性卵巢主要分泌两种性激素：雌激素与孕激素，其中以雌二醇为主，男性睾丸主要分泌以睾酮为主的雄激素。

1.血雌二醇检查 雌激素有促进降钙素分泌,抑制破骨细胞的活性,故雌激素不足,破骨细胞活性增加,可造成骨质疏松症,特别是绝经后妇女。雌激素不足抑制肾皮质羟化维生素 D 的功能,导致维生素 D 活性代谢物的生成减少,肠钙吸收下降,骨吸收与骨形成偶联作用破坏。测量血清雌二醇水平在绝经后骨代谢变化中有重要临床意义。相关分析表明,血清雌二醇水平与骨密度呈正相关。血清雌二醇低下还可见于性腺发育不全、运动性闭经、闭经泌乳症、精神性厌食等。

2.血睾酮检查 血睾酮能促进降钙素的分泌,对维生素 D 的合成有促进作用。当出现雄激素与雌激素同时减少时,可导致骨质疏松与骨折危险性增加。血睾酮往往随着年龄的增长而缓慢降低,一般年轻男性很少患骨质疏松症。若在 40 岁前出现骨质疏松,则往往伴有男性性腺功能低下的疾病。

（三）甲状旁腺激素、1,25- 二羟维生素 D_3 和降钙素

甲状旁腺激素、1,25- 二羟维生素 D_3、降钙素是调节钙磷代谢和维持血钙浓度稳定的三大激素。其中最重要的是甲状旁腺激素,它对血钙浓度的敏感性最高。它可以促使细胞外的钙离子内流,并使细胞内储钙池的钙释放,导致胞浆钙离子浓度升高,在骨细胞内产生相应的生理效应。降钙素的主要作用表现为促进骨吸收。

维生素 D 是一种类固醇激素,在钙代谢中起关键作用。皮肤受到紫外线照射,由 7- 脱氢胆固醇转变而成。维生素 D 的前体首先在肝脏转化为 25- 羟维生素 D_3,然后在甲状旁腺激素的作用下羟化成为 1,25- 二羟维生素 D_3。1,25- 二羟维生素 D_3 的主要作用为:为骨骼形成提供原料,促进小肠对食物中钙磷的吸收,维持血钙浓度;促进血液中的钙转移到骨骼中,为新骨形成提供必要条件;促进钙磷重吸收,减少钙磷排出。

降钙素来源于甲状腺滤泡旁细胞（ C 细胞）,是一个由 32 个氨基酸组成的多肽分子。降钙素可以直接抑制破骨细胞介导的骨重吸收和提高肾小管上皮细胞对钙离子的排泌,在维持体内钙离子稳定方面发挥重要作用。

（四）24h 尿钙和磷

1.尿钙 钙大部分是经过肾小球滤过,其中 98% 滤过的钙在肾小管重吸收,只有 2% 左右通过尿排出。与蛋白质相结合的钙不能被滤过。尿钙是钙排泄的主要途径之一,是肠钙吸收、骨钙吸收、肾小球滤过、肾小管重吸收等多种生理过程的最后结果。尿钙不仅反映体内钙代谢的变化,而且能反映骨代谢变化,具有重要的临床意义。另外,在肾功能不全时,由于肾小球滤过率下降,尿钙排出减少。

参考值:比色法、离子选择电极法:2.7-7.5mmol/24h。

临床意义:尿钙变化可反映血钙变化,但尿钙值变化很大,钙、蛋白质的摄入和磷的排出可影响钙排出,尿磷高则尿钙低。

增高:见于在阳光下过多暴露、高钙血症、甲状旁腺功能亢进、甲状腺功能亢进、维生素 D 中毒、多发性骨髓瘤、白血病、恶性肿瘤骨转移、肾小管酸中毒,以及摄入氯化铵、降钙素、皮质类固醇、生长激素、甲状旁腺激素等药物。

减低：见于妊娠晚期、低钙血症、甲状旁腺功能低下、维生素 D 缺乏、肾病综合征、急性胰腺炎、骨恶性肿瘤、甲状腺功能减低，以及摄入利尿剂、雌激素、新霉素、口服避孕药等药物。

2. **尿磷** 肾脏是调节磷代谢的主要器官，血磷可以自由通过肾小球滤过膜，因此原尿中磷的浓度与血液中磷的浓度相同。但原尿中磷经肾小管 90% 以上可以被重吸收，所以肾小球滤过和肾小管重吸收是影响磷代谢的重要原因。血磷减少时，肾小管对磷的重吸收作用增强，使尿磷减少。正常人肾磷阈约为 0.65 mmol/L，当血磷低于肾磷阈时，尿磷等于或接近零。尿磷是指尿中的所有无机磷酸盐。

参考值：成人尿磷为 0.5~1.3g/24h。

临床意义：尿磷排泄量增多，见于甲状旁腺功能亢进症、代谢性碱中毒等；尿磷排泄量减少，见于甲状旁腺功能减退症、佝偻病、乳糜泻、肾衰竭、伴有酸中毒的肾炎、糖利用增加等。

（五）甲状腺功能检查

下丘脑分泌的 TRH 是一种三肽，可刺激 TSH 的生成。TSH 刺激甲状腺合成和释放甲状腺素（T4）和三碘甲状腺氨酸（T3），而 T3、T4 可反馈抑制 TSH 的生成。甲状腺主要生成 T4，其活性比 T3 低 5 倍。85% 的 T3 由外周的 T4 转化而成。血浆中大部分的 T3、T4 与蛋白结合，主要是甲状腺素结合球蛋白（TBG）；未结合的为活性部分。T3 和 T4 通过核受体可增加细胞的代谢，因此是生长和智力发育所必需，可增强儿茶酚胺的作用（图 6-3）。

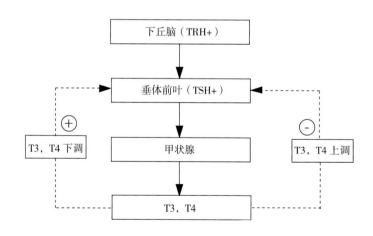

图 6-3 甲状腺分泌功能调控

另外，在甲状腺内另有一种内分泌细胞，称为滤泡旁细胞或明细胞，产生降钙素，当血钙升高时，有促进降钙作用。

（六）皮质醇检测

皮质醇亦称氢化可的松，是从肾上腺皮质中提取出的对糖类代谢具有最强作用的肾上腺皮质激素，即属于糖皮质激素的一种。糖皮质激素对骨代谢的影响非常大，可同时抑制骨吸收和骨形成，最终出现矿化缺损。外源性皮质醇会损伤成骨细胞功能并缩短其寿命，从而使骨形成减少，可以使血浆骨钙素水平明显降低，是目前评价糖皮质激素对骨代谢影响的重要骨生化指标，而且骨钙素的水平和椎体骨密度呈显著的相关性。皮质醇还可增加尿钙排泄，阻碍肠钙吸收，造成血清钙水平相对下降，进而继发性地引起甲状旁腺功能亢进，进一步促进破骨细胞的骨吸收作用，从而导致骨质疏松症。但不同于绝经后的骨质疏松症，对于这种骨质疏松症，减少皮质醇的剂量是有效的。

（七）血气分析

血气分析是应用血气分析仪，通过测定人体血液的 H^+ 浓度和溶解在血液中的气体（主要是指 CO_2 和 O_2），来了解人体呼吸功能与酸碱平衡状态的一种手段。血气分析能直接反映肺换气功能及其酸碱平衡状态。

因体内酸碱平衡状态可影响血清钙游离度，故血气分析检查可对骨质疏松病因有一定辅助诊断意义。

（八）血尿轻链检测

B 淋巴细胞在抗原刺激下转化为浆细胞，产生能与相应抗原发生特异性结合的抗体，称为免疫球蛋白（Ig）。免疫球蛋白可分为免疫球蛋白 G（IgG）、免疫球蛋白 M（IgM）、免疫球蛋白 A（IgA）、免疫球蛋白 D（IgD）和免疫球蛋白 E（IgE）五类。免疫球蛋白的分子结构分为重链和轻链两部分，五类免疫球蛋白的重链不同，而轻链只有两型，即 κ 型和 λ 型。κ 型多于 λ 型，约为 2：1。

多发性骨髓瘤（MM）是一种单克隆浆细胞异常增生的恶性疾病，好发于中老年，其临床表现、体征复杂多样，易造成误诊。多发性骨髓瘤的发病机制是由于骨髓中异常浆细胞过度增生，导致血液中产生大量单克隆免疫球蛋白，又称 M 蛋白。M 蛋白由单一类型的重链和单一类型的轻链构成，因此患者血清中常能检测到大量单一类型的轻链增多，即 κ 增多或 λ 增多。若 κ 或 λ 轻链的合成超过重链时，则血清中游离轻链（FLC）增加，易从尿中排出，称本 – 周蛋白。对血、尿中轻链的测定可有效诊断多发性骨髓瘤，从而与骨质疏松症相鉴别。

参考值：

血轻链定量：KAP 为 598–1329mg/dl；LAM 为 280–665mg/dl。

尿轻链定量：KAP < 5.1mg/dl；LAM < 5.0mg/dl。

（九）肿瘤标志物

肿瘤标志物是指特异性存在于恶性肿瘤细胞，或由恶性肿瘤细胞异常产生、或是宿主对肿瘤的刺激反应而产生的物质。肿瘤标志物能反映肿瘤发生、发展，并能监测肿瘤对治疗反应。对于骨质疏松性骨折，常需要与原发骨肿瘤或骨转移癌引起的病理性骨折相鉴别。常用肿瘤标志物包括：血清癌胚抗原（CEA）、甲胎蛋白（AFP）、前列腺特异抗原（PSA）、绒毛膜促性腺激素（HCG）。

三、骨转换生化标志物

骨转换生化标志物的实验室研究已有近 30 年的历史，其中包括两部分：一是骨形成标志物，主要包括 I 型胶原 N 末端原肽（PINP）、骨钙素、骨碱性磷酸酶；二是骨吸收标志物，主要是 I 型胶原降解产物，包括 I 型胶原 C 末端交联肽（CTX-I）、I 型胶原 N 基末端端肽、脱氧吡啶啉、羟基脯氨酸（表 6-1）。国际骨质疏松基金会（IOF）推荐 PINP 和 β-CTX-I 作为骨转换生化标志物的常规临床检测。

表 6-1 骨转换生物标志物

骨形成标志物	骨吸收标志物
骨碱性磷酸酶	I 型胶原 C 末端交联肽（CTX-I）
骨钙素	I 型胶原 N 末端肽
I 型胶原 N 末端原肽（PINP）	脱氧吡啶啉
	羟基脯氨酸

（一）I 型胶原 N 末端肽（PINP）

PINP 是骨合成代谢的指标，90% 的骨基质是由 I 型胶原组成。I 型原胶原有 N 基和 C 基延长端，在前胶原转变为胶原纤维期间，它们会被特异的蛋白酶去除，继而形成骨基质。每合成一个胶原分子，就会有一个分子的 PINP 生成。因而 PINP 是 I 型胶原质沉淀的特异性标志物，可以作为一个具有真正意义上的骨形成标志物。在 I 型纤维原细胞构造期间，PINP 被释放入细胞内，最终进入血液。优势：无昼夜节律、与食物摄取无关、骨骼高特异性、分子结构稳定。

（二）I 型胶原 C 末端交联肽（CTX-I）

CTX-I 是含有吡啶交联物的 I 型胶原降解的产物，其在肾脏中被清除。CTX-I 只来自成熟 I 型胶原，而不是来自新合成胶原，在体内不被降解，也不被重新利用，胶原饮食对测量结果无影响。CTX-I 的血清学水平与骨吸收组织形态计量检测指标显著正相关。其测定方法是利用多克隆抗体对 CTX-I 特殊氨基酸序列测定尿 I 型胶原分解代谢产物碎片。

参考值：男性为 37-28 μg/mμcr，女性更年期前为 88-300 μg/mμcr，更年期后为 203-523 μg/mμcr，该指标与 PYD、D-Pyd 有一定相关性。

第五节 骨质疏松性骨折的愈合及影响因素

一、骨折愈合过程

骨有较强修复能力，骨折部位将被新骨完全代替，恢复原有骨的结构和功能。与其他组织愈合不同，骨折愈合后一般不留瘢痕。骨折愈合是一个复杂的组织学和生物化学变化过程，受血供、力学等多种因素的影响。目前骨折的愈合机制不完全清楚。骨折的自然愈合过程一般分为 3 个阶段，这 3 个阶段相互交织演进，本节以管状骨为例加以说明。

（一）血肿炎症机化期

骨折后髓腔、骨膜下、周围软组织出血，形成血肿。骨折端由于血供中断，发生几毫米的骨质坏死。伤后 6-8h，血肿形成凝血块，并和损伤坏死的软组织引起局部无菌性炎症反应，新生的毛细血管、吞噬细胞、成纤维细胞侵入血肿，逐渐形成肉芽组织，肉芽组织内成纤维细胞合成和分泌大量胶原纤维，进一步转化成纤维结缔组织。这期间血小板、崩解组织、血管周围细胞等会释放一些细胞因子参与骨折的修复活动，如血小板衍生生长因子（PDGE）、转化生长因子 - β（TGF-β）等。这一过程大约在骨折后 2 周内完成。同时，骨折断端附近骨膜内层的成骨细胞增殖分化，形成与骨干平行的骨样组织，并逐渐向骨折处延伸。骨内膜也发生同样的变化，但出现较晚。

（二）骨痂形成期

骨内、外膜内层的成骨细胞开始增殖、分化，形成骨样组织，逐渐钙化形成新的网状骨，即膜内成骨。两者紧贴在断端骨皮质内、外两面，逐渐向骨折处愈合，形成两个梭形骨痂，将两断端的骨密质和期间血肿机化来的纤维组织夹在中间，形成骨内痂和骨外痂。骨折端及髓腔内的纤维组织亦逐渐转化为软骨组织并随软骨细胞增生、钙化而骨化，称为软骨内化骨，在骨折处形成环形骨痂和髓腔内骨痂。两部分骨痂汇合后，不断钙化加强，当其能达到抵抗肌肉收缩力、剪切和旋转力时，则说明骨折已达到临床愈合。此阶段一般需要 4~8 周。X 线片上可见骨折周围有梭形骨痂阴影，骨折线仍隐约可见。膜内成骨和软骨内成骨相邻部分相互交叉，但前者发展过程较后者迅速，故临床上应防止产生较大血肿，减少软骨内成骨范围，使骨折能较快愈合。骨性骨痂主要经膜内成骨形成，并以骨外膜为主，任何对骨外膜的损伤均对骨折愈合不利。

（三）骨痂塑形期

原始骨痂为排列不规则的骨小梁所组成，不牢固。根据 Wolff 定律，随着肢体活动和负重，在应力轴上的骨痂不断得到加强和改造，骨小梁的排列逐渐规则和致密。在应力轴以外的骨痂，逐步清除。骨痂内的骨小梁受应力作用，重新沿应力方向排列，进行再塑形。原始骨痂逐渐被坚强的板层骨所代替，完成新骨爬行替代过程。这一过程在成骨细胞与破骨细胞同时作用下完成，需 8~12 周。骨结构根据功能的需要，遵循 Wolff 定律不断进行重建，直到力学强度完全恢复正常、适应功能载荷为止。骨折部位髓腔再通，逐渐恢复骨之原型，在组织学及放射学上不留下一点痕迹。Wolff 定律即骨折愈合总是沿着骨端承受的生理压应力方向生长，这个定律反应出生命体结构与功能统一的法则。我们在治疗任何骨折中，都应该遵循这个原则。重建过程需要数月至数年。

二、骨折愈合的形式

（一）Ⅰ期愈合（直接愈合）

当骨折端紧密接触、血运损害较少、骨质无吸收时，骨折一端的毛细血管及哈佛氏系统直接跨过骨折线进入骨折另一端，新骨沿哈佛氏系统在长轴方向逐渐沉积而进行修复的过程称为Ⅰ期愈合。这种愈合在X线片上看不到骨痂。实验观察可以发现跨越骨折线的新哈佛氏系统，约在骨折后6周或更长的时间内形成。

（二）Ⅱ期愈合（间接愈合）

通过内外骨痂的形成以及改建使骨折愈合者称为骨折的Ⅱ期愈合。Ⅱ期愈合的内外骨痂改建成为真正的骨组织，其理化性质与原骨组织相同。由于应力可以促进骨痂的愈合，它比Ⅰ期愈合更优越。

三、影响骨折愈合的因素

（一）全身因素

（1）年龄：年龄不同，骨折愈合的快慢不同。如新生儿股骨干骨折，半个月愈合，而成年人需要2~3个月，老年人尤其是骨质疏松的患者时间更长。

（2）健康状况及生活方式：一般状况不佳，如营养不良，患有糖尿病、钙磷代谢紊乱、恶性肿瘤等疾病时，均可影响骨折愈合。吸烟以及长期重度酗酒者不仅更容易跌倒和骨折，而且骨折愈合过程也会延长。此外，已报道再生的骨组织成熟异常、不能愈合或愈合异常在这些患者中更常见。吸烟者手术后预后也较不吸烟者更差。酒精的影响包括：抑制成骨细胞成骨作用，骨化基质成分的改变和成骨细胞对正常触发成骨信号的反应能力下降。

（二）局部因素

（1）骨折类型和数量：螺旋形和斜形骨折，断端接触面积大，愈合快。横行骨折断端接触面小，愈合较慢。

（2）骨折部位血液供应：决定骨折愈合快慢的重要因素。按照骨折部血供优劣，一般可分为四种情况。

两骨折端血运供应良好：长管骨两端因有关节囊、韧带、肌腱等附着，因此该部位有充足血液供应，骨折愈合较快。

两骨折段的血液供应减弱：胫骨干的血液供应主要靠骨髓腔内滋养动脉，此动脉在胫骨上中1/3交界处的血管孔进入髓腔，自上而下承担股骨干的大部分血液供应。若在胫骨干中1/3和中下1/3内发生骨折，滋养动脉断裂后，远端骨折段丧失大部分血液供应，仅保有来自骨外膜下小血管网之供应，故骨折愈合缓慢。

两骨折段的血液供应均减弱：如胫骨中1/3交界和中下1/3交界处同时发生骨折，

远侧断段血液供应已减弱，而在下骨折部两骨折断端血液供应减弱，故上骨折部常较下骨折部先愈合。

骨折断端完全丧失血供：若骨折端血供完全切断，即可发生缺血性坏死。如完全游离的骨折块。

（3）软组织损伤：营养骨痂的新血管大部分来源于周围软组织内的脉管系统，骨折断端的软组织损伤较重时，破坏了由其而来的血液供应，骨折端的血供进一步减少，从而影响骨折的愈合。

（4）感染：开放性骨折若发生感染，可导致骨髓炎，如有死骨形成及软组织坏死，则影响骨折愈合。

（5）软组织嵌入：两骨折端之间若有肌肉、肌腱、骨膜等嵌入，则骨折难以愈合甚至不愈合。

（三）治疗方法不当

（1）反复多次的手法复位。

（2）不适当的切开复位：如软组织损伤过重，骨膜剥离广泛，破坏了局部血液供应，影响骨折愈合。

（3）过度牵引：在作持续骨牵引治疗时，若牵引过度，可造成骨折段分离移位，导致骨折延迟愈合或不愈合。

（4）固定不确实：骨折复位后，若固定不确实，骨折部仍有旋转和剪切应力存在，可干扰骨痂的生长，不利于骨折愈合。

（5）清创不当：开放性骨折清创时，若摘除过多的碎骨片，可导致骨缺损，影响骨折愈合。

（6）不适当的功能锻炼：过早或不适当的功能锻炼，可干扰骨折固定，影响骨折愈合。

（四）药物对骨折愈合的作用

（1）双膦酸盐类：因为骨质疏松患者容易骨折，长期持续双膦酸盐治疗延迟骨折愈合的过程，尤其是剂量较高时；但不影响骨力学特性的远期恢复。建议骨折患者应停止服用阿仑膦酸盐，长期治疗的患者也应谨慎监测。

（2）甲状旁腺激素：虽然 PTH 也有促进骨吸收的作用，但破骨细胞对甲状旁腺激素的反应是通过成骨细胞的活性介导的，因此 PTH 的作用仍是促进骨形成。一些近期的报道研究了 PTH 对骨折愈合的作用，均显示愈伤组织的组织学和力学性质具有显著改善，即对骨折愈合有正向作用。

（3）细胞因子和小分子介质：如前列腺素在细胞免疫功能中起重要作用，在启动骨折修复过程中也起作用。一个最佳的研究例子显示了这些因子在骨修复中的重要作用，如环氧化酶 2（COX-2）。在动物实验中，非选择性非甾体类抗炎药（NSAIDs）和 COX-2 选择性药物比较，后者更显著影响了骨折修复。

第六节 骨质疏松性骨折治疗方案的选择

骨质疏松性骨折是继发于骨质疏松症、低能量暴力导致的骨折。伴随我国进入老年社会，骨质疏松性骨折发病率逐年快速升高，逐渐成为骨质疏松症患者的首发症状和就诊原因。骨质疏松性骨折多为高龄老年患者，合并内科基础疾病较多，病情复杂，手术风险显著增加；患者骨量下降，多为粉碎性骨折，内固定失败率相对较高；骨质疏松性骨折愈合缓慢，甚至不愈合，容易再发骨折。围术期处理是骨质疏松性骨折手术治疗的最重要环节，决定着治疗的成败，其处理原则、处理方法与一般常见骨折有共同之处，但也有特殊要点。

一、脊柱压缩性骨折

手术适应证：非手术治疗无效，腰背部疼痛严重；全身条件差，不宜长期卧床治疗；压缩性骨折经非手术治疗不愈合；伴神经损伤症状及体征等。

手术方案选择：有多种微创手术术式可供选择，包括经皮椎体成形术（percutaneous vertebroplasty，PVP）、经皮椎体后凸成形术（percutaneous kyphoplasty，PKP）、经皮椎弓根螺钉复位固定术等，具有快速缓解疼痛、可早期下地活动等优点。开放性手术方式为骨折切开复位、神经减压内固定术，适用于需要神经减压或矫形的患者。

注意事项：对骨水泥过敏者慎用 PVP 和 PKP，且应重视骨水泥渗漏等并发症。患者多存在严重骨质疏松，对植入椎弓根螺钉的患者可采用不同方式骨水泥强化技术，加强内固定力学稳定性。

二、髋部骨折

手术适应证：要针对髋部骨折的患者进行病情分析，常规建议进行手术治疗，以尽快恢复髋关节局部正常解剖结构，达到使骨折端尽早获得稳定和尽快恢复血运关系的目的。除非因老年基础疾病严重，不能适应麻醉或预计术中会出现麻醉意外者，或因血液等系统有异常的患者而无法实施手术者，均建议尽早进行手术治疗。

手术方案选择：利用优化标准流程决定手术方案。60 岁以下股骨颈骨折首选松质骨螺钉或动力髋螺钉内固定，严重骨质疏松患者建议关节置换。60 岁以上稳定型股骨颈骨折推荐内固定，关节置换作为内固定失败的备选方案。60 岁以上低能量损伤、或疲劳引起不稳定型股骨颈骨折强烈推荐关节置换。移位股骨颈骨折推荐全髋关节置换；术前认知功能障碍、肌肉力量下降、活动量较少、高龄股骨颈骨折的患者可选择半髋关节置换。股骨颈骨折拟行关节置换时，推荐使用无骨水泥生物柄固定。稳定型股骨转子间骨折推荐选用股骨近端髓内钉或动力髋螺钉；不稳定型股骨转子间骨折推荐选用股骨近端髓内钉。股骨转子下骨折强烈推荐股骨近端髓内钉。

注意事项：①除非患者健康情况很差或术中死亡的风险很高，与非手术治疗相比，老年髋部骨折手术治疗可明显降低患者死亡率。②建议外伤 24~48h 内手术，缩短从急诊到手术室时间。③建议入院后予以髂筋膜神经阻滞，联合多模式镇痛方案。④术前牵引不是必须，48h 内无法手术的转子间骨折或转子下骨折可行牵引。⑤高龄患者术后血红蛋白低于 80g/L 推荐输血。⑥出院后加强骨质疏松管理，确保骨质疏松治疗，出院后至少管理 4 周，预防再发骨折。

三、肱骨近端骨折

手术适应证：有移位的肱骨外科颈二部分骨折；移位约 5mm 的大结节骨折；有移位的肱骨外科颈三部分骨折；移位的肱骨外科颈四部分骨折。

手术方案选择：①内固定术包括多种术式可供选择，锁定钢板、髓内钉、经骨缝合技术等。根据患者年龄、肩关节活动要求、骨质量、骨折类型选择合适的内固定方式；对于肱骨外科颈三部分和四部分骨折，遵循抬高肱骨头、头下充分植骨、利用固定肩袖和钢板缝线的原则，有利于提高手术成功率。②关节置换术包括半肩置换和全肩置换，适用于 70 岁以上老年人或骨质疏松或肱骨头血运破坏的患者。关节面无法重建、结节骨质条件较好且相对年轻的患者，优先考虑半肩关节置换。严重骨质疏松患者、肩袖严重损伤、肩关节不稳、盂肱关节创伤性关节炎、内固定失败且功能要求不高的患者，可考虑全肩置换。

注意事项：内固定的总体效果较肩关节置换效果好，应作为骨折治疗的首选方案。

四、桡骨远端骨折

手术适应证：关节外骨折手法复位失败者；部分关节内骨折、关节面骨折移位者；完全关节骨折。

手术方案选择：①钢板螺钉内固定：术中复位除关注关节面恢复平整及下尺桡关节稳定外，还需重点关注桡骨高度、尺骨差异、掌倾角、尺偏角等解剖学测量指标的恢复。除外背侧 Barton 骨折及背侧骨质缺损需术中植骨者，手术切开复位内固定首选掌侧入路。②外固定支架：桡骨远端粉碎无法使用钉板系统固定。

注意事项：骨折复位后相对稳定，即可单纯使用外固定支架固定；如骨折不稳定，用 2~3 枚克氏针进行内固定后再行外固定支架固定骨折。

第七节　骨质疏松性骨折手术时机的选择

骨质疏松性骨折的治疗有别于一般外伤性骨折。由于患者在骨折围术期需要制动，骨量易出现快速丢失，加重患者骨质疏松，易导致二次骨折，其严重程度取决于制动的时间和方式。因此，骨折后需要迅速有效地止痛，尽快恢复患者活动能力，避免长时间的制动造成持续性骨丢失。

美国骨科医师学会（American Academy of Orthopaedic Surgeons，AAOS）等各指南均强调骨质疏松性骨折患者尽量早期接受手术治疗。但老年骨质疏松性骨折患者骨强度差，且常具有体弱多病、骨修复能力弱、手术安全性较差、内固定稳定性差、骨痂形成和成熟迟缓、再骨折风险高以及致残率、致死率高等特点。因此，术前应积极完善相关检查，对患者全身状况、基础疾病、器官功能、风险及预后做全面评估，快速干预限制手术开展的老年人相关合并症，而不是等待所有检查指标均恢复正常才进行手术。术后使用 DXA 评估骨密度，个体化补充钙剂、维生素 D、双膦酸盐等。加强宣教，防止骨折术后跌倒引起再次骨折。

一、髋部骨折

《老年髋部骨折诊疗专家共识（2017）》指出：98% 老年髋部骨折需要采用外科治疗，手术能改善患者的预后。采用非手术治疗者 30d 住院死亡率是采用手术治疗者的 2 倍，因此应积极创造条件及时手术治疗。早期手术治疗（如入院 48h 内实施手术）除可减轻患者疼痛外，还可降低术后并发症发生率和死亡率、改善术后自理能力。与入院 48h 内手术相比，48h 后手术者术后 30d 全因死亡率增加 41%；一年全因死亡率增加 32%；患者手术拖延时间越长，住院死亡率越高；而在 48h 内手术可降低术后死亡风险（OR=0.74，95%CI 0.67–0.81）。此外，错过最佳手术时机也会导致肺部感染或深静脉血栓形成等并发症风险明显增加。导致手术延迟的因素通常源于管理和医疗因素，需要尽量避免因管理因素导致的手术延迟。

无论选择手术或非手术治疗，都存在相应的风险和并发症，导致患者死亡率增高、活动和自理能力下降。如果选择非手术治疗，除了存在骨折畸形愈合和不愈合的风险，还可能会导致卧床相关并发症，有些并发症对老年人是致命的。因此，对于大多数老年髋部骨折，手术治疗是首选，但手术治疗也存在一定的治疗风险和并发症。在选择手术或非手术治疗时，需要综合考虑患者合并损伤、合并内科疾病及其严重程度等，同时还要结合医生临床经验。需要医生跟患者及家属深入沟通，评估治疗风险和获益，选择恰当治疗方案。尤其是对于合并严重内科疾病患者，更需要个体化分析手术的风险和由此给患者带来的获益。

对于老年髋部骨折，目前英国指南推荐 36h 内手术，部分欧美国家推荐 24h 内手术。基于国外资料和我国国情，建议应积极创造条件及早手术，条件具备时强烈建议在髋部骨折后 24–48h 内实施手术。尽早手术可以减轻疼痛、降低并发症发生率、缩短住院时间，而延迟手术会增加患者死亡率。因此，只要患者身体状况许可，应该尽快手术。因内科疾病而推迟手术的患者死亡率最高，这些患者可能会由尽早手术最大获益。手术应尽量安排在常规工作时间（而不是夜间急诊），以便及时得到有经验医生的支持与帮助。

要达到老年髋部骨折尽早手术的目标，需要由医院管理部门协调安排，相关科室密切协作，制定相应治疗流程和路径，并且定期回顾总结予以改进。组建老年髋部骨折治疗相关科室多科协作治疗组，有助于提高老年髋部骨折的治疗效果和效率。建议在老年髋部骨折治疗过程中，常规有老年科医生参与。很多研究表明，骨科和老年科密切协作、共同管理患者的模式优于传统骨科病房收治会诊模式。老年髋部骨折患者常常合并有多种内科疾病，约 70% 患者为美国麻醉医师协会分级 Ⅲ–Ⅳ 级。由于合并疾病存在，老年髋部骨折患者死亡风险较同龄人群高 3 倍。建议参考《中国老年患者围术期麻醉管理指导意见》，系统、全面地进行评估。着重评估重要脏器系统功能，包括循环系统、呼吸系统、中枢神经系统，以及肝肾功能及凝血功能等，此外还建议评估患者的认知功能和营养状况。

在评估时除了询问病史和体格检查外，还需要进行必要的辅助检查。除了手术的常规检查（血尿常规、生化功能、凝血功能、传染病筛查、胸片、心电图）外，还需要进行哪些检查，何种情况下需要进行这些检查，这些检查是否有助于降低患者围术期风险，都存在争议。进行过多没有必要的辅助检查，反而会拖延术前评估时间，延误手术时机。

例如，在进行术前心脏评估时，英国老年髋部骨折治疗指南的建议是，不把心脏超声作为所有老年髋部骨折患者的常规术前检查，只有那些临床怀疑有围术期心脏风险的患者，才有必要进行心脏方面进一步检查、评估；如果患者需要进行心脏超声或其他额外检查，应该有相应机制保证检查及时进行，不能因为检查而延迟髋部骨折手术。对于患者存在循环容量不足、电解质紊乱、心力衰竭、糖尿病、贫血、低氧血症等，需要尽快进行调整和治疗。但不应为了不切实际的目标而延迟手术。如果患者合并肺部感染，在髋部疼痛、患者卧床不能活动的情况下肺部感染很难治疗，因此不建议为治疗肺部感染而推迟手术。很多老年患者会因为不同的原因服用抗凝、抗栓药物，这些患者进行术前准备和决定手术时机时，需要考虑所用药物类别和原因，兼顾这些药物带来的围术期出血风险和停用这些药物带来的栓塞风险。对于华法林，需要停药并监测国际标准化比值恢复到正常，必要时可以应用维生素 K 拮抗，术中出血量多可通过输注血浆拮抗；对于停用华法林后血栓风险较高的患者，需要抗凝桥接治疗。对于抗栓药物阿司匹林和氯吡格雷，目前有一定证据支持可以不用推迟老年髋部骨折手术时机。如果停药后心血管系统血栓的风险低，可以停用阿司匹林和氯吡格雷；如果停药后血栓的风险高，尤其是对近期放置了冠状动脉内支架的患者，应该与心内科医生评估停药后支架内血栓的风险，对高危患者不能停药；术中出血量多可通过输注血小板拮抗。

二、脊柱骨折

椎体是最常见的骨质疏松性骨折发生部位，约50%以上骨质疏松性骨折发生于椎体，好发于胸腰段。2017 年我国流行病学研究显示，北京绝经后女性影像学椎体骨折的患病率随年龄增加，50–59 岁患病率为 13.4%，80 岁以上高达 58.1%；北京另一项研究显示，2000 年，椎体骨折患病率 50–59 岁为 15%，80 岁以上为 36.6%。

发生骨质疏松性椎体骨折后，椎体压缩导致患者身高变矮、脊柱后凸、侧弯、畸形和驼背等，造成患者背痛，心、肺功能显著下降和胃肠功能紊乱；骨质疏松性椎体骨折老年患者骨折后骨痂形成减缓，易出现骨折延迟愈合或不愈合；骨折后卧床制动则可引起骨量快速丢失，加重骨质疏松症，并引起各种并发症，致残率及致死率较高。

2018 年我国《骨质疏松性椎体压缩性骨折诊疗与专家共识》中指出，椎体压缩性骨折治疗原则是复位、固定、功能锻炼和抗骨质疏松治疗。应根据患者年龄、并发症、骨质疏松程度，尽快恢复患者活动功能为主要原则，尽早恢复生活质量为目的；尽量选择创伤小、功能影响小的方法，着重于功能恢复。2017 年我国《骨质疏松性骨折诊疗指南》中提出，对于脊柱骨折的高龄患者宜考虑早期手术，可有效缩短卧床时间，减少骨折并发症。对有神经压迫症状和体征、严重后凸畸形、需行截骨矫形以及不适合行微创手术的不稳定椎体骨折患者，可考虑行开放手术治疗。术前需要评估患者心肺功能及对手术耐受力，术中可采用在椎弓根螺钉周围局部注射骨水泥，使用骨水泥螺钉、加长和加粗椎弓根钉、可膨胀螺钉、皮质骨轨迹螺钉或适当延长固定节段来增强内固定稳定性。

总之，骨质疏松性骨折治疗原则是：复位、固定、功能锻炼、抗骨质疏松治疗。骨质疏松性骨折治疗近期目标是改善临床症状、减少并发症，远期目标是促进骨折愈合、功能康复、预防再骨折。骨质疏松性骨折骨科治疗应强调个性化，在综合评估患者全身状况、骨折部位、骨折类型、骨质疏松程度后选择手术或非手术治疗；骨质疏松性骨折复位和固定应尽可能简单有效，注重功能恢复；采用内固定时应充分考虑骨质量差、骨愈合能力弱等特点，仔细选择适宜的内植物、专有固定技术、内植物固定强化技术，必要时应采用自体骨、异体骨、生物材料（骨水泥、硫酸钙）等物质充填骨缺损。骨质疏松性骨折采用外固定术治疗时，应评估骨折部位软组织状况，采用轻便有效、对功能康复影响小的外固定方法。骨质疏松性骨折患者有开放手术适应证时，应尽快评估患者全身及骨骼状况，尽可能早期实施手术；骨质疏松性骨折固定满意后，应指导并鼓励患者积极开展早期功能锻炼，避免术后骨量进一步丢失；术后早期平卧位时，可积极开展肢体肌肉等长收缩、关节被动活动；手术创伤反应减轻时，可在镇痛措施下增加肢体活动量；对于椎体骨折固定稳定、髋部骨折固定稳定患者，在医生或康复师指导下，借助器具尽早开展短时间站立训练，逐步开展短时间行走训练；术后早期物理治疗可减少肢体因制动所致的骨量丢失。

第八节　围术期骨折并发症的诊治

骨质疏松性骨折严重危害老年人的身体健康，特别是髋部骨折和脊柱骨折，患者常常因卧床发生坠积性肺炎、深静脉血栓及肺栓塞、压疮、泌尿系统感染等严重并发症而死亡，必须积极治疗。多数情况下以手术治疗为首选，达到减轻疼痛、恢复肢体功能、早期离床活动、减少并发症的目的。但由于存在骨质疏松基础病变，手术难度大；老年人合并多脏器功能减退使得围术期治疗具有巨大挑战。如果在围术期出现严重并发症而致残、致死，手术本身将毫无意义。有效的术前评估、治疗内科基础疾病、预防术后并发症和抗骨质疏松治疗是围术期治疗的关键。

一、贫血

术前应治疗慢性出血性原发疾病，停用非甾体类抗炎药（NSAIDs）或其他易引起出血或影响造血的药物，同时可应用铁剂及促红细胞生成素（EPO）。术中进行微创操作，可静脉或局部应用抗纤溶药物氨甲环酸（TXA）。术后采取减少出血的措施，给予营养支持，必要时采用限制性输血策略进行异体输血。

二、疼痛

骨质疏松性骨折围术期疼痛处理应使用以 NSAIDs 为基础的镇痛方案，提倡超前、多模式镇痛及个体化镇痛原则。术前镇痛：术前休息、制动是骨质疏松性骨折疼痛处理的基本前提；降钙素能减少骨折后急性骨丢失，对缓解骨折后急性骨痛有一定效果，推荐用于骨质疏松性椎体压缩骨折的疼痛治疗。术中镇痛的目的在于预防术后疼痛。根据不同部位的骨折进行周围神经阻滞，可达到神经分布区域内的镇痛效果；术中使用 NSAIDs 抑制炎症反应，预防术后疼痛；切口周围注射镇痛，可明显降低术后疼痛，减少口服镇痛剂使用量，且易于实施。术后采用冰敷、抬高患肢，减轻局部肿胀和炎性反应促进功能康复；术后使用 NSAIDs 类药物，达到消炎、镇痛效果；根据情况选择患者自控镇痛；疼痛严重时应调整镇痛药物或加用弱阿片类药物，必要时加用镇静催眠药物增强镇痛效果。

三、切口感染、裂开

手术操作无菌技术不严、术中止血不彻底、创口内遗有死腔、血肿、异物等使局部组织抵抗力低下。另外老年患者全身营养差，常合并贫血、糖尿病等慢性病，增加感染机会。因此，术中要严格无菌操作，术后保持切口敷料清洁干燥，合理应用抗生素，给予营养支持治疗以补充机体高代谢和修复的需要。尤其在围术期应严密观察体温、血常规的变化，有异常时及时处理。由于老年患者免疫功能低，组织愈合能力差，易发生切口并发症如切口感染、切口裂开，术后应注意维护切口清洁。

四、坠积性肺炎

患者长期卧床，呼吸道分泌物不易排出，常坠积于肺内，导致肺部感染。合并慢性支气管炎的老年患者长期卧床更易出现肺炎。出现肺炎时患者发热，呼吸急促，肺脏听诊有啰音，X 线检查肺内有片状阴影。预防：①深呼吸，卧床患者要每天做深呼吸训练。深呼吸能促进肺脏充分张开，增加肺活量，有利于保持呼吸道通畅，促进痰液排出。②咳痰训练，每天都要做咳痰训练，充分排出呼吸道分泌物。骨折患者常因疼痛不敢咳痰，要鼓励患者咳痰。③定时拍背，每天定时用手替患者拍打背部，促进痰液排出。

五、下肢静脉血栓形成

根据《中国骨科大手术预防静脉血栓栓塞症指南》评估患者深静脉血栓风险及预防。

六、泌尿系统感染

由于术后麻药作用和不习惯床上排尿，患者可能出现尿潴留，此时应注意观察，予以诱导排尿，如按摩下腹部，热敷，听流水声的刺激，鼓励自行排尿，必要时留置导尿，按时做好会阴部清洗及尿道口护理。预防：①生活规律，定时定量饮水，保证每天尿量2000mL 以上。②注意功能锻炼。加强在床上活动无病肢体，患肢应积极行肌肉舒缩活动。③变化体位。病情允许时要经常变化体位，防止钙盐沉积，减少结石发生。胸腰椎压缩性骨折患者可定时协助翻身。股骨上段骨折患者在牵引或手术治疗后可适当坐起。

七、压疮

压疮最容易发生的部位是骶尾部。此处骶骨向后凸出，皮肤血运较差，一旦出现压疮不易愈合。老年人尤其是脊柱骨折伴截瘫的患者更易发生，应特别注意。预防：①发挥患者的主观积极性，要利用无病肢体主动挺腰、抬臀，既有利于功能锻炼，又能有效预防压疮的发生。②保持清洁。床单要洁净、平整、柔软，经常擦洗皮肤。③翻身、按摩。病情允许时，协助患者定时翻身，以缓解骶尾部皮肤的压力；同时按摩骶尾部皮肤，促进血运恢复。患者平卧时也可将手伸到骶尾部按摩。

八、谵妄

术后谵妄在骨科手术患者中具有一定普遍性，可导致患者康复延迟、住院时间延长、医疗费用增加，严重影响患者住院期间甚至出院后的康复进程和生活质量。预防：①多模式镇痛。术前、术后给予非甾体类镇痛药物，关闭切口前在术区由深至浅逐层给予局部浸润麻醉，放置经静脉镇痛泵，必要时给予吗啡肌肉注射。②积极治疗心脑血管、呼吸、消化系统等合并症。③对于合并重要脏器功能受损的老年患者尽可能选择区域阻滞麻醉。④术后酌情给予持续低流量吸氧，加强拍背咳痰，避免低氧血症的发生。

第九节　围术期抗骨质疏松治疗

骨质疏松性骨折的病理基础是骨质疏松。骨质疏松性骨折的治疗不同于一般的外伤性骨折，除进行常规手术治疗外，需积极予以抗骨质疏松治疗。骨质疏松性骨折患者在围术期应规范使用抗骨质疏松药物，目的是为手术准备较好的骨质条件，提高骨折内固定物的把持力和稳定性，促进骨折愈合并预防再次骨折的发生。

一、基础补充剂

钙剂和维生素 D 是骨质疏松性骨折治疗的基础用药，钙剂联合维生素 D 应用对治疗骨质疏松、促进骨折愈合十分必要。钙剂补充可改善骨矿化、减缓骨量丢失；钙剂选择应注重元素钙含量，骨折后推荐元素钙补充剂量为 1000~1500 mg/d。碳酸钙含元素钙高，吸收率高，但部分患者可出现上腹不适和便秘；枸橼酸钙含钙量低，胃肠不良反应小。维生素 D 可促进钙在肠道吸收，有利于骨基质矿化、抑制骨吸收，减少再骨折发生。维生素 D 用于治疗骨质疏松症时剂量推荐为 800~1200IU/d。对于中老年人或伴慢性肝肾疾病的患者，建议应用活性维生素 D。活性维生素 D 能够增加肌力、改善平衡能力、降低跌倒风险、减少再骨折发生。目前临床上应用的活性维生素 D 有骨化三醇和阿法骨化醇，建议围术期服用骨化三醇剂量为 0.25 μg/ 次（2 次 /d），阿法骨化醇的剂量为 0.5 μg/ 次（1 次 /d）。

二、抗骨质疏松药物治疗

抗骨质疏松药物按作用机制可分为骨吸收抑制剂、骨形成促进剂、其他机制类药物及传统中医药。骨质疏松性骨折患者一般疼痛明显，骨吸收增强，卧床及制动等因素可使骨量丢失加快，建议围术期抗骨质疏松治疗应以基础补充剂联合抑制骨吸收药物为主。

（一）抑制骨吸收药物

（1）降钙素：降钙素是一种钙调节激素，主要作用于破骨细胞上特异性降钙素受体，通过抑制破骨细胞活性阻止骨量丢失，增加骨密度。降钙素还能对多种疼痛介质释放起抑制作用。临床常用鲑鱼降钙素每日 50U 皮下或肌内注射，依降钙素每周 20U 肌内注射。降钙素总体安全性良好，少数患者使用后出现面部潮红、恶心等不良反应，偶有过敏现象，连续使用时间一般不超过 3 个月。

（2）双膦酸盐：双膦酸盐是目前临床上广泛应用的抗骨质疏松药物。双膦酸盐具有抑制破骨细胞介导的骨吸收功能、降低骨转换率，间接增加骨量的作用。口服双膦酸盐和静脉使用双膦酸盐均可显著降低绝经后骨质疏松再骨折风险。骨质疏松性骨折后应用双膦酸盐时应明确患者肾功能状态，血清肾小球肌酐清除率低于 35 mL/min 时，不建议应用；应用双膦酸盐时联合"钙剂+维生素 D"治疗，可提高疗效、降低药物不良反应发生率；75 岁以上女性骨质疏松性骨折后，如没有 BMD 检测结果，可推荐应用口服双膦酸盐；应用口服双膦酸盐类药物时需空腹，保持坐位或直立位 30min；骨质疏松性骨折患者如有以下情况：需要平卧者、口服用药依从性较差者、有反流性食管炎或食管疾病者、口服用药胃肠道反应较大者，推荐选择静脉双膦酸盐治疗。双膦酸盐静脉应用时，由于少数患者可能会出现一过性发热等药物反应，建议于骨折术后数日应用，避免与骨科手术引起的发热混淆。

（3）选择性雌激素受体调节剂：选择性雌激素受体调节剂代表药物雷洛昔芬，亦为骨吸收抑制剂，但只能应用于绝经后女性患者。雷洛昔芬可增加静脉血栓的危险，对围术期需卧床、肢体制动的患者不推荐使用。

（二）促进骨形成药物

（1）甲状旁腺激素类似物：重组人体甲状旁腺激素片段 1-34（recombinant human parathyroid hormone 1-34，rhPTH1-34）为临床加速骨折愈合提供了一个全新选择。PTH1-34 可促进早期和晚期骨形成，并通过增加骨容积来加速骨折愈合。骨形成增强了骨痂几何形态优化，而骨容积的增加改善了骨质疏松的骨质量。近来研究发现，对于术中内固定或假体稳定性较差的重度骨质疏松患者，术后尽早使用 PTH1-34 可早期预防内固定移位、假体周围骨折和无菌性松动。有下列情况推荐应用 PTH1-34：绝经后骨质疏松多发性骨折；双膦酸盐治疗后仍发生骨质疏松性骨折；严重骨质疏松骨折（T 值 < −3.0）或多发骨质疏松骨折患者。

（2）维生素 K：维生素 K 具有促进骨形成、抑制骨吸收、提高骨量作用。维生素 K_2 联合钙剂和维生素 D 应用，可降低骨质疏松性再骨折风险。

（三）中医中药治疗

中医中药在治疗骨质疏松及其骨折方面已有广泛的应用，含有人工虎骨粉、骨碎补总黄酮、淫羊藿苷等成分的中成药在治疗骨质疏松性椎体压缩性骨折、骨质疏松性股骨粗隆间骨折和骨质疏松性肱骨外科颈骨折中，有缓解疼痛、缩短骨折愈合时间和增加BMD 等临床疗效。

三、骨质疏松性骨折围术期应用抗骨质疏松药物相关问题

抗骨质疏松药物使用时间：骨质疏松性骨折发生后，抗骨质疏松药物应与骨折外科干预同时进行；如果骨质疏松性骨折发生前已经接受抗骨质疏松药物治疗，骨折愈合期间不建议停药。

抗骨质疏松治疗药物对内植物的影响：抗骨质疏松药物治疗对骨质疏松性骨折手术植入物的影响尚未有大样本循证医学研究。现有研究表明，骨质疏松性骨折内固定术后，应用双膦酸盐可减少内固定周围骨量丢失、降低内固定松动发生率，提高内固定手术疗效；骨质疏松性骨折人工关节假体置换术后，应用双膦酸盐可减少假体周围骨量丢失、降低假体松动发生率，提高假体置换手术疗效。骨质疏松性椎体骨折椎弓根内固定手术后，应用 PTH1-34 可提高椎体骨量和骨质量、增加"骨 – 螺钉"界面把持力、降低椎弓根螺钉松动发生率，提高椎体内固定手术疗效。

抗骨质疏松药物对骨折愈合的影响：骨质疏松性骨折后，早期应用钙剂和维生素 D治疗可增加骨痂面积、促进骨折愈合；骨质疏松性骨折后，无禁忌证时，早期应用常规剂量的双膦酸盐治疗对骨折愈合无负面影响。临床观察提示，骨质疏松性髋部骨折内固定术后 1 个月应用 PTH1-34，可促进骨折区骨痂形成；骨质疏松性桡骨远端骨折 10d 内应用 PTH1-34，骨折愈合时间显著缩短。

第十节　骨质疏松性骨折延迟愈合、不愈合、畸形愈合的处理原则

骨质疏松性骨折多发于高龄老人，患者骨量下降，骨折愈合缓慢，骨折后容易出现延迟愈合、不愈合甚至畸形愈合，无法正常达到常规骨折患者的预后。临床处理这一类别患者时除给予手术治疗或坚强固定的同时，还应着重兼顾抗骨质疏松治疗。

一、骨折延迟愈合

骨折延迟愈合是指骨折经过治疗后超过通常愈合周期所需要的时间（一般为 4-8 个月），骨折断端仍未出现骨性连接，称骨折延迟愈合。X 线片显示骨折端骨痂少，多为云雾状排列紊乱的刺激性骨痂。轻度脱钙，骨折线仍明显，但无骨硬化表现。延迟愈合表现为骨折愈合较慢，但仍有继续愈合的能力和可能性，针对原因适当处理，纠正不合理因素，骨折仍可达到愈合。

　　骨质疏松性患者由于自体骨骼质量差，骨折的愈合会受到生理（年龄、种族和疾病）和机械（复位、骨修复）等多种因素的影响，极易出现骨折愈合延迟，再骨折风险高。对于骨质疏松性骨折患者愈合期间的抗骨质疏松治疗及监管尤为重要。有研究表明，骨质疏松性骨折后，早期应用钙剂和维生素 D（元素钙 1000mg/d、维生素 D 800IU/d）治疗可增加骨量，骨折愈合期间不建议停药。向患者说明药物治疗的相关意义，规范用药、定期监测，对抗骨质疏松治疗患者推荐每 3 个月或 6 个月检测一次骨转换指标，同时还应改善全身营养状况，戒烟，避免服用非甾体类消炎镇痛药和糖皮质激素等药物，提高骨质疏松骨折治疗的依从性和有效性。

二、骨折不愈合

　　骨折不愈合是指骨折经过治疗，超过通常愈合时间，再度延长治疗时间（一般为骨折 8 个月后），仍达不到骨性愈合，称为骨折不愈合或骨不连接。按美国 FDA 制定的标准，骨折后 3 个月未愈合，且连续观察 3 个月仍无进一步愈合的倾向，即为骨不连接。典型的 X 线片表现为骨折线清晰可见，骨折断端间有宽的间隙，两断端萎缩光滑、硬化，骨髓腔被致密硬化的骨质所封闭。临床上常认为骨折端硬化和髓腔闭塞是骨不愈合的先兆，骨折处可有假关节活动。骨折不愈合意味着骨折修复过程的停止，骨折端仅以软骨或纤维组织相连。临床上骨不愈合常常与局部血供受影响有关，而骨质疏松性患者骨折不愈合却与患者本身骨质条件差这一因素密不可分。

　　骨折不愈合不可能通过延长治疗时间而达到愈合，一经确诊为骨折不愈合，则应采用手术治疗。其治疗原则为骨折端准确复位，坚强固定和充分植骨，术后加强抗骨质疏松治疗及监管，预防骨折后并发症，定期评估骨折愈合，帮助骨折愈合后功能康复。

　　Kümmell 病又称为陈旧性椎体骨折骨不连，是一种典型的骨质疏松性骨折不愈合类疾病。该疾病由德国医生 Kümmell 于 1895 年首次报道，多见于老年人，患者多存在严重的骨质疏松症，主要临床表现是轻微外伤导致的腰背部疼痛。椎体骨质疏松性骨折患者中骨不愈合率为 13.5%，而这些骨折不愈合导致椎体裂隙发生率为 7%-13%，并且随着年龄增长和骨质疏松的发生而逐渐增加。该疾病的病理生理过程还包括：椎体假关节形成、迟发性创伤后椎体骨坏死、椎体无血管坏死、椎体骨折不愈合、椎体裂隙以及缺血性椎体塌陷等。表现为受伤即刻影像学未见明显压缩畸形或者急性骨折征象，但数周或数月后即出现迟发性椎体塌陷。CT 可清晰显示椎体真空裂隙，包括终板骨硬化；MRI 的诊断价值最高，T2 像及 STIR 像显示"双线征"，低密度真空裂隙及周边高信号水肿带，T1 像上缺失此征象；通过核磁影像的不同表现，可将 Kümmell 病分为 3 期：Ⅰ期：X 光椎体完好或轻度压缩，MRI 显示骨坏死征象椎体高度减少 < 20%；Ⅱ期：椎体塌陷伴动态活动，椎体后壁完整。椎体高度减少 > 20%，通常有临近的椎间盘退变；Ⅲ期：椎体后壁塌陷，严重的疼痛、后凸畸形，或出现脊髓或神经根压破症状。核素扫描对于诊断 Kümmell 病没有特异性，但可以显示疾病的病理变化过程。

　　Kümmell 病的治疗原则是消除骨折端的活动和不稳，解除神经压迫；治疗方案取决于患者的疼痛程度、后凸畸形的程度、神经损伤的程度、骨质疏松的程度以及患者的一般情况。保守治疗是一种可选择的手段，适用于没有神经症状的患者。但保守治疗却无法阻止疾病影像学的进展，而且长期卧床制动还有可能带来继发性疾病。手术治疗有助于防止疾病进展，快速缓解症状。微创手术治疗——PVP 及 PKP 可以有效缓解疼痛，PKP 还可恢复椎体高度，适用于椎体塌陷进行性进展、脊柱序列稳定、影像学Ⅰ–Ⅱ期以及需要取活检的患者。有神经症状、椎体骨坏死、脊柱不稳定和假关节形成者慎用。控制好骨水泥的黏度和注射量可有效减少渗漏；由于注入骨水泥硬化较快，在正常骨小梁中弥散不够，从而导致椎体再塌陷和后凸加重。手术治疗能否阻断疾病的自然进程尚无定论。

Kümmell 病开放手术治疗适应证：不可缓解的疼痛、神经损伤、椎管狭窄、进行性后凸、脊柱不稳、微创手术失败的Ⅱ–Ⅲ期患者。目的：恢复受累节段的高度、解除压迫、维持稳定，但后凸矫正度和疼痛缓解程度并不完全相关；术式：包括前路和后路手术，对于症状缓解效果相同；手术方式取决于患者的年龄、身体状态及骨质疏松的程度。

三、骨折畸形愈合

骨折畸形愈合是指骨折愈合后未达到功能复位要求，存在成角、旋转、重叠或短缩畸形者。畸形者愈合可能由于骨折复位不佳、固定不牢固或过早地拆除固定，受肌肉牵拉、肢体重量和不恰当负重的影响所致。

由于骨质疏松性骨折患者多为高龄，若患者畸形愈合较轻或对日常生活、功能影响不大，可不予特殊处理，定期复查随诊即可；若畸形明显、影响肢体功能，或对神经造成明显压迫，则需要考虑行矫正手术治疗。畸形矫正手术方式取决于畸形发生部位、畸形类型和程度、软组织状况。上肢主要是恢复关节方向和活动，而下肢重在恢复肢体承重力线、肢体长度及关节方向。脊柱矫形除考虑恢复序列及平衡外，还应该注意神经减压。矫形方法根据病情及医生经验利用内固定或外固定行手术矫正。术中要保证固定确实及植骨充分，术后加强管理及定期复查，同时还要加强抗骨质疏松治疗及监测。

第十一节　骨质疏松性骨折诊疗流程和处理原则

一、骨质疏松性骨折诊疗流程

骨质疏松性骨折诊断应结合患者年龄、性别、绝经史、脆性骨折史、临床表现及影像学和骨密度检查结果进行综合分析做出诊断；同时还要和继发性骨质疏松症的相关疾病进行鉴别，为下一步的治疗做好基础诊断工作。骨质疏松性骨折诊疗流程见图6-4。

二、骨质疏松性骨折的处理原则

复位、固定、功能锻炼和抗骨质疏松治疗（干预治疗）、功能练习、康复治疗和预防并发症发生是治疗骨质疏松性骨折的基本原则。

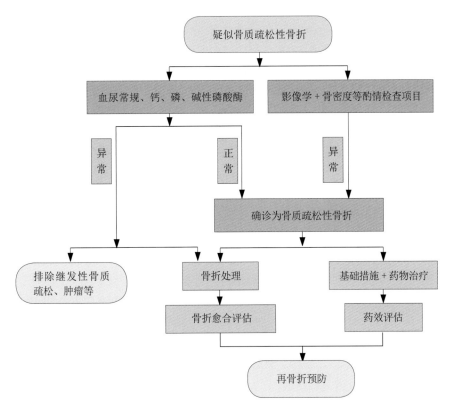

图 6-4 骨质疏松性骨折诊疗流程图
引自《骨质疏松性骨折诊疗指南（2017 年）》

骨质疏松性骨折的治疗应强调个体化，可采用非手术或手术治疗。具体方法应首先根据患者的全身状态而定；若存在尽早进行手术的时机，则根据骨折部位、骨折类型、骨质疏松程度和患者全身状况是否可以耐受麻醉和手术应激而定，权衡手术与非手术治疗的利弊，做出合理选择。

骨质疏松性骨折多见于老年人，整复和固定应以方法简便、安全有效为原则，以尽早恢复伤前生活质量为目的；应尽量选择创伤小、对关节功能影响少的方法，不应强求骨折的解剖复位，应着重于功能恢复和组织修复。

手术时应考虑骨质疏松性骨折骨质量差、愈合缓慢等不同于一般创伤性骨折特点，酌情采取以下措施：使用特殊固定器材，如锁定加压钢板、粗螺纹钉、具有特殊涂层材料的固定器材或假体等；采用骨水泥或植骨材料充填等局部强化的微创技术。

功能锻炼是为恢复伤前生活质量而进行的主观能动性方式，它是一种主动的康复手段。要积极鼓励患者，特别是老年患者主动进行功能锻炼。功能锻炼要注意循序渐进，逐渐增加强度，使患者有一个适应过程，这样使患者从骨折局部问题得到全身心的全面恢复。

抗骨质疏松治疗，即干预治疗。临床上针对骨折区域进行手术治疗后，一定要进行全身性的抗骨质疏松药物治疗，要根据患者状况从促进骨折愈合和防止钙流失的两方面着手，提高患者抗骨质疏松的能力。绝经后骨质疏松症女性骨质吸收迅速，骨代谢转换率高，为高转换型，治疗可考虑应用骨吸收抑制剂；老年性骨质疏松症为低转换型，可考虑联合应用骨形成促进剂，以改善骨微结构及促进骨量形成，降低再骨折风险。

相比较功能锻炼，康复治疗更倾向于被动功能练习，注重在康复治疗仪器辅助之下的康复方式，包括物理治疗、康复训练和运动疗法等在外部机械治疗仪辅助之下的康复手段。

预防并发症发生是治疗骨质疏松性骨折的基本原则之一。对骨质疏松性骨折患者除防治骨折引起的并发症外，还应积极防治下肢深静脉血栓、坠积性肺炎、泌尿系感染和压疮等并发症。

（牛丰 吉林大学白求恩第一医院）

参考文献

苏佳灿, 侯志勇, 刘国辉, 等. 中国骨质疏松性骨折围手术期处理专家共识 (2018)[J]. 中国临床医学,2018, 25(5):860–867.

苏佳灿, 王栋梁, 董世武等. 中国骨质疏松性骨折骨修复策略专家共识 (2019)[J]. 中国创伤杂志,2019, 35(9):769–775.

中国老年学学会骨质疏松委员会骨质疏松性骨折治疗学科组. 骨质疏松性椎体压缩性骨折的治疗指南 [J]. 中国骨质疏松杂志,2015,21(6):643–648.

中华医学会骨科学分会青年骨质疏松学组, 中国老年学和老年医学学会老年病分会骨科专家委员会, 中国医师协会急救复苏专业委员会创伤骨科与多发伤学组, 等. 中国骨质疏松性骨折骨修复策略专家共识 (2019) [J]. 中华创伤杂志,2019,9:769–775.

中华医学会麻醉学分会老年人麻醉学组. 中国老年患者围术期麻醉管理指导意见 [J]. 国际麻醉学与复苏杂志,2014,35(10):870–881.

ALEKSOVA J,AJ RODRIGUEZ,R MCLACHLAN,et al.Gonadal Hormones in the Pathogenesis and Treatment of Bone Health in Patients with Chronic Kidney Disease: a Systematic Review and Meta-Analysis[J]. Curr Osteoporos Rep,2018,16(6):674-692.

ARNAUD CD.Calcium homeostasis:Regulatory elements and their integration.Federation proceedings,1978,37(12),2557–2560.

BROWER AC,DOWNEY JR EF.Kummell disease:report of a case with serial radiographs[J].Radiology,1981, 141:363-364.

HERRMANN M,FARRELL CL,PUSCEDDU I,et al.Assessment of vitamin D status - a changing landscape[J]. Clin Chem Lab Med,2017,55(1):3-26.

KHOSLA S,LC HOFBAUER.Osteoporosis treatment: Recent developments and ongoing challenges[J].Lancet Diabetes Endocrinol,2017,5(11):898-907.

LEE SH,ES KIM,W EOH.Cement augmented anterior reconstruction with short posterior instrumentation:A less invasive surgical option for Kummell's disease with cord compression [J].J Clin Neurosci,2011,18:509-514.

LEVIN VA,JIANG X,KAGAN R.Estrogen therapy for osteoporosis in the modern era[J].Osteoporos Int,2018,29(5):1049-1055.

LIM J,CHOI SW,YOUM JY,et al.Posttraumatic delayed vertebral collapse:Kummell's disease[J].J Korean

Neurosurg Soc,2018,61:1-9.

MALMGREN L,MCGUIGAN F,CHRISTENSSON A,et al.Reduced kidney function is associated with BMD,bone loss and markers of mineral homeostasis in older women: a 10-year longitudinal study. Osteoporos Int,2017,28(12):3463-3473.

NIU J,SONG D,ZHOU H,et al.Percutaneous kyphoplasty for the treatment of osteoporotic vertebral fractures with intravertebral fluid or air[J].Clin Spine Surg,2016,30:367-373.

QIU GX,PEI FX,HU ZM,et al.Chinese Guidelines for the diagnosis and treatment of osteoporotic fractures[J]. Chin J Bone Joint Surg,2015,8(5):371-374.

SABHARWAL S,WILSON H.Orthogeriatrics in the management of frail older patients with a fragility fracture [J].Osteoporos Int,2015,26:2387-2399.

SI L,WINZENBERG TM,PALMER AJ.A systematic review of models used in costeffectiveness analyses of preventing osteoporotic fractures[J].Osteoporos Int,2014,25(1):51-60.

SZULC P,NAYLOR K,HOYL NR E,et al.Use of CTX-I and PINP as bone turnover markers: National Bone Health Alliance recommendations to standardize sample handling and patient preparation to reduce pre-analytical variability[J].Osteoporos Int,2017,28(9):2541-2556.

THE OSTEOPOROSIS AND BONE MINERAL RESEARCH SOCIETY OF THE CHINESE MEDICAL ASSOCIATION.Clinical guidelines of bone turnover markers[J].Chin J Osteoporosis & Bone Miner Res,2015,8(4):283-293.

WANG O,HU Y,GONG S,et al.A survey of outcomes and management of patients post fragility fracture in China[J].Osteoporos Int,2015,26:2631-2640.

WILLSON T,NELSON SD,NEWBOLD J,et al.The clinical epidemiology of male osteoporosis:a review of the recent literature[J].Clin Epidemiol,2015,7:65-76.

YOUNG WF,BROWN D,KENDLER A,et al.Delayed post-traumatic osteonecrosis of a vertebral body(Kummell's disease)[J].Acta Orthop Belg,2002,68:13-19.

第七章
人工关节置换

第一节　关节置换术的术前评估

伴随着社会进步和临床骨外科手术技术的提高，越来越多的高龄患者实施人工关节置换。高龄人群由于身体机能减退，代谢功能下降，且常伴有心、脑、肾、肝、肺等多脏器基础疾病，对麻醉的耐受力及应激调节能力较差，麻醉和手术风险大大提高。因此，术前需对实施关节置换的高龄患者全身情况进行全面评估，根据体格检查及有关实验室检查、美国麻醉医师协会（American Society of Anesthesiologists，ASA）分级，评定患者接受麻醉和手术的耐受能力，拟定相应麻醉方案及应急措施，确保患者安全度过围术期。

一、手术适应证的评估

解决关节疼痛、改善关节功能是关节置换术的主要目的，其中无法忍受的关节疼痛是关节置换术的首要指征。简单来讲，以下情况可以考虑采用关节置换术。

（1）关节疾病：原发性或继发性骨关节炎（如类风湿性关节炎、痛风性关节炎、强直性脊柱炎、创伤性关节炎等）、关节周围骨坏死（股骨头坏死、肱骨头坏死、距骨坏死等）、高龄患者股骨颈骨折、肿瘤侵犯关节等。

（2）关节疼痛严重，保守治疗无效。

（3）关节功能障碍。

（4）无明显手术禁忌证：局部感染、肢体瘫痪或有神经肌肉系统疾病。

二、了解患者基本情况

（一）病史

（1）患者主诉，即患者就诊的主要目的及期望值。

（2）在问询过程中，重点记录患者有何不适，如有疼痛，记录疼痛的部位、性质、持续时间、发作频率、有何诱因等。此外了解患者的职业、爱好、运动偏好等也有助于分析疼痛的来源，制定手术方案，指导术后康复。此外，还需要了解患者起病后的治疗经历、治疗效果、有无合并其他部位伴随症状。

（3）除询问本科症状外，还需询问有无心功能不全、慢性阻塞性肺疾病、肝肾功能不良等疾病表现出来的相关症状，如心前区疼痛、运动能力、咳嗽、气短、黄疸、大小便情况等。

（4）个人史中询问有无饮酒及吸烟等嗜好，如有，记录频率、剂量。

（5）既往史中重点了解有无其他器官慢性疾病，如心血管、肝、肾、糖尿病等疾病。

（6）手术史中重点了解既往重大创伤史，手术史，输血史，此外详细问询需了解麻醉方式，麻醉药物甚至有无麻醉意外病史。

（7）询问有无药物过敏史。

（二）体格检查

1. 外科检查

（1）触诊：患者处于放松位置有利于触诊，相对于站立位，卧位更适合触诊。触诊从仰卧位开始，首先检查有局部渗出、颜色改变、窦道、手术瘢痕、骨性标记的部位。不宜使用深压确定压痛，使用轻而固定的压力来提高触诊技能。若患者在检查中出现某一部位疼痛增加，医师难以对患者继续检查，不提倡为完成检查而人为增加患者疼痛。

（2）活动度检查：又包括主动活动度检查和被动活动度检查。主动活动度检查直指通过患者的自主活动还评估关节病变部位及受限情况。被动活动度检查指通过医生人为活动受检查关节来确认非肌肉收缩部分的结构是否受损。非肌肉收缩结构包括关节周围的韧带、关节囊、筋膜等组织。

2. 其他各系统的检查

（1）心血管系统检查时要注意测量血压、脉搏。心脏节律是否整齐，有无杂音。注意有无颈静脉怒张，有无心率加快。

（2）呼吸系统检查要注意有无桶状胸、干湿性啰音、杵状指和紫绀。

（3）神经系统检查主要注意有无肌力异常、神经反射等异常。

（三）实验室和特殊检查

外科医生应在术前对患者完成术前评估相关的实验室检查。

（1）常规化验项目：血、尿常规，肝、肾功能，电解质，空腹血糖，凝血功能，ESR，CRP，输血相关实验室检查。

（2）心脏功能相关检查：心电图、心脏彩超。

（3）肺功能相关检查：胸片、肺功能、血气分析。

（4）关节功能相关检查：X线检查，必要时可增加CT或MRI检查，有助于术者评估手术难易程度、手术时间、出血量等，制订手术计划，降低手术风险。

第二节　关节置换术假体的选择

一、关节置换假体材料

人工关节假体起始于人工髋关节，得益于外科技术及材料科学的高速发展，人工关节置换已成功应用于髋、膝、肩、肘、踝、腕、指间关节疾病终末期的替代治疗。目前，人工关节置换是治疗关节病变和关节损伤导致的关节功能丧失的主要治疗手段。人工关节置换尤其是髋、膝关节置换能有效重建关节功能，提高患者生活质量。1960 年以来，我国逐步开展人工关节的研制和应用，经过数十年的发展，目前国产人工关节假体与世界先进关节假体的差距已经逐步缩小。

关节置换假体材料主要包括：金属材料、超高分子量聚乙烯材料、陶瓷材料等。关节置换水平及临床疗效的提升与材料学的进步密切相关。理想的人工关节假体特性包括：具有足够的生物力学强度，包括良好的抗疲劳、耐腐蚀性，适应体内复杂的体液环境；具有良好的生物相容性，对人体无相关的毒性反应；弹性模量接近正常的皮质骨结果，避免应力遮挡等。此外，材料还应满足人工关节在制备、加工、消毒、保存等过程中的要求。近年来，随着材料制备方法和技术的发展及生物学材料的不断发展，已有工程技术人员与临床外科医生组成的多学科团队探索利用新型材料及技术设计更理想的关节假体，以期提高其生物相容性，增强假体的稳定性和灵活性，改善人工关节的性能，延长使用寿命。但多数材料目前尚处于实验阶段，在应用到临床治疗前仍需研究人员进行长时间研究改进。老年患者由于年龄较高，可能伴随身体机能相应的一系列变化，其关节假体选择不同于年龄较小患者。在制定个体化的手术方案时应综合考虑患者的年龄、基础疾病、认知功能、预期寿命及个人心理预期等方面因素。

（一）金属材料

金属材料因具有良好的力学性能、易加工性和可靠性在人工关节制造中被广泛应用，常用来制作结构复杂和承受力较大的人工关节。早期主要以不锈钢为主，但目前已逐步被市场所淘汰，被钴基合金和钛合金所替代。

1.不锈钢　不锈钢是最早用于人工关节制造的金属材料。不锈钢材料虽然具有一定的抗腐蚀能力和较大的机械强度，但其主要缺点在于对体内复杂体液环境的耐腐蚀性较差，从而降低远期假体的稳定性；其次，不锈钢材料与正常皮质骨的弹性模量差别很大，力学上不相融；最后，不锈钢生物活性较差，其表面不利于正常的骨长入。因此，不锈钢目前已逐步被市场所淘汰。

2.钴基合金　主要为钴铬钼合金，根据工艺不同又分为铸造钴铬钼合金和锻造钴铬钼合金两种。锻造钴铬钼合金性能更为优越。钴基合金在人体内多保持钝化状态，很少出现被腐蚀现象，与不锈钢相比，其钝化膜更稳定，抗腐蚀性更好。但是用铸造钴基合金制造的人工髋关节由于金属摩擦、腐蚀造成钴、镍等离子溶出，在体内引起细胞和组织的坏死，从而导致患者关节疼痛、假体松动、假体下沉等并发症。钴基合金是目前常用来制造人工关节关节面的金属材料，为达到表面的高光洁度以减少磨损，多采用数控车床车削后研磨，再进行超高表面抛光技术处理。为使假体材料能和骨组织紧密结合，可将用于假体柄的材料表面进行处理，形成微孔涂层。涂层的材料可以是金属粉，也可以是生物活性陶瓷，如羟基磷灰石，以增加假体和骨组织的相容性及结合能力。

3. 钛及钛合金　纯钛生物相容性较好，但其缺点在于强度不够，且耐磨损性能较差；在承载力较大关节假制造中的应用时需对其进行合金化处理。目前被临床广泛应用的 Ti-6Al-4V 钛合金，具有强度高、延展性好、耐腐蚀性能优良、弹性模量与人体骨骼接近等优点，尤其适用于负荷强度较大的下肢关节。耐磨性差造成合金中的有毒元素钒进入人体，可引起毒性反应造成损害，目前已研制出一些表面处理技术用来改善钛合金的硬度和抗磨损特性。为提高钛合金生物活性，通常在钛合金表面制备一层具有生物活性的陶瓷涂层，人工关节材料植入体内后，可与宿主骨形成牢固的骨键合，且无毒性、无导致突变的危险、耐腐蚀，使其具有优异的生物相容性和生物活性。

（二）超高分子量聚乙烯

超高分子量聚乙烯（ultra-high molecular weight polyethylene，UHMWPE）是一种线型结构的具有优异综合性能的热塑性工程塑料，其平均分子量 35-800 万 Da，因分子量高而具有其他塑料无可比拟的耐冲击、耐磨损、自润滑性、耐化学腐蚀等性能，其耐磨性高于一般金属和塑料制品。关节替代材料是 UHMWPE 在医学中应用最多的领域。UHMWPE 广泛应用在完全关节替代物上已有 40 多年历史，在人工关节中主要作为衬垫材料，承载上下骨的摩擦与运动。大量的临床实践证明，以 UHMWPE 为人工关节关节面材料的假体临床效果较为满意。

虽然 UHMWPE 具有众多优点，但随着其临床随访周期的延长，研究发现 UHMWPE 磨屑的形成及其随后介导的炎症反应是引起骨溶解，进而导致人工关节无菌性松动的主要原因。

（三）陶瓷材料

人工关节陶瓷材料历经 4 代工艺改进，其性能已经日趋完善。陶瓷材料具有良好的生物相容性、超高硬度、耐磨性和耐蚀性，可以有效避免金属及 UHMWPE 磨屑等引起的骨溶解。人工关节中生物陶瓷主要包括氧化铝陶瓷（Al2O3）、氧化锆陶瓷（ZrO2）和羟基磷灰石（hydroxyapatite，HA）生物活性陶瓷等，目前最常用的是氧化铝陶瓷和氧化锆陶瓷。陶瓷材料亲水能力强，能维持关节润滑度，同时陶瓷材料在体内不易析出金属离子，避免了金属离子释放带来的毒副作用。然而，假体部件不匹配、假体混配、外力创伤及高强度载荷运动也可能导致陶瓷假体破裂，导致手术失败。

以上所述 3 种人工关节材料各有优缺点，但人工关节材料的磨损仍然是导致手术失败及远期假体生存率欠佳的主要原因。此外，老年患者活动幅度及强度有限，且基础疾病较多，认知功能及被动的肌张力均较年轻患者差，平均预期寿命较有限，假体材料的选择并不需要集中关注其磨损与松动，重点应集中于术后的关节稳定性。可能带来较高磨损的限制性假体（限制性内衬），或可能导致部分功能缺失的姑息性假体（半髋关节置换、肱骨头置换），均可用于老年患者的关节置换。

二、髋关节置换假体的选择

（一）髋关节假体摩擦界面的比较与选择

影响髋关节假体使用寿命的因素很多，其中人工关节界面的磨损是制约假体远期效果的最主要因素，因此关节摩擦界面的选择至关重要。金属与超高分子量聚乙烯配对的人工关节是目前最常用的组合，但聚乙烯与金属磨损颗粒导致的骨溶解是远期失败的最主要因素之一。为此，学者们不断探索新的组合，包括高交联高分子量聚乙烯的应用、金属对金属组合、陶瓷对陶瓷组合、陶瓷对聚乙烯组合等，这些新组合在体外具有优良的摩擦和润滑性能，但各自存在缺点，且远期疗效尚待观察。

1. 金属－超高分子量聚乙烯界面　目前临床多采用钴铬钼合金和聚乙烯配对，具有低摩擦和较好的生物相容性，长期临床实践证明其具有较好的稳定性，超过 15 年的随访结果显示，假体生存率达 90% 以上。此外，聚乙烯内衬可以做出各种特定的形状，如高边内衬、偏心距内衬等特殊形状，能比金属对金属界面具有更好的撞击性能。但聚乙烯抗磨损性能较差，产生的磨损颗粒进入关节和周围软组织为造成骨溶解和关节松动的主要原因，也是影响假体远期寿命的最直接原因。目前通过惰性环境 γ 射线消毒和热熔处理增加交联率、降低氧自由基残余，形成的高交联超高分子聚乙烯可明显提高抗磨损及老化性能，但对聚乙烯最佳交联率还存在较大争议，缺乏大宗病例的远期随访。

2. 金属－金属界面　相对金属对聚乙烯界面其摩擦系数大大降低，超过 10 年的随访结果显示，金属对聚乙烯的摩擦率达每年 70–600 μm，而金属－金属界面摩擦率低于每年 1–20 μm。另外，体内外研究证实，金属对金属关节的线性摩擦率只相当于金属对普通超高分子聚乙烯的百分之一，低摩擦率能大大降低关节使用过程中的骨溶解率；另外一个优势在于通过增加股骨头假体直径可明显降低假体脱位的发生率。但金属假体磨损将释放金属离子和颗粒，研究显示，患者钴铬离子的血清浓度可达正常人的 7 倍，潜在的金属离子致癌、过敏和肾毒性等问题有待进一步解决，尤其患者机体对金属过敏可能与假体失败密切相关。

3. 陶瓷－陶瓷界面　这是目前已知的摩擦系数最低的关节组合。陶瓷具有极高的表面硬度，利于表面抛光，表面粗糙度更小，有助于减少摩擦。陶瓷表面亲水性能使滑液均匀分布于摩擦面，有助于润滑性能的提高。另外，陶瓷对陶瓷关节在不增加关节磨损的情况下，能通过增大股骨头假体的直径来增加关节的活动度、减少脱位概率。陶瓷磨损颗粒具有相对生物惰性，利于减轻骨溶解反应。

同样，陶瓷对陶瓷关节也存在一定缺点，如陶瓷头及臼杯的碎裂、术后的异常声响等。研究报道，在 3746 例髋陶瓷对陶瓷全髋关节置换术（total hip arthroplasty，THA）的患者中，有 4 例发生股骨头碎裂，10 例发生髋臼陶瓷边缘碎裂，但在陶瓷头直径 ≥ 32mm 患者中无一例发生假体配件碎裂。另一研究随访 2397 例陶瓷对陶瓷 THA 患者，发现 17 例患者诉髋部有嘎吱声（0.7%）。研究人员分析这些患者的关节液后发现陶瓷磨损碎屑，说明假体关面破坏并导致出现异响，建议此类患者行 CT 扫描检查。

4. 陶瓷－聚乙烯界面　相对于陶瓷对陶瓷界面，陶瓷头碎裂的发生率明显降低，术后遭受撞击时能将危害程度降到最低。氧化锆陶瓷由于对高温比较敏感，可导致磨损的增加，因此与聚乙烯组合最为合适。一项研究报道对 101 例氧化锆—聚乙烯 THA 患者的进行 7 年随访，发现其平均磨损率约为每年 0.1mm。

临床上摩擦界面的选择主要取决于患者年龄、身体状况、活动水平、预期寿命和经济状况等。年纪大于 60 岁、活动量小的患者，建议首选金属对聚乙烯关节假体，面对年轻患者，考虑患者活动量大、预期使用寿命长，建议优先考虑陶瓷对陶瓷关节假体。选择金属对金属假体时，还要注意了解患者有无对金属过敏及肾功能损害。高交联高分子量聚乙烯的远期效果尚有待于进一步验证，临床不建议将其作为首选。

（二）髋关节假体固定界面的比较与选择

不管何种原因引起的假体固定失败，假体固定界面的松动为其最终结局，因此，髋关节假体固定界面是决定人工髋关节远期效果的最重要因素。人工关节发展至今，假体的固定方式分为两种，骨水泥固定和非骨水泥固定。对于髋关节假体的固定界面则主要分为 3 种：骨 – 金属假体界面、骨 – 羟基磷灰石 – 假体界面和骨 – 骨水泥 – 假体界面。

1. 骨 – 金属假体界面　初期稳定性主要依靠假体表面与骨床的匹配度，后期稳定则需要依靠假体与骨床的骨长入效果。骨 – 金属界面骨整合是一种仅见于非骨水泥固定假体的现象，即活骨与植入物间直接接触并能承受应力的一种现象，因此临床上报道的 X 线下所见的骨整合是不确切的。早期失败的原因除了感染以外，主要是由于界面初始稳定性不足所致。晚期失败的机制则包括生物学因素和力学因素，前者主要为磨损颗粒引起的骨溶解，后者则主要继发于应力遮挡以及骨适应性重建。控制界面的方法主要是提高界面的骨整合、减少应力遮挡以及抑制骨溶解等。

2. 骨 – 羟基磷灰石 – 假体界面　由于骨 – 金属假体界面的骨整合程度有限，且不同金属骨整合能力差别大，因此现代非骨水泥假体引进了 HA 涂层以提高界面骨愈合。HA 是骨组织的无机成分，能与骨形成良好的整合，其作为涂层可明显促进假体骨整合。有研究将 21 例死亡患者的股骨假体取出，分析假体骨界面的骨塑形情况，结果显示 HA 多孔涂层假体骨界面的骨长入量及假体骨接触面积均明显大于普通涂层及喷砂处理的假体。也有研究对 436 例 HA 涂层股骨柄进行平均 8 年的随访，仅有 1 例翻修，未见显著骨溶解；其中 224 例出现股骨柄中远段的股骨重塑，说明应力通过假体向股骨皮质正常传递。然而，仍然需要更长时间的随访结果来证实其优越性，同时，HA 涂层存在涂层脱落和吸收、崩解等问题，可能会造成假体的失败。

3. 骨 – 骨水泥 – 假体界面　主要通过骨水泥空间填充以及骨水泥 / 骨之间的微观交锁从而达到界面的稳定。骨水泥的弹性模量很低，有利于应力自假体向骨逐步传递。然而，骨水泥是一种填充剂而不是黏合剂，因此必须做到大块填充和微交锁，术中应清洁骨松质面、减少骨面出血、加压充填等。早期骨水泥固定假体的失败多与不适当的技术应用有关，其次是假体的不良设计。晚期失败则有生物学因素（磨损颗粒导致的骨溶解）和力学因素（扭曲应力导致水泥鞘断裂）有关。骨水泥固定和生物型固定应在临床选择时，患者因素仍处于第一要素。对于类风湿性关节炎患者、有长期应用激素或老年患者，由于骨质量较差，初始界面强度不足，而且骨愈合能力差，骨 – 金属界面形成的概率低，因此一般不使用生物型假体；对于年轻、活动量大、骨质条件较好的患者或翻修病例，则应该首选生物型假体。HA涂层技术推荐初次置换时采用近端或部分涂层，有利于避免应力遮挡，而全长涂层则主要用于翻修术。

三、膝关节置换的假体选择

全膝关节置换是临床开展较为广泛的一种术式。全膝关节假体经过不断完善，其种类及功能得以进一步提升完善，手术效果接近正常关节。

（一）后交叉韧带保留型假体（CR型假体）

该产品类型有赖于后交叉韧带（posterior cruciate ligament，PCL）的完整性，完整的PCL可以保证胫骨的后倾稳定度，从而有效降低关节假体的活动限制性。术后关节活动产生的应力可以被韧带有效吸收，从而使假体承载负荷有效降低。同时，该假体不需要进行髁间截骨，有助于人体正常关节位置的维持。然而，CR型假体不适合应用于关节后韧带挛缩或松弛、膝关节屈曲畸形、风湿或类风湿等侵袭关节囊、关节结核等膝关节疾病，否则容易造成膝关节脱位。此外，CR型假体术后会相应增加关节后方荷载引起聚乙烯垫片发生磨损。

（二）后交叉韧带替代型假体（PS型假体）

PS型假体需要将PCL切除，通过凸轮的设计增加稳定，分散应力。该假体无须评估PCL的完整度，对膝关节外翻畸形、屈曲畸形及慢性疾病致关节囊或韧带松弛的患者同样适用。但是，PS型假体的缺点在于假体安装过程中需要截除髁间窝骨量，保留骨量较少，不利于后期翻修。此外，关节活动所有应力通过假体传导，使股骨截骨的荷载增加，相比CR型假体而言，PS型假体后期松动率更高。综上而言，PS型假体手术适应证较广泛，手术难度较低，是目前全膝关节置换中应用最为广泛的假体类别。

（三）活动平台型假体

活动平台型假体根据胫骨假体托盘中衬垫和托盘的固定关系又可细分为旋转平台假体及滑动平台假体。活动平台PS型假体假体的设计理念是在人工假体中置入与半月板功能类似的垫片，使关节活动过程中，垫片与假体吻合度进一步提高，减少假体的负荷，提高关节的灵活度、活动度，从而降低磨损率。在术中，仅仅需要考虑假体的胫骨覆盖情况及衬垫能否正常旋转，避免因为胫骨旋转异常所导致的术后并发症产生。因为活动平台假体对关节周围软组织要求较高，对膝关节屈曲畸形、外翻等患者，仍应注意软组织平衡。

（四）高屈曲度假体

正常人体膝关节屈曲活动角度为0~135°。90°以内的活动度主要满足走路、爬楼梯、坐立等日常生活；如膝关节活动达130°以上，则可以满足跪、蹲等日常功能。为满足高角度的屈曲要求，高屈曲度假体应运而生。与标准平台假体而言，这一假体通过增加后髁截骨，增加假体的屈曲率和后髁面积，使患者术后达到较好的屈曲灵活度，并降低假体的磨损率及脱位率。同理，因为后髁截除较多，髁间截骨量增加，同样也进一步增加了翻修手术的难度。

四、肩关节置换的假体选择

肩关节置换的适应证包括骨性关节炎、类风湿性关节炎、创伤性关节炎、复杂肱骨近端骨折（复杂的3、4部分肱骨近端骨折、头劈裂及头压缩型肱骨近端骨折、复杂的老年肱骨解剖颈骨折）、严重肩袖损伤等。

肩关节置换根据手术方式主要分为：全肩关节置换，半肩关节置换和反式肩关节置换。

（一）全肩关节置换

全肩关节置换包括人工肱骨头置换加肩胛盂表面置换。全肩关节置换治疗彻底，术后患者的疼痛改善最为明显，在发达国家应用较多。老年患者肩关节骨关节炎、肩关节类风湿性关节炎和肱骨头缺血性坏死等均是全肩关节置换的适应证。对于肩关节骨关节炎同时伴有肩袖撕裂的年轻患者，同样可以考虑该术式。如果肩袖组织完整，术中充分松解，恢复肩关节解剖结构，术后即可很好地恢复关节功能。

（二）半肩关节置换

又称肱骨头置换，只置换人工肱骨头或肩胛盂表面，其主要优点在于手术创伤较小，手术时间短，治疗费用低，所以尤其适用于局部病变的老年患者。但该方法仅去除病变骨骼，治疗效果不如全肩关节置换。

（三）反式肩关节置换

在某些特殊情况下，特别是对术后关节功能仍有一定要求的老年患者，可以考虑会为患者选择反式肩关节置换，术后患者肩关节依然保留一定活动度，且疼痛会得到明显改善。

反式肩关节置换适应证包括：①肩关节骨性关节炎合并较大肩袖损伤；②粉碎性肱骨近端骨折；③人工肩关节翻修；④肩关节类风湿性关节炎；⑤巨大肩袖撕裂等。

由于反式肩关节置换主要依赖三角肌的稳定性，其主要禁忌证为巨大肩袖撕裂并三角肌无功能或失神经支配。

第三节　骨水泥和非骨水泥固定的选择

由于老年患者的活动量较少，激素分泌减退，多数老年患者均存在一定程度的骨质疏松，而绝经后老年女性骨质疏松尤为多见和严重。因此，如何获得关节假体的稳定性尤为重要。

一、非骨水泥固定技术

早期使用的股骨假体，大多由 Moore 型假体、Thompson 型假体改进而来。这些假体的设计都依赖颈领的支撑传导压力，而不是通过假体柄与股骨髓腔内外缘的接触传导应力分布。20 世纪 60 年代及 70 年代早期发现骨水泥固定的股骨假体缺点包括：股骨近端应力遮挡效应、假体周围骨水泥层微骨折、磨损碎屑所致的骨溶解、松动率随固定时间延长明显增加等诸多复杂问题，促使人们继续寻找其他非骨水泥固定方法。最早设计的非骨水泥固定方法是通过改变假体的几何形状，增加假体周径及长度，假体表面技术处理如沟槽、突起等。目的是增加假体与股骨髓腔面的密切接触而达到稳定，但临床随访观察效果并不理想。在翻修手术中，研究者发现 Moore 型股骨柄假体近端自锁孔内有骨组织或纤维组织长入，这大大启发了设计思路，通过对假体表面不同孔径的实验研究，证实大孔不利于骨组织长入，只有微孔较适合骨组织长入，从而提出了生物固定的概念，并在整个 20 世纪 70 年代对此做了广泛深入的研究，发明了微孔的制作工艺及材料。假体表面的微孔制作技术一般包括烧结法及弥散焊接法两种。因此，在 20 世纪 70 年代后期至 80 年代，各类微孔隙率相关的假体设计不断面世，此外，在设计过程中，研究者也期望通过调控微孔大小、形状、材料类型等达到更好的骨长入效果。但在临床应用过程中，这些非骨水泥固定假体也被发现其特有的并发症，包括术后大腿痛、假体远端骨溶解、应力遮挡等。如何在假体与骨面之间提供良好的非骨水泥固定而又减少上述并发症，是广大研究人员所面临的重要问题。经研究发现，羟基磷灰石（HA）涂层假体及陶瓷涂层假体，不仅可提供假体 – 骨界面良好的生物固定，而且术后大腿痛及骨溶解也大大降低。目前近端微孔面股骨柄、HA 涂层股骨柄及陶瓷喷涂股骨柄均在临床上得到了广泛应用，其中 HA 涂层假体是目前所有非骨水泥固定假体中，临床效果最好的人工髋关节假体（图 7-1）。

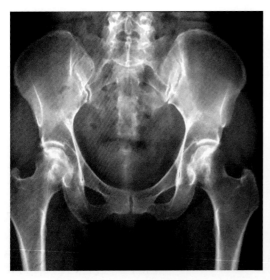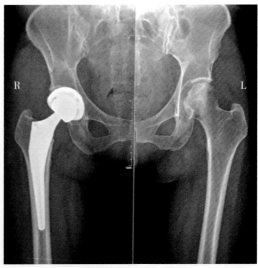

图 7-1 非骨水泥固定全髋关节置换术前后 X 线片

二、骨水泥固定技术

骨水泥的化学名为丙烯酸黏固剂、聚甲基丙烯酸甲酯。骨水泥固定的优点主要在于假体的即刻稳定性。在固定过程中，骨水泥通过向骨小梁中的渗透，松质骨可以得到很好地承受形变；骨水泥有助于应力均匀分布，降低不良应力；该技术容错率较高，对技术差异和骨骼质量的容忍度较好。骨水泥固定关节假体的长期稳定性主要取决于骨水泥与骨界面的微交锁维持、骨水泥和假体的固定强度及骨水泥本身力学性能。良好的骨水泥固定有赖于成功的骨水泥技术应用。

骨水泥技术最早由德国医生 Glück 在 1891 年研究用于全膝关节置换术中的假体固定材料；20 世纪 50 年代，在 Charnley 的深入研究推广下，骨水泥开始用于全髋关节置换术中假体固定；1967 年，Charnley 根据髋关节低摩擦的生物学原理设计出 22.5mm 直径金属对高分子聚乙烯髋臼组合的假体，用骨水泥固定，开创了低摩擦的人工关节置换技术。

第 1 代骨水泥灌注技术，即采用手指指压式，骨水泥团往往集中于股骨髓腔近端，难以达到容积填充，加之髓腔植入床未经冲洗，淤血残留，面团状骨水泥不可能嵌入骨小梁间隙内，因此第 1 代骨水泥灌注技术不可能满足容积填充或微内锁固定要求。

第 2 代骨水泥灌注技术，开始采用骨水泥枪，使骨水泥固定技术有很大改进，在此基础上成功开发了第 3 代骨水泥灌注技术。

第 3 代骨水泥灌注技术，不仅包含骨水泥灌注技术的进步，同时也包含假体材料的优化，假体与骨水泥理化性能匹配，最终达到理想的假体固定，较低的关节置换失败率。目前各大厂商所生产假体均选用机械性能较为优良的钴铬钼合金生物材料，假体设计更趋合理化，避免锐性边缘，增加柄内侧缘、外侧缘宽度。假体柄颈领部增宽，能将最大应力传递到股骨距，如此可减少股骨近端和远端骨水泥层承受的应力。此外，假体柄表面进行聚甲基丙烯酸甲酯预涂层处理。股骨柄近端和远端均附有中心化装置，保证柄中位和植入，并要求假体柄四周留有 2~3mm 空间，以便骨水泥填充。

骨水泥灌注前，髓腔必须仔细准备，包括使用脉冲式加压泵冲洗髓腔，个别厂商还提供冲洗刷子，洗刷髓腔，彻底去除髓腔内残留血块、骨碎屑，并预计在柄尖端位置远端处放置髓腔栓，如此形成一个封闭髓腔。髓腔栓使用时应注意塞子的大小尺寸必须与髓腔横径相匹配，直径过小达不到封闭髓腔目的，直径过大塞子难以达到正确位置。一旦塞子到位后，需再次冲洗髓腔，去除残留物，并用干纱布填塞髓腔，保证填塞骨水泥时髓腔干燥。

使用骨水泥枪是第 2 代或第 3 代骨水泥灌注技术的中心环节。一旦骨水泥进入第 3 期（面团期）前，应即刻将骨水泥枪自髓腔底部注入骨水泥，并向近端边注入边后退，直至股骨颈截面部位，此时将一硅橡胶封口塞子堵住股骨颈截面闭口部位，将残留枪管内骨水泥经硅橡胶塞子中心开口孔加压挤入髓腔内，此时尚未完全固化的骨水泥可以进入髓腔四壁骨小梁间隙内。股骨假体柄应沿着股骨轴心线方向插入髓腔内，避免内翻或外翻，并应控制柄的前倾位，直到骨水泥完全固化（图 7-2）。

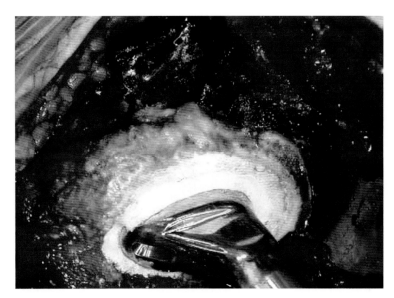

图 7-2　股骨假体柄骨水泥固定

三、非骨水泥及骨水泥技术的应用

（一）非骨水泥及骨水泥固定假体的适应证与禁忌证

非骨水泥和骨水泥固定假体均能够胜任老年患者的初次全髋关节置换术，其适应证包括：原发或继发骨关节炎、类风湿性关节炎、特发性股骨头缺血性坏死、伴有骨关节炎的股骨颈移位骨折等各类关节疾病。对于年轻患者而言，非骨水泥固定假体的骨长入和远期使用寿命使得其成为首选，然而，对于老年患者而言，更需要结合患者的骨质条件、髓腔形态、神经肌肉控制以及患者的依从性等各方面综合考量。

非骨水泥固定假体的骨床必须有足够的骨储备。选择非骨水泥全髋关节置换术患者时，应结合其活动量慎重考虑。术前应让患者全面了解治疗计划和术后活动要求。

非骨水泥固定的初次全髋关节置换术的禁忌证包括：既往有局部感染；骨质缺损或骨储备少，以致非骨水泥固定假体难以获得牢固固定；瘫痪或神经肌肉疾病；夏柯氏关节病；患者对早期的负重限制的依从性差。非骨水泥固定假体通常用于年轻活动量大的个体，主要用于 75 岁以下、骨质量良好可允许牢固固定的个体。多数情况下避免在长期激素治疗及慢性致残性疾病（如类风湿性关节炎）使用非骨水泥固定假体。然而传统的单极、非生物固定、光面假体如 Austin Moore 假体仍适合于要求较低的患者。代谢性骨病、骨质量差、骨质疏松及生存期较短的患者都是非骨水泥固定假体的禁忌证。75 岁以上患者除非活动量很大，一般亦不应使用非骨水泥固定假体。80 岁以上不管活动量大小，最好用骨水泥型假体。对于高龄、骨质疏松严重、髋部骨质破坏范围大导致假体包容不够的患者，通常采用骨水泥固定。

术前评定股骨干和干骺端的最佳匹配是各种非骨水泥固定假体应用的基础。由于近远侧股骨几何形态的差异很大，应于前后位和侧位 X 线片上测量。近远侧股骨的相对大小可指导对假体的选择。近端大的、喇叭形髓腔（A 型）一般认为仅适合全接触的峡部匹配假体。相对正常的近远侧股骨几何形态（B 型）更适合近端匹配的假体。大的烟囱样的髓腔（C 型）适合于骨水泥型假体。现代设计可解决不匹配的近远侧股骨几何形态问题，使用模板时应考虑放大因素。术前的评估可帮助手术医生在手术时选择适合的假体，但最终植入的假体需依赖于术中的决定。

（二）使用骨水泥假体的并发症

1. 骨水泥固定时过敏毒素释放　骨水泥固定全髋置换时可引起肺动脉压增高、肺血管阻力增加、动脉压降低、低氧血症、循环性休克、心脏抑制和呼吸紊乱。进入循环的甲基丙烯酸甲酯毒性作用以及当插入股骨假体与骨水泥时，髓腔内压力增高，引起成血栓产物的释放，导致肺部血小板凝聚和纤维蛋白沉积，均被认为是循环和呼吸紊乱的原因。

2. 深静脉栓塞及肺栓塞　对于肥胖、小腿水肿、静脉曲张、以往有深静脉血栓者，在骨水泥固定人工髋关节置换围术期，应积极考虑预防性抗凝治疗。

3. 假体松动　用骨水泥固定人工髋关节时，由于骨水泥固化时的聚合热能产生的温度在骨与骨水泥交界面可达 58~72℃，超过蛋白质凝固变性的最低温度 56℃，从而引起交界面骨组织的薄层坏死。当坏死骨组织尚未被新生骨组织代替时，髋关节的负重是通过骨水泥 - 死骨传导的，所以术后过早负重活动，可能会引起人工假体的松动。或当假体磨损、骨水泥老化碎裂而形成的微小颗粒，在骨水泥和骨接触处产生细微活动和刺激时，就会诱发肉芽组织，其中的吞噬细胞包括破骨细胞会使骨溶解而导致假体松动。而术中未彻底清除髋臼内软组织或软骨面及骨屑，髓腔或髋臼内有出血或积血的情况下，骨水泥不能与骨直接接触也是导致假体松动原因。另外，骨水泥的填充范围未超过假体，或填充不连续，亦可导致假体松动。

4. 术后股骨骨折　根据骨折部位和治疗方法不同可分为 3 型：1 型股骨骨折发生在粗隆区；2 型股骨骨折发生在股骨粗隆间线与人工股骨假体柄尖之间；3 型股骨骨折发生在人工股骨假体柄尖的远端。

其中 2 型骨折的发生常常是由于骨水泥在髓腔内填塞不均匀，尤其是柄部近端骨水泥较多，固定较牢固，其远端髓腔内没有或只有很少骨水泥，使其固定不牢，这样使得股骨假体柄在髓腔的固定出现了相对固定和相对活动的两部分，所以在动静交界处就形成了力的支点，当下肢承受突然的旋转外力或其他外力时容易引起骨折，而且多为较为棘手的斜型骨折或螺旋形骨折。

因此，老年患者关节置换假体选择时，需要结合患者自身状况、生理心理预期、合并基础疾病情况，同时结合骨质条件、髓腔形态、神经肌肉控制及患者的依从性等各方面综合考量，制定个体化的治疗方案，从而达到最优的预后。

第四节　围术期止血药物的应用

随着外科技术及围术期管理的不断进步，全髋/全膝置换患者术后并发症不断减少，治疗效果显著改善。人工关节置换手术所致的围术期出血量是影响患者的预后康复的重要因素，如何减少围术期出血，让患者术后获益最大化已成为业界关注的焦点。研究证实，纤维蛋白溶解系统亢进（简称纤溶亢进）是围术期失血的主要因素，因此，有效控制纤溶亢进是减少围术期出血的关键。

在关节置换术止血药物的探究上，临床医生及研究人员也做了大量的尝试，然而目前被临床接受，且有着大量研究证实在髋膝关节置换术后可以显著减少出血、降低血红蛋白及输血率的还是氨甲环酸（tranexamic acid，TXA）。

氨甲环酸是临床上最常用的强效纤溶酶抑制剂，1959 年由 Okamoto 首次应用于临床。氨甲环酸通过竞争性抑制纤溶酶原分子上的赖氨酸结合位点，阻断纤溶酶原与纤维蛋白结合，从而抑制纤维蛋白的降解，从而达到减少出血的目的。高浓度的氨甲环酸还可以非竞争性地阻碍纤溶酶抑制纤维血栓的溶解，此外，氨甲环酸还可以抑制外周循环中纤溶酶介导的血小板作用。

氨甲环酸的主要作用是减少围术期出血及降低输血率。有研究通过分析比较 10000 多名患者围术期应用氨甲环酸后输血情况，发现氨甲环酸应用可降低 38% 的输血率。同时，术前静脉单次应用 10mg/kg 氨甲环酸可有效减少髋关节翻修手术围术期出血。另一项研究回顾性分析了 872416 名关节置换患者围术期使用氨甲环酸效果，发现氨甲环酸应用不增加术后并发症，并显著降低了输血率，减少了深静脉血栓形成及其他围术期事件。此外，氨甲环酸在髋、膝关节置换术中应用的有效性及安全性得到了大量的证据支持。研究数据表明，髋关节置换应用氨甲环酸可降低术中出血 104mL，减少术后出血172mL，有效降低需术后输血的患者数量；膝关节置换患者应用氨甲环酸可显著降低失血达 591mL。值得关注的是，上述研究证实氨甲环酸在减少术后失血同时并未发现增加血栓形成事件发生。

局部应用氨甲环酸也证实可以显著降低全膝关节置换术后失血量。研究证实，局部应用氨甲环酸并联合引流管夹闭病例，围术期输血事件、深静脉血栓发生率并未发现增加，同时能有效降低术后引流量、围术期失血及血红蛋白降低值。有随机对照研究发现，局部应用氨甲环酸能够降低输血风险高达 19.6%，并缩短 1.2d 平均住院日，并发现不增加深静脉血栓发生事件。

尽管大量的研究已证实了在髋、膝置换术中全身/局部应用氨甲环酸可以有效减少失血量，降低输血率，并不增加深静脉血栓发生率。总的来说，无论是单一静脉给药，还是单一局部关节腔灌注用药，或是静脉联合局部灌注给药，氨甲环酸在髋膝关节置换中的止血效果已得到绝大多数关节外科医生的认可。然而，选择合适的给药时机，优化给药途径，最大化发挥其止血效果仍需要更大样本的研究。目前，华中科技大学同济医学院附属协和医院是在手术开始前 5~10min 静脉给予 1.5g 氨甲环酸静脉滴注（按 60kg体重，15~20mg/kg 体重），术中关闭伤口时关节腔内局部注射 1g 氨甲环酸。若是髋关节置换术，可术后 4h 静脉追加 1g 氨甲环酸；膝关节置换术，则分别在术后 3h、6h、12h、24h 分别静脉给予 1g 氨甲环酸治疗，取得了良好的治疗效果。

第五节 围术期深静脉血栓的预防和处理

目前髋膝关节置换是最常见且最成功的手术之一，它能够很好地缓解关节疼痛、恢复关节功能及显著提高患者的生活质量。然而，接受髋膝关节置换的患者术后发生静脉血栓栓塞性疾病的风险会显著增加，这种伴随下肢关节置换的并发症有时甚至是致命的。尽管近年来，外科医生已普遍意识到预防的重要性，并提出了各种预防方法，然而目前仍没有一种最佳的预防手段。

一、发病机制

研究证明，全髋关节和全膝关节置换术会增加深静脉血栓的发生率。全髋关节和全膝关节置换后，血栓性疾病在临床表现方面是不同的。相对于全膝关节置换术，全髋关节置换术后更易形成近端血栓；但全膝关节置换术后，90% 的血栓发生在小腿静脉，发生在小腿的大部分血栓都很小，且不表现出临床症状，发生栓塞的风险较低。

血栓的形成与 Virchow 三要素有关，即静脉淤血、高凝状态和围术期血管内皮损伤。淤血会继发出现于手术部、术后局部肿胀处和术后活动度降低的部位。在髋关节置换术中，双腿的静脉回流和血流量明显减少，可能会持续至术后 6 周。在髋关节脱位和股骨假体植入过程中，由于阻断了股静脉，静脉淤血可能会加重。全膝关节置换术中，膝关节通常处半屈曲脱位状态，因而患肢的静脉血流量通常会减少。手术过程中，人体会释放凝血活酶和其他凝血因子，并聚集在静脉淤血部位。通过研究全髋关节置换术过程中不同时间点上多种凝血酶生成标志物的浓度，证据表明这些标志物的浓度在股骨扩髓和股骨假体插入过程中显著上升。同时肢体的固定和手术操作，以及骨水泥的热损伤，都可能导致血管内皮细胞损伤。内皮细胞损伤会活化组织因子和其他凝血因子。手术过程中的失血会导致抗凝血酶Ⅲ的减少，并抑制内源性纤溶系统，进一步形成高凝状态，进而促进血栓的发生。

二、围术期深静脉血栓的预防及处理

深静脉血栓一旦形成，无论是发展为致命的肺栓塞或是导致其他栓塞后综合征都会造成严重的后果，因此在围术期采取有效的预防措施是很有必要的。围术期深静脉血栓的主要预防措施包括基本预防、药物预防和物理预防。

（一）基本预防措施

基础预防措施主要包括术中正确使用止血带，规范操作，尽可能减少血管内皮损伤；术后适度补液，避免血液浓缩；术后患肢太高，促进消肿；注意围术期宣教，指导康复锻炼。

（二）药物预防

由于骨科大手术后的患者是静脉血栓栓塞症（venous thromboembolism，VTE）发生的极高危人群，所以应充分权衡患者的血栓风险和出血风险利弊，合理选择抗凝药物。对于出血风险高的患者，只有当预防血栓的获益大于出血风险时，才考虑使用抗凝药物。常见的出血风险包括：①大出血病史；②严重肾功能不全；③联合应用抗血小板药物；④手术因素（既往或此次手术中出现难以控制的手术出血、手术范围大、翻修手术）。我国常用的抗凝药物包括普通肝素、低分子肝素、Xa因子抑制剂类、维生素K拮抗剂、抗血小板药物。

1. 肝素　普通肝素是分子量在3k-50k的葡糖氨基聚糖的异质混合物。肝素通过与抗凝血酶Ⅲ上一个特殊的戊多糖结构特异性结合而发挥作用。这种相互作用加速了凝血酶、Ⅸ因子和Xa因子的抑制，它是通过同时结合凝血酶和抗凝血酶Ⅲ介导。

这种结合需要一条最少18个糖类长度的糖链来形成三元络合物。标准的小剂量肝素（5000U）目前已逐渐不被推荐用于THA术后血栓形成的预防，因为其对抗近心端的血栓形成的作用十分有限。调整量的肝素则被证明对置换术后限制血栓形成更有效。肝素的抗凝作用需要通过活化部分凝血活酶时间（activated partial thromboplastin time，APTT）来监测。尽管调整量的肝素能在THA术后提供有效的预防作用，但对APTT的常规监测也是相当烦琐的，所以普通肝素现已很少用于术后抗疑。

2. 低分子肝素　低分子肝素（low molecular weight heparin，LMWH）是普通肝素通过化学法或酶法解聚而得到的大小均一片段，分子量为1k-10k，多糖长度小于18。最小的肝素链由18个单糖形成，同时结合抗凝血酶Ⅲ和凝血酶。LMWH选择性地抑制Xa因子而不是凝血酶。药理上，LMWH与肝素有很大的区别，由于LMWH与血浆中蛋白和内皮细胞结合较少等原因，对不同体重患者其剂量量估测方便，生物利用度更高，半衰期更长。由于这些生物学特征，使用固定剂批的LMWH无须实验室监测。预防剂量的LMWH不会使APTT升高或引起出血倾向，仅偶尔会出现肝素诱导的血小板减少。LMWH通过肾脏代谢，所以肾功能障碍患者应慎用。另外，LMWH与硬膜外麻醉一起使用时可能会产生脊髓血肿。局部麻醉同时预防性应用LMWH时，有特定的指南用于降低出血发生率。美国FDA已批准伊诺肝索和达肝素钠作为全髋关节置换术的常规用药。研究结果表明，对于症状性VTE预防，住院期间使用依诺肝素钠比华法林效果更好；出院后，VTE发生率在两者间并没有显著差异；LMWH相关的出血发生率更高。总的来说，LMWH是降低关节置换术后血栓发病率的安全有效的药物。

3. 华法林　华法林在过去30年内广泛用于临床，是髋关节术后最常用的预防性药物。它通过干扰维生素K依赖性凝血因子发挥抗凝作用，特别是抑制维生素K还原酶，后者会灭活凝血因子Ⅱ、Ⅶ、Ⅸ、Ⅹ。华法林具有可口服、价格低，以及出院后给药方便等优势；但也存在需频繁监测国际标准化比值（international normalized ratio，INR），以及与多种药物相互作用等缺点。华法林延迟数天才能起效，这可以减少出血，但也会导致患者在此期间毫无保护地承受发生血栓的风险。与不采取预防用药相比，华法林使远端深静脉血栓形成（deep venous thrombosis，DVT）发病率降低了近60%，使近端DVT

发病率降低了近 70%。预防性应用华法林应自术前当晚从 5mg 或者 10mg 开始，或者术后当晚从 10mg 开始。如果自术前当晚开始使用，对于采用腰麻的手术，手术日早上必须检查 INR 水平。每日监测 INR 水平以调整次日晚的华法林用量。预防性治疗的 INR 水平应在 1.8-2.5，目标值为 2.0。

4. 阿司匹林 阿司匹林不可逆地抑制环氧酶，并通过阻断血栓素 A2 产生而抑制局部血小板聚集。在相当一段历史时期，阿司匹林是颇受青睐的预防药物，因其可口服给药、价格低廉、无须监测，并可以降低异位骨化的风险。它确实降低了血栓的风险，全髋关节置换术后发生出血性并发症的风险也稍有降低；但在预防 DVT 方面，它却不及低分子肝素或华法林。

5. 磺达肝癸钠 磺达肝癸钠是人工合成的戊多糖，可以选择性抑制 Xa 因子，对凝血酶并没有直接抑制作用。磺达肝癸钠通过抗凝血酶Ⅲ介导的 Xa 因子选择性抑制作用来发挥抗凝活性。磺达肝癸钠选择性地与抗凝血酶Ⅲ结合，导致 Xa 因子结合位点发生不可逆的结构性改变。磺达肝癸钠不会影响血小板活性或增强纤溶活性，然而近 2.9% 的患者出现血小板中度减少（50-100k/mL）。由于磺达肝癸钠经肾代谢，通过尿液排泄，肾损害（肌酐清除率 < 30mL/min）是禁忌证。对于接受磺达肝癸钠治疗的患者，出院前建议进行常规监测红细胞比容、血小板计数和肌酐水平。磺达肝癸钠已被美国 FDA 推荐为全髋、全膝关节置换术和髋关节骨折患者的常规预防用药。

（三）物理预防

目前国内外常用物理预防措施有以下 3 种：间歇充气加压（intermittent pneumatic compression，IPC）、足底静脉泵（venous foot pumps，VFP）和梯度压力弹力袜（graduated compression stockings，GCS），其主要机制是模仿机体活动时腿部或足底肌肉收缩对下肢静脉造成压迫，从而促进下肢静脉血液回流，防止淤滞，减少深静脉血栓形成的高危因素。

1. 间歇充气加压 间歇充气加压设备是将一次性的或可重复使用的充气腿套固定于脚踝至大腿处，通过加压泵在充气腿套中反复吹放气，在脚踝、小腿和大腿处分别施加 45、35、30mmHg 的压力，以模仿骨骼肌以波浪形泵血的形式加强腿部深静脉的血液流动，促进血液回流，防止凝血因子因血流缓慢而聚集黏附血管壁，达到预防 DVT 的目的。

2. 足底静脉泵 足底静脉泵主要由中心控制器、通气软管和充气脚套组成，在足部无法活动时，中心控制器通过在极短的时间内对足底上的脚套充放气，以压缩足部肌肉，模仿人体正常行走时脚部的肌肉收缩状态，促进血液的回流，防止血液淤滞，消除水肿，避免 DVT 发生。作用机制与 IPC 相似，但充放气频率比间歇充气加压快，作用时间更符合人体静脉回流状态。同时，VFP 更易穿戴，对患者术后静止状态影响较小，便于患者休息。

3. 梯度压力弹力袜 梯度压力弹力袜是把具有弹力压缩的长袜穿套于脚踝至大腿，脚踝处的压力最高，产生逐级递减的压力，以促进下肢血液的回流，缓解疼痛和肿胀，加快血流速度以预防 DVT。目前，广泛使用的 GCS 有两种：大腿长袜和膝下长袜，其长度取决于患者下肢的长度。

4.机械泵 机械泵可模拟并替代正常肌肉泵的功能,连续充气装置把静脉血向身体近端挤压,可用于关节置换术后预防DVT。优点在于无须实验室监测,没有潜在的出血风险,容易被接受,并且价格低廉;缺点是一旦去除设备,其预防血栓的作用也随之终止,患者的依从性不稳定,因此主要用于住院期间的静脉血栓预防。

需要注意的是下列情况禁用或慎用物理预防措施:①充血性心力衰竭、肺水肿或下肢严重水肿;②下肢DVT、肺栓塞发生或血栓(性)静脉炎;③间歇充气加压装置及梯度压力弹力袜不适用于下肢局部异常(如皮炎、坏疽、近期接受皮肤移植手术);④下肢血管严重动脉硬化或狭窄、其他缺血性血管病(糖尿病性等)及下肢严重畸形等。

三、小结

药物及物理预防DVT的效果是肯定的,而且能有效降低患者住院期间的花费,减轻经济负担,促进术后快速康复。美国胸科医师学会(The American College of Chest Physicians,ACCP)《抗栓治疗和血栓形成预防临床实践指南(第9版)》指出,在静脉血栓发生风险很低(小于5%)、患者可以活动的情况下,一般需适当运动预防DVT。当DVT的风险较高且患者没有出血的风险时,应采用物理预防和抗凝药物联合预防;对于高危出血患者,在出血的风险降低之前,应只采用物理预防,没有出血倾向后,再开始联合抗凝药物预防,以防止出现意外,造成更多严重的并发症。我国对DVT物理预防的研究起步较晚,急需临床医护人员认知到预防DVT的重要性,并尽最大努力切实将预防措施应用于临床,降低围术期DVT发生率,真正为患者提供优质的医疗服务。

第六节 髋关节置换术

一、流行病学

随着我国老龄化程度不断加重,高龄所致的骨性关节炎,髋部骨折等发病率日益增加。全髋关节置换(total hip arthroplasty,THA)手术是指用人工关节替代严重损伤及失去功能的终末期髋关节疾患,已达到缓解疼痛或恢复关节功能的手术方式。人工关节置换现已成为骨科关节疾病的普遍诊疗方法,尤其是全髋关节置换。据统计,2018年我国共进行人工全髋关节置换术698583台,全髋关节置换可以改善关节活动,恢复关节运动灵活性,减轻患者的疼痛,增强受影响肢体的生理功能。

二、老年髋关节置换的病因

髋关节疾病按是否有创伤因素分为创伤性和非创伤性因素。65岁以上老年人群由于反应差、平衡功能下降、肌肉力量减弱等原因易发生跌倒,跌倒所造成的股骨颈骨折(尤其是头下型或Garden Ⅲ型、Garden Ⅳ型股骨颈骨折)是造成股骨头无菌性、缺血性坏死的主要原因。对于稳定性或其他类型股骨颈骨折,因老年患者骨量低下、骨强度降低及医源性操作等原因，易产生内固定物松动、骨折不愈合等后果，也是髋关节置换的直接原因之一。对于老年转子间骨折，内固定方案目前仍被主流学者作为首选，然而，关节置换亦是重要的替代及备选方案。除创伤所致的各类型骨折外，非创伤因素髋关节疾病包括：髋关节发生退行性病变、软骨软化等造成髋关节骨性关节炎，股骨头无菌性坏死、髋关节发育性脱位、强直性脊柱炎、类风湿性关节炎等造成髋关节功能丧失也是关节置换的重要原因。

三、应用解剖

股骨头、颈与髋臼共同构成髋关节，是躯干与下肢的重要连接装置及承重结构。股骨头的长轴线与股骨干纵轴线之间形成颈干角，为110°－140°，平均127°。在儿童和成年人，颈干角的大小有所不同，儿童颈干角大于成年人。在重力传导时，力线并不沿股骨颈中心线传导，而是沿股骨小转子、股骨颈内缘传导。颈干角变大为髋外翻，变小为髋内翻。由于颈干角改变，使力的传导也发生改变，容易导致骨折和关节软骨退变，发生创伤性关节炎。矢状面看，股骨颈的长轴线与股骨干的纵轴线也不在同一平面上，股骨颈有向前的角，称为前倾角，儿童的前倾角较成人稍大。在股骨颈骨折复位及人工关节置换时应注意此角的存在。

髋关节的关节囊较大，从各个方向包绕髋臼、股骨头和股骨颈。在关节囊包绕的部分没有骨膜。在髋关节后、外、下方则没有关节囊包绕。关节囊的前上方有髂股韧带，在后、上、内方，有坐股韧带，是髋关节的稳定结构。成人股骨头的血液供应有多种来源（图7-3）：股骨头圆韧带内的小凹动脉，提供股骨头凹部的血液循环；②股骨干滋

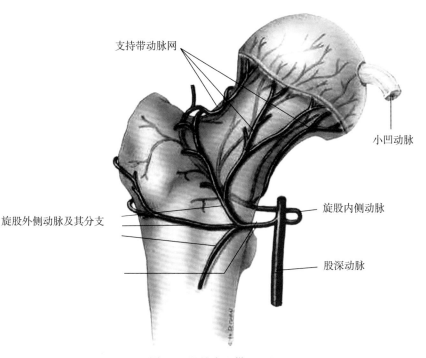

图7-3 股骨头血供（引自 Baig, 2018）

养动脉升支，沿股骨颈进入股骨头；③旋股内、外侧动脉的分支，是股骨头、颈的重要营养动脉。旋股内侧动脉发自股深动脉，在股骨颈基底部关节囊滑膜反折处，分为髋外侧动脉、干骺端上侧动脉和干骺端下侧动脉股。髋外侧动脉供应股骨头2/3~4/5区域的血液循环，是股骨头最主要的供血来源。旋股内侧动脉损伤是导致股骨头缺血坏死的主要原因。旋股外侧动脉也发自股深动脉，其分支供应股骨头小部分血液循环。旋股内、外侧动脉的分支互相吻合，在股骨颈基底部形成动脉环，并发出分支营养股骨颈。骨折线位于股骨头下，股骨头仅有小凹动脉很少量的供血，致使股骨头严重缺血，故发生股骨头缺血性坏死的机会很大。骨折线位于股骨颈中部，骨头亦有明显供血不足，易发生股骨头缺血性坏死，或骨折不愈合。骨折线位于股骨颈与大、小转子间连线处时，由于有旋股内、外侧动脉分支吻合成的动脉环提供血液循环，对骨折部血液供应的干扰较小，骨折容易愈合。

四、老龄患者围术期评估

1. 中枢神经系统评估　明确既往有无脑梗死，有无肢体肌力下降或瘫痪不能配合术后功能锻炼或肌肉松弛导致关节的不稳定。

2. 循环功能的评估　对于既往有心血管疾病病史如高血压病、心肌梗死者，术前还需进行心电图监测，最好行24h动态心电图监测，有心脏异常情况，应请心内科会诊做出客观分析和评价，进行药物、器械或介入治疗，观察疗效和代偿情况，如预估术中心脏疾病有无发作可能，须建立充分的应急措施。

3. 呼吸功能的评估　老年患者常合并有慢性阻塞性肺气肿、肺源性心脏病等，肺功能不足，且呼吸肌乏力，咳嗽乏力，术中麻醉风险大，术后易发生低氧血症、呼吸衰竭、坠积性肺炎等并发症。因此，术前需进行相关检查以评价呼吸功能，如肺功能检查、血气分析等，排除肺部感染、支气管扩张症等疾病。

4. 肝、肾功能的评价肝功能　有无黄疸，转氨酶是否升高；肌酐是否在正常范围。

5. 其他器官功能的评估　术前需排除泌尿系统感染、足癣、甲沟炎、口腔炎症等。需排除血液系统疾病如血友病等，纠正贫血。

五、人工关节假体临床选择

目前临床应用假体大致可分为非骨水泥及骨水泥型全髋假体。就假体的固定方式，骨水泥固定还是非骨水泥固定，目前仍然存在争议。骨水泥固定支持者认为，骨水泥固定能够降低术中及术后假体周围骨折的发生率，减少术后大腿疼痛的发生等，而支持非骨水泥固定者则认为当骨水泥注入骨髓腔时会导致心输出量下降，导致肺栓塞、骨水泥过敏反应等严重并发症。人工髋关节假体选择详见本章第三节。

六、髋关节置换手术步骤

（一）术前准备

标出假体尺寸，标记术中需要的界线，精确计划以保持术后两腿等长（图7-4至图7-6）。

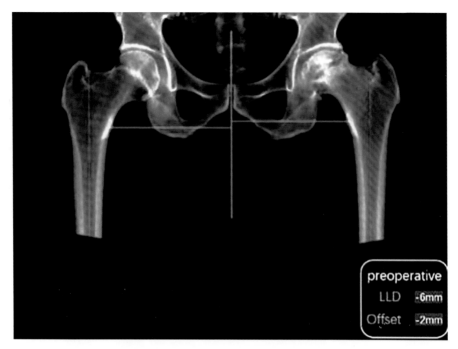

图 7-4 标出下肢不等长测量值（LLD）和偏心距（offset）（引自 Ding et al，2021）

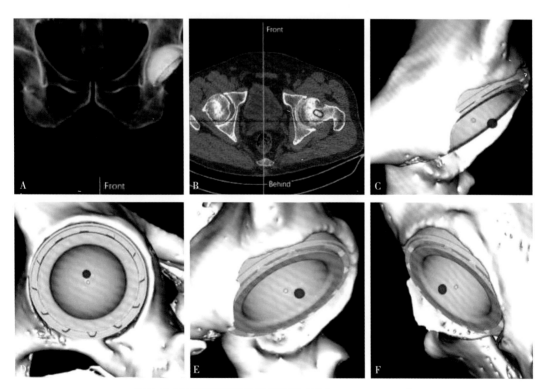

图 7-5 预测髋臼假体的最佳位置（引自 Ding et al，2021）

红点代表股骨头的旋转中心；A.计算机模拟放置髋臼杯假体；B.计算机断层扫描的横向轴向平面；C-F.不同角度的髋臼杯模拟图

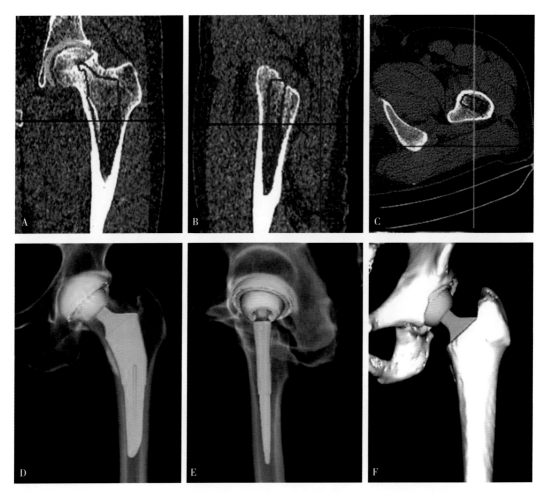

图 7-6　预测股骨侧假体最佳位置（引自 Ding et al，2021）

A.冠状位；B.矢状位；C.水平位；D.股骨假体放置后前后模拟视图；E.股骨假体放置后侧位模拟图；F.术后重建模拟图

（二）外侧入路

1.体位　侧卧位，患侧在上，使躯干及骨盆与手术床垂直，骨性突起部位及腋下垫软枕。切口：骨盆最高点，后 2 横指，指向大粗隆顶点的中央 7.5-10cm 斜切口，切口70% 在顶点远端，30% 在近端，切开皮肤、皮下组织、阔筋膜张肌和大转子滑囊，沿肌间隙分开部分臀大肌纤维，暴露髋关节外旋肌群。辨别臀中肌的后沿，将患肢置于轻度内旋位，在止点处切断外旋肌群，将外旋肌群牵向后方保护坐骨神经，暴露关节囊，沿髋臼缘和股骨转子间切开关节囊。

2.髋关节脱位并行股骨截骨　截骨线与股骨干成角 45°，一般位于小转子上方1-1.5cm，用电刀标记出截骨线，摆锯沿标记线垂直于股骨颈冠状面截骨（图 7-7）。

3.髋臼拉钩放置位置　髋臼前上即闭孔外侧，牵开缝匠肌、股内侧肌，髋臼后上方，牵开臀肌，髋臼下方，也可以配合斯氏针牵开，髋臼暴露，清除髋臼周围的骨赘和关节囊内的软组织，注意保护髋臼横韧带（图 7-8）。

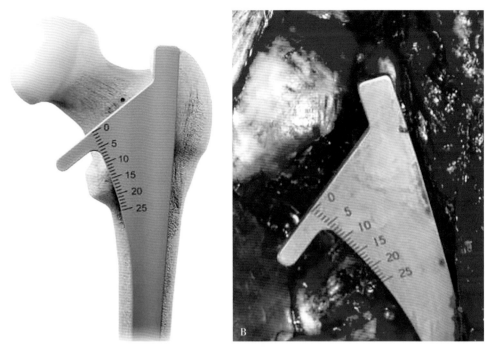

图 7-7 股骨截骨

A. 截骨示意图；B. 截骨线与股骨干成角 45°，一般位于小转子上方 1~1.5cm

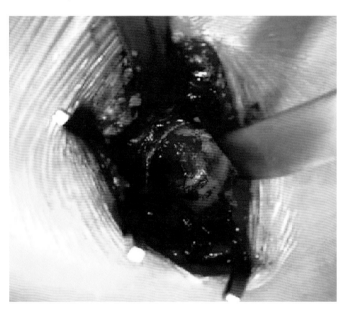

图 7-8 髋臼暴露，髋臼拉钩放置配合斯氏针暴露髋臼

4. 打磨髋臼和髋臼假体安装　髋臼锉由小到大打磨露出髋臼软骨下骨，界面有较均匀的点状出血（图 7-9）。髋臼锉完全置入髋臼后再开动力，避免损伤髋臼边缘，保持髋臼锉的方向：外翻 45°、前倾 15°，切忌打磨时做摇摆状动作。安装髋臼假体时避免软组织嵌入假体界面。

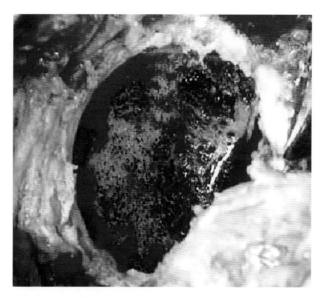

图 7-9 打磨露出髋臼软骨下骨，界面有较均匀的点状出血

5. 髋臼角度控制 注意压杯器与手术床平面平行，即可保持外翻 45°；侧卧时压杯器手柄远端与患者身体冠状面距离约为 10cm，可保持前倾 15°。

6. 股骨准备 将髋关节屈曲成 90° 并内旋。垂直于股骨轴线在股骨颈下小转子水平放置股骨撬板，同时保护好切口的皮缘。

7. 股骨扩髓 正确开髓点及方向应位于梨状窝前缘并沿髓腔方向。髋、膝关节均屈曲 90°，内旋内收髋关节，充分暴露股骨截骨面。髓腔锉连接在手柄上，从最小号的开始，逐级增大，扩大髓腔（图 7-10）。

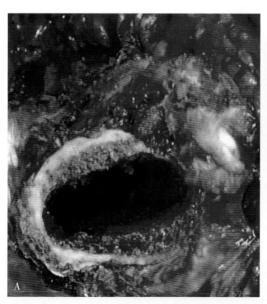
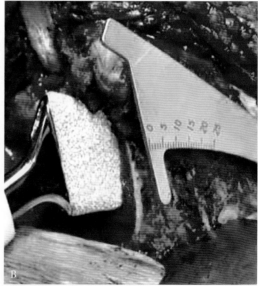

图 7-10 股骨扩髓
A. 骨髓腔扩髓示意图及大体照；B. 锥形假体柄置入示意图及大体照

8.骨髓腔扩髓的注意事项 髓腔锉近端的长轴与截骨面的长轴有一定角度，以获得前倾角。可通过手柄上的定位杆辅助判断前倾角（通常为15°）髓腔锉打入困难时，除了与髓腔锉的方向、髓腔的形状大小有关外，还可能与大转子下方的骨质清除不到位、股骨距内侧皮质增生等原因有关，可考虑用开髓铰刀磨除硬化骨质。

9.股骨假体安装 根据髓腔锉选择合适股骨假体，取出股骨柄试模，植入股骨假体，注意控制假体前倾角。假体柄打入髓腔至涂层边缘。为保证干骺端的最佳填充，可使用植骨器将假体近端残留间隙处填充松质骨并压实（通常为大转子处）。假体比髓腔锉每边大0.25mm，植入时建议用手放入假体至恰当的对线和前倾位置上，用锤子轻敲将柄打入髓腔柄的最终位置应为涂层线与截骨线平齐或位于截骨线上1-2mm内（图7-11）。

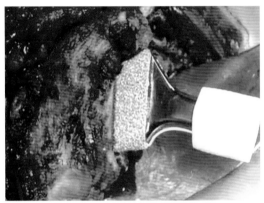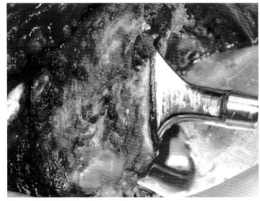

图 7-11 股骨假体安装

10.假体头安装 安装球头试模，复位髋关节，检测假体位置和关节松紧度，确认所需球头规格。安装球头假体前冲洗伤口，并将假体颈部擦拭干净，确保圆锥面部无碎屑残留（图7-12）。

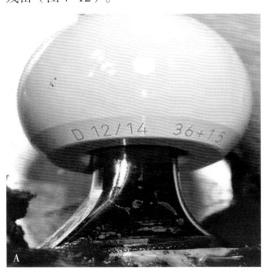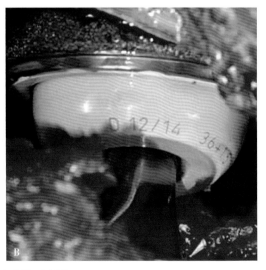

图 7-12 假体头安装示意图
A.假体头安装，擦拭干净；B.复位髋关节

（三）直接前方入路全髋关节置换术

直接前方入路（direct anterior approach，DAA）全髋关节置换术的适应证与常规全髋关节置换术一致。主要包括股骨近端无明显畸形、无既往手术史的各类非感染性髋关节疾病的全髋关节置换术治疗。

DAA 入路全髋关节置换术的禁忌证同样与常规全髋关节置换术一致。2013 年，美国髋膝关节医师协会（American Association of Hip and Knee Surgeons，AAHKS）建议体重指数 > $40kg/m^2$ 的患者不宜采用全髋关节置换术，这一建议同样适应于 DAA 入路全髋关节置换术。过度肥胖患者腹部脂肪堆积过多，术后腹壁组织下坠覆盖手术切口影响愈合。其他相对禁忌证包括：既往有髋部手术史或髋部有内植物；需要延长切口行股骨截骨或髋臼植骨加强等。当然有些禁忌证是相对的，目前国外有医生也采用 DAA 入路进行 Crowe Ⅳ 型髋关节发育不良的全髋关节置换及髋关节翻修手术。

1. 体位　DAA 入路全髋关节置换术取仰卧位。为了更好地处理髋臼，暴露股骨近端及股骨扩髓，对手术床有一定的要求。在国外，早期 DAA 入路全髋关节置换术通常采用特殊牵引床，牵引患肢并使髋关节过伸。但牵引床价格昂贵且操作复杂，近年来逐渐被普通的可活动手术床所替代。普通可活动手术床的中间部分可以调节、升降，在进行股骨侧操作时，可活动部分抬高，使髋关节处于过伸位，便于暴露股骨近端及股骨扩髓。术前患者仰卧中立位（图 7-13A），耻骨联合正对手术床的中间可活动轴，术中可将髋关节过伸，便于暴露股骨近端和髋臼。

2. 消毒、铺巾　DAA 入路全髋关节置换需要术中移动对侧肢体，对比两侧肢体长度，也为了便于患侧操作，因此需要两侧肢体同时消毒。在消毒前，先用消毒治疗巾将会阴部包裹。助手站于肢体远端，双手抬起患者双下肢，向上消毒至剑突，远端至踝关节平面。手术切口周围铺四块切口巾，双足至小腿中段部分用消毒切口巾包裹，然后依次完成整个铺巾。铺巾后双下肢可以活动，切口用抗菌切口膜覆盖。

3. 切口、入路及暴露　切口自髂前上棘以远 1 横指、外侧 3 横指处，沿阔筋膜张肌外侧缘走行，长 10-12cm（图 7-13B）。阔筋膜张肌外侧缘的方法是将术侧髋关节适度内旋，触诊阔筋膜张肌隆起。逐层切开皮肤、皮下浅筋膜、深筋膜。沿皮肤切口方向逐层切开深筋膜层，辨别阔筋膜张肌及股直肌天然间隙钝性分离，在切口缘上部分可辨别标志性解剖结构旋股外侧血管束（图 7-13C），将其仔细分离并结扎。暴露股骨转子间，并分离股骨颈及关节囊前方脂肪及筋膜组织，暴露关节囊。呈倒 "T" 形切开关节囊，带线便于暴露股骨颈基地部，并在术后原位缝合关节囊（图 7-14D）。也有人直接将前方关节囊切除，以便更好地暴露股骨颈及髋臼。

4. 髋臼、股骨侧操作　倒 "T" 形切开关节囊后暴露股骨颈，在囊内、股骨颈外上及下方，在髋臼前内上分别放置一把 Cobber 拉钩及一把双弯拉钩，从而完全暴露股骨颈前方。按术前计划截骨，取头器取出病变股骨头（图 7-13E）。在取头比较困难的情况下也可采取二次截骨或碎头等办法取出股骨头。在头取出后，分别与髋臼缘 1 点、5 点、7 点（右侧）放置拉钩，即可完整暴露髋臼（图 7-13F），处理髋臼盂唇及卵圆窝软组织。

髋臼暴露后，应用髋臼锉依次进行髋臼侧打磨。起始锉通常选取术前模板测量髋臼型号小 7 号。髋臼侧前倾角及外展角是磨锉髋臼过程中必须要注意的问题，往往前侧入路易于造成前倾角过大。髋臼锉杆与水平面的夹角为前倾角，而外展角则定义为髋臼锉杆与身体纵轴的夹角。打磨满意后植入髋臼试模（图 7-13G）。经验不足者可以借助术中透视反复确定前倾角、外展角无误后再植入真实假体。

股骨侧处理在髋臼侧处理之后，其暴露和扩髓也是 DAA 入路最关键及最难掌握的一环。术中需将患肢置于正常侧肢体下方，使患肢极度内收，外旋，并调整手术床腰桥部分，使髋关节处于 30° 过伸位（图 7-13H），依次松解股骨颈周围软组织方便更好暴露股骨近端。骨钩置于股骨颈截骨面并向上提起股骨近端，用电刀松解股骨内侧、髋关节外侧关节囊，必要时切断梨状肌止点，以便更好地暴露股骨近端。对股骨近端充分松解后，两把特殊拉钩分别置于股骨小转子及大转子尖处。股骨小转子处拉钩的目的在于尽可能将股骨近端往外推，避免扩髓过程中髂前下棘对手柄的阻挡；另一把拉钩置于大转子外侧臀中肌附着点深部，拉钩手柄远端尽力下压以保证股骨近段的充分抬高便于暴露。彻底暴露后应用带偏心的扩髓手柄依次进行股骨髓腔开口、扩髓（图 7-13I）。初学者在用最小号髓腔锉扩髓后可通过 C 型臂 X 线机透视确定髓腔位置是否正确。扩髓过程中髓腔锉易于穿破股骨近段皮质，并从股骨小转子下方穿出，因此股骨颈截骨面开口选择应尽量位于股骨颈截骨面后外侧，并保证合适的扩髓的前倾角。

5. 置入假体 应用股骨测试模逐个扩髓至合适型号后，安装股骨头试模（图 7-13J），术中牵引患肢并内旋，引导关节复位。术中复位后，活动关节并测试关节稳定度。双下肢置于中立位置，触诊两侧髌骨、内踝尖、足跟比较下肢是否等长。如果存在不等长情况，可通过调整股骨头试模或者股骨颈再次截骨等来调整至等长。试模取出后，置入真实股骨柄及合适股骨头假体。清点器械后，冲洗手术部位，放置引流管，逐层缝合切口。

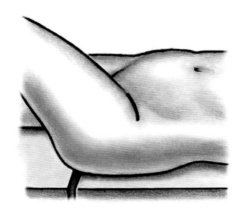

A. 手术体位

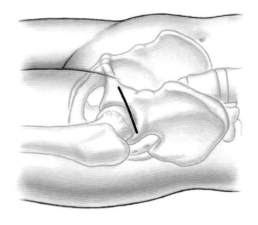

B. 术中切口确定

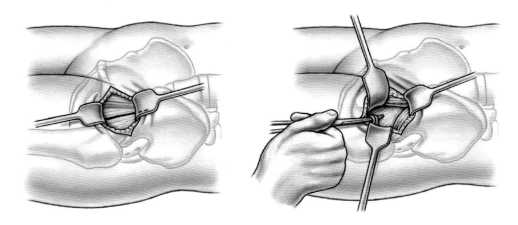

C. 分离阔筋膜张肌、股直肌间隙，并向上下分离，直至近端关节囊前方，辨别旋股外侧血管束

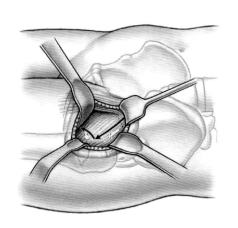

D. 关节囊的处理

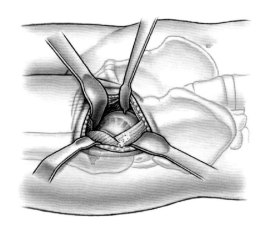

E. 取头

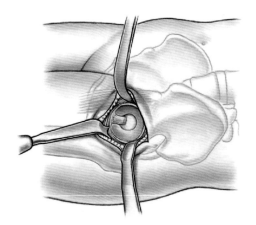

F. 暴露髋臼

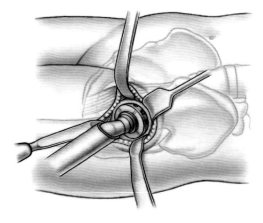

G. 髋臼侧骨床准备

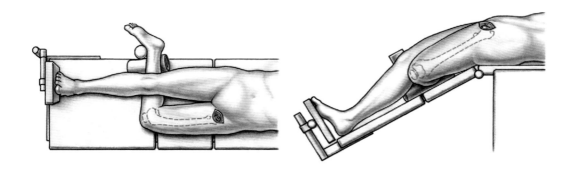

H. 股骨体位

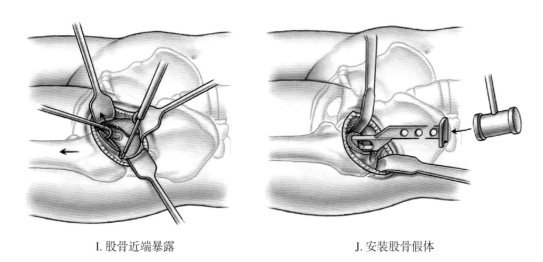

I. 股骨近端暴露　　　　　　　　　　　　　J. 安装股骨假体

图 7-13 DAA 入路全髋关节置换术（引自 Leunig et al，2013）

七、术后管理

1. 观察生命体征　严密床边心电监护 24-48h，监测血压、心率、心律、呼吸及血氧饱和度。严格掌握输液量和输液速度，不宜过快，防止心力衰竭和肺水肿。对肾功能不全者，注意患者小便量、面容、意识状态、末梢循环、黏膜色泽，及时发现并处理血容量不足。

2. 体位　保持患肢外展 30° 中立位，两大腿间放置软枕。

3. 镇痛　老年患者痛觉较为迟钝，尤其对于软组织覆盖较为丰富的髋关节置换，尽量避免使用强阿片类制剂镇痛，避免引起嗜睡、恶心、呕吐、呼吸抑制等不良反应。术前超前镇痛，术前 1d 予塞来昔布 200mg 口服 2 次，以消除和减轻术后疼痛，术后继续服用。

4. 引流管管理　注意保持引流管的通畅，观察并记录引流液的量、颜色和性质，如发现引流量过多（100mL/h）时，应临时夹闭引流管，及时补充血容量。术后引流管放置时间一般不超过24h，以减少感染风险。

5.其他 术后第2天常规作血常规、大生化检查，以便及时补充电解质、清蛋白，必要时适量输血。

八、预后与并发症

1.假体脱位 髋关节脱位是THA术后最常见的并发症。良好的术前计划、术后患者宣教以及精确的术中假体定位、严格的术中髋关节稳定性检测、关闭伤口时良好的软组织修复均有助于防止脱位。对于早期术后脱位和首次或二次脱位，通常可通过闭合复位、髋关节引导支具或做关节人字石膏治疗；但如关节脱位成为习惯性，通常需要手术治疗。如果可以，手术治疗应以明确脱位病因并对因治疗为基础，如假体位置不良、软组织张力不足或撞击。在某些特定情况下，限制型假体或双极、三极假体是恢复髋关节稳定性的有效工具。

2.手术入路 Hybinette经观察前、后、外3种切口，认为后侧切口的脱位发生率最高，外侧切口常造成晚发性脱位。

3.手术技术不当 假臼杯放置的角度不当是其关键，通常是过于前倾或垂直，股骨假体亦过于前倾或后倾造成。

4.术后感染 术后假体周围感染一直都是关节置换术后最具挑战性的并发症之一，主要表现为疼痛、功能丧失等，并增加患者的治疗花费，术后3个月以内的感染称手术期感染，超过3个月者为迟发性感染，感染后假体是否取出可根据假体是否松动进行处理，如无松动可以进行病灶清除和持续冲洗，如术后感染发生在2周内，可不必取出假体，单纯清除血肿及感染组织。超过2周的则倾向于取出假体，术后超过3个月的慢性感染一定要取出假体，并择期再植入。

5.骨水泥固定时过敏毒素释放 骨水泥全髋置换时可引起肺动脉压增高、肺血管阻力增加、动脉压降低、低氧血症、循环性休克、心脏抑制和呼吸紊乱。进入循环的甲基丙烯酸甲酯毒性作用和当插入股骨假体与骨水泥时，髓腔内压力增高，形成血栓产物的释放，导致肺部血小板凝聚和纤维蛋白沉积其原因。

6.深静脉栓塞形成 高龄本身即深静脉栓塞高发因素，尤其对于下肢关节置换术后，深静脉血栓有较高的检出率。

7.假体松动 假体松动是一个复杂的问题，目前对松动尚没有一致认可的定义标准。一般来说，假体移位或X线上出现假体周围连续透光带被认为是假体松动的可靠证据，但仅凭X线表现判定假体松动失之偏颇。有时虽然X线上出现松动表现，但患者没有临床症状，此时是否应该进行翻修手术值得考虑；有时松动的假体在髋臼或髓腔内可以移位后重新获得稳定，如光面锥形柄假体在骨水泥壳中的下沉、非骨水泥假体柄的早期下沉，以及骨水泥髋臼向髂臼内的移位等，从这个意义上说，假体已不再松动。因此确定髋关节假体是否松动一定要综合临床表现和X线表现，才能更有效地指导翻修手术的选择。目前假体松动主要考虑如下因素：①磨损颗粒的形成，大部分是聚乙烯；②生物力学因素的影响，长期剧烈的运动是加快人工髋关节松动的重要因素之一；③大髓腔的形成，由于使用髓腔扩大器和髓腔锉扩大髓腔不当；④适应证选择不当及其他因素，如生物学反应、骨水泥因素等。

8.假体周围骨折　髋关节假体周围骨折是全髋关节置换术相对少见的并发症，但治疗常常比较困难而且并发症发生率较高。假体周围骨折多数需要手术治疗，根据解剖部位这些骨折分为股骨骨折和髋臼骨折。

9.预防压疮　压疮是老年患者术后严重的并发症，预防是关键。应定时按摩、定时翻身，翻身时要注意肢体体位，防止关节脱位。

九、术后康复

术后1天：随着快速康复理念的实施，尽管现阶段已可做到术后麻醉苏醒后即可下床活动。常规而言，要求术后当天主要以患侧膝关节外展中立位维持的同时，进行下肢肌肉收缩练习。髋关节中立位保持，其余下肢关节如膝关节、踝关节、趾间关节均可进行主动的背伸和跖屈练习。术后当天的康复目的主要为保持肌肉张力，促进下肢血液回流，同时进行呼吸肌锻炼，鼓励咳痰。

术后2-3天后：可根据固定类型，逐步恢复髋关节活动，并鼓励患者在辅助活动支具的帮助下早期下地站立并行走。注意起床或下床时，屈髋不能大于90°，谨防髋关节脱位。

术后3周至3个月：尽管现阶段髋关节置换患者术后活动限制已得到极大的改善，但一般要求患者术后髋关节屈曲不超过90°，内收不过身体中线。坐矮凳、盘腿动作均易造成术后脱位。防止髋关节过度内收、内旋。

第七节　膝关节置换术

一、流行病学

膝关节是人体所有关节中最大、解剖结构最为复杂、且对活动度要求较高的关节。全膝关节至20世纪七八十年代大规模应用于临床后，时至今日，已被认为是治疗终末期膝关节骨关节炎最为有效的治疗方式。据国外统计，每年约有110万人次进行全膝关节置换，男女比例为1:2，小于65周岁者约占30%，并有逐步呈年轻化的趋势。老年患者晚期骨关节炎是膝关节初次置换的主要手术指征（图7-14）。

二、手术适应证与禁忌证

（一）适应证

（1）老年退变性膝关节骨关节炎，站立位下肢全长平片显示：内侧或外侧膝关节间隙明显狭窄、膝关节内翻畸形、膝关节外翻畸形、膝关节屈曲畸形症状影响患者日常生活，关节活动明显受限，保守治疗无效。

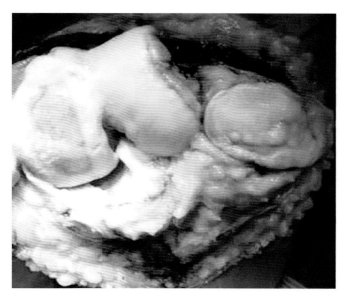

图 7-14 骨性关节炎膝关节解剖图

（2）类风湿性关节炎和强直性脊柱炎的膝关节晚期病变；手术目的主要以改善患者生存质量、改善关节活动度为主。

（3）其他非感染性基础疾病所继发引起的膝关节病变、膝关节疼痛、活动受限，如大骨节病、血友病性关节炎等。

（4）创伤性骨关节炎：创伤累及关节面后所致的创伤后骨关节炎、半月板损伤或者切除后继发骨性骨关节炎。

（5）膝关节软骨缺损或骨坏死无法通过其他常规手术方式修复的。

（6）膝关节感染所致的关节结构破坏、残留畸形，在明确无活动性感染的前提下，是全膝关节置换术的相对适应证。

（二）禁忌证

（1）膝关节局部或身体其他部位存在活动性感染病灶为膝关节置换绝对禁忌证。

（2）膝关节肌肉瘫痪或神经性关节病变包括肌性膝反张等。

（3）全身情况差无法耐受手术或存在控制不佳的基础疾病如糖尿病等。

（4）其他手术风险较大、术后获益较少、患肢体功能不良的情况。

（5）关节长期功能为融合且关节长期无痛。

三、应用解剖

膝关节由股骨髁、胫骨平台、髌骨及半月板构成，为人体最大且构造最复杂、损伤机会亦较多的关节，属于滑车关节。关节囊较薄而松弛，附着于各骨关节软骨的周缘。关节囊的周围有韧带加固，前方的叫髌韧带，后方有腘斜韧带加强，内侧有胫侧副韧带，外侧为腓侧副韧带。在髌上缘，滑膜向上方呈囊状膨出约 4cm，称为髌上囊；于髌下部的两侧，滑膜形成皱襞，突入关节腔内，皱襞内充填以脂肪和血管，称翼状襞。

四、人工膝关节假体的选择

（一）可旋转稳定型膝关节系统

可旋转稳定型膝关节假体有良好的内在稳定性，再现了膝关节的正常生理运动，三大缓冲系统可有效消除不良应力、确切的假体中置、最少量截骨、手术操作简便可靠，临床效果佳，其中 OA 患者的假体生存率为 97%。综合 OA 和类风湿性关节炎以及创伤性关节炎的生存率为 95%。假体的股骨部件连接于胫骨部件突出的旋转轴上，二者之间通过假体垫片上的锁定装置连为一体。假体部件与骨面之间通过骨水泥填充，借助胫骨侧长柄使应力分散；同时，股骨部件、胫骨部件与截骨后的松质骨面存在良好的覆盖及广泛的接触，避免活动过程中局部应力过大而致假体陷入。此外，股骨、胫骨部件之间还具有良好的抗旋转性能，以上均能保证置换术后膝关节正常活动度的再现。假体可以完成膝关节的屈伸、旋转，并在屈曲过程中允许股骨髁有轻度上举运动可以有效地缓解对假体的拉力。假体的运动轴精确地置于生理区域，轴心距胫骨关节面的最低点约 22.5mm，距胫骨轴线 16mm。精确运动轴的设计避免了关节运动过程中的不良应力和髌股关节并发症。可旋转稳定型膝关节假体主要特点在于手术操作简便，髓内定位可靠，假体部件之间可自行对线保证力线，防止骨水泥溢出。可旋转稳定型膝关节假体主要适用于严重的膝关节退变合并周围韧带损伤、创伤性膝关节炎、膝关节假体的翻修手术

手术操作如下：

（1）切口：前内侧纵向切口。减少对伸膝装置的干扰，方便切断隐神经的髌分支，减少术后瘢痕对屈膝功能的影响。暴露整个膝关节。屈曲膝关节，清除骨赘。

（2）将髌骨推向膝关节的外侧，尽量保留膝关节周围的韧带。先进行股骨部分的操作，取股骨髁间窝中点开髓至股骨髓腔，根据股骨髓腔和假体的大小选择不同直径球钻，选用合适的股骨截骨导向器，开口后将股骨截骨导向器按股骨髓腔轴线方向置入髓腔，检查确认截骨平面后，完成股骨侧的截骨。取出截骨块，将股骨截骨导向器再次插入股骨髓腔，将股骨髁的远端部分沿导向器表面的曲率进行修整，完成股骨部分截骨。根据假体型号植入髓腔栓塞或是骨块，冲洗髓腔及创面。

（3）在胫骨平台中线的前 1/3 处开髓至胫骨髓腔，按胫骨纵轴方向置入胫骨截骨导向器，观察髓外定位杆是否与胫骨嵴对齐，确定截骨平面，一般要求截骨厚度不超过胫骨关节面最低点以下 14mm，取下胫骨截骨块，冲洗枪处理创面。

（4）先将假体试模在不注入骨水泥的情况下测试匹配度，观察膝关节伸直屈曲时关节的稳定性及力线关系。注意及时更换中置器试模，在股骨侧松质骨面上涂装骨水泥，置入股骨侧假体。置入股骨假体时，用对应打入器击打假体压紧至骨水泥完全固化，及时清除假体周围多余的骨水泥。装入胫骨假体时，应注意假体的旋转对位及胫骨平台的覆盖程度，使用防脱位假体时应先将半月板垫片取下并拧入试模螺钉，防止骨水泥溢入。

（5）将股骨假体与胫骨假体复位，在膝关节屈曲位插入半月板垫片，并拧入自锁螺钉。

（二）髁限制性膝关节假体的应用

髁限制性膝关节假体在初次置换中主要应用于冠状面不稳、严重的膝关节退变合并周围韧带损伤、膝关节失稳性关节病、失稳性创伤性继发性关节炎、内侧副韧带功能不全、外侧副韧带功能不全、无法平衡屈曲间隙和伸直间隙、严重的膝部畸形（内翻畸形大于 25°、外翻畸形大于 15°）、神经营养性膝关节病、不再适合表面假体置换的患者，以及膝关节假体的翻修手术。

手术步骤如下：

（1）手术入路：皮肤切口，轻度屈曲膝关节，前内侧斜切口：减少对伸膝装置的干扰，减少术后瘢痕对屈膝功能的影响。

根据手术医生的习惯，也可选择前正中切口，通过髌骨前方做直切口，止于胫骨结节。皮下层沿髌骨内侧缘及髌韧带切开，屈膝膝关节致 90°，清除股骨髁内外侧骨赘，将髌骨整体推移或翻转至外侧，切除膝关节交叉韧带，暴露膝关节关节面。截骨顺序：股骨髁前部 – 股骨远端 – 胫骨近端 – 股骨前后髁 – 斜面及髁间窝。

（2）股骨部分的操作：股骨侧一般采取髓内定位方式，定位点取股骨髁间窝中点，一般而言位于髁间窝后交叉韧带止点上方 1.0cm，8mm 钻钻孔。为了便于股骨试模安放，可以用髓腔锉将髓腔入口扩大。把导向器插入孔内，导向器要适度外旋直至它与胫骨切骨面平行，此时膝关节应保持屈曲 90°。用通用手柄把导向器打入，一直到接触股骨内髁关节面为止。

（3）股骨远端截骨：外展截骨，外翻角的大小通常在 3°–8°，常选 6°。股骨外旋 3° 截骨。

（4）切割股骨前后髁（图 7–15）：安放股骨前后切骨导向器使其突出部位贴紧股骨前方切骨表面，并使其中央孔正对股骨髓腔，钉入 2 个钉固定之后开始扩髓。扩髓时用手固定套筒以保证其位于导向器内，顺其方向扩髓。先扩入股骨远端 5cm 深（容纳股

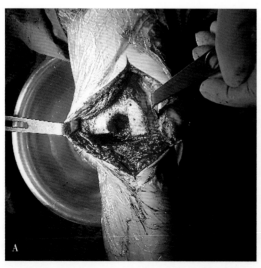
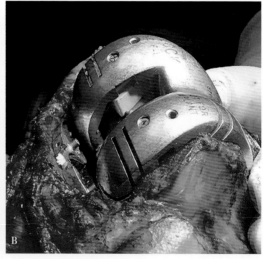

图 7–15　切割股骨前后髁（A）和假体安装（B）

骨假体的延伸部分），直至扩到 17mm 粗；再用从 12mm 开始的套筒及相应钻头扩大股骨髓腔深部以容纳延长柄，深度应与所选柄长一致。股骨假体分左右，且假体外翻角固定为 5°。若患者实际外翻角与其差异较大，则可选用较细的延长柄。

（5）胫骨近端截骨：采取髓外定位方式。要求截骨导向器的髓外定位杆与胫骨纵轴成平行线，过胫骨结节内三分之一，截骨平面定于胫骨平面最低点以下 10mm。胫骨切骨导向器位于胫骨结节近端，下端位于踝关节中心点。置导向柱在近端胫骨内外缘的中央，导向柱与力学轴线平行。一般设定在关节面下 5mm 处。去除股骨和胫骨的骨赘，暴露胫骨近段前方和内侧，屈膝 90°，安装胫骨截骨装置，闭合环抱器，确保力线，调整后倾。

（6）测量远端股骨前后方向尺寸：前后方向测量器置放于股骨远端切骨面上读下标出的股骨的尺寸，应用于股骨假体选择。当股骨实际尺寸位于两刻度之间时，应选择最接近的尺寸。

（7）模拟复位及准备固定和植入：安放好全部模型假体，测试关节活动幅度、韧带稳定性和髌骨活动轨迹。轨迹应在中央，必须遵循"无拇指"定律。若髌骨需用力才能扶正或向外侧半脱位或倾斜，则要作外侧支持带切开。

（8）安放胫骨假体：冲洗胫骨髓腔，放入髓腔栓塞，栓塞的大小比胫骨远端髓腔直径大出约 2mm，选用相应的中置器旋入胫骨假体远端，大小一般是与股骨髓腔直径一致，将半月板垫片取下并拧入试模螺钉，髓腔内注入骨水泥前放置排气管，再次调制骨水泥（约 40g），用水泥枪注入髓腔并均匀涂抹于胫骨截骨面上，装入胫骨假体，用胫骨打器打紧，注意假体的旋转对位，清除多余骨水泥，直至骨水泥固化。随后同理植入股骨侧及髌骨侧假体（图 7-16）。

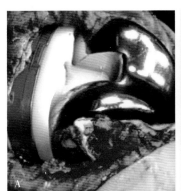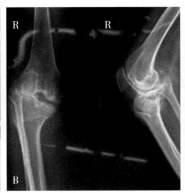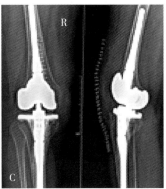

图 7-16 假体安装完成术中（A）及术前后 X 线片（B、C）

五、术后的康复

人工膝关节置换术后的患者，康复训练的效果直接影响患者膝关节的功能。但肢体严重肿胀，尤其有血栓形成时，应根据病情谨慎进行。

（一）术后1-3天

现有的镇痛方案已能较好地控制膝关节术后疼痛，在患者可耐受的情况下，术后1-3天应鼓励患者进行充分的主动、被动功能锻炼。主要包括患肢直腿抬高练习，尽可能地主动伸屈踝关节和趾间关节，进行股四头肌等肌肉收缩训练，促进血液回流，防止血栓形成。

（二）术后4-14天

促进膝关节的活动，伸直达0°-10°，屈曲活动达到90°以上。主要锻炼方式包括：床上膝关节的屈伸活动、床上侧身膝关节屈伸活动功能锻炼、床边膝关节的屈伸锻炼、下床站立下蹲锻炼。当无法达到活动要求时可由医生帮助完成被动活动，维持活动度。

（三）术后2-6周

主要进行股四头肌和腘绳肌的力量训练，同时保持关节活动度的训练。患者坐在床边，主动伸直小腿多次，循序渐进；患者站立位，主动屈膝，练习腘绳肌。行走和上下楼本身也是对肌肉和关节功能的一种康复锻炼。

术后第2天可下地借助助行器行走，最好在术后6周脱离助行器后下地负重行走。不要做剧烈的跳跃和急停急转运动，以尽可能地延长假体的使用寿命。

六、术后并发症及预防

由于膝关节解剖位置表浅，周围肌肉组织覆盖较少，因此膝关节置换术后局部并发症较高；同时，膝关节重建手术属于较大的下肢手术，术后易伴发DVT、心脑血管事件等全身并发症，引起严重后果。

1.术后疼痛　为术后早期最常见并发症。早期疼痛主要与术后过度功能锻炼有关，可以加用止痛药物及改变康复策略解决。晚期疼痛原因包括关节假体感染、无菌性松动、假体位置欠佳、畸形矫正不良，主要解决办法为病因性治疗。除非感染无法控制、松动等，一般不轻易行翻修手术。

2.血栓形成　DVT是术后常见的全身并发症，而肺栓塞则是最为严重甚至致命的并发症。指南推荐术后常规2周抗凝以减少DVT严重并发症。

3.感染　膝关节置换术后关节感染是严重的局部并发症，也是造成置换失败的主要原因之一。感染常见的原因包括：全身或局部的抵抗力低下，如老年、长期服用激素、使用免疫抑制剂、肝功能不全、患有糖尿病等；切口长时间暴露；无菌条件差，手术室管理欠佳等。早期感染只需要及时使用敏感性抗生素，及时清创引流，往往能及时控制感染，取得良好预后。但晚期感染多需要取出关节假体，二期或者多期手术，采用全身联合局部抗感染措施，预后不佳。

4.关节僵直　原因包括术中软组织松解不够彻底，术后康复过程中锻炼时间不够或者患者因疼痛等不够配合；其主要预防措施包括术中合理的软组织平衡、合适的假体选择、术后良好的镇痛及抗感染、有效的康复宣教。

5.假体松动 也是置换术后远期并发症，导致手术失败的主要原因之一。常见于术后下肢力线不良、假体位置不佳、假体固定不当、假体周围感染、骨缺损、骨质疏松等。此类并发症出现后，多数需人工膝关节翻修术解决。

6.关节稳定性差 也是影响假体远期生存率的主要原因。产生原因包括软组织平衡未做好、术中术后侧方韧带损伤、截骨过多导致伸屈间隙不平衡、假体选择不合适等。解决关节稳定性差保守治疗手段包括手法复位，支具固定，关节周围肌肉力量锻炼等。对于持续性松弛或反复脱位患者，需进行手术治疗，选用合适的假体，增加平台厚度或用半限制性假体。

除以上常见并发症外，还存在一些其他并发症，如髌骨骨折、假体周围骨折、脂肪栓塞等。某些并发症的发生可直接影响手术效果，甚至导致手术失败，而某些并发症则可危及患者生命。因此，重要的不是如何治疗手术并发症，而是如何预防并发症的发生。术前关节功能的评估、假体选择，术中切骨量、软组织平衡等的准确把握，是预防人工膝关节置换术后并发症发生的重要手段。术后出现的并发症以保守治疗为主，谨慎采用手术治疗，如关节镜下清理术、翻修等。

第八节 肩关节置换术

一、流行病学

目前我国接受人工肩关节置换术的主要人群还是肱骨近端复杂骨折或骨折脱位、陈旧骨折脱位、骨折不愈合或畸形愈合及骨折术后并发症。在欧美国家，受生活方式、运动水平等影响，置换人群则包括各类退行性肩关节骨关节炎、类风湿关节炎等骨病患者。因此，我国目前肩关节置换数量远低于欧美国家。

二、适应证及禁忌证

原发性或继发性的肩关节炎是进行表面置换的最常见原因。至今为止，肩关节置换已应用于肩关节诸多疾病的治疗。

（一）适应证

骨性关节炎，类风湿关节炎，肱骨头缺血性坏死，肩袖关节病，创伤性关节炎，肩关节不稳，既往感染所致肩关节畸形，肩胛盂发育不良。

（二）禁忌证

近期或活动感染，三角肌及肩袖瘫痪，神经源性关节病，不可修复的肩袖撕裂，肩关节极度不稳，疼痛症状及功能障碍轻微者。

三、人工肩关节相关种类

1.非限制型　人体肩关节由一个较大的肱骨头和较小的肩胛盂组成，关节的稳定性主要取决于关节囊和肩袖。非限制型假体由肩胛盂假体和肱骨头假体组成，二者的曲面相匹配。其设计与正常人体解剖结构一致，两部分假体之间无任何机械性连接，其稳定性完全依赖周围软组织的完整性。非限制型主要适用于肱骨头坏死。

2.限制型　人工全肩关节的最早设计为限制型。限制是通过曲面较小的球头安放在较深的臼窝中实现的，希望以此减少或防止脱位。这种假体在安放时需切除较多的骨性结构。由于假体的头臼间有机械制约，不存在任何相对位移而难以缓冲外力，因此后期骨－假体间松动率较高。限制型仅适用于类风湿性关节炎。

3.半限制型　人工全肩可用于各种的关节病如骨关节病、风湿关节炎、骨肿瘤等，而人工半肩（即人工肱骨假体）多用于骨折。目前应用数量最大的是人工肱骨假体。

四、手术方法

（一）人工半肩置换术

1.患者体位　正确摆放患者体位是手术成功的第一步，其重要性怎么强调也不过分。摆放体位便于暴露关节的上方、下方、内侧和外侧，因此要求将肩关节抬离手术台，并进行适当支撑。在肩胛骨内侧缘放置两块小治疗巾，这样肩部即可抬离手术台边缘。头部用头架支撑，手术台的头端部分拆除以便上方暴露。然后把手术台摆放至改良躺椅位，先将其完全屈曲，使膝部弯曲，然后升高手术台的背部，使患者坐位 45°－50°。与上臂同一水平放一臂托，用于术中支撑肘部和前臂，其可根据术中需要抬高，以便准备肱骨干时能完全伸直。铺单时上方至锁骨中部，下方至腋窝以下，上臂游离便于术中自由活动。

2.入路　取长三角肌－胸大肌入路，起自锁骨稍下方，沿喙突外侧至肱骨干的三角肌止点。在三角肌－胸大肌间隙处找到头静脉，因其内侧属支较外侧少，故应将三角肌及头静脉向外侧牵拉，胸大肌向内侧牵拉。但在上方常有一支较粗的静脉横过，应将其烧灼以不致影响暴露。保留锁骨和肩峰处三角肌的起点很重要，一般不必将其切断，如果需要更广泛地暴露，三角肌附着点可部分牵开，然后胸大肌的远端附着点通常可以分离达其长度的1/2。分离处应进行吊线标记，闭合切口时予以修复。辨认出喙突和喙突处附着的肌肉，喙突是肩部的解剖标志，除非肱骨头有移位，否则解剖的范围不应超过该标志。将一宽拉钩伸入喙突肌群外侧缘的下方，喙突肌群本身不能切断，喙突本身也不能进行截骨，因为其可以保护神经血管束。可切除喙肩韧带前部突缘，自肩峰外侧连接喙突外侧部分以增加暴露，但切除不能过多，以防引起上方不稳。将另一拉钩置于三角肌下方，将三角肌拉向外侧。在远端找到肱二头肌长头，由于其附着点在肩胛盂，可向近端追踪此腱进入关节中心。

3.暴露　将拉钩放置妥当后，可暴露出血的滑囊和骨折的血肿，将其轻轻清除，但应保留较大的骨块以用于在短缩的肱骨干近端支撑假体。看清骨块的关键是找到肱二头肌长头，小结节多位于其近端的内侧，大结节多位于其外侧。肩袖间隙撕裂较为常见，肱二头肌腱沟常有骨折。肱骨头常位于大小结节之间，可以取出。在某些患者，肱骨头可能向外侧脱位，大小结节形成帽兜，向上移位但并无损伤。这种情况下此间隙必须在肱二头肌腱沟处打开，还须再次强调尽量保留松动和游离的骨块以备利用，肱二头肌腱用尼龙线缝合悬吊，然后游离大小结节，用 2 # 粗尼龙线悬吊标记，可采用无损伤缝线，穿过结节近端的肌腱，这样可保持残留骨块与肌腱的连接，避免结节进一步碎裂。自上方内侧充分游离大小结节，通常由于喙肩韧带前束突缘的影响上方暴露可能受到限制，可按前述方法将此突缘切除。此时检查患者是否存在肩峰下嵌顿非常方便，如果肩峰下方有较大的骨刺或肩峰的形状提示有撞击可能，则应行前肩峰下成形术。此时检查肩袖撕裂也非常方便，但此类患者无肩袖撕裂。如果肱骨头向前脱位至喙突下方喙突肌群的深面，切除应特别小心，如果是伤后 1 周以上的手术还可能出现严重的瘢痕粘连，此时则应自外向内小心钝性分离，尽量避免在非直视下在肱骨头内侧使用锐性器械以避免损伤神经血管束。如果肱骨头在后方陷入瘢痕，则可能需要将肱骨头截碎再逐块取出。

4. 肱骨干准备及假体植入 肱骨干近端的处理必须十分精巧，因为患者常有骨质疏松，肱骨干还可能存在无移位的骨折，应特别小心。如果骨折线累及肱骨干，在植入假体前必须进行粗尼龙线或钢丝环扎固定，这样在植入假体和注入骨水泥后通常能获得稳定重建和有效支撑。在暴露肱骨干前将臂托升高，使上肢能够伸直和外旋，这样肱骨干即可进入术野，用骨锉和髓腔钻处理髓腔。通常情况下应使用骨水泥以达到骨质的紧压配合。此外，如果大小结节均有骨折，假体将失去旋转稳定性，因此需要在肱骨近端钻孔，将大小结节用尼龙线固定，大结节处可钻 3-4 个孔。一般采用 2 # 或 5 # 带针的不吸收尼龙缝线穿过肱骨干，然后用血管钳夹住其末端备用。肱骨近端肿瘤须将冈上肌、肩胛下肌、三角肌等主要的肌腱附着点从肱骨剥离并标记好，肱骨截骨处距病变最少 3cm，并根据截骨段的长度，选择适当长度的假体。

然后需要考虑选择合适的假体并正确植入，包括假体的后倾角度、高度和合适的头径。一般男性使用的肱骨头径较大，女性则较小。目前由于多组件的肱骨假体使用越来越普遍，肱骨头大小的选择的灵活性也大大提高，选择肱骨头时可对照对侧肱骨头的 X 线片，但不能使关节过满或过紧，否则术后可能出现关节僵硬。肱骨头也不能向肱骨残端方向插入太深，否则肱骨的长度将会减小，肩袖就会短缩，因而影响三角肌的功能。一般情况下，肱骨头应高于肱骨近端，留出大小结节的位置，这点非常重要。如果肱二头肌长头得以保留，它的张力可以作为整个肩袖张力的参考；如果肱二头肌长头张力过于松弛，则假体可能插入髓腔内太多；如果肱二头肌长头张力过大，则假体可能过于突出；如果大小结节未置于假体头以下，则会出现撞击。大小结节必须固定至肱骨近端，如果还有骨质剩余，应在行骨水泥固定腔将其植入假体和肱骨干之间。

如何确定正确的后倾角在于将假体的侧翼对准肱二头肌沟处，但多数情况下由于骨折，肱二头肌沟已不复存在，有时远端尚可辨认。此时可用纱布填塞肱骨髓腔，使其临时固定假体，再判断正确的后倾角度。判断时用拇指和食指触及肱骨外上髁，然后将肱骨头假体复位至肩胛盂进行内旋外旋活动，如果上臂放于体侧，内旋外旋

40°-50° 时假体稳定，则后倾角合适。一般情况下后倾角掌握至 20°-30°，如果患者为骨折伴后脱位，则后倾角度减少 5°-10°；反之患者为骨折伴前脱位，则后倾角增加 5°-10°。总之，后倾角不能 < 20°，也不能 > 40°。然后按确定好的假体位置进行骨水泥固定（图 7-17）。

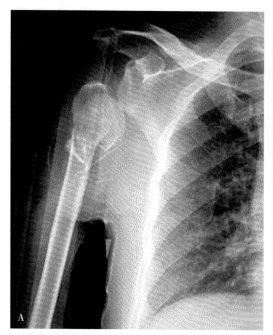

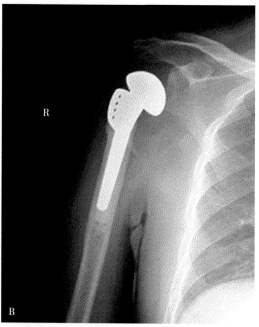

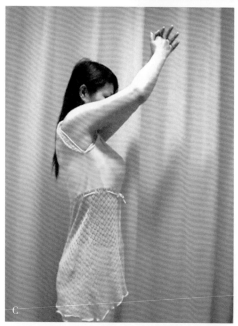

图 7-17 肱骨近端三部分骨折术病例
A. 术前 X 线片；B. 术后 X 线片；C. 术后照片

5.大小结节的修复 修复大小结节时有一个重要步骤，此步骤操作失败是置换手术失败最常见的原因之一。大小结节应同时固定至假体的侧翼和肱骨近端。已缝至结节近端肌腱内的尼龙缝线可以用来牵拉游离肌腱，先用3~4针粗尼龙线固定大结节，再用2针粗尼龙线固定小结节，最后用2针缝线穿过假体侧翼和大小结节，打结将其同时固定。上臂要保持轻度屈曲外展位。如存在肱二头肌腱应将其置于沟中，打开的肩袖间隙在肱二头肌腱表面修复，二头肌腱本身自肩袖远端的肱二头肌腱沟处走行。然后轻轻内旋、外旋、屈曲上臂观察大小结节修复的稳定性。长柄假体植入应将事先标记的各肌腱不可吸收线缝于对应的假体肌腱固定处。

6.闭合伤口 出血多时可使用负压引流器，保持12~24h，引流管于三角肌近侧自外侧穿出，避免损伤腋神经。胸大肌的附着点要进行修复，胸大肌-三角肌间隙也要行多针缝合，逐层缝合皮下皮肤。

（二）全肩关节置换术

将患者置于躺椅体位，患肢用手术支架支撑，并可以在手术区内自由移动，通常还须将患肢过伸离开手术床的边缘。将一块手术巾置于肩胛骨下方，患者头部固定于手术床或头架上。患肢消毒至手部和腕部水平，手部无菌巾包裹，然后用绷带或弹力带包扎至肘部水平。用皮肤记号笔画出切口线位置，无菌手术单覆盖。

采用三角肌-胸大肌间隙切口，起于锁骨下缘，从肩锁关节和喙突中点向下、向外侧延伸至三角肌的附着部，止于肱二头肌的肌腹处。切开皮肤皮下至三角肌水平，通常可通过头静脉来确认三角肌-胸大肌间隙。可保护头静脉，也可将其结扎切除以防术中拉断。辨认联合腱附近的锁胸筋膜，切开至喙肩韧带水平。通常在联合腱腱性部分外侧有明显的肱肌纤维和肱二头肌短头，应将其与联合腱一道向内侧牵开，暴露其下的滑囊和肩胛下肌。胸肩峰动脉的分支常可造成上方切口棘手的出血，可将其电凝止血，同时将喙肩韧带切除。如果需要进一步暴露，可将胸大肌腱的上1/4切开，同时可将三角肌在肱骨外侧缘的附着部切断或进行骨膜下剥离。在进一步的解剖中可结扎旋肱前动脉。

将肩胛下肌和前部关节囊从肩袖间隙的平面处作为一个整体一道切开，至肩胛下肌附着部的最下缘，切开的部位位于距肩胛下肌小结节附着部约2cm处。在切开肩胛下肌上部时必须十分小心，以免因疏忽将肩胛间隙处的肱二头肌切断；在切开肩胛下肌下部时也必须十分小心，以免损伤腋神经，其在肩胛下肌肌-腱接合部内侧约3mm处下方穿过。在切开肩胛下肌时将上臂外旋有助于减小腋神经损伤的可能。此外，在肩胛下肌下放置钝头牵开器也有助于减少腋神经的误伤。在切开关节囊时，必须注意切得越底越好，因为这样有助于在关节较紧张时更好地暴露，也便于肱骨头脱位操作。在将肩胛下肌切断后，向内侧切开肩袖间隙至喙突水平。肩胛下肌的末端留置缝线，牵向内侧。然后通过过伸和外旋患肢，使肱骨头脱位。通常在近侧于肱骨颈上放置一个钝头牵开器，在肱二头肌腱和冈上肌之下，在远侧于肱骨颈之下放置另一牵开器将有助于暴露，切开关节囊。随着肱骨头的脱位，开始准备截除肱骨头。去除肱骨头周围的骨赘。骨性关节炎的患者常有关节内游离体，需要去除。此外，在切开下部关节囊时，如果下缘有很大的骨赘，由于腋神经可能很靠近肱骨头下部和骨赘，因此在解剖此区域时应特别小心。

肱骨头和颈部如何截骨应根据所选用的人工肩关节的情况来定。在选用何种肩关节假体系统，肱骨头的截骨区一般仅包括关节软骨覆盖的部分。截骨时应后倾 20°–35°，这与肱骨头正常的后倾角相似。此外截骨线应与肱骨干呈 45°–50°。如果采用徒手截骨，可将一个实验假体紧贴近侧肱骨干，用电刀画出截骨的角度。当肘关节屈曲 90°，前臂旋转中立位，上臂外旋 35°，直接从前向后截骨，就可达到 35° 的后倾角。在截骨时应特别注意两个方面：一方面为截骨量的控制，如果切除肱骨头过少，那么在关节内将会残留一个骨嵴，使得关节过度紧张，肱骨头假体无法完全插入并固定，并使肩胛盂暴露困难，难以进行肩胛盂假体置换，如果切除过多，那么截骨线有可能进入肩袖，甚至进入大结节，在这种情况下可导致大结节骨折。截骨线必须准确地经过肩袖在大结节上的附着部。在肩袖腱性部分和关节囊附着部与肱骨头截骨断端间不应触及任何骨嵴。另一方面为保护肱二头肌腱，截骨时必须十分谨慎。

完全截骨后，将一个试验假体柄以适当的倾斜角完全插入骨髓腔中，当假体的侧翼正位于肱二头肌腱沟的后侧时，有适当倾斜角的假体应使肘前屈 90° 时，假体正对肩胛盂，且从上方观察肱骨假体的侧翼与肘关节的横轴约成 30°。当肱骨试验假体插入截骨端后，周缘任何突出超过试验假体的骨赘必须切除。

拔出试验假体，调整患肢位置以暴露肩胛盂。将患肢置于上肢支架上，可用或不用垫子支撑。将一个肩胛盂牵开器置于肩胛盂的后缘，轻轻地将近侧肱骨牵开。肩胛盂的显露对成功放置肩胛盂假体非常重要， 常因软组织松解不充分，使肩胛盂暴露不够操作空间太小。因此，通常应确保关节囊前部在肩胛盂缘的附着部从上到下都被松解，使整个肩胛盂颈从上到下均能触及。

将前后盂唇全部切除，同时切除任何增生的滑膜，注意勿从盂上结节处切断肱二头肌腱。可根据术中所见将后侧关节囊从上到下松解，但应保留关节囊下方附着部以免伤及腋神经。将一钝头牵开器放在肩胛下肌和前部关节囊深处以暴露前部盂缘，将另一牵开器放在肱二头肌腱附着部下方以暴露肩胛盂最上部。肩胛盂暴露后，应将肩胛盂内软骨完全去除。此时判断肩胛盂磨损类型非常重要，应判断是否有导致关节盂变形的骨赘形成，并努力辨别肩胛盂中央部，在此之下就是肩胛盂颈部的松质骨。可用一个直的探子或手指通过触探肩胛盂颈部的前缘判断肩胛盂颈的角度，做一中央孔。估计肩胛盂的中心，在肩胛盂窝的正常轴线上使用磨钻自上向下开一个小骨槽。若肩胛盂前部或后部过度磨损，或过多骨赘形成，骨槽可偏离肩胛盂的几何中心。随后用一小刮匙插入骨槽并确定肩胛盂颈松质骨的方向。确定方向之后，就加深骨槽的上、下部，以便插入肩胛盂假体底部凸起的脊棱。骨槽做好后，用扩孔器进一步修整肩胛盂颈部，以便接纳试验假体。修整肩胛盂外形，使其与假体后面弧度吻合，使假体与骨质表面精确匹配并稳固地坐于软骨下骨上。进一步向上下方向加深骨槽，以便骨水泥固定。通常我们可见肩胛盂后部磨损比前部严重，因此肩胛盂有一定后倾，若忽视这一点，肩胛盂假体的后部就不能稳固地坐于软骨下骨上，在假体后部和肩胛盂后部之间形成一个间隙。此时可选择非对称性假体，将肩胛盂前部磨低或在后部植骨。将试验假体插入骨槽，当其前后部均能稳坐于软骨下骨上，假体没有过度摇动或卡锁时，肩胛盂的准备就完成了。

确定肩胛盂与假体匹配良好后，在肩胛盂表面钻几个穿透软骨下骨的孔。用脉冲冲洗或用含肾上腺素的纱布擦干肩胛盂表面和骨槽。将骨水泥压入肩胛盂骨槽中，植入标准聚乙烯假体，除去多余骨水泥。再次暴露肱骨截骨端，将上肢外旋以便髓腔操作，但应注意勿使大结节撬动肩胛盂假体。选择假体应选择与髓腔匹配最稳固、最粗的假体柄，应选择与肩胛下肌最紧贴、最大的假体头。选择假体头时应根据切除肱骨头的大小，以及试验假体插入时肩关节复位后肩袖的紧张程度来决定假体头的直径。总之，假体头越大可使周围软组织张力越大，肩关节更有力，假体头越小可使肩袖越容易缝合，肩关节活动度越大，避免肩关节填塞过满。假体植入后，假体头应很稳定，并允许一定程度的前后平移，向下牵引时可有一定向下平移。肱骨头假体正确位置为肱骨头顶部高于大结节顶部3~5mm。大结节过分突出可导致肩峰撞击，而肱骨头过大可使肩关节复位后应力集中于肩胛盂上部。在肱骨头假体最终插入前，应再次将肩关节复位，并检查关节的稳定性和活动度，处理可能存在的后方不稳（图7-18）。

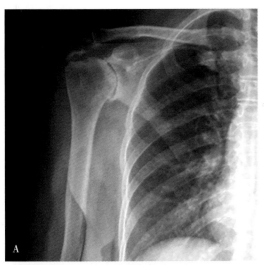
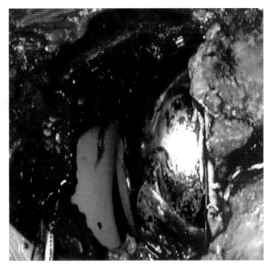
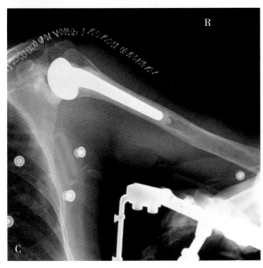
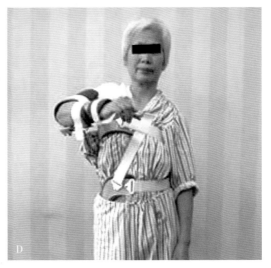

图 7-18 全肩关节置换术病例

女性，69岁，肩关节骨性关节炎。A. 术前 X 线片；B. 术中照片；C. 术后 X 线片；D. 患肢外展架固定照片

肱骨头假体固定关节复位后，应进行肩胛下肌之间及肩胛下肌与冈下肌之间的解剖修复，但不应关闭前侧或后侧关节囊。在三角肌深面留置负压引流管，可吸收线关闭三角肌－胸大肌间隙，丝线缝合皮下皮肤。

人工肩关节置换在国外早已广泛地用于肩关节骨性关节炎、类风湿性关节炎以及复杂肩关节骨折的治疗，技术已日臻成熟。手术适应证把握、合适的假体类型把握、精湛的手术技巧和系统的康复指导是治疗成功的关键。

五、术后康复

术后采用外展架将患肢固定于功能位。负压引流管拔出后即可开始功能锻炼。早期主要以肩关节被动或辅助下适度外旋及前屈活动。肘、腕和手部多关节不受限制可主动活动。术后1周可加强肩关节前屈、内外旋等动作，在可耐受情况下，先被动练习，然后再主动运动，循序渐进，尤其应注意避免早期肩关节假体脱位。术后2周视伤口愈合情况拆线。术后1个月复查X线，若肱骨侧粗隆愈合，可以开始积极主动功能锻炼，术后3个月进行阻力锻炼，并定期复查。

六、术后并发症及预防

1.假体松动　术后假体松动是人工肩关节置换术后最常见并发症。术中选择合适的假体及术后适当的功能锻炼对预防假体松动及延长假体使用年限至关重要。

2.盂肱关节不稳定　盂肱关节的稳定有赖于肩关节周围力偶的平衡，任何导致平衡性破坏将导致盂肱关节不稳定，从而表现为不明显的半脱位或者症状明显的脱位。肩关节骨性破坏，尤其是肩关节骨性关节炎肩胛盂后部损伤将导致早期半脱位，规格不匹配的假体置入亦将产生继发不稳定。

3.肩袖撕裂　老年患者肩袖撕裂普遍存在，也是导致术后持续疼痛、术后效果欠佳的主要因素之一。因此，术前术后必须准备评估患者有无肩袖撕裂情况出现。

4.假体周围骨折　肩关节假体周围骨折主要由创伤引起，总体发生率为2%，术后假体周围骨折多由创伤引起，发生率约为2%。高龄，重度骨质疏松，基础疾病如糖尿病、类风湿等均影响假体周围骨折愈合，且桡神经损伤和骨不连是假体周围骨折常见并发症。

5.感染　人工肩关节置换术后感染少见，但一旦发生，后果严重，术后合理运用抗生素对于预防和控制感染还是很重要的过程。

6.神经损伤　人工肩关节置换术后神经损伤发生率为1%~4%，已报道的累及神经包括臂丛神经、肌皮神经、腋神经、尺神经及正中神经。这类损伤多为机械性损伤，往往通过非手术治疗即可达到较好的治疗效果。术中体位摆放对减少术中神经损伤十分重要。

人工肩关节置换手术能显著改善患者活动度，提高其生活质量，但较髋、膝关节置换而言，仍具有较高的并发症发生率。充分的体格检查及实验室检查，严格把控手术适应证，精细简化手术操作步骤及技巧，严格的术后康复流程均有利于提高术后治疗效果。当然，进一步改善及完善肩关节假体设计，为患者提供全套的个性化假体选择，有利于提高假体远期生存率及减少术后并发症的发生。

（高飞　华中科技大学同济医学院附属协和医院）

参考文献

康鹏德，沈彬，裴福兴．直接前方入路全髋关节置换术 [J]．中华骨科杂志,2016,36（15）：1002-1008．

杨述华，梁袁昕，李进等．肩关节半关节置换治疗肱骨近端复杂性骨折 [J]．上海医学,2005, 28(7),555-557．

中华医学会骨科学分会．中国骨科大手术静脉血栓栓塞症预防指南 [J]．中华骨科杂志,2016,36(2):65-72．

AMATO MG,CARTER D.Venous thromboembolism (VTE) prophylaxis in hip and knee replacement surgery[M].Springer International Publishing,2017:121-126.

BH K,BB T,N U,et al.Reducing perioperative blood loss with antifibrinolytics and antifibrinolytic-like agents for patients undergoing total hip and total knee arthroplasty[J].J Orthop,2019,16(6):513-516.

CHEN AL,JOSEPH TN,ZUCKERMAN JD.Rheumatoid arthritis of the shoulder[J].J Am Acad Orthop Surg,2003,11(1):12-24

DE GEEST T,VANSINTJAN P,DE LOORE G.Direct anterior total hip arthroplasty: complications and early outcome in a series of 300 cases[J].Acta Orthop Belg,2013,79(2):166-173.

DING XZ,ZHANG BS,LI W,et al.Value of preoperative three-dimensional planning software (AI-HIP) in primary total hip arthroplasty: a retrospective study[J].J Int Med Res,2021,49(11):3000605211058874.

FISHER,WILLIAM.Impact of venous thromboembolism on clinical management and therapy after hip and knee arthroplasty[J].Can J Surg,2011,54(5):344.

GARINO JP.Modern ceramic-on-ceramic totaI hip systems in the United States:early results[J].Clin Orthop,2000,379:41-47.

GOLISH SR,ANDERSON PA.Bearing surfaces for total disc arthroplasty: metal-on-metal versus metal-on-polyethylene and other biomaterials[J]. Spine J,2012,12(8):693-701.

HANSSEN AD.Bone-grafting for severe patellar bone loss during revision knee arthroplasty[J].J Bone Joint Surg,2001,83A:171-176.

HEERS G,TORCHIN ME.Shoulder hemiarthroplasty in proximal humeral fractures[J]. Orthopade,2001,30(6):386-394.

KASSAB M,DUMAINE V,BABINET A,et al.Twenty nine shoulder reconstructions after resection of the proximal humerus for neoplasm with mean 7-year follow-up[J]. Rev Chir Orthop Reparatrice Appar Mot,2005,91(1):15-23.

KER K,PRIETO-MERINO D,ROBERTS I.Systematic review, meta-analysis and meta-regression of the effect of tranexamic acid on surgical blood loss[J].Br J Surg,2013,100(10):1271-1279.

KRISHNAN SG,HARKINS DC,BURKHEAD WZ.Total shoulder versus hemiarthroplasty: elements in decision making[J].J Shoulder Elbow Surg,2004,5(4):208-213.

LEUNIG MICHAEL,FAAS MICHAEL,VON KNOCH FABIAN,et al.Skin crease 'bikini' incision for anterior approach total hip arthroplasty: surgical technique and preliminary results[J].Clin Orthop Relat Res,2013,471:2245-2252.

LIEBERMAN JR, HSU WKJJ. Prevention of venous thromboembolic disease after total hip and knee arthroplasty[J].2005,87(9):2097-2112.

MARGHERI L,LASCHI C,MAZZOLAI B.Soft robotic arm inspired by the octopus: I. From biological functions to artificial requirements[J].Bioinspiration & Biomimetics,2012,7(2):1-12.

MEEK RM,MASRI BA,DUNCAN CP.Minimally invasive unicompartmental knee replacement: rationale and correct indications[J].Orthop Clin North Am,2004,35(2):191-200.

MOERENHOUT KG,CHERIX S,RUDIGER HA.Total hip arthroplasty through anterior "minimal invasive" approach[J].Rev Med Suisse,2012,8(367):2429-2432.

POERAN J,RASUL R,SUZUKI S,et al.Tranexamic acid use and postoperative outcomes in patients undergoing total hip or knee arthroplasty in the United States: retrospective analysis of effectiveness and safety[J].BMJ,2014,349:g4829.

PRISCO R,SANTAGATA M,VIGOLO P.Effect of aging and porcelain sintering on rotational freedom of internal-hex one-piece zirconia abutments[J]. Int J Oral Maxillofac Implants,2013,28(4):1003-1008.

SHAKOOR BA,BAIG MN.Osteonecrosis of the femoral head: Etiology, investigations, and management[J]. Cureus,2018,10:e3171.

SU DCJ,YUAN KS,WENG SF,et al.Can early rehabilitation after total hip arthroplasty reduce its major compli-cations and medical expenses? Report from a nationally representative cohort[J/OL].Biomed Res Int,2015. https://doi.org/10.1155/2015/641958.

SUKEIK M,ALSHRYDA S HADDAD F,et al.Systematic review and meta-analysis of the use of tranexamic acid in total hip replacemen[J]t,2011,93(1):39-46.

WALCH G,BOILEAU P,NOEL E.Shoulder arthroplasty: evolving techniques and indications[J].Joint Bone Spine,2010,77(6):501-505.

第八章
老年骨与关节损伤、疾病保守与康复治疗

第一节 运动疗法

一、运动疗法的定义

运动疗法是指采用多种形式（如康复器械、康复师的手法操作及患者自身的参与），通过主动或被动运动的方式，旨在改善运动组织（骨骼、肌肉、关节、韧带等）的血液循环和代谢，促进神经肌肉功能，提高肌力、耐力、心肺功能和平衡功能，减轻异常压力或施加必要的治疗压力，纠正躯体畸形和功能障碍，提高身体素质，满足日常生活需求的一种治疗方法。

二、运动疗法的作用

主要有：①改善运动的控制和协调性；②增强肌力；③增强耐力；④关节活动度的维持与改善；⑤改善呼吸功能与运动耐量；⑥提高日常生活活动能力。

三、运动疗法的种类

（一）按运动方式分类

1.被动运动 指全靠外力来完成的运动。外力可以是他人的帮助（康复师、护士、家属等），也可以是自身健侧肢体的协助或借助器械来完成。

2.主动运动 指整个运动由患者主动收缩肌肉来完成，不需要外力帮助，包括随意运动、助力运动及抗阻力运动等。

（二）按肌肉收缩方式分类

1.等长运动 肌肉收缩时长度不变，关节不活动，张力增加。等长抗阻训练可在短期内增加肌力，如在下肢术后进行股四头肌等长收缩训练。

2.等张运动 肌肉收缩时张力不变，长度缩短，引起关节活动。它又分为向心性等张运动和离心性等张运动。

3.等速运动 肌肉收缩时速度不变，这种收缩不是自然完成的。

四、运动疗法实施原则

（1）制订的方案目的明确、重点突出。

（2）制订方案要根据患者情况区别对待，明确运动强度。

（3）在治疗方案中，把全身作用和局部作用的运动紧密结合。

（4）训练活动内容要有新鲜感，要能调动患者主动训练积极性。

（5）运动训练疗程需要持之以恒，坚持长期训练。

（6）在运动疗法的过程中，要经常观察身体的生理变化。

（7）对于各种传染病、疾病的急性期、各种创伤局部出血者、血管内有栓子者应避免运动疗法。

（8）要做好疗效评价，定期对治疗效果做好总结。

（9）治疗过程中医务人员态度要和蔼，声音清晰亲切，语调坚信肯定。

第二节　物理治疗

一、物理治疗的定义

习惯上将应用人工物理因素（力、电、光、声、磁、热、冷）的疗法称为物理治疗，简称理疗学，是研究物理因子对人体的作用机制和效果，从而提高健康水平、预防和治疗疾病、促进病/术后机体康复的专门学科。

二、物理治疗的作用

（1）改善血液循环：血管扩张，血液、淋巴液回流增快，组织代谢增高，营养状态改善。

（2）镇痛镇静：降低神经兴奋性和传导速度，控制神经传导闸门，释放内啡肽，接触肌肉痉挛，使炎症消散。

（3）消炎：扩张血管，改善血供，增强细胞吞噬能力，促进炎症病理代谢产物吸收与消除，提高机体免疫力与修复力。

（4）刺激组织再生：提高受损组织再生和修复能力，提高机体防卫能力和适应能力。

（5）调节神经、血管、内分泌、呼吸、消化等功能；改善机体对内外环境的适应能力。

三、物理治疗的种类

1. 电疗法　医学上把频率超过 100000Hz 的交流电称为高频电流。应用高频电流防治疾病的方法称高频电疗法。在临床上常用的高频电疗法有短波疗法、超短波疗法、微波疗法。

2. 光疗法　利用阳光或人工光线（红外线、紫外线、可见光、激光）防治疾病和促进机体康复的方法。

3.磁疗法 利用磁场作用于机体或穴位的外治法。

4.超声疗法 利用频率在 800-1000kHz 的超声能、以各种方式作用于人体以治疗疾病的方法。

5.热疗法 又名熏蒸，是中医外治疗法的分支。中医热疗法又称为中医蒸煮疗法、远红外物理热疗等、药透疗法、热雾疗法等。

6.冷疗法 利用低于体温的介质接触人体，使之降温以治疗疾病的方法。

四、物理治疗实施的注意事项

主要有：①治疗前仪器的检查；②告诉患者应注意的事项；③治疗中巡视；④治疗后关好仪器，处理好衬垫；⑤掌握急救知识；⑥仪器保养；⑦注意特殊问题如超声、高频、火花、激光、紫外线等。

第三节 药物治疗

一、药物治疗的定义

药物治疗是指用一切有治疗或预防作用的物质作用于机体，使疾病好转或痊愈。

二、药物治疗的种类

（一）抗骨质疏松药物

1.钙剂 2013 年中国居民膳食每天钙推荐摄入量：18-50 岁为 800mg，50 岁以上为 1000mg。老年人每日从膳食中只能获得 400mg 的钙，所以每日需额外补充元素钙 500-600mg。碳酸钙含元素钙高，吸收率高，但部分患者可出现上腹不适和便秘；枸橼酸钙含钙量低，胃肠不良反应小。

2.活性维生素 D 活性维生素 D 能够增加肠道钙吸收，抑制骨吸收，增加患者骨密度，增强肌力及机体的平衡能力，从而降低跌倒风险。维生素 D 用于治疗骨质疏松症时剂量推荐为 800-1200IU/d，可耐受最高摄入量为 2000 IU/d。对于中老年人或伴慢性肝肾疾病的患者，建议应用活性维生素 D。

3.双膦酸盐 双膦酸盐是目前临床上应用最为广泛的抗骨质疏松症药物之一。它的作用机制是通过与骨骼羟基磷灰石的高亲和力，与骨重建活跃的骨表面特异性结合，有效抑制破骨细胞活性，从而抑制骨吸收。临床常用的阿仑膦酸钠，每周 1 次（70 mg），晨起空腹用 200mL 温开水送服，服药后 30min 内不能平卧，需保持身体直立。唑来膦酸为静脉滴注用药，5mg/ 次，1 年 1 次，需至少 250mL 生理盐水稀释后静脉滴注，一般连用 3-5 年。

4.降钙素 降钙素是一种钙调节激素，主要作用于破骨细胞上的特异性降钙素受体，

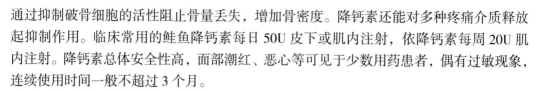

通过抑制破骨细胞的活性阻止骨量丢失，增加骨密度。降钙素还能对多种疼痛介质释放起抑制作用。临床常用的鲑鱼降钙素每日 50U 皮下或肌内注射，依降钙素每周 20U 肌内注射。降钙素总体安全性高，面部潮红、恶心等可见于少数用药患者，偶有过敏现象，连续使用时间一般不超过 3 个月。

5.甲状旁腺激素　代表药物为特立帕肽，低剂量间断给药可刺激成骨细胞生成新骨，促进骨折愈合。

（二）非甾体类抗炎药

非甾体类抗炎药是一类通过抑制前列腺素合成酶从而消除炎症的药物，它们都是有效的镇痛药物。它通常可分为非选择性或是环氧化酶 −2 选择性药物。

（三）营养关节软骨药物

氨基葡萄糖参与构造人体组织和细胞膜，是蛋白多糖大分子合成的中间物质，它可合成黏多糖、糖蛋白和蛋白聚糖，关节软骨及滑液分子的中间产物也可由其合成；是机体内关节组织中糖蛋白的天然成分。大量医学研究表明，氨基葡萄糖可以帮助修复和维护软骨，并能刺激软骨细胞的生长。

（四）润滑关节药物

临床上应用的经典药物是透明质酸，它同时作为关节滑液的主要成分以及软骨基质的成分之一，在关节活动室提供很好的润滑作用。对于关节磨损或者退变的患者，关节腔内注入玻璃酸钠后，可增强关节滑液黏稠性，提高润滑功能；同时能促进关节软骨的损伤修复和再生；临床使用中，部分患者疼痛缓解、关节活动度改善。常规使用方法：关节内注射，1 次 25mg，1 周 1 次，连续 5 周；操作过程中须遵守无菌操作。

三、药物治疗的注意事项

对于老年患者，药物的剂量控制更为严格；同时要注意老年患者的合并症，关注其肝肾功能情况，避免使用有加重肝肾功能损害风险的药物。

第四节　传统康复治疗

一、传统康复治疗的定义

传统康复治疗是指运用传统康复治疗技术，如针灸、拔罐、推拿、中药熏蒸等非药物疗法治疗疾病的方法。中国传统康复治疗医学是中医理论指导下具有独特康复理论和治疗方法的一门医学科学。它历史悠久，影响广泛，已为国内外医学界所关注，它不仅仅有完整独特的理论，而且还有行之有效、简便易行的各种疗法。

二、传统康复治疗的种类

1.针刺疗法 针刺疗法是遵循中医理论，运用针刺操作防治疾病的方法。针刺疗法具有诸多优点，如适应证广、疗效明显、操作方便、经济安全等。针刺疗法在日常生活以及临床工作中，深受广大群众和患者欢迎。

2.艾灸疗法 艾灸疗法是以艾叶为主要施灸材料，点燃后在体表穴位或病变部位烧灼、温熨，借其温热、药物的刺激作用，以治疗疾病的一种方法。

3.穴位贴敷疗法 穴位贴敷疗法是指在一定的穴位上贴敷药物，通过药物和穴位的共同作用以治疗疾病的一种外治方法。

4.穴位埋线疗法 穴位埋线疗法是针灸的一种延伸和发展，根据针灸学理论，通过针具将羊肠线注入穴位内，使羊肠线在穴位内长久刺激，达到治疗疾病的目的。

三、传统康复治疗的注意事项

在进行针灸、艾灸等有创操作时，注意无菌操作，避免造成感染。

第五节　老年骨与关节常见损伤、疾病的保守与康复治疗

一、骨性关节炎

1.健康教育 教育患者调整生活方式：减少每日运动总量，避免或减少屈膝运动（如上下楼梯、爬山等），必要时调整工种，合理膳食，控制体重。必要时应用手杖、护膝或轮椅。

2.运动疗法 急性期以制动休息结合对症处理为主；慢性期可采用运动疗法。治疗的原则是在不增加膝关节疼痛和退变程度的基础上，恢复或维持受累关节的活动度，增加肌肉的力量，从而恢复肢体功能。训练的主要形式是加强患肢的非负重活动。

3.物理治疗 常用电刺激、中频电疗法、热疗、磁疗等。

4.药物治疗 可口服常规的抗骨质疏松药物治疗；同时口服营养关节软骨药物；膝关节腔可注射玻璃酸钠（图 8-1）；对于症状明显的可间断口服非甾体类抗炎药。

5.传统康复治疗 常用的有针灸、电针及推拿等方法，但要注意无菌操作，避免造成感染。

黄莉华等研究发现，肌肉能量技术联合常规康复治疗在老年膝关节骨性关节炎时具有显著疗效，能够缓解疼痛，改善膝关节活动度，提高股四头肌肌力，并促进患者膝关节功能的恢复，有效提高了老年患者的生活质量。李雯燕等通过综述研究发现，体外冲击波疗法有促进软骨细胞增殖、抑制软骨细胞凋亡、改善软骨下骨重塑等软骨保护作用、延缓关节软骨的退变等。

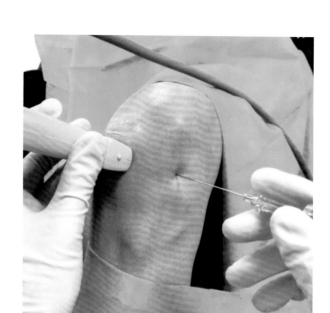

图 8-1 超声引导下膝关节腔注射（引自李晓勤等，2016）

二、肩周炎

1. 健康教育 教育患者调整生活方式，防受寒、防过劳、防创伤，尽量少使用患肢提举重物或过多活动肩关节；帮助患者学习自我控制和自我处理疼痛的方法；坚持运动训练，教会患者有效的医疗体操、肌肉放松运动和局部自我按摩等。

2. 运动疗法 急性期以制动休息结合对症处理为主；慢性期可采用运动疗法。主要包括提重物旋转疗法、对墙画圈疗法、手爬墙疗法、拉毛巾疗法、上肢绕颈疗法。

3. 物理治疗 主要包括低频、中频、高频电疗法等。

4. 药物治疗 可口服常规的抗骨质疏松药物治疗；对于症状明显的可间断口服非甾体类抗炎药；部分症状严重者可给予痛点封闭注射治疗（图 8-2）。

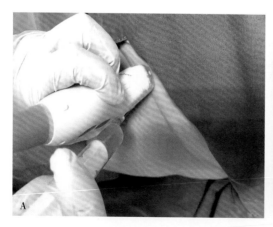
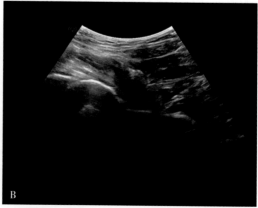

图 8-2 超声引导下髋关节疼痛封闭注射治疗（引自 Luan et al，2022）

5.传统康复治疗 常用的有针灸、电针、中药熏洗、推拿等治疗,但要注意无菌操作,避免造成感染。

三、颈椎病

1.健康教育 教育患者调整生活方式,矫正工作和生活中的不良姿势,防止创伤,避免受凉、过度疲劳及落枕等情况;适当进行体育锻炼活动。

2.运动疗法 主要通过医疗体操练习来改善颈椎活动度和颈背肌肉力量,通过颈椎各方向的放松性运动,活跃颈椎区域血液循环,消除淤血水肿,同时牵引颈部韧带,放松痉挛肌肉;增强颈部肌肉力量,增强其对疲劳的耐受能力,改善颈椎的稳定性,从而巩固疗效,减少复发。它包括徒手训练和器械训练等形式。

3.物理治疗 主要包括中频、高频电疗法等。

4.药物治疗 可口服常规的抗骨质疏松药物治疗;对于症状明显的可间断口服非甾体类抗炎药。

5.传统康复治疗 常用的有针刺疗法、按摩疗法,但不建议推拿疗法,因为有加重损伤风险。要注意无菌操作,避免造成感染。

四、腰椎间盘突出症

1.健康教育 教育患者调整生活方式,合理膳食,控制体重;平时注意避免不良的姿势,避免久坐及弯腰负重等;应选硬板床,硬木高靠背椅子中下 1/3 处加靠垫;注意保暖,避免受凉。必要时佩戴腰围保护腰椎。

2.运动疗法 包括被动运动和主动运动两种。主动运动包括卧位举腿转腰、卧位架桥位、背伸锻炼等,从而改善腰椎活动度和腰背部肌肉力量,增强其稳定性。

3.物理治疗 包括牵引、电刺激、中频电疗法、热疗等。

4.药物治疗 可口服常规的抗骨质疏松药物治疗;对于症状明显的可间断口服非甾体类抗炎药。

5.传统康复治疗 主要包括针刺、艾灸、电针、熏蒸、推拿等疗法。要注意无菌操作,避免造成感染。

五、下肢骨折术后

1.健康教育 嘱咐患者积极进行床上、非负重功能锻炼。

2.运动疗法 包括踝泵运动,髋、膝、踝关节屈伸功能锻炼,下肢直腿抬高锻炼等。一方面可以改善患肢的血液循环,降低血栓并发症风险,同时促进手术部位消肿和康复;另一方面也改善和尽快恢复患肢各关节的活动度。

3.物理治疗 包括中频电疗法等。

4.药物治疗 可口服常规的抗骨质疏松药物治疗;对于症状明显的可间断口服非甾体类抗炎药。

5.传统康复治疗 可适当地给予推拿等治疗,并发血栓者除外。

(周武 华中科技大学同济医学院附属协和医院)

参考文献

方立, 张忠虎, 龚忠厚. 中老年骨性关节炎的治疗与康复 [J]. 中华保健医学杂志,2013,15(5): 452–454.

冯晓东, 马高峰. 实用康复治疗学 [M]. 北京 : 人民军医出版社,2012.

黄莉华, 吴毅, 刘强. 肌肉能量技术联合常规康复训练治疗老年膝骨性关节炎的疗效分析 [J]. 老年医学
与保健,2017, 23(6): 485–487.

李雯燕,周谋望.体外冲击波影响骨关节炎关节软骨的研究进展[J].中国康复医学杂志, 2016,31(10):1156–
1158.

李晓勤, 顾楠, 吕琳, 等. 超声引导下外侧膝眼进针膝关节腔注射与盲法膝关节腔注射的对照研究 [J].
中国疼痛医学杂志,2016,22(11),838–841.

欧阳辉, 王玉苹, 杨柳, 等. 综合康复治疗老年膝骨性关节炎伴骨质疏松症的疗效观察 [J]. 中华物理医
学与康复杂志,2010,32(5):385–387.

张效莲, 王秋华, 王兴林, 等. 物理因子在老年骨性关节炎中的临床应用及研究 [J]. 激光杂志,2006(2):90–
91.

KNOWLTON SE,GOLDSTEIN R,O'CONNOR KC,et al.Variables affecting functional improvement in
chordoma patients admitted to an inpatient rehabilitation facility: A retrospective review[J].J Spinal Cord
Med,2018,41(3):355-360.

LESPASIO MJ,PIUZZI NS,HUSNI ME,et al.Knee osteoarthritis: A primer[J].Perm J,2017,21:16-183.

LUAN S,WANG S,LIN C,et al.Comparisons of ultrasound-guided platelet-rich plasma intra-articular injection
and extracorporeal shock wave therapy in treating arco Ⅰ-Ⅲ symptomatic non-traumatic femoral head
necrosis:A randomized controlled clinical trial[J].J Pain Res,2022,15:341-354.

MARKS D,COMANS T,THOMAS M,et al.Agreement between a physiotherapist and an orthopaedic surgeon
regarding management and prescription of corticosteroid injection for patients with shoulder pain[J].
Manual Therapy,2016,26:216-222.

MARZETTI E,CALVANI R,TOSATO M,et al.Physical activity and exercise as countermeasures to physical
frailty and sarcopenia[J].Aging Clin Exp Res,2017,29(1):35-42.

NORDSTROM P,THORNGREN KG,HOMMEL A,et al.Effects of geriatric team rehabilitation after hip
fracture: meta-analysis of randomized controlled trials[J].J Am Med Dir Assoc,2018,19(10):840-845.

OH JH,PARK MS,RHEE SM.Treatment Strategy for Irreparable Rotator Cuff Tears[J]. Clin Orthop
Surg,2018,10(2):119-134.

PADILLA-CASTANEDA MA,SOTGIU E,BARSOTTI M, et al.An orthopaedic robotic-assisted rehabilitation
method of the forearm in virtual reality physiotherapy[J].J Healthc Eng,2018,(9):1-20.

PERRACINI MR,KRISTENSEN MT,CUNNINGHAM C,et al. Physiotherapy following fragility fractures[J].
Injury, 2018,49(8): 1413-1417.

SIMON CB,HICKS GE.Paradigm shift in geriatric low back pain management: Integrating influences,
experiences, and consequences[J].Physical therapy, 2018, 98(5): 434-446.

ZHANG Y,HUANG L,SU Y,et al.The effects of traditional chinese exercise in treating knee osteoarthritis: A
systematic review and meta-Analysis[J].PLoS One,2017,12(1):e170237.

第九章
老年患者常见骨折

第一节 肱骨近端骨折

一、流行病学

据国内资料统计，肱骨近端骨折约占全身骨折的 2%，而国外统计显示，肱骨近端骨折占全身骨折 4%-5%，主要发生于老年人，尤其是骨质疏松者。随着人口老龄化的发展，肱骨近端骨折的发生率也在日渐增高，预计到 2030 年，50 岁以上的骨折患者中，肱骨近端骨折的发病率将比现在增加 2 倍，其发病率约占全身骨折的 7.6%，其中男女比例为 1:4。骨质疏松症患者骨量的减少，常导致轻微外力下的骨折。50% 以上患者为低能量损伤下的骨折，这类骨折中 60%-80% 为无移位或轻微移位骨折。

二、危险度预测

已经明确一些特定的独立危险因素会导致肱骨近端骨折，如近期健康状况下降、胰岛素依赖性糖尿病、行走较少、神经肌肉乏力、骨质疏松、体重下降、既往摔伤病史、平衡能力减弱、曾有髋部骨折病史，但是最主要的原因还是骨密度的下降。老年患者的受伤机制主要为平地摔倒，据文献报道，平地摔倒已占到老年肱骨近端骨折受伤原因的 80%-87%，是老年患者发生骨折的主要原因。骨质疏松性肱骨近端骨折危险度仅次于脊柱骨折、髋部骨折及桡骨远端骨折。

三、应用解剖

肱骨头的关节面呈半圆形，朝上、内、后。肱骨头与肱骨干之间有 130°-135° 内倾角和约 15° 的后倾角。在肱骨头的关节面边缘与肱骨结节间有一浅沟，即解剖颈，其下为外科颈，相当于圆形的骨干与两结节交接处，此处骨皮质突然变薄，骨折好发生于此处。在肱骨头的前外为大、小二结节。大结节上有冈上肌、冈下肌及小圆肌附着，大结节靠外，向下移行为大结节嵴，有胸大肌附着。小结节居前，相当于肱骨头的中心，有肩胛下肌附着，向下移行为小结节嵴，附有背阔肌及大圆肌。大小结节间为结节间沟，沟内有肱二头长头腱经过。肱骨上端有大量网状松质骨小梁，其强度大于肩关节囊和关节囊韧带。对于老年患者，由于肱骨上端骨质疏松、脆弱，常因轻微外力造成骨折，造成内固定乃至维持固定特别困难。

四、骨折分型

老年肱骨近端骨折没有专门的分型，仍然根据被广泛应用的 Neer 分型进行。该分型方法考虑到骨折的解剖部位和骨折数目，但分型的依据主要是根据肱骨上端 4 个组成部分（肱骨头、大结节、小结节和肱骨干上段）相互移位的程度。在骨折有明显移位时，再结合骨折的部位和数目进行分类，分为以下 6 型（图 9-1）。

Ⅰ型：轻度移位骨折肱骨上端可为 1 处骨折（如单一肱骨外科颈骨折、单一大结节骨折或小结节骨折），也可是多处骨折，即同时有两处或两处以上部位的骨折（如外科颈骨折合并大结节骨折），但任何 1 处骨折的移位都不大于 1cm，骨端成角不大于 45°。

Ⅱ型：关节段移位骨折按解剖部位命名即为肱骨解剖颈骨折，且骨端间移位 > 1cm

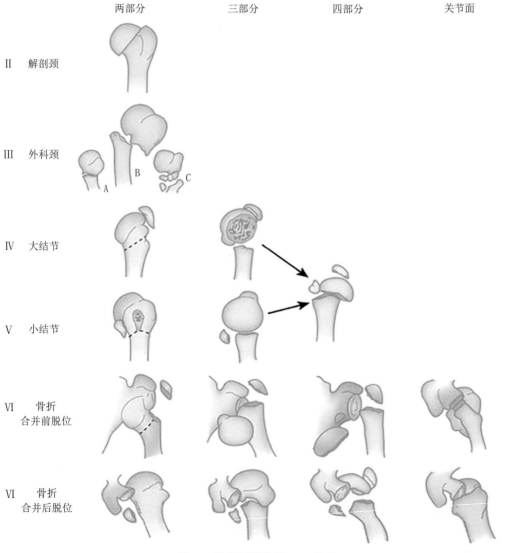

图 9-1 肱骨近端骨折 Neer 分型

（引自 AO Foundation, Müller AO Classification of Fractures）

或成角 > 45°。此种骨折肱骨头的血液循环受到破坏，常发生肱骨头缺血坏死。这处骨折因有明显的移位（或同时有轻度移位的大、小结节骨折），而使肱骨头与肱骨干上端形成分离的两部分，因此，属于两部分骨折。

Ⅲ型：骨折移位 > 1cm 或成角畸形 > 45°。单一骨干移位，肱骨上端分成 2 个分离的部分，因此，也属于两部分骨折。如同时再合并一个结节骨折且移位也 > 1cm 以上时，肱骨上端分成 3 个各自分离的部分，因此，应属于三部分骨折。若同时合并 2 个结节的骨折，且均有 > 1cm 的移位，肱骨上端则分成 4 个各自分离的骨块，即肱骨头、大结节、小结节和肱骨干上端，这种骨折属于四部分骨折。

Ⅳ型：大结节骨折且移位 > 1cm 以上。大结节有 3 个面作为冈上肌、冈下肌和小圆肌的附着点。创伤时可造成整个大结节骨折移位，也可为大结节的一个面撕脱骨折。若为部分撕脱骨折且有明显移位时，则说明肩袖有纵行撕裂。若大结节移位骨折同时有外科颈的移位骨折，则关节段骨块由于受附于结节的肩胛下肌的牵拉而发生内旋。

Ⅴ型：小结节移位骨折可为单独小结节撕脱骨折，移位 > 1cm 以上，即属两部分骨折。若同时合并有外科颈骨折且有明显移位，则属于三部分骨折。此时关节段因只受附着于大结节的肩袖牵拉，因此，可发生外展、外旋移位。

Ⅵ型：肱骨上端骨折合并盂肱关节脱位。肱骨上端骨折脱位是指肱骨上端骨折同时合并盂肱关节的真正完全脱位，而不是指肱骨头的旋转移位或关节内的半脱位现象。在两部分骨折或三部分骨折脱位的病例中，肱骨头仍可能有一定的血液循环。如发生四部分骨折脱位时，肱骨头血液循环遭受破坏，易造成肱骨头缺血坏死。

五、临床表现与诊断

有创伤史，多为跌倒时肩外侧着地或上肢处于外展位。伤后肩部疼痛、肿胀明显，上臂内侧可见淤斑，肩关节活动受限，患肢不能抬举，局部有明显压痛及纵向叩击痛。非嵌插骨折可出现畸形、骨擦音和异常活动，有时局部可触及骨折端。伴有脱位的同时出现方肩畸形，在腋下或喙突下可扪及肱骨头。肩关节 X 线正位片可显示骨折的内外侧方移位情况及类型，至于肱骨头有无旋转、骨折是否前后侧方移位，则必须拍摄穿胸侧位片或外展侧位片。较复杂的骨折或合并关节盂损伤则需行 CT 检查或 MRI 检查。无移位或嵌插骨折需与肩部挫伤及单纯肩袖损伤鉴别。

六、治疗

由于老年人机体功能衰退，一些患者手术耐受力、预期的肢体功能康复均明显降低，而骨质强度的下降加大了手术的难度和手术失败的风险，因此，对于一部分骨折，乃至大多数稳定类型移位不显著的两部分骨折及某些内翻、外翻嵌插型骨折可采取保守治疗。具体方法包括夹板外固定、悬垂石膏、外展架等。然而保守治疗需要长时间制动，不可避免会带来关节僵硬、骨不连、畸形愈合等并发症。对于大结节撕脱性骨折、三部分骨折、四部分骨折，只要情况允许，应尽可能手术治疗。鉴于老年人骨质疏松、骨密度降低、骨皮质变薄、强度减弱，在选择治疗方法时，还应考虑患者的骨质疏松情况。

（一）保守治疗

对于老年轻度移位或无移位的肱骨近端骨折（Neer Ⅰ型）治疗时，可用手法矫正成角，以不损害其原有稳定为原则。复位后可用三角巾或颈腕吊带，或夹板外固定3周。去除外固定后即应逐渐加大主动练习肩关节活动。若有一部分移位大于1cm并成角＞45°（Neer Ⅱ型）者和移位明显的大结节骨折，可采用悬吊石膏固定、手法复位外展支架固定、钢针撬拨复位外固定等方法，通过正确复位良好固定，大多数可达到良好效果。理想的外固定方法应当既能保持复位后骨折断端之间的接触稳定，又能允许在固定期间患肩有一定范围功能活动。现有外固定用具都难以满足上述固定要求。

1. 胸前悬吊法　对肱骨外科颈外展型骨折，用袜套和绷带将患肢固定于胸前，使肱骨处于轻度前屈，内收＜15°和轻度内旋位，此种固定可使胸大肌放松，有利于防止骨折再移位，尤其适用于老年患者。

2. 外展支架　适用于内收型骨折，固定后的肱骨处于前屈20°，外展45°和轻度外旋位。

3. U型石膏　适用于骨折断端不稳定并且可以闭合复位或功能要求不高的高龄老人，如斜面及粉碎骨折，通过手法可以做到适当复位，石膏严格固定6-8周。

4. 鹰嘴牵引　适用于肱骨外科颈骨折有移位的粉碎性骨折和全身情况不适于做闭合复位的患者。牵引有利于早期消除患肢肿胀及维持骨折对位对线。

5. 小夹板外固定　采用内侧板带蘑菇头的小夹板，外展型蘑菇头置腋下，内收型蘑菇头置髁上，并用三角巾悬吊患肢。

（二）内固定

适应证：骨折伴随神经血管损伤；骨折伴随肩关节不稳定；肱骨解剖颈或外科颈骨折成角大于45°；骨折片分离＞1cm或大结节移位＞0.5cm；闭合手法复位失败。保守难以成功的二部分、三部分、四部分骨折，目前多趋向手术治疗以期获得解剖重建。但因老年人骨质疏松，骨折块小而多，常给固定带来困难。

1. 锁定钢板联合下内侧螺钉加强固定　钢板技术最新发展的产物即锁定钢板技术，目前，临床上得到广泛应用，它的核心改良是螺钉与钢板之间由螺纹锁定。和普通的有限接触动力加压接骨板（limited contact dynamic compression plate，LC-DCP）相比，肱骨近端的锁定加压接骨板（locking compression plate，LCP）（PHILOS）可以提供更高的稳定性，螺钉之间成角稳定技术可对肱骨近端粉碎性骨折尤其是骨质疏松患者的骨折块提供更为强劲的把持力（图9-2）。需要特别强调的是，由于老年骨质疏松，内侧往往缺乏有效支撑，肱骨头易塌陷致螺钉穿出，需要下内侧螺钉的固定才能实现有效的内侧支撑。螺钉支撑不适用严重的老年疏松粉碎性骨折。

2. 螺钉骨水泥强化　老年患者由于骨密度降低，较薄的骨皮质减少了螺钉螺纹的有效长度，同时钢板本身还为肩袖的修复提供了着力点；另外对于严重骨质疏松患者，可选择骨水泥强化，增加螺钉对骨质的把持力，防止螺钉穿出（图9-3）。

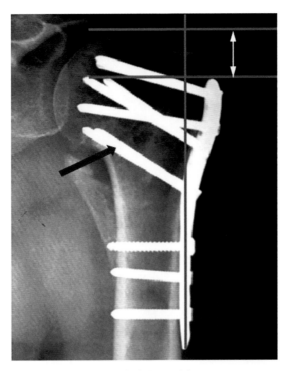

图 9-2 锁定钢板联合下内侧螺钉（引自 Gardner et al，2007）

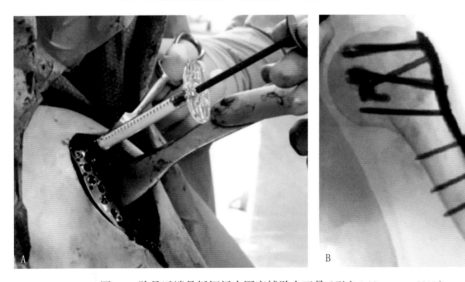

图 9-3 肱骨近端骨折钢板内固定辅助人工骨（引自 Schliemann，2014）

3. 骨移植或骨代替填充物　Neer 分型三部分、四部分骨折常常伴有肱骨近端内侧骨质的缺损，常规采用锁定钢板进行固定时往往不能达到有效固定，随访期间易出现肱骨头塌陷、螺钉切出、肱骨头坏死等并发症。国内外专家研究一致认为，髓内腓骨移植除了提供髓内固定物的生物力学特性和重建内侧柱外，也可提高螺钉 – 骨质界面的累积强度，是骨移植最理想的选择（图 9-4）。另外，对局部缺损相对不是很严重的骨折，也可以适当植入一定量人工骨进行填充，增强螺钉的把持力。

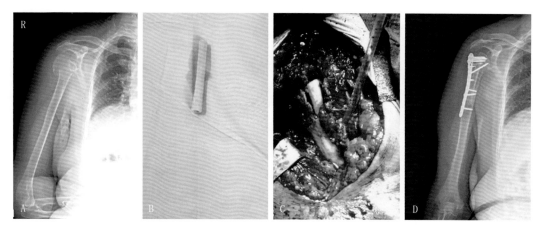

图 9-4 同种异体腓骨端移植案例

女性，80 岁，骨质疏松性肱骨近端粉碎性。A. 肩关节正位片；B. 同种异体腓骨段；C. 术中植骨；D. 术后即刻 X 线示肱骨骨折复位良好

4. 髓内钉联合下内侧螺钉固定　髓内钉固定本身属于中心性内固定，生物力学强度更好，联合下内侧支撑螺钉可以提供有效的内侧支撑，加强肱骨近端骨折固定的稳定性（图 9-5）。

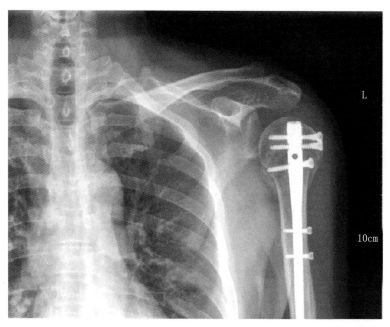

图 9-5 肱骨近端骨折髓内钉内固定

5. 关节置换　关节置换是目前国外治疗肱骨近端严重粉碎性骨折应用较多的方法，很多学者认为四部分骨折无论采用何种术式都很难获得很好疗效，后遗关节疼痛、无力、功能受限非常普遍。人工全肩关节置换及肱骨头置换仍是治疗肱骨近端粉碎性骨折、严重的肩关节骨折脱位的一种有效手段（图 9-6）。

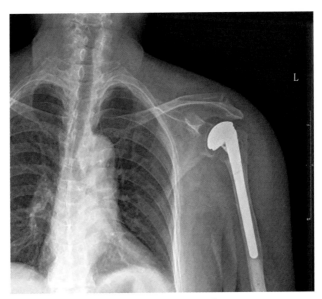

图 9-6 人工肩关节置换

6.反式肩关节置换 反式肩关节置换是指肩关节假体的球形关节面放置于肩胛骨关节盂侧，而盂杯放置于肱骨近端的半限制性人工全肩关节（图 9-7）。这样的假体设计能够稳定盂肱关节，同时利用三角肌来替代缺失的肩袖的功能，能够有效地减轻患者的疼痛症状，改善活动功能。主要适用于肱骨近端粉碎性骨折伴有肩袖损伤或疾病的老年患者。

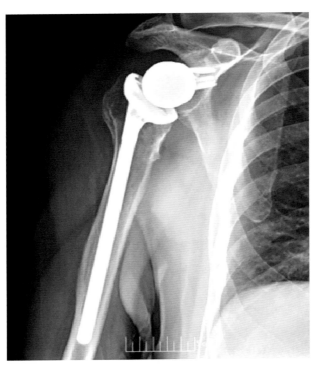

图 9-7 反式肩关节置换（引自 Yahuaca，2020）

（三）功能锻炼

应鼓励患者早期积极进行适当的功能锻炼。具有可靠稳定内固定者，术后 2-3d 即可开始肩部功能锻炼，外固定者 2-3 周后方可开始肩关节各向活动。早期让患者做握拳、屈伸肘、腕关节，舒缩上肢肌肉。逐渐开始练习肩关节各方向活动，活动范围应循序渐进，每天练习 10 余次。患者常在骨折愈合后放弃锻炼而致肩关节活动范围的丢失，但多不至于影响日常生活。

（四）药物治疗

骨折早期可予消炎镇痛药，积极防治骨质疏松，可予钙剂、二膦酸盐、鲑鱼降钙素等，以增加骨量，减少骨吸收。

七、预后与并发症

肱骨近端骨折的预后主要与骨折的类型及治疗方法相关。Neer 一部分及二部分骨折通过保守治疗及功能锻炼，均能获得良好的功能结果。Neer 三部分骨折切开复位内固定的优良率可达到 40%。Neer 四部分骨折采用内固定者有 60% 以上的失败率，优良率仅约 20%，假体置换者则具较低的失败率。常见的并发症包括肩关节的僵硬，其他还有静息痛、术后感染、肱骨头缺血坏死、内固定失败、骨折不愈合、远期出现肩袖损伤等。术后僵硬是最常见的并发症，它是由于术后疼痛及制动时间过长组织发生粘连引起的。因此，术中的固定、术后适当的镇痛、鼓励早期功能锻炼，对防止软组织粘连有着积极意义。如果康复治疗效果不佳可以进行关节镜下关节囊松解、肩峰下减压和去除任何产生撞击的金属。

（曹烈虎 季佳庆 上海市宝山区罗店医院）

第二节 肘关节周围骨折

一、肱骨远端骨折

（一）流行病学

肱骨远端骨折是临床较常见的复杂骨折，尤其是老年患者，常因骨质疏松而致关节面严重粉碎，治疗十分困难。肱骨远端骨折根据是否累计关节，可分为关节内和关节外骨折。据统计，肱骨远端骨折约占全身骨折的 2%，而占所有肱骨骨折的 1/3。肱骨远端骨折的整体发病率为 5.7/10 万。在肱骨远端骨折的患者中，有一个关于年龄和性别的双峰分布，第一个高峰出现在 12-19 岁的青年男性患者中，为高能量损伤所致；第二个高峰出现在 80 岁及以上老年骨质疏松的女性，多为跌落伤所致。在一项基于芬兰国民健康登记系统的研究报告中，作者称 1970 年至 1998 年间 60 岁及其以上年龄的女性其肱骨远端骨折的年发病率呈显著增加趋势（从 12/10 万增加到 34/10 万）。在这一病例人群中急性低能量性肱骨远端骨折的增加更为显著并超过同期水平，从 42 例增加到 224 例。这些数据结果表明，尽管肱骨远端骨折在成人中较为少见，但其发病率及患者数量却不断增加，这在骨质疏松的老年女性人群中尤为突出，这表明，除了骨质疏松本身的处理，骨质疏松骨折的固定策略及关节置换技术也在这类损伤未来的治疗中扮演着重要角色。随着社会结构老龄化进展，预计该部位骨折病例将会继续增加。

（二）危险度预测

已经明确一些特定的独立危险因素会导致肱骨远端骨折，如年龄、体重、吸烟与否、骨质疏松、骨折既往史及母亲的髋部骨折情况，但是最主要的原因还是骨密度的下降。老年患者的肱骨远端骨折有超过 60% 是发生于低能量的损伤，如在直立状态下摔倒。

（三）应用解剖

肱骨的干部截面呈类圆形，往远端走逐渐变平，末端形成肱骨滑车和肱骨小头两个关节面，并与尺桡骨近端组成肘关节。肱骨的远端存在 3 个窝，分别为前侧的桡骨头窝和冠状突窝，以及后侧尺骨鹰嘴窝。3 个窝形成了 3 个凹陷，匹配所对应的解剖结构。其中鹰嘴窝较深，可以充分容纳尺骨鹰嘴，可以使肘关节轻度的过伸。有时鹰嘴窝与冠突窝之间的薄骨板缺如，两窝直接相通。若有其他组织位于此处，如移位的骨折块或内固定材料等，则将影响肘关节的屈伸活动。

肱骨远端前后较为平，内外两侧沿着干部延伸，形成内外侧柱，此处骨皮质较厚较硬。内外侧柱也通常是肱骨远端骨折手术钢板放置的区域。外侧柱向远端延伸形成的凸起部分称之为外上髁，为前臂伸肌的起点。外上髁向远端形成半球形的关节面，为肱骨小头，与桡骨小头关节面相匹配，形成肱桡关节。内侧柱向远端延伸形成凸起的部分称之为内上髁，为前臂屈肌的起点。内上髁的后方有一个光滑的沟，尺神经由此通过，故名尺神经沟。在肱骨远端骨折手术时，应注意尺神经的保护。内上髁向远端形成类圆柱形关节面的部分为滑车，与尺骨近端的关节面相匹配，形成肱尺关节。滑车轴相对于肱骨长轴在男性外翻近 94°，女性外翻 98°，滑车轴相对于内外侧上髁的连线可以外旋 3°-8°，这种定位使肘关节屈曲到 90° 时轻度向外旋转肱骨小头和滑车关节面自肱骨远端向前、向下倾斜，与肱骨干成角约 30°-45°，但内外髁的旋转中心都处于同一水平面上。

（四）骨折分型

肱骨远端骨折的分型较多，如 AO/OTA 分型、Bryan-Morrey 分型、Milch 分型、David-Ring 分型、Matta 分型等，每种分型的特点不尽相同。如 Bryan-Morrey 分型主要对肱骨小头和肱骨远端冠状面的骨折进行分型。Milch 分型主要适用于关节内骨折，根据肱骨滑车骨折的情况进行细分。AO/OTA 分型是目前临床上最为常用的分型标准，在这一分类系统中，A 型为关节外骨折，B 型为关节内部分骨折，C 型为关节内完全骨折，并伴有干骺端分离。这 3 种类型可进一步为三个亚型，分别以 1、2、3 表示骨折粉碎的程度，并可根据骨折的具体位置再做进一步细分（图 9-8）。基于英国的流行病学调查数据，3 种类型的分布情况为 A 型占 38.7%，B 型占 24.1%，C 型占 37.2%。

A 型：为肱骨远端骨折，关节外骨折。A1 型为内上髁的撕脱骨折；A2 型为干骺端简单骨折；A3 型为干骺端粉碎性骨折。由于不累及关节，此类骨折在内固定手术治疗后，通过合理的康复锻炼计划，可以获得一个较为满意的预后。

B 型：为肱骨远端骨折，关节内部分骨折。B1 型为外侧矢状面骨折；B2 型为内侧矢状面骨折；B3 型为额状面骨折。此类骨折的治疗原则是对关节面进行解剖复位，对骨折块进行坚强的内固定，术后早期进行肘关节功能锻炼。

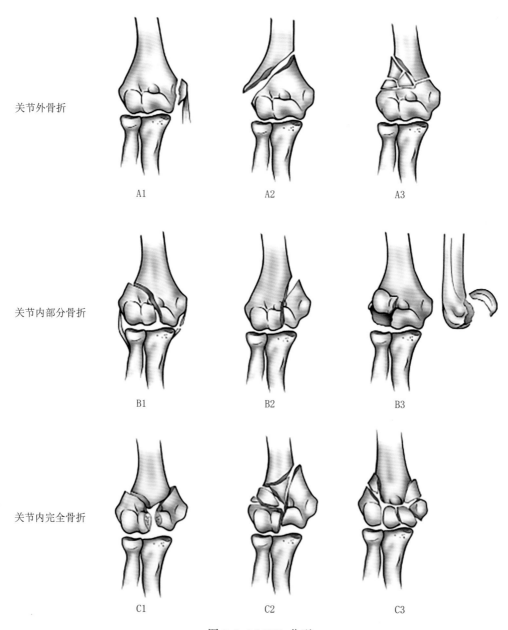

图 9-8 AO/OTA 分型

（引自 AO Foundation, Müller AO Classification of Fractures）

C 型：为肱骨远端骨折，关节内完全骨折。C1 型为 T 形骨折伴移位；C2 型为干骺端粉碎，髁间为简单骨折；C3 型为干骺端与髁间均为粉碎性骨折。此类肱骨远端骨折为治疗的难点，由于干骺端和关节面均发生骨折，使得远端结构及其不稳定。此外，越复杂的骨折，复位难度越大。其治疗原则也是尽可能解剖复位、坚强固定，以及早期的功能锻炼。少部分严重骨质疏松的老年患者，内固定手术较为困难，可以考虑肘关节置换，以获得肘关节部分功能。

（五）临床表现与诊断

老年患者发生肱骨远端骨折，多因在地面摔倒所致。伤后肘部疼痛，肿胀明显，肘关节可见淤斑，肘关节活动受限，患肘不能屈伸，局部有明显压痛及纵向叩击痛。肱骨远端骨折患者的临床评估应包括同侧肩、腕关节的细致查体，开放伤口皮肤的检查及具体的神经血管检查。开放性肱骨远端骨折患者由于肱骨干骨折端经肱三头肌及后侧皮肤穿出，因此伤口多出现在背侧近肘关节处。据报道，在肱骨远端 C 型骨折患者中术前尺神经症状的发生率达 24.8%。在进行临床评估之后，应进行肱骨远端正侧位 X 线检查。对于关节内粉碎骨折，CT 三维重建有助于骨折的分型和制定术前计划（图 9-9）。有学者比较了 CT 三维重建与二维 CT 加 X 线片在肱骨远端骨折分型和制定治疗测量的作用，发现应用 CT 三维重建可以更加有效地明确骨折类型，指导治疗方案选择。

此外，对于肱骨远端冠状面的骨折，CT 三维重建也具有独特的优势。所以，部分研究指出 CT 三维重建可以作为肱骨远端骨折的常规检查手段之一。

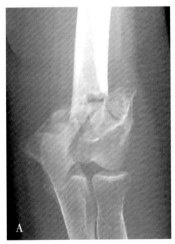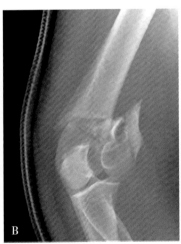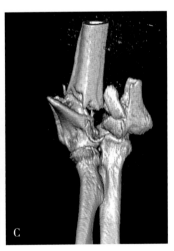

图 9-9 肱骨远端骨折正侧位 X 线检查及 CT 三维重建
男性，67 岁，车祸致右侧肱骨远端骨折。A,B. 术前正侧位 X 线片；C. 术前 CT 三维重建

（六）治疗

尽管近年来创伤骨科发展快速，但对于老年肱骨远端骨折的治疗仍然是巨大挑战，表现在关节面粉碎和骨质量差导致固定难度大。治疗此类骨折的目的是快速恢复肘关节功能、降低重复外科干预和抗骨质疏松避免再次发生脆性骨折（fragility fracture）。肱

骨远端脆性骨折的治疗选择有保守治疗、切开复位内固定和全肘关节置换。对于移位的肱骨远端骨折，特别是存在关节面骨折的情况下，石膏固定等保守治疗手段极有可能出现肘关节僵硬。所以，对于大部分肱骨远端骨折，手术治疗可以获得解剖复位和坚强固定，利于患者早期功能恢复。当然，对于老年肱骨近端骨折，应考虑患者的年龄、全身情况、骨质疏松情况、骨折类型、术前功能情况等，采取个体化治疗方案。

1. 保守治疗 适应证：不能耐受手术、软组织条件差、严重粉碎无法内固定、经济条件差者。对于关节外的肱骨远端骨折，且骨折无明显移位，可以考虑采取手法复位、石膏固定等治疗手段。对于累及关节面的肱骨远端骨折，一般建议采取手术治疗。只有在骨折无明显移位，且患者对功能要求较低的情况下，可以采用保守治疗。为了减少肘关节僵硬的发生率，可以采用铰链式肘关节支具，在固定的早期进行有限的肘关节功能锻炼。有研究报道，对于肱骨远端骨折采取保守治疗可获得较好的肘关节功能，虽然骨折畸形愈合率65%和不愈合率5%，但患者满意度高达83%，因此保守治疗对于老年性肱骨远端骨折仍然有用。保守治疗要严格把握适应证，除上述适应证外还需包括对功能要求低的患者。

2. 内固定 切开复位内固定是老年肱骨远端骨折治疗的金标准。适应证：骨量相对较好、骨折粉碎程度不高，如OTA/AO分型中的A、B、C1型骨折，以及骨质疏松不严重的复杂骨折。肱骨远端骨折的治疗原则即是强调关节面的解剖复位，选用合理的内固定装置对骨折块进行坚强固定，制定个体化的功能锻炼计划，早期进行功能锻炼。肱骨远端骨折的常用的入路为后侧入路，后路包括尺骨鹰嘴截骨入路、保留伸肘装置入路、三头肌劈开入路、肱三头肌翻转式切开入路和肱三头肌舌形瓣切开入路。每种入路都有其优缺点和各自的适应证，目前绝大多数肱骨远端骨折的最佳手术入路是经鹰嘴截骨入路。截骨处的内固定可以选择钢板或克氏针张力带。钢板可以提高坚强固定，允许早期获得，但存在皮肤刺激，对肘关节屈曲活动可能存在影响，同时所需费用偏高。克氏针张力带也可以获得稳定的固定，但是存在克氏针滑动、突出皮肤表面等情况。

（1）克氏针固定：随着内固定装置不断发展，单纯采用克氏针固定已较少。由于其固定牢固程度有限，且关节活动中克氏针易产生滑动，所以一般仅在术中进行起临时固定作用。只有在固定较小碎骨折块或开放性骨折结合外固定支架时可以作为最终固定方式。老年肱骨远端骨折常存在骨量差、骨质疏松、骨折粉碎等特点，所以，克氏针并不适用。

（2）垂直双钢板固定：结合肱骨远端的双柱理论特点和生物力学研究，肱骨远端骨折采用双侧钢板固定优于克氏针张力带、单纯螺钉等固定方式。垂直固定钢板一块放置于内侧柱，另一块以90°放置于后外侧柱（图9-10），此外应注意钢板近端需在不同水平放置应力集中。而平行固定则是平行放置于肱骨远端两侧。目前对于双钢板应该垂直放置还是平行放置还存在争议。

（3）双钢板平行固定：在老年脆性肱骨远端骨折的患者，更推荐使用平行固定钢板。生理力学显示垂直放置时，后外侧的钢板会在轴向应力下发生前方的弯曲，从而导致内固定松动，而平行固定则不会出现这样的情况。在放置平行钢板前，需要对骨

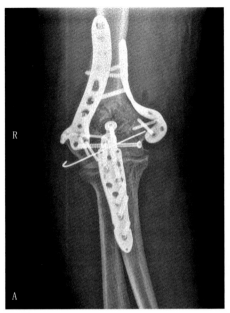
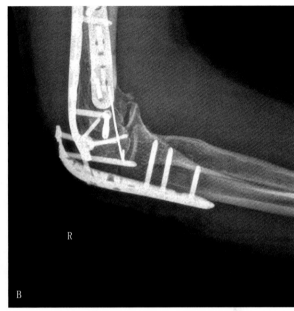

图 9-10 垂直双钢板固定

男性，53 岁，车祸致右侧肱骨远端骨折。A，B. 术后正、侧位 X 线片

折块进行复位和临时固定，之后选用长螺钉固定远端，通过钳夹钢板的方式加压骨折端，然后再拧入近端螺钉。远端螺钉固定时需注意螺钉间的交叉锁定。在向关节面骨碎片内置入螺钉时，常倾向于使螺钉穿过钢板，从而使关节内骨碎片与肱骨干连接在一起（图 9-11）。理想情况下，应使用最长的螺钉穿过钢板而被置入，从而尽可能多地固定关节面骨碎片的同时使这些碎片与相对方向的内外侧柱相结合。大量的研究已证实大部分的

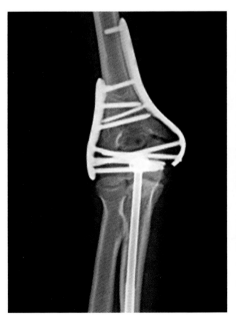
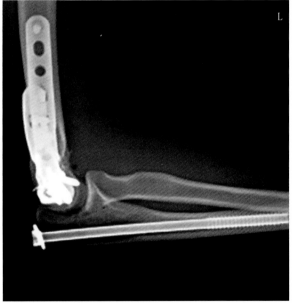

图 9-11 平行双钢板固定（引自 Zalavras et al，2018）

肱骨远端粉碎性骨折需双柱钢板固定，但双钢板是垂直固定还是平行固定一直存在争议。大部分生物力学研究证实平行锁定钢板具有更好的固定强度，但临床仍需考虑骨折类型、患者个体情况及医师的习惯等。

（4）肘关节置换：肘关节置换在早期用于肘关节晚期关节炎的患者，取得了良好疗效，因此也适用于老年复杂粉碎肱骨远端骨折，其治疗效果可以等同于或超过切开复位内固定的治疗效果（图9-12）。过去对于关节面粉碎、骨质疏松的肱骨远端骨折的老年患者，其手术治疗的效果往往很差。为了尽可能使肘关节获得更多的活动功能，可以采用肘关节置换手术。该手术的主要适应证是：①严重骨质疏松的高龄患者，内固定治疗难度大；②骨折粉碎严重，复位困难；③内固定术后失败，无法再次固定；④既往肘关节存在各类关节炎或关节毁损的患者。采用保留伸肘装置的后正中入路可以较早地行伸肘和负重锻炼，理论上可加快肘关节功能恢复，术后并发症更少。短期随访全肘关节置换术后临床疗效满意，翻修率低。由于老年肱骨远端骨折多为粉碎性的，肘关节破坏严重，稳定性欠佳，大多数情况下均选用铰链式、半限制性假体。对于相对年轻、有足够多的骨质，能够保持或重建侧副韧带的患者，也可以选择非铰链式假体。整体来讲，在老年患者的肱骨远端关节内粉碎性移位骨折中，内固定不能达到稳定固定时，考虑应用肘关节置换是合理的选择。

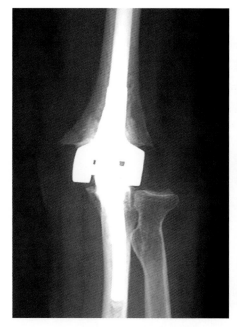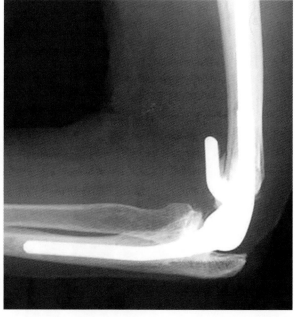

图9-12　肘关节置换（引自 Galano et al，2010）

3.功能锻炼　功能康复是骨折治疗的最终目的。肱骨远端骨折的分型、复位质量、早期功能锻炼是患者内固定预后的关键因素。研究显示，良好的功能锻炼有利于促进血液循环，预防肘关节僵硬、异位骨化等并发症的发生。此外，还可以预防因长期固定引起骨量丢失。正规的功能康复训练应在术后不同时期制定不同的康复锻炼计划，包括肘关节被动和主动屈伸功能锻炼、抗阻练习以及肌肉张力和耐力训练等。

4.药物治疗 骨折早期可予消炎镇痛药物，积极防治骨质疏松。骨质疏松的药物治疗包括基础用药和抗骨质疏松药物。老年肱骨远端骨折手术患者，应补充钙剂和维生素D。抗骨质疏松药物分为抗骨吸收药物（双膦酸盐、选择性雌激素受体调节剂等）及促骨形成药物（甲状旁腺激素）两大类。

（七）预后与并发症

1.尺神经损伤 由于原发损伤或术中损伤，肱骨远端骨折伴尺神经损伤时有发生。对于术前已存在尺神经损伤的患者，建议实施减压及尺神经前置；对于无尺神经损伤患者，目前相关研究显示，是否进行前置尺神经对肘关节活动度、功能及尺神经障碍发生无差异。但是，无论如何，肱骨远端骨折内固定术中均应仔细保护尺神经，避免医源性损伤。若钢板固定后，软组织床较好，可以有效阻隔神经及钢板，那么可以不实施尺神经前置。

2.异位骨化 肱骨远端骨折术后的异位骨化可导致明显的肘关节功能活动受限。研究显示神经系统损伤、多次手术及延迟手术是异位骨化的危险因素。对于肱骨远端骨折是否需要预防异位骨化目前仍存在争议。有研究指出，在术后1d应用初始剂量的吲哚美辛，之后应用常规剂量2周，研究结果显示症状性异位骨化的发生率为3%，骨不愈合率为6%。总之，尚无充分证据支持或反对肱骨远端骨折术后常规实施异位骨化的预防措施。

3.骨折不愈合 研究显示，当前的肱骨远端骨折双钢板固定的优良愈合率可达89%~100%。但是，无论如何，骨折不愈合在肱骨远端骨折也偶有发生。研究显示，肱骨远端骨折发生不愈合主要是因为内固定强度不足。骨折不愈合发生后，主要的治疗方式是行植骨内固定，必要时还需行肘关节松解术。

4.肘关节僵硬 肘部创伤后极易发生功能障碍，而创伤后肘关节僵硬的发生率可达10%~15%。研究显示，保守治疗时较长时间的外固定会显著增加肘关节僵硬的发生率，所以建议对骨折进行坚强固定后，早期进行功能锻炼。对于严重肘关节僵硬，有时需进行肘关节松解、异位骨化清除等手术，同时还需配合系统的康复训练。

二、尺骨鹰嘴骨折

（一）流行病学

随着中国人口老龄化的进展，骨质疏松人口数量增多，老年尺骨鹰嘴骨折患者也逐渐增多。尺骨鹰嘴骨折是上肢常见的骨折，多见于成年人。尺骨鹰嘴骨折约占肘关节周围骨折10%、全身骨折的1%。预计到2030年，尺骨鹰嘴骨折的发病率将比现在增加2倍。

（二）危险度预测

已经明确一些特定的独立危险因素会导致尺骨鹰嘴骨折，如近期健康状况下降、胰岛素依赖性糖尿病、行走较少、神经肌肉乏力、骨质疏松、体重下降、既往摔伤病史、平衡能力减弱、曾有髋部骨折病史，但是最主要的原因还是骨密度的下降。尺骨鹰嘴骨折按照其暴力作用方式，可以分为直接暴力和间接暴力。老年患者的受伤机制主要为平地摔倒，也是老年患者发生骨折的主要原因。

（三）应用解剖

尺骨鹰嘴位于尺骨近端，呈钩状，前方具半圆形凹陷的关节面与肱骨滑车关节面相匹配，称为滑车切迹。滑车切迹中间有一突起的嵴将关节面分为内外侧。尺骨近端的前方有一隆起的骨块称为尺骨冠状突。在肘关节屈伸时，冠状突可以在前方对肱骨进行阻挡，防止肘关节前脱位，具有稳定肘关节的作用。冠状突内侧的桡骨切迹与桡骨小头环形关节面形成上尺桡关节。肘关节周围的韧带包括尺侧副韧带、桡侧副韧带和桡骨环状韧带。尺骨鹰嘴和冠状突、肱骨远端和桡骨小头以及肘关节的韧带结构对维持肘关节的稳定发挥重要作用。

（四）骨折分型

尺骨鹰嘴骨折的分型方法较多，每种分型都有其优势和不足。目前，临床上 Mayo 分型、Schatzker 分型、Colton 分型较为常用。

1.Mayo 分型　主要包含了尺骨鹰嘴骨折所涉及的 3 个重要方面，即骨折移位情况、骨折粉碎性和肱尺关节的稳定性。根据其严重程度分为 3 型：Ⅰ 型骨折无移位，ⅠA 型为非粉碎性，ⅠB 型为粉碎性；Ⅱ 型骨折移位，肱尺关节稳定，ⅡA 型为非粉碎性，ⅡB 型为粉碎性；Ⅲ 型肱尺关节不稳定，ⅢA 型为非粉碎性，ⅢB 型为粉碎性（图 9-13）。

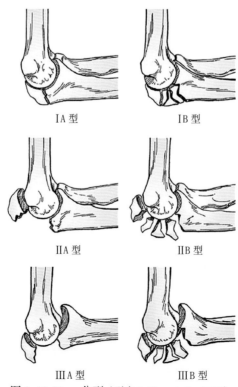

ⅠA 型　　ⅠB 型

ⅡA 型　　ⅡB 型

ⅢA 型　　ⅢB 型

图 9-13　Mayo 分型（引自 Sullivan et al，2019）

2.Schatzker 分型　此分型的主要优势是可以根据骨折形态指导内固定的选择。Schatzker 分型可以分为 6 型：A 型为横行骨折，B 型为横行压缩骨折，C 型为斜行骨折，D 型为合并其他损失的粉碎性骨折，E 型为斜行 – 远端骨折，F 型为骨折脱位（图 9–14）。

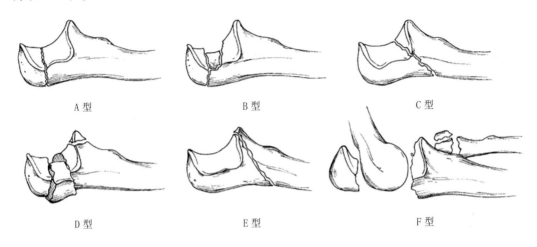

A 型　　　　　B 型　　　　　C 型

D 型　　　　　E 型　　　　　F 型

图 9–14　Schatzker 分型（引自 Benetton et al，2015）

3. Colton 分型

Colton 分型主要根据骨折移位程度和骨折特点来分型，包括 A 型为撕脱性骨折，B 型为斜行骨折，C 型为横行骨折，D 型为斜行伴粉碎性骨折，E 型为粉碎性骨折，F 型为骨折脱位（图 9–15）。

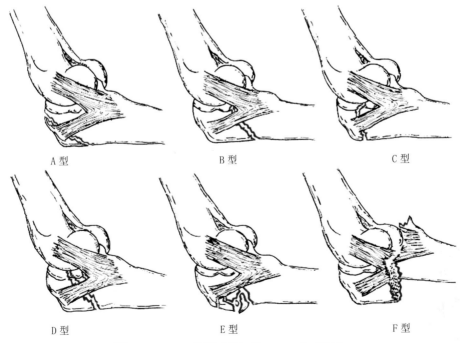

A 型　　　　　B 型　　　　　C 型

D 型　　　　　E 型　　　　　F 型

图 9–15　Colton 分型（引自 Okamoto et al，2020）

（五）临床表现与诊断

有创伤史，多为跌倒时肘关节后侧着地。伤后肘关节部疼痛，肿胀明显，肘关节可见淤斑，肘关节活动受限，局部有明显压痛。移位的骨折可出现畸形、骨擦音。由于肱三头肌伸肘功能丧失，伸肌装置连续性中断，临床体征表现为不能抗重力伸肘。X线肘关节正位片可显示骨折的移位情况及类型，更准确地判断骨折累计关节面的情况需行CT检查，如需进一步明确尺侧副韧带、桡侧副韧带和桡骨环状韧带损伤的情况需行MRI检查。

（六）治疗

尺骨鹰嘴骨折可分为保守治疗和手术治疗。对于老年尺骨鹰嘴骨折的患者，常存在全身情况差、合并疾病多等特点，对于无法耐受的患者，可以考虑保守治疗。但是保守治疗常需要长时间制定，势必会增加关节僵硬、畸形愈合等并发症的风险。由于尺骨鹰嘴为关节内骨折，复位要求较高，所以对于可以耐受手术的老年患者，建议手术治疗。但是鉴于老年人骨质疏松、骨密度降低、骨皮质变薄、强度减弱，在选择治疗方法时，还应考虑患者的骨质疏松等情况。

1. 保守治疗

（1）石膏、夹板：对于无移位的尺骨鹰嘴骨折，可选择石膏托，屈肘位45°~90°固定3周，每周需进行X线检查。若出现骨折再次移位，需尽早进行再复位或手术治疗。3周后去掉石膏托，可进行肘关节屈伸活动锻炼，以期获得良好肘关节功能。

（2）外固定器：临床使用的尺骨鹰嘴骨折外固定器种类较多。其中国内有学者采用自制外固定支架治疗鹰嘴骨折，临床效果显著，但要求骨折处有一定的完整性，能够承受一定的功能负荷，故只适用于尺骨鹰嘴横斜形骨折。虽然外固定具有创伤小、早期活动、闭合复位等优势，但是对于骨折较复杂的情况其固定的可靠性不足。目前临床上单独使用外固定治疗尺骨鹰嘴骨折较少，只有在肘关节骨折伴有脱位时，可以作为辅助固定的手段。

2. 手术治疗 除尺骨鹰嘴较小的撕脱骨折外，多数累计关节面的移位的尺骨鹰嘴骨折均需要手术治疗，因为关节面不平整可能会导致后期关节炎发生。所以，越来越多医生倾向于采用切开复位内固定对尺骨鹰嘴骨折进行治疗。目前，尺骨鹰嘴骨折手术的适应证为：伸肘装置被破坏的骨折，同时累计关节面，手法复位失败或不宜手法复位的情况。手术应达到以下目的：①恢复鹰嘴的纵向对线，并获得充分的稳定，以允许早期活动；②鹰嘴的关节面应解剖复位；③维护较大的冠状突，以构成关节面的远端限制，恢复肘关节稳定性；④确保伸肘机制的完整。

尺骨鹰嘴骨折的手术治疗较多，包括克氏针张力带固定术、钢板内固定术、髓内钉内固定术、记忆合金内固定术以及尺骨鹰嘴切除术。

（1）克氏针张力带固定术：是治疗尺骨鹰嘴骨折最传统的治疗方法之一，最早起源于19世纪80年代。早期仅采用钢丝"8"字固定，但其稳定性较差，目前临床常用的是AO推荐的克氏针张力带技术（图9-16）。该技术是骨折复位后将2枚克氏针自尺

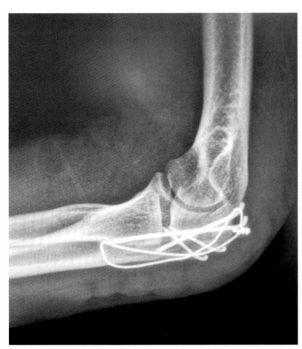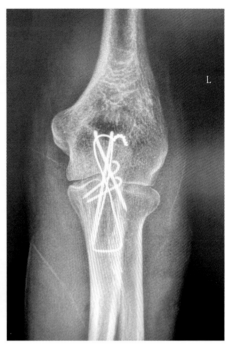

图 9-16 克氏针张力带钢丝内固定

骨鹰嘴尖部打入髓腔内，钢丝一端横行穿过尺骨远端，"8"字交叉后，经肱三头肌止点深部穿出。将钢丝收紧后结扎，折弯克氏针尾端埋入骨质。该方法可以在肘关节活动中将骨折端的张力转变为应力，从而促进骨折的愈合。虽然该方法具有创伤小、操作方便、固定可靠的特点，但是克氏针在髓腔内有逐渐发生滑动的风险，严重者会刺破皮肤发生感染。目前，已有一些文献报道，通过改良克氏针张力带技术来规避这些风险，但其远期疗效仍需进一步研究。克氏针张力带钢丝固定不适用于所有类型的尺骨鹰嘴骨折，大多数学者通过回顾性研究，认为张力带固定仍然是多数简单移位骨折治疗的"金标准"，但以下情况不适合单纯克氏针张力带固定：斜行骨折特别是长斜行骨折、累及冠状突的尺骨鹰嘴骨折、粉碎性骨折、骨折脱位。

（2）钢板内固定：也是临床上治疗尺骨鹰嘴骨折的主要的方式之一（图 9-17）。常用的钢板包括：1/3 管型钢板、重建钢板、解剖钢板、钩钢板以及解剖型锁定钢板。钢板一般固定在尺骨背面，即张力侧，起到张力带的作用。钢板内固定适用于各种类型的尺骨鹰嘴骨折，尤其对于鹰嘴粉碎性骨折固定牢固。尺骨鹰嘴粉碎性骨折皮质骨不完整，不能支撑张力带产生动态加压作用，固定不坚强可靠，而且加压可导致鹰嘴变短。因压缩而需要植骨时，张力带也不能提供有效的支撑。钢板内固定克服了这一弊端，其不会对骨折断端进一步压缩，同时可以起到坚强内固定，对于植骨后的骨折断端起支撑作用。钢板内固定治疗尺骨鹰嘴骨折尤其是粉碎性骨折的优势尤为突出，但对于严重粉碎性骨折，尺骨鹰嘴的长度不能保留，应该积极采用鹰嘴切除加肱三头肌止点重建手术。

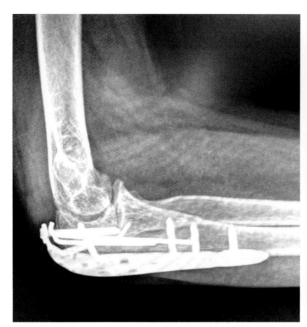
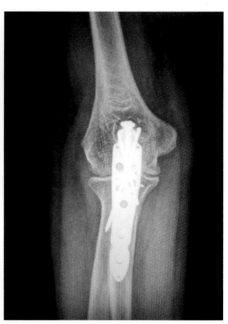

图 9-17 钢板内固定

（3）髓内钉固定术：早期学者认为此法只适用于简单的非粉碎性及近端骨折块较大的尺骨鹰嘴骨折，但现在此法的适应证已推广至与克氏针张力带相同，即非粉碎性的横行鹰嘴骨折（图 9-18）。多数学者的经验认为髓内钉固定术治疗尺骨鹰嘴骨折的螺钉应足够长，以获得对尺骨远端髓腔的牢固把持，有足够的强度防止螺钉断裂。故该技术早期仅被适用于简单的非粉碎性及近端骨折块较大的尺骨鹰嘴骨折，但现在该方法常与张力带结合使用。研究显示，相比于张力带固定术，髓内钉固定术暴露少、创伤小、

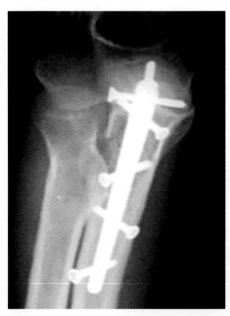
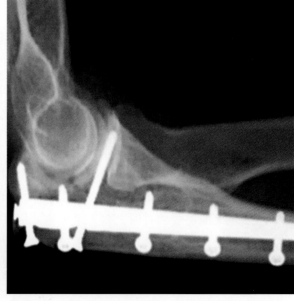

图 9-18 髓内钉固定术（引自 Argintar et al，2013）

所需要的调整更少，在固定强度和稳定性方面更优。因此，髓内钉固定术将成为张力带克氏针的一个替代治疗措施。但是，目前髓内钉固定术治疗鹰嘴骨折尚未推广使用，临床报道也较少，其临床效果及远期并发症尚不清楚，需要进一步观察。

（4）尺骨鹰嘴切除术：该方法主要用于骨折累及 < 50% 尺骨鹰嘴关节面的老年骨质疏松患者和严重粉碎性骨折无法插入内固定的情况，不适用于尺骨鹰嘴骨折伴肘前软组织损伤、合并冠状突骨折、伴有桡骨头前脱位或肘关节前脱位。此法先将骨折块切除，再将肱三头肌腱重新固定到尺骨近端，并创造一个光滑的关节面。有学者认为，冠状突和肱骨滑车未骨折的情况下，尺骨鹰嘴滑车切除达 80% 不会对肘关节稳定性产生显著影响。因此，尺骨鹰嘴切除术可作为切开复位内固定失败病例的治疗方法，对于严重尺骨鹰嘴粉碎性骨折的疗效令人满意。

3. 功能锻炼　老年患者应鼓励早期积极进行适当的功能锻炼。具有可靠稳定内固定者，术后 2~3d 即可开始肘部功能锻炼，外固定者 2~3 周后方可在保护下开始锻炼肘关节各方向活动。早期让患者做握拳，屈伸肘、腕关节，舒缩上肢肌肉。逐渐开始练习肘关节各方向活动，活动范围应循序渐进，每天练习 10 余次。老年患者常在骨折愈合后放弃锻炼而致肘关节活动范围的丢失。

4. 药物治疗　骨折早期可予消炎止痛药物，大多数老年患者存在一定程度的骨质疏松，临床上我们应该积极抗骨质疏松治疗，可予钙剂、双膦酸盐、鲑鱼降钙素等，以增加骨量，减少骨吸收；绝经后女性患者可以加用雌激素治疗。

（七）预后与并发症

老年尺骨鹰嘴骨折的预后主要与骨折的类型及治疗方法相关。目前多数学者主张除撕脱骨折外的尺骨鹰嘴骨折均应采用切开复位内固定治疗，不仅利于骨折的解剖复位，且有利于术后早期肘关节的功能锻炼。临床上已经出现多种治疗尺骨鹰嘴骨折的内固定方法，但不少学者仍努力寻求更为简便、损伤更小、固定更牢固和后期肘关节功能得到更好恢复的内固定治疗方法。相信经过不断的经验总结和技术创新，会有更理想的尺骨鹰嘴骨折的治疗方法应用于临床。常见的并发症包括肘关节的僵硬，其他还有静息痛、术后感染、内固定失败、骨折不愈合。术后僵硬是最常见的并发症，它是由于术后疼痛及制动时间过长组织发生粘连引起的。因此，术中的固定、术后适当的镇痛、鼓励早期功能锻炼，对防止软组织粘连有着积极意义。

（王勇　温州市中西医结合医院）

第三节　桡骨远端骨折

一、流行病学

桡骨远端骨折是因暴力引起的发生于桡骨远端 2~3cm 的骨折，发生率较高，大约占全身骨折的 17%，老年人男女比例为 1∶4。在骨科急诊中，有超过 20% 的患者为桡骨远端骨折。该类骨折好发年龄段呈双峰分布，包括青少年及 60 岁以上老年人。老年桡骨远端骨折，多与骨质疏松密切相关，常常由跌倒等低能量损伤引起。老年骨质疏松性桡骨远端骨折特点主要表现为骨折粉碎严重、骨量差、多伴有骨质缺失等。因此，对于此类患者，选择合适的治疗方法显得尤为重要，否则可能出现桡骨畸形、短缩等并发症，严重影响腕关节的功能，降低生活质量。

二、危险度预测

研究表明，体重指数、1 年内跌倒次数、有骨骼系统疾病、家族有骨折史及骨质疏松症为老年桡骨远端骨折的高危险因素。临床观察发现，脆性骨折并非只发生在骨质疏松人群中，骨量减少者甚至骨量正常者也有可能发生。各种危险因素中，骨密度最为重要，因此也是老年患者预防、防治骨质疏松需定期检测的指标。

三、应用解剖

桡骨远端宽厚，近似四边形，有尺骨切迹、茎突及腕骨关节面。因桡骨下端突然变宽，松质骨较多，形成薄弱点，是桡骨远端骨折的易发部位。桡骨远端关节面边缘坡向掌尺侧并呈凹陷状。其中，舟、月骨窝以及乙状切迹则分别与舟骨、月骨以及尺骨头的关节面相匹配。远端的掌侧面较平坦，存在轻度向前弧度，而背侧面则呈凸起状。桡骨远端三柱理论由 Regazzoni 于 1996 年提出，桡骨远端由桡侧柱、中间柱、尺侧柱三柱组成。中间柱包括桡骨的尺侧部分、月骨关节面、乙状切迹。中间柱也就是所谓的 "key stone"，对应的月骨是桡骨的基柱，承载了桡骨远端 80% 的轴向载荷，对腕关节的形态和功能至关重要。中间柱的良好固定关系着下尺桡关节的稳定性。现三柱理论已被人们广泛接受，并对桡骨远端骨折治疗产生深远影响。

四、骨折分型

桡骨远端骨折分型方法繁多，常以人名方法命名，临床工作便于记忆。例如 Colles 骨折、Barton 骨折、Smith 骨折、Chaufeur 骨折、Rutherford 骨折或 Cotton 骨折等。除此之外还包括 Frykman 分型、Mayo 关节内骨折分型、Melone 关节内骨折分型、CooneyKnirk Jupiter 分型、Fermandez 分型、Rayhack 分型和 AO 分型等。不同的分型方法其侧重点也有所不同，如强调关节内骨折情况、骨折发生的机制、下尺桡关节稳定性等。桡骨远端骨折的分型虽然种类繁多，但目前临床应用最为广泛且对治疗指导意义较大的主要是 AO 分型和 Fermandez 分型。

1.AO 分型 主要根据是否累及关节面、关节骨折严重程度等情况分为 A、B、C 三型（图 9-19）。

A 型：关节外骨折，不累及关节面。A1：孤立的尺骨远端骨折，桡骨完好；A2：桡骨远端简单骨折，无粉碎、嵌插；A3：桡骨远端骨折，粉碎、嵌插；

B 型：部分关节内骨折。B1：桡骨远端矢状面骨折；B2：桡骨远端背侧缘骨折；B3：桡骨远端掌侧缘骨折；

C 型：完全关节内骨折。C1：关节面、干骺端简单骨折；C2：关节面简单骨折，干骺端粉碎；C3：关节面粉碎骨折。

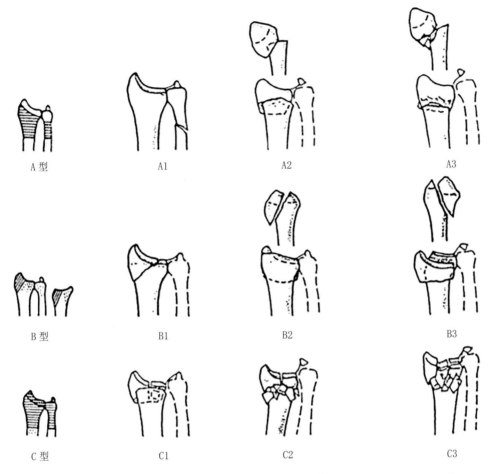

图 9-19 桡骨远端骨折 AO 分型

（引自 AO Foundation，Müller AO Classification of Fractures）

2.Fermandez 分型 根据创伤受力机制分为 5 型。

Ⅰ型：干骺端折弯骨折，掌倾角减少，桡骨相对尺骨短缩（DRUJ 损伤）。

Ⅱ型：剪切骨折，常需要复位和支撑关节骨折块。

Ⅲ型：关节面压缩骨折无特定形态；常有潜在的骨间韧带损伤。

Ⅵ型：撕脱骨折或桡腕关节骨折脱位。

Ⅴ型：高能量损伤，导致多发损伤并可合并严重软组织损伤。

五、临床表现与诊断

不同形式的腕关节畸形及激发的手的位置异常（Colles 骨折、Barton 骨折手向背侧移位，Smith 骨折手向掌侧移位）。腕部肿胀且伴有淤斑，压痛明显，手和腕部活动受限。伸直型骨折有典型的餐叉状和枪刺样畸形，尺桡骨茎突在同一平面，直尺试验阳性；屈曲型骨折畸形与伸直型相反。注意正中神经有无损伤。应拍摄腕关节正侧位 X 线片，并可拍摄腕关节斜位 X 线片以了解骨折细节，如肩肘关节有不适症状应同时摄片。注意必要时拍摄同侧腕关节以帮助确定患者正常的尺骨变异及桡骨倾斜。CT 平扫可显示关节面受累的情况。

六、治疗

（一）保守治疗

对于大多数老年桡骨远端骨折的患者，可以采取保守治疗的方法，即通过各种手法整复方法进行骨折复位，之后通过石膏、夹板、支具等外固定进行。为了兼顾骨折移位风险和功能恢复，一般将固定时间定为 1 个月，同时还需注意定期门诊复查 X 线片。综上，保守治疗主要的适应证为：骨折无明显移位或移位可以接受的患者；通过手法整复后骨折复位满意且可以通过外固定维持的患者；全身情况较差无法耐受手术的老年患者；对功能要求较低且手术意愿不强的老年患者等。复位后石膏固定应根据桡骨远端骨折的类型及损伤机制，分别置于中立位、掌屈尺偏位、背伸位或者前臂旋前、旋后位，部分患者需行单纯前臂石膏固定，部分需行跨关节石膏固定。对于部分关节内及完全关节内的桡骨远端骨折采用保守或手术治疗，目前仍没有定论。但是，研究显示，对于部分或完全关节内桡骨远端骨折，越来越多临床医生更倾向于采用手术治疗。而文献报道手术治疗效果在患者功能恢复及主观感受等方面并没有显著优于保守治疗。老年患者由于存在骨折粉碎严重、骨量差等情况，石膏固定等保守治疗容易出现复位丢失，所以在治疗过程中需定期复查。而对于年龄相对较轻、腕关节功能要求较高的老年患者，建议手术治疗。

（二）经皮克氏针内固定术

经皮克氏针内固定术主要适用于：桡骨没有明显短缩的骨折、桡骨远端掌侧皮质较为粉碎的骨折、骨折背侧成角且闭合复位石膏固定失败的情况。同时该方法常用于骨质较好的年轻患者，对于骨质疏松的老年患者需谨慎考虑。该方法通常采用 2 根或 3 根克氏针固定骨折端，一般由桡骨茎突或从远端骨折块的尺背侧进针，向近端穿入骨折端。经尺骨多根克氏针固定也有应用。经皮克氏针内固定术通常需短臂石膏或外固定架辅助固定，术后 3-4 周可取出克氏针，石膏再继续固定 2-3 周。

（三）骨折切开复位内固定术

切开复位钢板内固定术是桡骨远端骨折手术的主要方式（图 9-20）。根据骨折的类型、骨折块移位方向等因素，可以放置掌侧、背侧钢板，部分情况需联合放置掌背侧钢板。随着内固定物的不断发展，单独掌侧钢板已可以解决大部分类型的桡骨远端骨折，故临床使用较多。钢板主要固定位于骨折压力侧，可以使骨折端得到支撑防止塌陷移位。文献报道显示，钢板固定可早期恢复腕关节功能，更好地恢复桡骨解剖结构。

但是，在处理老年骨质疏松桡骨远端骨折时需注意，由于骨折粉碎、骨量差，导致螺钉把持差，容易出现内固定失败。必要时可以考虑增加石膏或外固定架辅助固定。

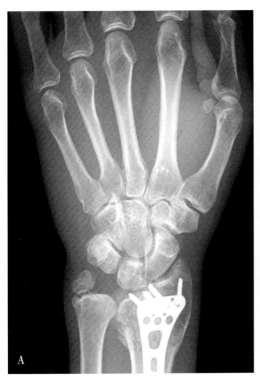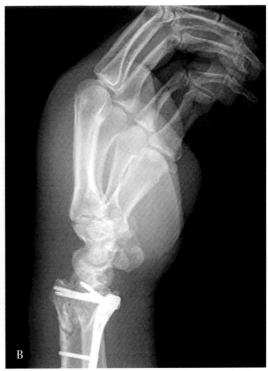

图 9-20 桡骨远端骨折钢板内固定术
A. 正位；B. 侧位

（四）外固定

根据外固定架是否跨越腕关节，可以分为 2 种，即桡腕关节跨越式外架（桥接）和无桡骨关节自由式外架（非桥接）。对于桡骨远端骨折较为粉碎的类型，外固定架常需结合内固定，从而获得比较稳定的固定。非桥接组在活动范围、握力、掌倾角和骨折复位较桥接组良好。对于骨折粉碎严重的骨质疏松性桡骨远端骨折，外固定联合经皮克氏针可以有效增加稳定性（图 9-21），值得推荐。需注意的是，外固定架通常为跨关节固定，一定程度上有可能会影响患者腕关节功能的早期恢复。

（五）关节镜

腕关节镜技术并非桡骨远端骨折治疗的主要方式，其更多用于腕部各种结构损伤的探查和修复。腕关节镜可以直视下探查并修复关节内腕骨、各种韧带及软骨，如月骨、舟骨、舟月三角韧带、腕骨间韧带、三角纤维软骨复合体（triangular fibrocartilage complex，TFCC）等。因此，对于腕部软组织损伤，或桡骨远端骨折伴有腕部软组织损伤，且患者对腕关节活动功能要求较高的情况，腕关节镜尤为适用。目前研究显示，对于桡骨远端骨折，通过腕关节镜检查，不仅可以充分了解关节面骨折的详细情况，还可以直接辅助和评估关节面骨块复位，因此，该技术是桡骨远端骨折治疗的重要辅助手段。

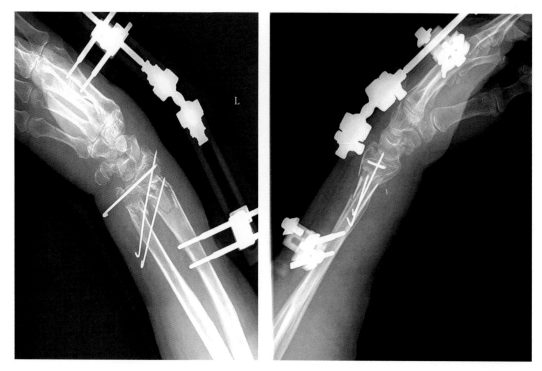

图 9-21 桡骨远端骨折外固定联合经皮克氏针固定术

（六）腕关节置换

随着人工关节置换技术的不断发展，已有少量报道采用关节置换治疗腕关节骨折。但是，该方法目前临床实践经验较少，高质量的临床对照研究及循证医学也缺乏，所以对于腕关节置换的适应证也未明确。对于桡骨远端骨折，腕关节置换并非常规治疗手段，适用情况极为特殊。有研究认为，腕关节置换手术仅适用于部分老年患者的复杂桡骨远端骨折，同时伴有严重骨质疏松，且常规内外固定手术无法修复。

（七）髓内针

区别于传统的切开复位钢板内固定手术，髓内针固定具有微创、美观、术后疼痛轻、瘢痕粘连少等优点。文献报道，髓内针可以通过多角度锁定螺钉可以对塌陷的关节面提供稳定的支撑和固定，使患者获得更好的术后活动和康复。但是髓内针也存在一些并发症，如桡神经浅支的神经损伤。

（八）抗骨质疏松治疗

桡骨远端骨折作为骨质疏松性骨折常见类型，在采用常规保守或手术治疗的同时，也需关注抗骨质疏松的治疗。临床上常用的抗骨质疏松药物包括：基础用药、抗骨吸收药物、促成骨药物、其他机制类药物及传统中药。临床医生因根据患者的具体情况，结合骨质疏松系统相关指标，采取个体化的抗骨质疏松治疗方案，同时还需做好密切的随访工作。

（九）功能锻炼

无论保守治疗还手术治疗，功能康复锻炼是桡骨远端骨折患者预后的重要因素。特别是采取保守治疗的老年患者，需要注意加强肩、肘关节及手指小关节的活动，预防因长期固定而引起的关节僵硬。在石膏或支具等固定后，即可开始手指小关节的主动屈伸锻炼。之后，可以在手指关节活动的基础上，增加肘关节、肩关节、前臂的屈伸活动。第 2 周后，可以适当增加各个关节活动的力量及幅度。第 3 周开始，增加患侧手指关节屈指对掌的抗阻训练；同时，继续增加各关节活动幅度。第 4 周，在去除外固定后，可以进行患者腕关节的屈伸、前臂的旋转、双手对指对掌等活动。

七、预后与并发症

一般病例预后较好，少数损伤较重且治疗不当而引起手腕桡偏的马德隆样畸形。此种畸形给患者带来不便和痛苦，可行尺骨茎突切除术矫正。

常见并发症包括：①正中神经损伤、迟发性伸拇长肌腱断裂、骨折不愈合等。②感染，主要见于开放性骨折，与受伤后创口暴露时间长、清创不彻底及软组织损伤严重有关。

（王勇 温州市中西医结合医院）

第四节 骨盆骨折

一、流行病学

随着我国步入老龄化社会、平均寿命的普遍延长以及更积极、主动的生活方式，骨质疏松性骨盆骨折发生率随着人口老年化而显著增高。据中国国家统计局统计，2018 年 60 岁以上的人口占比 17.9%，65 岁以上人口占比 11.9%，即我国现有 60 岁以上的老年人口约为 2.3 亿。有文献报道，美国老年骨质疏松性骨盆骨折发病率为 0.34%，而且逐年增加。欧洲也有类似的文献报道，骨质疏松性骨盆骨折年增长率约是人口增长率的 1.5 倍。

骨质疏松性骨盆骨折与老年髋部骨折一样，呈现发病率高、死亡率高、独立活动能力丧失率高等"三高"的特点。随着对老年髋部骨折深入的认识和微创技术的发展、多部指南的推广应用，老年髋部骨折无论稳定与否均推荐早期手术治疗。骨质疏松性骨盆骨折与老年髋部骨折具有相似的人群结构、相似的全身合并症，但目前由于理念与技术的限制，更多的骨盆骨折更推荐保守治疗。

二、危险度预测

骨质疏松性骨折属于老年衰弱综合征的局部表现。骨质疏松性骨盆骨折是由于骨盆强度下降，日常生活中未受到明显外力或通常不会引起骨折的外力，亦称脆性骨折。双能 X 线吸收法（dual energy X-ray absorptiometry，DXA）测量值是世界卫生组织推荐的骨质疏松症评估方法。

骨质疏松性骨盆骨折多继发于全身骨质疏松症的一个局部骨组织病变。有研究人员通过系统回顾 113 例骶骨骨质疏松性骨折患者的骨盆 X 线片、骨扫描、CT 和骨盆核磁共振检查，认为骨质疏松症、既往骨盆放疗、类风湿性关节炎、长期使用类固醇史和绝经是骶骨骨质疏松性骨折的高危因素。

三、解剖特点

骨质疏松性骨盆骨折具有特殊的解剖特点和损伤机制，骨折形态也不同于高能量损伤所致的骨折。老年人骨盆骨折多为低能量损伤，平地侧方摔倒。外力直接作用于髂骨翼或者大转子，应力侧方挤压骨盆，导致后环的髂骨骨折或骶髂关节骨折脱位，或者骶骨压缩骨折；前环多为同侧或对侧，或者双侧的耻骨上下支骨折。髂骨后方软组织结构如盆底、骶髂韧带保持完整，因此少有垂直不稳定和耻骨支骨折的冠状面移位。一项单中心研究，2012–2017 年收治单纯骨盆骨折 816 例，大于 65 岁的老年骨盆骨折 494 例（60.5%），其中稳定性骨折 145 例（25.3%），旋转不稳定性骨折 288 例（58.3%），垂直不稳定性骨折 81 例（16.4%）。

1. 骶骨翼压缩骨折 老年骨盆退变的主要表现为单位体积骨量减少。两侧骶骨翼的骨小梁骨髓脂肪化，松质骨区域组织微结构吸收，骨皮质的变薄，形成力学的薄弱区域。老年骨盆退变的另外一个表现为韧带的钙化。骶髂前韧带和骶髂后韧带钙化，骶髂关节间隙变小甚至融合，导致骶髂关节的稳定性增强，更多的应力集中在骨质疏松的 S1、S2 两侧的骶骨翼和耻骨联合两侧的耻骨支。因此骨质疏松性骨盆骨折最常见的部位为 S1、S2 两侧骶骨翼压缩骨折和耻骨上下支的骨折。

2. 骨折的再移位或者再骨折 骨质疏松性骨盆骨折绝大多数为侧方挤压所致的骶骨翼不全骨折或者线性骨折。随着骨折线吸收或者翻身、下地活动导致原来未发现或者无移位的骨折发生骨折移位，或者由于韧带钙化，应力集中于骨质薄弱区域再发新鲜骨折，原来简单稳定骨折转化为骶骨翼垂直不稳定骨折或者双侧后环骨折。有学者治疗骨质疏松性骨盆骨折 148 例，21 例（14.2%）发生原有骨折的移位或再发骨折，即原有骨折类型进一步加重。其中 20 例（18%）为保守治疗组，7 例采用手术治疗，13 例继续保守治疗后愈合；1 例（2.7%）为手术固定一侧后环后，对侧骶骨再骨折，再次骶髂螺钉固定后愈合。研究人员分析，骨折进一步加重的高危因素包括女性、重度骨质疏松和持续性疼痛，因此建议对绝经期后重度骨质疏松的女性，如果出现持续性疼痛或者转移性疼痛，建议再次行 CT 检查评估和手术治疗。

四、骨折分型

由于特殊的解剖特点和骨折类型，骨质疏松性骨盆骨折多为后环骶骨翼压缩骨折，前环移位的耻骨支骨折。因此，高能量损伤的骨盆骨折分型，如基于损伤机制的 Young-Burgess 分型和稳定程度的 Tile 分型，并不完全适用于骨质疏松性骨盆骨折。Young-Burgess 分型或许能够指导手术的复位顺序，但 Tile 分型指导治疗骨质疏松性骨盆骨折的效果有限。

Rommens 和 Hofmann 回顾 2007–2013 年收治的 245 例年龄 > 65 周岁的低能量骨盆损伤，根据其影像学的形态特点和并发症的严重程度，提出了一种基于 X 线片与 CT 的骨质疏松性骨盆骨折分型，即骨盆脆性骨折（fragility fracture of pelvis，FFP）分型。分为轻度不稳定、中度不稳定、重度不稳定、极不稳定 4 类，分别用 FFP Ⅰ 型、FFP Ⅱ 型、FFP Ⅲ 型、FFP Ⅳ 型分别予以对应（表 9-1）。根据损伤的部位和是否出现骨折移位，对每种类型再分为多个亚类有助于判读骨折的不稳定程度以及指导治疗方案。另外一项研究中，Rommens 等 3 年期间治疗骨质疏松性骨盆骨折 148 例，根据 FFP 分型，FFP Ⅰ型 30 例（20.3%），FFP Ⅱ 型 73 例（49.3%），FFP Ⅲ 型 9 例（6.1%），FFP Ⅳ 型 36 例（24.3%）。111 例（75%）保守治疗，手术治疗 37 例（25%），其中 FFP Ⅰ 型 2 例（7%）、FFP Ⅱ 型 12 例（16%）、FFP Ⅲ 型 2 例（22%）和 FFP Ⅳ 型 21 例（58%），认为是一种具有指导治疗的实用分型方法。

表 9-1 骨盆脆性骨折分型

分型	描述	治疗措施
FFP Ⅰ 型	骨盆前环发生骨折，后环无损伤	保守治疗
	Ⅰa 型：单侧耻骨坐骨支骨折	
	Ⅰb 型：双侧耻骨坐骨支骨折	
FFP Ⅱ 型	后环骨折无移位（单侧）合并前环耻骨坐骨支骨折	保守治疗失败后微创手术治疗
	Ⅱa 型：无移位的单一后环骨折，未见其他部位骨折	
	Ⅱb 型：骶骨翼部分压缩性骨折并前方耻骨坐骨支骨折	
	Ⅱc 型：后环无移位骨折并耻骨坐骨支骨折	
FFP Ⅲ 型	骨盆后环骨折且移位（单侧）合并前环耻骨坐骨支骨折	尽量微创技术复位同时固定前后环
	Ⅲa 型：单侧髂骨移位骨折并骨盆前环骨折	
	Ⅲb 型：单侧骶髂关节脱位并骨盆前环骨折	
	Ⅲc 型：骶骨单侧完全骨折并骨盆前环骨折	
FFP Ⅳ 型	骨盆后环双侧骨折伴移位 + 前环骨折	微创或者开放复位同时固定前后环
	Ⅳa 型：双侧髂骨骨折或双侧骶髂关节损伤	
	Ⅳb 型：骶骨 U 或 H 型骨折	
	Ⅳc 型：骨盆后侧多种不稳定型骨折复合存在	

五、临床表现与诊断

1.年龄因素　年龄是骨质疏松性骨盆骨折诊断的主要因素，国际标准多采用生理年龄 ≥ 65 岁，国内多采用 ≥ 60 岁，但也要综合患者骨质情况、全身合并症和预期寿命等。

2.临床表现　骨质疏松性骨盆骨折临床表现各异，容易漏诊。局部临床表现包括腹股沟、后背部、腰骶区等部位疼痛、肿胀及会阴部血肿等。有学者回顾 2008–2011 年骨质疏松性骨盆骨折，其中 70 例（43%）为高能量损伤，建议高龄患者也应关注全身血流动力学的稳定。

3.影像学诊断　标准 X 线检查评估包括骨盆正位、出口位、入口位。由于骨质疏松、肠道积气、骶骨骨折移位小等特点，骨质疏松性骨盆骨折前环骨折容易诊断，而后环骨折容易漏诊。有学者报道 245 例骨质疏松性骨盆骨折影像学检查，196 例（80%）患者前环合并后环骨折，建议所有骨盆骨折均应 CT 检查，尤其冠状位、矢状位 CT 二维重建更有诊断价值。怀疑骶骨翼压缩骨折、骶髂关节开书样损伤，脊柱骨盆分离和骶骨横行骨折等，CT 重建应该作为必要检查，以减少骨盆后环骨折的漏诊率。对于 X 线检查仍不能解释的后背部疼痛、没有明确创伤史的老年人、长时间持续性疼痛无法缓解的患者，建议 MRI 或者骨扫描有助于后环骨折的诊断。

六、治疗

1.治疗原则　治疗方法的选择应基于患者的全身情况、骨折的稳定程度和移位大小、疼痛评分和疼痛持续时间等。保守治疗包括卧床休息、腹带固定、疼痛控制和可耐受疼痛下的活动。除非明显的移位或者大的骨折间隙，骨质疏松性骨盆骨折并不强求解剖复位。手术治疗尽可能选择微创技术复位，前后环同时固定，增加骨质把持力，减少内固定松动失效。同时抗骨质疏松治疗与预防老年人卧床相关并发症等。

2.FFP 分型对治疗的指导意义　FFP 分型是骨质疏松性骨盆骨折最常用的分型，也被认为最实用的骨折分型。

Ⅰ型骨折：骨盆后环无损伤，前环骨折无移位或者移位不明显。属于稳定性骨折，推荐保守治疗。卧床休息、腹带固定、逐步练习床上移动和负重锻炼，同时辅以止痛和抗骨质疏松治疗等措施。有学者研究 177 例骨盆骨折患者，Ⅰ型骨折的发病率约为 3.2%，全部采用保守治疗，认为 X 线片容易漏诊后环骨折，对于所有的 Ⅰ型骨折，推荐轴位 CT 了解骶骨有无压缩骨折或者无移位的骨折。

Ⅱ型骨折：后环无移位的骨折。多数文献选择保守治疗，卧床制动直至骨折愈合。早期活动容易引发骨折移位和骨折不愈合。骨折再移位或者保守失败的患者可以选择手术治疗。手术治疗的原则建议微创复位、长螺钉固定，同时固定前环和后环。后环单发不完全的骶骨翼骨折可用骶骨成形术（sacroplasty），无移位的骶骨骨折可采用经皮骶髂螺钉固定。前环骨折逆行前柱螺钉或者经皮骨盆前环内固定支架（minimally invasive anterior pelvic ring internal fixator，INFIX）固定。

Ⅲ型骨折：骨盆后环移位骨折为该型骨折的特点（图 9-22、图 9-23）。Ⅲa 型为单侧髂骨骨折移位，Ⅲb 型为单侧骶髂关节骨折脱位，即新月形骨折，Ⅲc 型为单侧骶骨骨折。由于Ⅲ型骨折为旋转不稳定骨折，多建议手术治疗，且同时固定前、后环。前环骨折通常根据骨折位置选用前柱螺钉、前柱钢板或者 INFIX 固定。后柱骨折需要根据不同的骨折位置选择相应的固定方式。Ⅲa 型骨折多采用髂腹股沟入路的外侧窗，钢板或者通道螺钉固定髂骨。Ⅲb 型骨折根据骶髂关节脱位的位置，选择髂腹股沟入路的外侧窗复位，钢板固定骶髂关节，或者骶髂螺钉固定脱位的骶髂骨折。Ⅲc 型单侧骶骨骨折多选用微创或者背侧入路复位骶骨，骶髂螺钉或者后路的钢板固定。

Ⅳ型骨折：骨盆后环双侧都有移位的骨折，属于极不稳定的骨折类型（图 9-24）。多数需要双侧、前后环同时复位固定治疗。耻骨支骨折和不稳定的耻骨联合骨折脱位治疗原则同 FFP Ⅲ型骨折。后环根据骨折部位骨折类型决定手术方案，但微创复位内固定

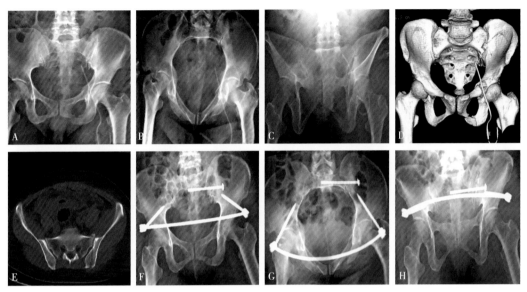

图 9-22 FFP Ⅲb 型骨折

女性，65 岁，平地摔倒，左侧腹股沟、左腰部疼痛 10h。右侧骶髂关节骨折脱位（Day Ⅲ 型），骨盆复位架复位后环骶髂螺钉、前环经皮微创 INFIX 固定。A. 骨盆正位显示左侧耻骨支骨折；B. 骨盆入口位显示左侧骨盆环内旋；C. 骨盆出口位左侧骶髂关节骨折脱位；D. 三维 CT 显示左侧耻骨支骨折，左侧髂骨新月形骨折；E. 轴位 CT 显示左骶髂关节骨折脱位（Day Ⅲ 型）；F. 术后即刻骨盆正位骨盆环复位；G. 术后即刻骨盆入口位左侧骨盆环内旋复位；H. 术后即刻骨盆出口位显示骶髂关节骨折脱位复位

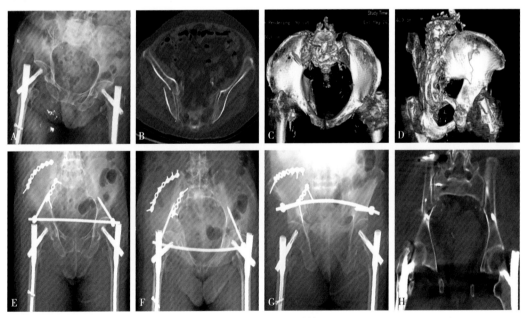

图 9-23 FFP Ⅲb 型骨折

女性，92 岁，平地摔倒感右侧腹股沟、右髋部疼痛 4h。既往有双侧转子间骨折手术史，FFP Ⅲ b 型骨折，髂腹股沟外侧窗入路复位右侧骶髂关节骨折脱位和髂骨骨折（Day Ⅰ 型），前环经皮微创 INFIX 固定。A. 骨盆正位显示右侧耻骨支骨折；B. 轴位 CT 显示右侧骶髂关节骨折脱位；C. 三维 CT 显示前后骨盆环骨折，后环骨折移位；D. 三维 CT 显示右侧髂骨新月形骨折；E. 术后即刻骨盆正位；F. 术后即刻骨盆入口位；G. 术后即刻骨盆出口位；H. 术后 CT 重建显示骶髂关节骨折脱位复位

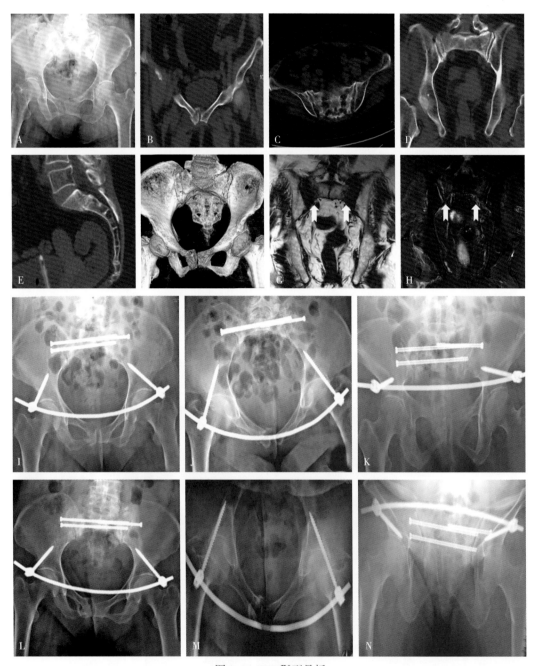

图 9-24　FFP Ⅳ型骨折

女性，73 岁，慢性支气管炎 10 年，间断性咳嗽 6 个月，右侧腹股沟、双侧臀部持续性疼痛 3 个月。无明确创伤史，骨盆复位架经皮微创复位 INFIX 和骶髂螺钉固定骨盆环。A. 骨盆正位显示右侧耻骨支骨折；B. 轴位 CT 显示右侧耻骨支骨折；C. 轴位 CT 显示双侧骶骨翼有纵向骨折线，骨折线两侧骨痂增生硬化；D. 冠状位 CT 重建显示双侧骶骨翼有纵向骨折线，骨折线两侧骨痂增生硬化，S1 椎体骨折；E. 矢状位 CT 重建显示 S1-S2 骨折脱位；F.CT 三维重建显示前环骨折，双侧后环骨折；G.核磁显示 S1 椎体两侧骶骨翼 T1 低信号；H.S1 椎体两侧骶骨翼 T2 高信号，骨折间隙线状高信号；I. 术后即刻骨盆正位；J. 术后即刻骨盆入口位；K. 术后即刻骨盆出口位显示骨折复位骶髂螺钉固定后环，INFIX 固定前环；L. 术后 3 个月骨盆正位；M. 术后 3 个月骨盆入口位；N. 术后 3 个月骨盆出口位显示骨折愈合，内固定无松动

仍为首选。髂骨骨折可以选择闭合复位或切开复位通道螺钉固定。骶髂关节脱位根据骶髂关节脱位位置选择前路骶髂关节钢板固定或者骶髂螺钉固定。骶骨骨折有三种方式：骶髂螺钉、骶骨横向定位杆或背侧内固定器。伴有脊椎骨盆脱位时，需用椎弓根螺钉联合弯曲棒经行脊椎骨盆固定。该类型骨折通常需多种固定方式联合，才能达到骨盆环的稳定。

3. 骨质疏松性骨盆骨折常用微创复位固定技术 骨盆微创复位架和经皮微创固定技术的发展，使微创治疗骨质疏松性骨盆骨折成为可能。

（1）骨盆经皮微创复位架复位技术：目前最为成熟的经皮微创复位架为美国的Starr与我国陈华设计改良的多维度骨盆复位架。使用原理是将骨盆和复位架固定于手术床上，以健侧骨盆为基准，髋臼上半针牵引解除骨折端交锁，LC2半针逆骨折方向牵引旋转等多维度复位患侧骨盆。可以辅助球头顶棒、股骨牵引等辅助复位。正位、入口位和出口位透视评估复位效果，复位后通道螺钉和/或经皮微创骨盆前环内固定支架固定。

（2）经皮微创骨盆前环内固定支架：最早由 Vaidya 教授报道，INFIX 适用于骨盆前环骨折脱位。由于微创、时间短、髂骨钉（直径 7.5-8mm，长度 80-100mm）把持力强等优点，特别适用于老年骨质疏松性骨盆前环骨折。由于外固定架容易并发钉道感染、松动、术后影响床上翻身等问题，不适用于骨质疏松性骨盆骨折。生物力学显示 INFIX 前环稳定性与双钢板力学优势相当，优于单钢板和外固定架，而且患者术后舒适程度优于外固定架。INFIX 最常见的并发症为植入髂骨钉时损伤股外侧皮神经和髂骨钉植入过深，连接棒压迫髂腰肌、股神经和股血管等。

（3）骶髂螺钉固定后环骨折：骶髂螺钉是最常用的微创、有效的后环固定技术。在透视监视或者导航引导下经髂骨、骶髂关节和骶骨椎弓根植入 1-2 枚空心钉，直至骶骨椎体或者对侧髂骨。螺钉的方向、长度和性质取决于骶骨骨折的位置、方向和骨折类型。力学实验证实，贯穿螺钉优于单侧螺钉，2 枚通道螺钉优于 1 枚。S1 植入骶髂螺钉的解剖通道比 S2 通道更粗大，但 S2 通道变异更小，更容易植入贯穿螺钉。Danis Ⅰ区骨折或骶髂关节脱位可以选择拉力螺钉，Danis Ⅱ区和Ⅲ区骨折仍建议使用位置螺钉，避免拉力螺钉加压神经根孔，导致骨折块刺激或者压迫神经根。骶髂螺钉力学稳定性优于后路钢板、后方支架等，但由于骨质疏松也会并发螺钉松动和骨折复位丢失等。有学者采用骶髂螺钉固定骨质疏松性骨盆骨折 110 例，其中 19 例（17.3%）并发术后螺钉松动。经过统计分析作者认为，垂直不稳定型骨折、螺钉位于 S1 椎体中央的松质骨区、Danis Ⅱ区骨折等是骶髂螺钉松动的高危因素。因此，对于 Danis Ⅱ区骨折合并骨盆垂直不稳定、严重骨质疏松的患者，骶髂螺钉骨水泥增强技术是一种预防螺钉松动的方法。不同于骶骨椎体成形术，骨水泥植入螺钉末端的松质骨区域增加骶髂螺钉的把持力，而非植入骨折间隙。操作时同样需要影像学监视预防骨水泥的渗漏。

（4）髂窝入路治疗骶髂关节骨折脱位：骨质疏松性骨盆骨折最常见的类型为髂骨新月形骨折。髂骨骨折线从骶髂关节向外上延伸至髂骨翼，骶髂关节前半部分向前脱位，髂骨后内方保留一个新月形骨块，依靠后方完整的韧带复合体与骶骨相连。Day 分型是基于 S1 上位终板轴位 CT 平扫的解剖分型，根据骨折线涉及骶髂关节的范围，分为 3 个亚型：Ⅰ型骨折线波及骶髂关节前方 1/3，Ⅱ型累及了骶髂关节前方 1/3 至 2/3，Ⅲ型累及了后方 1/3 关节面。骨质疏松性骨盆骨折多为Ⅰ型骨折，需要通过髂窝入路切开复位前路钢板固定骶髂关节和髂骨，Ⅱ型和Ⅲ型骨折由于波及骶髂关节的中后方，可以选择骨盆复位架复位、经皮骶髂螺钉固定。

（5）前柱通道螺钉技术：前柱通道螺钉分为顺行植入螺钉和逆行植入螺钉，一般而言，逆行螺钉简单、微创，尤其适用于双侧耻骨支骨折。逆行前柱螺钉的进针点位于耻骨结节，在闭孔出口位和耻骨入口位透视监视下，使导针和螺钉穿过髋臼内侧壁软骨下骨而不穿入关节，穿过耻骨上支髓腔而不穿透耻骨上支皮质。前柱通道螺钉可以选择 7.3mm、6.5mm 空心钉或 4.5mm 皮质骨螺钉，长度一般在 100-140mm。有学者回顾 82 例经皮前柱螺钉治疗耻骨支骨折，平均随访 9 个月，12 例（15%）发现骨盆复位丢失，丢失的常见原因为女性、高龄和逆行置入模式，但无血管、神经和膀胱损伤等并发症。

（6）骶骨成形术：手术适应证为无移位或者可以闭合复位的骶骨翼新鲜骨折。有学者回顾了骶骨成形术治疗老年骨质疏松性骶骨骨折，认为将骨水泥注入 S1、S2 的骶骨翼和椎体内，可有效增强骶骨的完整性和稳定性，术后可以即刻下地活动，明显提高生活自理能力，减少下肢深静脉血栓形成、肺炎、肌肉萎缩等卧床相关并发症。多数学者采用俯卧位，影像引导下进行骶孔和骶髂关节之间穿刺，到达骶骨翼骨折线注入 4-6mL 骨水泥，骨水泥渗入骨折间隙和周围松质骨内，即刻增加骨折端的稳定和缓解疼痛，术后 10 年随访疼痛缓解率高达 94%。但由于病例数少，骶骨成形术尚不是一种标准术式，其主要并发症包括骨水泥渗漏、血肿、感染和损伤腰骶干、神经根等，以及取出困难、增加内固定再次植入的难度等，尚需进一步研究。

总之，对于骨质疏松性骨盆骨折的治疗尚未形成规范的认识。经过多年的努力，老年髋部骨折无论骨折类型是否稳定均建议早期手术治疗，"48h 内手术"观点已经被大家广泛接受。

（张建政　解放军总医院第七医学中心）

第五节　股骨颈骨折

一、流行病学

股骨颈骨折在临床上是一种常见而处理困难的创伤疾病，发病率较高，可占到全部骨折的 3%-4%，65 岁以上的老年人占所有骨折数量的 50% 以上，其中女性较男性更为常见。随着我国人均寿命的增加而引起的社会老龄化逐步加剧，股骨颈骨折的发病率也随着逐年增高，尤其是在老年人口增加迅速的经济文化发达地区。全球股骨颈骨折的数量预计到 2025 年将达 200 万例，而到 2050 年预计可达 300 万例以上。目前发达国家老年髋部骨折患者已经占到整形创伤就诊量的 20% 以上，其中股骨颈骨折超过 50%。股骨颈骨折的老年患者死亡率明显较年轻患者高，老年股骨颈骨折临床治疗中的挑战主要是骨折不愈合和股骨头缺血坏死引起的病残和并发症。

二、危险度预测

股骨颈骨折超过 50% 发生于老年人群，老年女性的发生率明显高于男性，多数老年股骨颈骨折患者遭受原始暴力轻微，以平地跌倒为最常见的原因。

老年人多数具有程度不同的骨质疏松，尤其是老年女性活动量一般相比较同龄段男性为少，同时因为激素水平下降的原因，骨质疏松发生的时间要较男性为早，所以老年女性的发病率较同年龄段男性为高。老年患者股骨颈骨折与骨质疏松的关系密切相关性已经得到研究证实，在 65 岁以上的老年女性人群中，骨骼中矿物质含量低于骨折临界值的超过一半，而在 80 岁以上老年女性人群中，几乎全部骨骼矿物质含量低于骨折临界值。目前学术界公认骨质疏松是引起股骨颈骨折的关键因素，所以老年股骨颈骨折可以认为是一种病理骨折。

老年人常伴有视力减退、骨关节炎、神经功能障碍、肌肉功能障碍、应用药物等易发生跌倒因素。因此，除了因为骨质疏松的原因所导致的骨骼强度下降外，老年人股骨颈骨折的风险因素还包括机体功能下降、城市化生活、认知感觉障碍、各种慢性损伤等。

三、应用解剖

股骨头的血供主要来自股骨头小凹动脉系统、骨间动脉系统和支持带动脉系统。其中支持带动脉系统又可以分为上支持动脉系统及下支持带动脉系统，是股骨头大部分血供的来源，在骨折时，这一动脉系统容易造成损伤，引起股骨头血运破坏；圆韧带动脉也称作小凹动脉，来源于闭孔内动脉，很多老年人圆韧带动脉闭锁，这一供血系统供给股骨头圆韧带附着部少部分血运；骨间动脉系统即股骨干滋养动脉的升支，这一供血系统可供股骨颈基底少部分血运。

股骨颈解剖上缺少外骨膜层，骨折愈合绝大部分来自于内骨膜的支持；股骨颈骨折属于囊内骨折，在关节液中存在的血管抑制因子会抑制骨小梁的修复。综合因素造成股骨颈骨折愈合困难。

四、骨折分型

老年股骨颈骨折没有专门的分型，目前临床上使用比较普遍的是 Garden 分型，Garden 分型按照股骨颈骨折完全与否和移位程度将骨折分成 4 型：Ⅰ型，不全骨折；Ⅱ型，完全骨折，骨折断端无移位；Ⅲ型：完全骨折，骨折断端部分移位；Ⅳ型：完全骨折，骨折断端完全移位。此分型在Ⅰ型与Ⅱ型之间，Ⅲ型与Ⅳ型之间，治疗方案与结果没有统计学差异，而且存在可重复性差，所以，临床上越来越多将骨折分为无移位型与移位型，更符合临床工作需要。

Pauwell 分型是按照股骨颈的骨折线与水平线之间的夹角来划分。一般来讲，根据 Pauwell 角 < 30°、30°–50°、> 50° 分为Ⅰ、Ⅱ、Ⅲ型，夹角越大大，经过骨折线的剪切力越大，骨折越不稳定。然而因为股骨头存在移位和旋转，和 X 线投照体位的差异，这种分类事实上往往难以判断骨折线的走行，可重复性很差。

AO 分型，临床相关性不如 Garden 分型，可重复性较差，所以临床上应用较少。

五、临床表现与诊断

股骨颈骨折诊断基于病史、查体和影像学资料。老年股骨颈骨折的患者因为骨质疏松，所以可由轻微创伤引起，临床上不一定有明显的疼痛、畸形、功能受限，部分患者行走步态正常，仅有髋部隐痛。因此，对怀疑股骨颈骨折的患者除了详细体格检查外，亦必须做必要的影像学检查。影像学检查包括 X 线检查（髋关节正侧位，骨盆平片）、CT 检查（可为骨折提供移位与粉碎情况）、MRI（对隐匿性骨折的评判有重要意义）。

六、治疗

由于老年患者股骨颈骨折的复杂性与预后的不确定性，老年患者股骨颈骨折的治疗方案是骨科医生最富有挑战性的难点之一。除了有绝对的手术禁忌证的患者，所有的老年股骨颈骨折患者均应实施手术治疗，无论移位与否，包括嵌插型股骨颈骨折，因为后期发生移位的风险非常大，并且手术可以降低骨折合并症的发生。对于老年股骨颈骨折患者，应尽早施行手术，尽快恢复复身体机能，降低并发症发生，一般认为尽量在 12-48h 之内手术。老年股骨颈骨折患者大多数合并有各种慢性疾病，对手术可能造成较高风险的合并疾病，需要在术前积极进行纠正。因此需要在短时间内对患者的身体机能做出准确全面的评估，尽快多学科合作纠正身体机能异常，尽量在 48h 内安全进行手术，这样可以明显降低死亡率和合并症的发生。下肢处于伸直内旋位时，增加囊内压力将对股骨头血运的损害加重，所以如果由于一些特殊原因无法在 48h 内手术，也不需要常规牵引，下肢置于髋关节轻度屈曲外旋位即可。特殊情况下如需要牵引，应该将肢体保持处于中立位或轻度外旋位。

（一）保守治疗

对于部分身体状况极差的高危患者及有绝对手术禁忌证的患者可采用保守治疗，包括卧床休息、牵引、石膏支具固定等方法，等到疼痛减轻后适当地进行活动进行功能锻炼。但是无论何种保守治疗方案均需要患者长期卧床，患者承受这种治疗的心理差，护理时间长工作量大，压疮、静脉栓塞、坠积性肺炎等并发症的发生率较高，另外，接近 40% 的病例会发生骨折端继发移位，处理更加困难。

（二）头颈切除

对身体状况无法耐受内固定和关节置换的老年患者，可考虑施行头颈切除术，术后可以早期下地活动，以期恢复生理功能，减轻疼痛。

（三）内固定

任何年龄阶段任何时候，股骨颈骨折患者内固定术后，如果没有发生缺血性坏死所导致股骨头关节面塌陷，患者髋关节功能评分要远远高于成功的关节置换术后的髋关节评分。随着社会老龄化加剧，老年人群的数量增多，老年人的健康状况与寿命得到改善，老年人对运动的要求日益增高。对身体健康状况及认知良好；对于有一定运动要求的较年轻的老年患者，尤其是无移位或轻度移位的股骨颈骨折，治疗的目的是保留髋关节，因此闭合复位内固定治疗是首选的方法。

1. 复位　常用的复位方法有：① Whitman 法，缓慢牵引患肢，至肢体原长度恢复后，同时行患肢内旋外展复位；② Leadbetter 法是患肢屈髋屈膝均 90º 位牵引；③ Flymn 法则在屈髋屈膝超过 90º 位牵引。

复位良好的标准就是正侧位股骨颈外形弧线连续不中断，正位骨小梁与股骨干轴线夹角 160º，侧位骨小梁线 180º，股骨头前倾 < 5º，后倾 < 10º（图 9-25）。部分学者认为外展复位较解剖复位更加有利于稳定与愈合。

如果闭合复位困难，考虑行有限的切开复位或者关节置换。

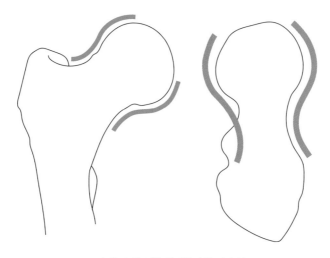

正侧位股骨颈外形弧线连续不中断

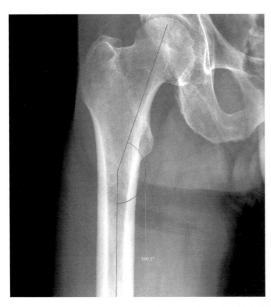
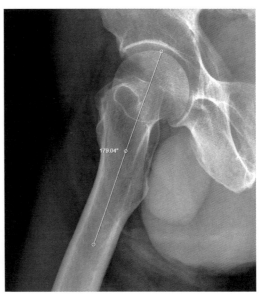

正位骨小梁与股骨干轴线夹角 160º，侧位骨小梁线 180º

图 9-25 复位标准

2.内固定器材的选择

空心螺钉：对骨质条件良好，Pauwell角 < 60°，复位后稳定的股骨颈骨折，可选用16mm短螺纹空心螺钉固定（图9-26）。固定的三原则是倒品、平行、贴边，钉尖距关节面5mm，应避免小粗隆平面下进钉，以免造成粗隆下骨折。如需防止股骨颈短缩愈合，可选用全螺纹空心螺钉或非平行固定，但会造成不愈合率增高。

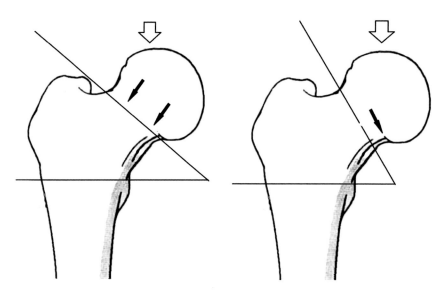

图 9-26 Pauwell 角力学

Pauwell 角 < 60°，负重时骨折断端是对骨折稳定与愈合有利的压力

Pauwell 角 > 60°，负重时骨折断端是对骨折稳定与愈合不利的剪切力

动力髋螺钉联合空心螺钉：对骨质疏松比较严重、Pauwell角 > 60°，或者存在内后侧粉碎的股骨颈骨折患者，可选用动力髋螺钉（dynamic hip screw，DHS）联合空心螺钉固定（图9-27）。

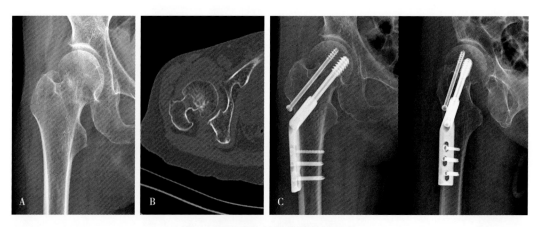

图 9-27 86 岁女性股骨颈骨折患者

A.X 线片显示股骨颈骨折，断端错位不显著；B.CT 显示断端嵌插，稳定性良好；C.DHS 加防旋钉固定，术后即刻部分负重下地行走，3 个月后复查骨折愈合，关节功能正常

无论选用空心螺钉还是 DHS 加防旋钉，螺钉长度应足够，达到软骨面下 5mm，以获得足够的固定强度，防止螺钉切出。

3.术后注意事项 术后第 1 天鼓励患者坐起，同时下肢肌肉进行等长收缩；48h 后，可在助行器的帮助下下地行走，根据术中情况指导患者部分负重（10-25kg）直至骨折愈合。在骨折未完全骨性愈合前，患者严禁做直腿抬高动作，防止内固定失效。

（四）关节置换

对身体状况较差、年龄较大的老年患者，治疗的目的是早期运动，恢复正常的生理功能，防止长期卧床引起的诸多并发症。一般来讲，符合下列情况的老年股骨颈骨折患者应考虑行关节置换：①年龄超过 75 岁；②严重的骨质疏松，内固定难以取得可靠的固定效果；③患者生理年龄在 65 岁以上，合并其他疾病，预期生存时间不超过 10-15 年；④预期无法离床行走的患者；⑤股骨颈后下粉碎，预计复位困难及难以可靠固定的骨折；⑥髋关节原有疾病，适合人工关节置换；⑦预计患者身体状况无法耐受二次手术；⑧陈旧性股骨颈骨折；⑨精神疾病或者失控性发作疾病的患者。

关节置换的选择：对身体状况良好、活动能力需求比较强的患者采用全髋关节置换；对身体状况较差、活动能力需求低的患者可以选择半髋关节置换。

国内张英泽等设计了成人股骨颈骨折术式选择量化评分表，对患者的年龄、性别、骨折的分型、是否存在骨质疏松及其严重程度（骨密度）、平时生活自理能力、内科合并疾病等因素进行综合考虑，实施量化评分。对于评分 0-11 分的患者采取内固定治疗，对于评分 12-17 分的患者采取人工全髋关节置换，对于评分 18-22 分的患者选择人工半髋关节置换，可供临床上参考（表9-2）。

表 9-2 成人股骨颈骨折术式量化评分表

项目	分值
年龄	
18–60	0
61–65	1
66–70	2
71–75	3
76–80	4
> 80	5
骨折类型	
无移位型（Garden Ⅰ、Ⅱ型）	0
移位型（Garden Ⅲ、Ⅳ型）	5
综合生活能力	
完全正常（爬山游泳等重体力活动）	0
基本正常（室外可自行上下 6 层楼、慢跑等轻体力活动）	1
轻度受限（可自行上下 3 层楼、散步、购物、骑自行车）	2

（续表）

项目	分值
中度受限（室内居家可自己做饭、洗衣服、如厕、生活自理）	3
重度受限（室内能完成吃饭、刷牙、洗脸等轻微活动，需要人照顾）	4
生活完全不能自理（完全卧床）	5
骨密度 Singh 法	
股骨颈主张力和主压力骨小梁完整（正常）	0
次张力骨小梁消失，次压力骨小梁密度减低（正常）	1
次压力骨小梁消失，主张力骨小梁部分消失	2
主张力骨小梁密度减低和中断（疏松）	3
主张力骨小梁消失，主压力骨小梁密度减低和中断	4
仅存部分主压力骨小梁	5
内科合并症（MASAPS 分级）	
Ⅰ级：正常的健康人	0
Ⅱ级：合并轻度系统性疾病	1
Ⅲ级：合并重度、不可控制的系统性疾病	3
Ⅳ级：合并不可控制的且随时威胁到生命的系统疾病	5

（五）围术期处理

术前、术后给予镇痛治疗，以降低谵妄与心肌缺血的发生率，鼓励患者在无痛或者轻度疼痛的情况下进行术后功能锻炼，以降低并发症的发生。常规进行抗凝治疗，对术前深静脉发生血栓的患者必要时放置静脉滤器。老年股骨颈骨折的患者多数合并有骨质疏松，所以应给予抗骨质疏松治疗，常规选用双膦酸盐和维生素 D3。

七、预后与并发症

老年股骨颈骨折的患者的死亡率和病残率非常高，术后 1 年内有 20% - 30% 的患者死亡，临床治疗中医生需要面对的主要问题是股骨颈骨折不愈合和股骨头缺血性坏死及引起的并发症。随着我国社会人口老龄化的逐年加剧，数量巨大的老年股骨颈骨折患者需要住院实施手术治疗，同时也有大量的股骨颈骨折后遗症患者需要家庭护理。尽管股骨颈骨折老年患者股骨头坏死率要比年轻患者的坏死率低，但其治疗结果仍然不容乐观，主要原因包括：①原始损伤的程度，包括骨折的移位程度、骨折粉碎程度和股骨头血运破坏程度；②治疗方案是否合理。时至今日，老年股骨颈骨折的治疗方案仍然存在不同观点，治疗结果仍存在许多无法解决的问题。医生应该根据患者的原始损伤程度、生理年龄、身体机能、活动水平、精神因素，结合医生手术技能与条件综合评判，制定一个合理的治疗方案。

（王剑飞　陕西省第四人民医院）

第六节 股骨转子间骨折

一、流行病学

股骨转子间骨折（femoral intertrochanteric fracture）系指股骨颈基底部至股骨小转子水平以上部位的骨折，又称为股骨粗隆间骨折，该骨折系老年医学骨科学中较重要的疾病。高龄患者（年龄 > 75 岁）发病率高，随着我国人口老龄化的发展，股骨转子间骨折发生率迅速增长，目前已占全身骨折的 3.58%，占髋部骨折的 60%，其发病率与患者年龄、性别、种族、国家等因素相关，且女性多于男性，该性别差异可能与女性骨质疏松发病率较高有关。在高龄患者中，除骨质疏松以外，多合并有脑梗死后遗症、肺心病、高血压及帕金森病等内科疾病，给手术及康复治疗带来很大的挑战。预计到 2050 年，股骨转子间骨折的发病率将是现在的 2 倍。

二、危险度预测

股骨转子间骨折更易发生于高龄人群，不稳定性、粉碎性骨折的发生率正在逐年升高，通常由低能量损伤如跌倒所致。发生跌倒时，高龄老人协调性和柔韧性较差，若失去平衡，他们可能更倾向于向侧方跌倒致使髋部直接撞击地面，因高龄老人髋部肌肉松弛萎缩且骨质疏松导致骨结构硬度下降，从而不能有效吸收缓解撞击的能量，更容易发生股骨转子间骨折。由于高龄患者大多合并内科基础疾病，创伤后往往合并潜行失血、颅脑损伤以及全身多发骨折等，长期卧床易引发各种并发症，在西方发达国家中伤后 1 年内其死亡率可高达 12%–35%。因此，股骨转子间骨折是对老年人健康威胁最大的创伤性疾病之一。

三、应用解剖

股骨转子间位于股骨干与股骨颈交界处，由大转子、小转子及大小转子间部分组成，以松质骨结构为主。股骨颈前倾角是指股骨颈平面倾向前方与人体冠状面或是股骨髁额状面的夹角，大小为 12°–15°。股骨颈干角是指股骨干纵轴线与股骨颈长轴线之间的组成夹角。我国成年人的股骨颈干角为 110°–140°，平均为 127°。随着年龄的增加，股骨颈干角逐渐减小，统计学表明，75 岁以上的老年人股骨颈干角平均值 < 125°，老年人股骨颈干角改变容易导致骨折。股骨距是位于小转子深部股骨颈、体连接部的内后方的致密骨板，是股骨体后内侧皮质向松质内的延伸。股骨颈内侧骨内的骨小梁是股骨头和股骨颈的支撑结构。股骨转子间血运丰富，其主要动脉有旋股外侧动脉、旋股内侧动脉和闭孔动脉，为后期愈合提供保障。外旋肌群和外展肌群、髂腰肌附着点分别为股骨大小转子。由于起止于转子间的肌肉数量众多，为该区域带来丰富的血供，因此股骨转子间骨折不易发生缺血性骨不连，同时肌肉牵拉易造成骨折不稳定及移位。

四、股骨转子间骨折分型

股骨转子间骨折是指股骨干与股骨颈交界处的骨折，其中该类骨折分型方法较多、原则不一，得以应用的有以下几种：1949 年 Evans 股骨转子间骨折分型，1949 年 Boyd–

Griffin 股骨转子间骨折分型，1956 年 Ramadier 股骨转子间骨折分型，1969 年 Decoulx & Lavarde 股骨转子间骨折分型，1970 年 Ender 股骨转子间骨折分型，1974 年 Tronzo 股骨转子间骨折分型，1975 年 Jensen 改良 Evans 的股骨转子间骨折分型，1976 年 Deburge 股骨转子间骨折分型，1980 年 Bfiot 股骨转子间骨折分型，1981 年 AO 股骨转子间骨折分型。骨折分型的意义在于指导治疗的同时提示预后，只有理解股骨转子间骨折分型才能对骨折的稳定性做出判断，继而选择合适的内固定，预测和避免术后的并发症。在临床中较常用的有 Evans-Jensen 分型和 AO 分型。

　　Jensen 出于股骨转子间骨折复位后骨折稳定程度的考虑，根据大、小转子是否受累对 Evans 分型进行了改良（图 9-28）。Ⅰ 型，即顺转子间的两部分骨折，ⅠA 为两部分

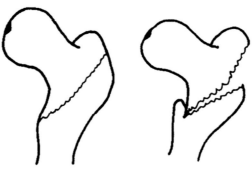

ⅠA 型：两部分骨折无移位　　ⅠB 型：两部分骨折伴移位

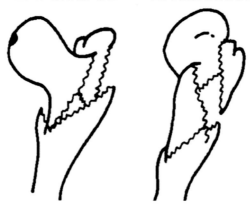

ⅡA 型：三部分骨折，累及大转子

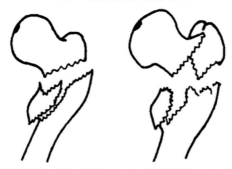

ⅡB 型：三部分骨折，累及小转子　Ⅲ型：四部分骨折，累及大、小转子

图 9-28　股骨转子间骨折 Evans-Jensen 分型（引自 Jensen et al，1975）

骨折无移位，ⅠB 为两部分骨折伴移位；Ⅱ 型，即顺转子间的三部分骨折，ⅡA 型为除了主骨折线外还包含一个游离的大转子，ⅡB 型为除了主骨折线外还包含一个游离的小转子；Ⅲ 型，除了主骨折线外，大、小转子均游离的四部分骨折。在以上的分型中，Jensen 认为 Ⅰ 型和 ⅡA 型因小转子不受累，股骨距的复位能够传递压应力，使得术后骨折移位、髋关节内翻畸形、螺钉切出、内固定断裂的发生率很低，故其为稳定性骨折；反之，ⅡB 型、Ⅲ 型为不稳定性骨折。

1981 年，AO 组织将股骨转子间骨折纳入其整体骨折分型系统之中，2018 年，股骨转子间骨折的 AO 分型推出了最新修订版（图 9-29）。该版本对无法清晰分辨的分型进行了修改，如原 A2 型里的 2 型及 3 型，以及对骨折的分型增加了新的定义和内容。A1 型为单纯转子间骨折，其中 A1.1 型为单个独立的转子间骨折（大转子或小转子骨折）；A1.2 型为两部分骨折，骨折线由大转子延伸至内侧皮质；A1.3 型为外侧壁完整的骨折（侧壁厚度 > 20.5mm），A2 型为粉碎性骨折，外侧壁不完整（侧壁厚度 < 20.5mm），A2 型中无 A2.1 亚型，其中 A2.2 型为转子间有一个较大的粉碎性骨折块；A2.3 型为转子间有两个或两个以上的粉碎性骨折块。A3 型为反转子间骨折，其中 A3.1 型为单纯的反斜形骨折；A3.2 型为单纯的横形骨折；A3.3 型为楔形或粉碎性的反斜形骨折。

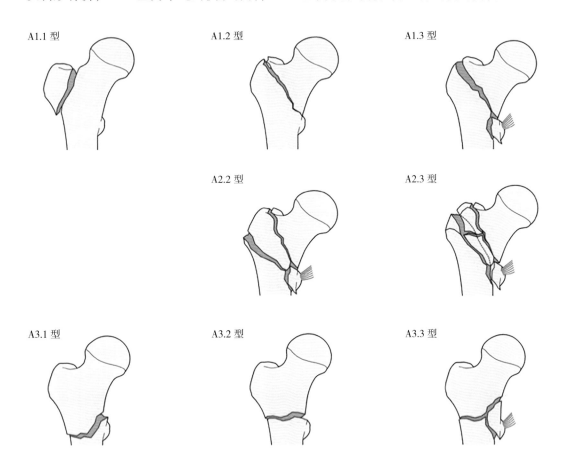

图 9-29 股骨转子间骨折 AO 分型（引自 Meinberg et al, 2018）

五、股骨转子间骨折临床表现与诊断

（一）临床表现

创伤史，伤后髋关节疼痛，髋部活动受限，无法站立和行走。股骨转子间骨折属于关节囊外骨折，可见局部肿胀，后外侧可见淤斑；骨折远端不受髂股韧带牵拉，下肢外旋畸形可接近90°；肢体较健侧肢体短缩，大转子处压痛及下肢纵向叩击痛阳性，髋关节活动常因疼痛拒动，冠状位时Shoemaker线延长线常与腹正中线相交于脐下；大转子间常超过Nelaton线；Bryant三角底边较健侧缩短（图9-30）。无移位的嵌插骨折或移位较少的稳定骨折，上述症状比较轻微。股骨转子间骨折常需与股骨颈骨折及病理性骨折相鉴别。

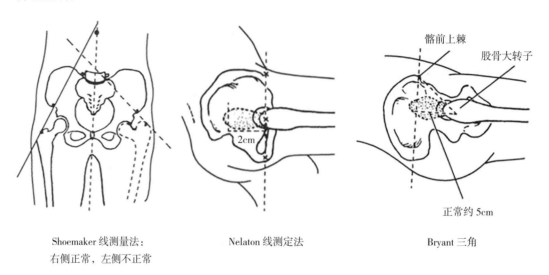

Shoemaker线测量法：右侧正常，左侧不正常　　　　Nelaton线测定法　　　　　　　Bryant三角

髂前上棘
股骨大转子
正常约5cm

图9-30 Shoemaker线、Nelaton线、Bryant线示意图
（引自赵玉沛、陈孝平，2015）

（二）辅助检查

1.X线检查　骨盆正位片及患髋侧位片可评估骨折类型，通过与对侧髋关节对比可了解受伤前股骨颈干角的大小及骨质疏松程度，侧位片有助于了解后内侧骨块的状况。

2.CT检查　CT重建有时可观察到普通平片难以了解到的复杂髋部骨折。

3.MRI检查　可发现髋部隐匿性骨折，并可同时检测出其他病变，如缺血性坏死及转移性病损等。

4.双能X线骨密度扫描　对健侧的股骨颈行骨密度检查，可了解骨质疏松程度，围术期及时给予合理的抗骨质疏松治疗方案。

5.腰椎定量CT骨质疏松诊断症标准　取2个腰椎松质骨骨密度平均值（常用L1和L2），采用腰椎定量CT骨密度进行诊断，骨密度 > 120 mg/cm^3 为骨密度正常，骨密度于80-120mg/cm^3 范围内为低骨量，骨密度 < 80mg/cm^3 为骨质疏松。

六、治疗

股骨转子间骨折老年人多发，治疗不当易发生骨折不愈合、畸形愈合，丧失行走能力，带来繁重的护理负担，长期卧床并发压疮、泌尿系感染、肺部感染、下肢血栓形成，致死率高。因此，如无手术禁忌，应积极手术治疗。

（一）保守治疗

股骨转子间骨折保守治疗应该仅适用于：伤前无行动能力或痴呆且疼痛不明显或可通过镇痛药、休息缓解的患者，合并严重无法控制的内科疾病而不能耐受手术者，术区有活动性感染者，仅通过 MRI 能诊断的不全性骨折。

保守治疗方法常有牵引（包括骨牵引和皮牵引）、防旋鞋、支具、石膏等。但在高龄患者保守治疗过程中，股骨转子间骨折对位不良是在所难免的，上述方法并不能有效改善其对位不良，反而增加患者不适及压疮、血栓、肺部感染、泌尿系感染等风险，现多主张在疼痛能耐受情况下早期活动。保守治疗应该加强护理、勤翻身避免压疮，同时加强营养支持，维持内环境稳定，并多模式镇痛。3 周后骨痂形成可减少活动带来的疼痛，6 周后多数患者可坐轮椅活动。

（二）内固定

股骨转子间骨折多发生在老年患者，为了稳定骨折、早期下床、降低长期卧床并发症、恢复行走能力、快速融入社会、降低死亡率，多需要手术治疗。一旦决定手术，通常建议在 24-48h 内完成，超过这个时间会增加患者死亡率。由于股骨粗隆区血供较好、愈合能力强，目前手术更倾向于内固定治疗。术前注意通过影像学评估股骨粗隆区外侧壁的完整性及内后侧支撑结构完整性，以选择合适的内固定物；术中注意影像学检查测量股骨头内植钉的尖顶距（tip apex distance，TAD）。TAD 为正侧位下股骨头顶点与股骨头内螺钉尖端距离的和。如 TAD ≤ 25mm，术后螺钉从股骨头内切出的风险将明显降低。

1. 动力髋螺钉

适应证：股骨转子间骨折（AO 分型 A1.1–A1.3）。该型骨折外侧壁完整，内侧有较好的支撑，使用 DHS 治疗有一定的优势：平卧位下手术，外侧入路直视下操作，置钉方便；同样可以使用 MIPPO 技术；如合并大转子骨折可加用大转子稳定接骨板固定；新一代产品有螺旋刀片设计，可应用于骨质疏松患者。

手术方法：麻醉选择椎管内麻醉或全麻，患者取平卧位，在 C 臂机透视下牵引复位骨折，可在牵引床上牵引并维持复位。以大粗隆为起点向远端作外侧纵形切口，纵形劈开阔筋膜、股外侧肌，骨膜下剥离，暴露股骨上段外侧皮质，在大粗隆下约 2cm 处，利用导向器，向股骨颈内打入 1 枚导针，透视正侧位证实导针位置良好，测定长度，沿导针扩孔、攻丝，拧入螺丝钉，放置 DHS 接骨板，加压尾钉，固定接骨板，完成手术（图9-31）。术中注意监测 TAD 及维持内固定合适的前倾角。若合并有股骨大转子骨折，可加用大转子稳定接骨板固定。

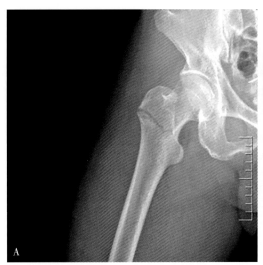

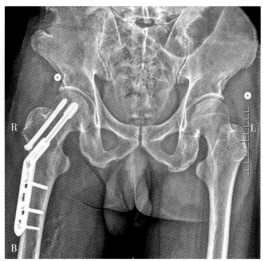

图 9-31 股骨转子间骨折使用 DHS+ 空心螺钉

男性，50 岁。A. 术前股骨转子间骨折（AO 分型 A2.2）；B. 使用 DHS+ 空心螺钉治疗，骨折愈合良好

2. 髓内钉

适应证：股骨转子间骨折（AO 分型 A1.1–A3.3）。

PFNA-Ⅱ：为亚洲型股骨近端抗旋髓内钉，专属于亚洲人群的解剖结构；外侧面削平设计，便于主钉插入；具有 5° 的外偏角，可允许从大粗隆顶点；主钉尖端锥形设计并附有沟槽，避免远端局部应力集中；主钉长 170–420mm，可用于粗隆区、粗隆下、股骨干骨折的治疗；其头钉为螺旋刀片设计，通过挤压周围骨质，达到牢固的锚合力，更适用于骨质疏松患者（图 9-32）。

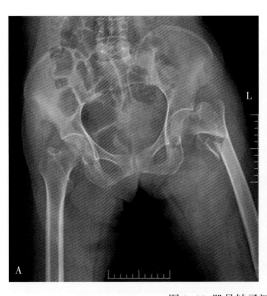

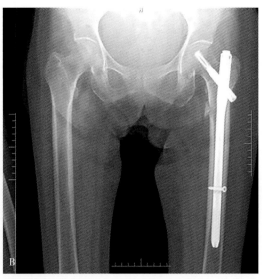

图 9-32 股骨转子间骨折使用 PFNA-Ⅱ

女性，77 岁。A. 左股骨转子间骨折（AO 分型 A1.3）；B. 使用 PFNA-Ⅱ治疗术后双髋关节正位片及左髋侧位 X 线片

Intel TAN：联合交锁的双钉模式既避免了传统重建钉产生的"Z"字效应，又提供可控制的滑动加压效果；近端梯形的横断面犹如关节假体柄的设计，增强稳定性和力学优势；远端发夹样分叉设计，以降低应力集中，避免远端周围骨折，减少疼痛发生（图9-33）。

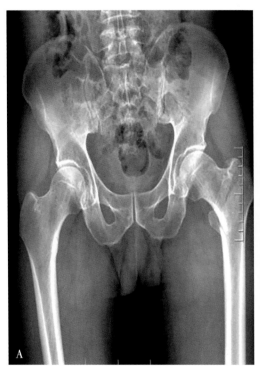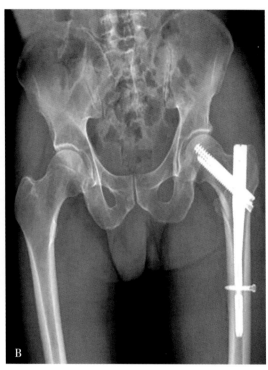

图 9-33 股骨转子间骨折使用 Intel TAN

男性，56 岁。A. 左侧股骨转子间骨折（AO 分型 A1.2）；B. 使用 Intel TAN 治疗术后 X 线片

手术体位：编者更倾向于侧卧位。侧卧位有如下特点：增大术中操作视野，方便术中操作，易于多人协助，可直视大转子顶点，入针点暴露方便，尤其是对于肥胖患者，可避免脂肪雍堵对进钉点的干扰，更利于扩髓及主钉植入；术中止血方便，出血量少，减少术后输血率及相关并发症，患者可早期行康复功能锻炼。

手术方法：麻醉选择椎管内麻醉或全麻，患者取健侧卧位，切口选择大粗隆顶端以上纵形，稍向后弧形切开，平行切开筋膜，按肌纤维方向钝性分离臀中肌。助手牵引下肢髋稍屈、内收、内旋复位转子间骨折，根据所选内固定类型，确定大转子顶点或其偏内为进钉点，开槽、放入导针、扩髓，置入主钉，拔出导针，透视确定好位置及前倾角后，通过瞄准臂打入螺旋刀片或锁钉。术中透视正侧位确定骨折的对位对线及监测 TAD。

3. 钢板内固定 股骨近端解剖钢板，近端 3 枚螺钉交叉进入股骨头，与钢板锁定起到角稳定作用，同时可加用空心螺钉。对于年龄较轻（< 65 岁）的股骨转子间骨折不稳定型（AO 分型 A2.2-A3）患者，不失为一种选择；但因其偏心固定，螺钉较细，不能耐受早期功能锻炼、早期负重的要求，易发生螺钉切出股骨头、断钉、断板等并发症，目前已很少使用（图 9-34）。

4. 髋关节置换

适应证：病理性骨折，合并有患侧髋关节病变如类风湿、股骨头坏死、骨性关节炎、强直性脊柱炎等，精神病且不能遵守医嘱的患者，内固定失效需翻修者。

手术方法：患者健侧卧位，髋关节后外侧入路进入，根据疾病类型及年龄、身体状况选择全髋或半髋关节置换，大转子区常需加用内固定（图9-35）。

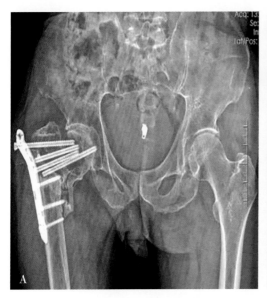
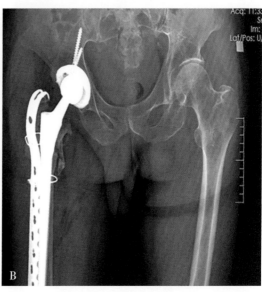

图9-34　使用股骨近端解剖钢板螺钉断裂后行陈旧性骨折复位内固定术＋全髋关节置换术

女性，60岁。A. 股骨近端骨折术后螺钉断裂，继发股骨头坏死和髋关节骨性关节炎；B. 骨折复位内固定术＋全髋关节置换术后 X 线片

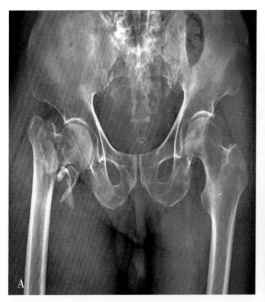
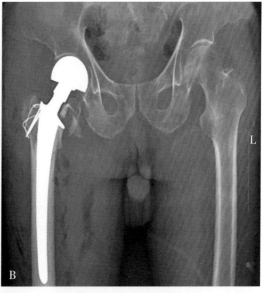

图9-35　股骨转子间骨折行全髋关节置换术＋大转子骨折复位张力带内固定术

患者，女性，80岁。A. 股骨转子间骨折（AO分型 A1.3）；B. 全髋关节置换术＋大转子骨折复位张力带内固定术后 X 线片

（三）功能锻炼

老年股骨转子间骨折的患者功能锻炼应在术后即刻进行，目标是恢复到骨折前的水平。早期缺乏锻炼会导致术后病情恶化及增加死亡率，同时易发生术后并发症，如压疮、尿潴留、肠梗阻、深静脉血栓。研究表明，与延迟下床活动相比，早期活动加快了功能恢复，利于术后护理。骨折术后康复功能锻炼的目标包括增加下肢肌力、耐力及平衡协调性，同时要提高从事日常生活活动能力。

术后第 1 阶段（第 1 周）：术后进行康复训练初期评估，包括疼痛情况、认知功能、上下肢肌力、体能等。康复训练以病损为基础，重点放在疼痛控制、肌肉力量加强及增强下肢运动控制能力的治疗性训练。待患者心肺状态平稳、精神状态稳定，即可让患者床上端坐位，允许在借助腋杖下部分负重；通过髋、膝和踝关节主动活动恢复术后患肢肌肉协调性，以及股四头肌和臀肌的等长训练；预防压疮，特别是足跟部、骶尾部。

术后第 2 阶段（第 2-6 周）：此阶段患肢获得一定下肢运动控制能力，髋关节活动度得到了持续改进，可进行更加全面的功能训练。对全面康复计划来讲，重要的是将平衡及协调性训练纳入。可以从低水平加强肌力开始，渐进性进展至抗阻力训练及功能性活动。当患者在无支撑下获得充分的平衡性，便可进行更复杂的训练，如打太极、踢球、单腿负重等。

术后第 3 阶段（第 12-26 周）：如果患者获得足够的髋、膝部力量能使其进行更高级的功能性活动而无明显的步态偏差，如无支撑下非交替性上下楼梯，可在不同路面行走，静态脚踏车训练。

（四）药物应用

髋部再发骨折的发生率约为 10%，危险因素包括年龄、女性性别、肥胖及合并症（如糖尿病、高血压）等。《中国骨质疏松性骨折围手术期处理专家共识（2018）》表明抗骨质疏松症治疗对于预防髋部骨折的复发是必要的。老年骨质疏松性骨折的治疗不同于一般骨折治疗，除进行相应的手术治疗外，需积极的抗骨质疏松治疗，以抑制骨量的进一步丢失。补充钙剂和维生素 D 可以提高骨密度，降低髋部骨折的发生率，是抗骨质疏松的基础补充；围手术期骨折患者骨量丢失快，应以基础补充联合抑制骨吸收药物为主，双膦酸盐能抑制破骨细胞活性，特异性结合到骨重建活跃骨表面，是防止骨量丢失关键。围手术期应用补肾活血法可以促进骨折局部软组织消肿，术后可增加骨密度，促进骨折愈合。

为患者提供舒适的就医体验是医疗的一项基本义务，近年来逐渐引起重视。股骨转子间骨折整个治疗过程中，止痛治疗能减少老年患者术后精神认知错乱。疼痛的处理提倡超前、多模式镇痛及个体化镇痛原则。超过一半的髋部骨折患者营养不良，因此术后应加强营养，一般来说，在老年髋部骨折患者的住院治疗中推荐使用高蛋白质营养补充剂。

七、预后及并发症

经过良好的骨折复位及正确内固定选用，股骨转子间骨折多可愈合。但相关研究表明，只有约55%的患者恢复了先前的行走能力，34%的患者丧失了以往的日常生活功能，部分患者需借助助行器行走或仅能在室内活动，其中8%的患者下床活动困难。股骨转子间骨折院内死亡率为2%-8%，术后第1年的总死亡率为12%-35%。

稳定性的丢失是股骨转子间骨折最常见的并发症，表现为螺钉移位、内畸形，严重者可发生螺钉切出，发生率为4%-20%。术中仔细透视下复位，精确的放置螺钉及正确的尖顶距能减少螺钉的切出风险。因转子间骨松质血运丰富，骨不连发生率低，老年患者约为1%。术后感染的发生率约为1%，必要时行手术清创和伤口置管冲洗引流术，少数情况需进行内固定取出术，进行关节成形术。

老年股骨转子间骨折围手期深静脉血栓形成风险较高，预防的措施有基本预防、物理预防、药物预防；其中药物预防常用的包括低分子肝素、Xa因子抑制剂，根据患者病情调整剂量及使用时机。

八、股骨转子下骨折

股骨转子下骨折通常是指发生在近端股骨小转子下5cm以内的骨折。这些骨折发生在年轻人通常为高能量损伤，而老年人通常为低能量损伤。Seinsheimer根据骨折块的数量、位置及骨折线的形状将股骨转子下骨折分为5型（图9-36）。Ⅰ型骨折无移位或移位＜2mm。Ⅱ型骨折移位为2个骨折块，又分为3个亚型：ⅡA小粗隆下横行骨折；ⅡB螺旋骨折，小粗隆在近侧骨折块；ⅡC螺旋骨折，小粗隆在远侧骨折块。Ⅲ型有3个骨折块，即除粗隆下骨折外：ⅢA尚有小粗隆骨折；ⅢB在粗隆下骨折中间有一蝶形骨折块。Ⅳ型粉碎性骨折，有4个骨折块或更多。Ⅴ型粗隆下骨折伴有粗隆间骨折。股骨转子下区是人体骨骼中应力最高的区域之一，其压应力及张应力能达人身重量的数倍，且由于受屈髋肌及外展肌的牵拉，发生在此区的骨折往往畸形非常严重，对其进行复位和固定都是很大的挑战。术后骨折不愈合的概率较高，目前常用的内固定有：重建钉系统（如A2FN）、PFNA-Ⅱ、股骨近端解剖钢板、倒置微创内固定系统（less invasive stabilization system，LISS）等（图9-37）。手术方式类似于股骨转子间骨折。

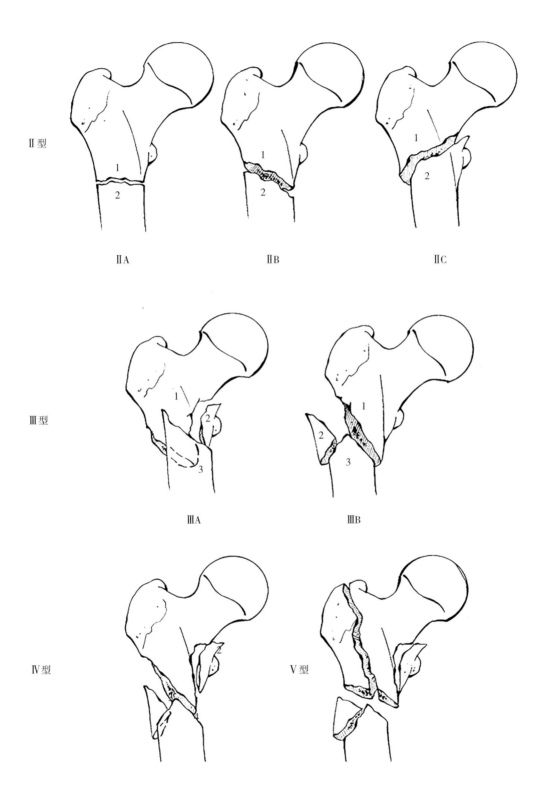

图 9-36　股骨转子下骨折 Seinsheimer 分型

（引自 Benetton et al，2010）

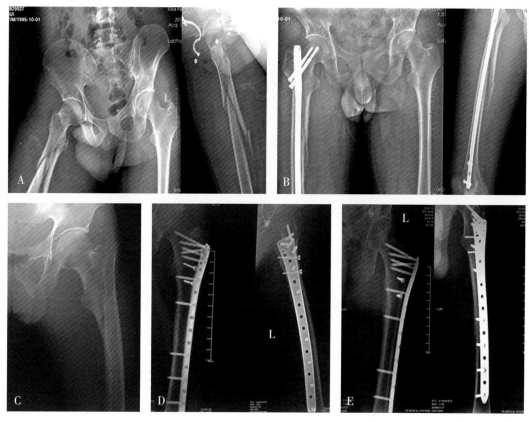

图 9-37　股骨转子下骨折行骨折复位内固定术

A.男性，23 岁，股骨转子下骨折（Ⅳ型）；B.使用 A2FN 治疗术后影像；C.男性，31 岁，股骨转子下骨折（Ⅲ型）；D.使用 LISS 钢板治疗股骨近端骨折，术后即刻影像；E.使用 LISS 钢板治疗股骨近端骨折，术后半年影像，骨折愈合

（王宏亮　董磊　阜阳市人民医院）

第七节　股骨骨折

一、流行病学

　　股骨骨折是临床上的常见骨折，随着社会工业化进程的加速，车祸等高能量损伤引起的股骨骨折发病率逐年升高。国内资料显示，股骨干骨折发病率约占全身骨折的 6%，男性多于女性，约 2.8∶1。据国外资料统计，股骨干骨折发病率为（10-37）/10 万，男女发病率比为 0.9∶1。其中男性股骨干骨折多见于高能量损伤，而女性多见于低能量损伤。在多发伤的患者中约 30% 合并有股骨干骨折。股骨远端骨折包括股骨髁上骨折和股骨髁间骨折，约占所有股骨骨折类型的 4%-7%。低能量损伤是老年患者股骨远端骨折的常见致伤因素，尤其常见于老年女性。

二、危险度预测

据文献报道，平地跌倒为导致老年患者发生股骨干骨折的首位损伤原因，大约占总受伤原因的 50%，占女性患者受伤原因的 64%。交通伤是导致股骨干骨折的第二大损伤原因，约占总受伤原因的 17%，占男性受伤原因的 74%。老年股骨髁上骨折、髁间骨折则常由于屈膝位滑倒和摔伤等低能量损伤引起。年龄、使用双膦酸盐类药物、平衡能力降低、骨质疏松、神经–肌肉系统疾病、既往跌倒病史均被认为是导致股骨骨折发生的危险因素，其中各种原因导致的骨密度下降是引起老年股骨骨折的首要风险因素。

三、应用解剖

股骨是人体内最长、最大的骨骼。股骨干是指股骨小转子下 2~5cm 至股骨髁上 2~4cm 之间的管状骨。股骨干有轻度向前弯曲的弧度，前方光滑，后方有一隆起的纵行骨嵴称粗线，为肌肉附着处。股骨髓腔呈圆形，上、中 1/3 内径大体一致，中上 1/3 交界处髓腔最窄。股骨下端膨大成内、外侧髁，两髁远端有倒"U"形关节面，股骨内外侧髁之间的后方结构为髁间窝，是膝交叉韧带的附着点。外髁内面后部为前交叉韧带的附着点，股骨内侧髁外面前部为后交叉韧带的附着点。股骨内外侧髁关节前方形成凹陷、光滑的髌股关节面，容纳髌骨。当股骨干上 1/3 发生骨折时，骨折的近端受到髂腰肌、臀中肌、臀小肌及外旋肌群的作用，产生屈曲、外展及外旋移位；而骨折远端则向后上方、内侧移位。当股骨干中 1/3 发生骨折时，其骨折端移位，并无一定的规律性，其移位情况主要受暴力方向影响，若骨折断端仍有接触而未发生重叠，此时由于内收肌的作用，骨折断端向外成角移位。当股骨干下 1/3 发生骨折时，骨折断端受膝后方关节囊及腓肠肌的牵拉，向后倾斜，易压迫或损伤后方腘动、静脉和胫、腓总神经，而此时近端骨折块则内收、向前移位。

四、骨折分型

1. 股骨干骨折的 AO 分型

A 型：为简单骨折，有 2 个骨折块，分为 3 个亚型。A1 型为螺旋形骨折；A2 型为斜形骨折；A3 型为横形骨折。

B 型：为楔形骨折，存在 2 个以上骨折块，复位后主要骨块间仍有接触，分为 3 个亚型。B1 型为螺旋楔形骨折；B2 型为屈曲楔形骨折；B3 型为粉碎楔形骨折。

C 型：为复杂骨折，存在 3 个以上骨折块，主要骨块间无接触，也分为 3 个亚型。C1 型为 1~2 个螺旋形骨折；C2 型为斜行或横行多个骨折块；C3 型为复杂、粉碎性骨折同时可伴有骨缺损。老年股骨干骨折常见的骨折类型为 A1、A2、B1、B2 型骨折（图 9-38）。

2. 股骨远端骨折的 AO 分型

A 型：为关节外股骨髁上骨折，分为 3 个亚型。A1 型为简单骨折；A2 型为干骺端楔形骨折；A3 型为干骺端复杂骨折。

B 型：为部分关节内股骨髁部骨折，分为 3 个亚型。B1 型为股骨外髁矢状劈裂骨折；B2 型为股骨内髁矢状劈裂骨折；B3 型为冠状面骨折。

C 型：为完全关节内髁间骨折，也分为 3 个亚型。C1 型为非粉碎性骨折；C2 型为股骨干粉碎性骨折合并 2 个主要关节骨块；C3 型为关节内粉碎性骨折。老年股骨远端骨折常见的骨折类型为 A 型、B1 型骨折（图 9-39）。

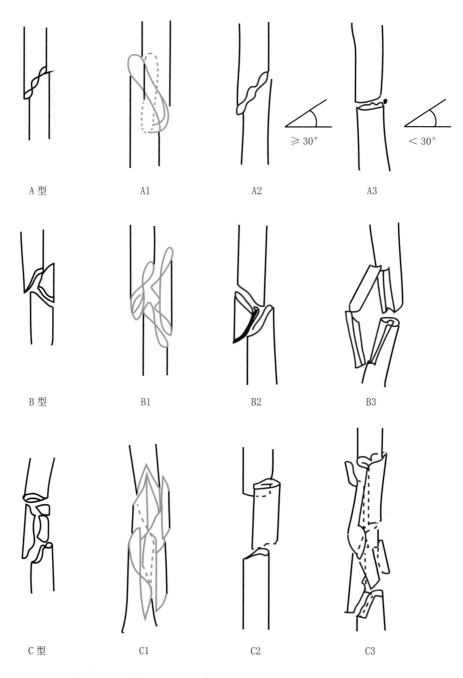

图 9-38 股骨干骨折的 AO 分型（引自 Neumann et al，2015）

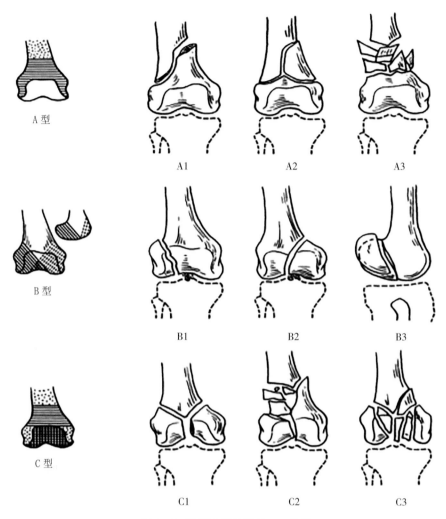

图 9-39 股骨远端骨折的 AO 分型
（引自 AO Foundation，Müller AO Classification of Fractures）

五、临床表现与诊断

股骨骨折多有明确的创伤史。患者疼痛剧烈，主动活动受限，体格检查表现为大腿明显肿胀，可见皮下淤斑，骨折断端局部可出现成角、短缩、旋转等不同畸形类型；伴有股骨远端骨折时膝关节上方可出现明显肿胀，同时伴有股骨髁增宽。髋、膝关节活动明显受限。可听到骨擦音和出现假关节活动。影像学检查：股骨的正侧位 X 线片、股骨 CT 三维重建，可明确骨折的部位，类型和骨折的移位情况。股骨下 1/3 骨折、股骨髁上骨折，由于股骨远端骨折块受腓肠肌牵拉影响易向后发生移位有可能损伤腘动脉静脉和胫神经腓总神经，体格检查时应仔细检查远端肢体的末梢循环情况及患肢感觉、运动功能的变化，必要时可行下肢血管多普勒超声检查或急诊下肢动脉造影，以明确有无合并下肢血管损伤。股骨干骨折出血量较大，可达 1000~1500mL；如果为开放性或者粉碎性骨折，则出血量会更大，患者可能伴有血压下降、心率加快、意识淡漠、面色苍白等失血性休克的表现，应注意对患者的全身情况做出正确判断。

六、治疗

由于大腿部位肌肉的牵拉作用股骨骨折断端多存在移位、重叠、成角等畸形。股骨骨折的保守治疗需要外固定长期卧床护理困难，而老年患者长期卧床易发生压疮、呼吸系统感染、泌尿系统感染、深静脉血栓形成，同时存在骨折畸形愈合、骨折不愈合等局部并发症。并且，任何并发症对于老年患者的危险性都大于其他患者，因此，只要条件允许，即使是移位不明显的骨折，老年股骨骨折应尽可能采用手术治疗。

（一）保守治疗

对于合并严重的基础疾病、合并多脏器损伤的多发伤不能耐受手术治疗的患者，可采用保守治疗替代手术内固定疗法。但随着社会和医疗技术的发展，医生对于合并症的处理能力大大提高，患者对生活质量、骨折快速康复的要求越来越高，保守治疗的弊端明显，骨折断端易发生分离、成角、侧方移位，骨折畸形愈合率、骨折不愈合率高，膝关节僵直。同时住院时间长、需长期卧床、功能锻炼晚等不利于患者的快速康复。目前股骨骨折已较少采用保守治疗。

1.石膏外固定　股骨干骨折常见的石膏固定方法是髋关节的人字形、管形石膏，主要用于 4 岁以下儿童的稳定性股骨干骨折。除患者一般情况较差无法耐受手术或存在其他不适合手术的情况，目前对于成人股骨干骨折已经很少采用石膏固定。

2.小夹板外固定　单纯小夹板外固定治疗股骨骨折很难完全矫正畸形、恢复力线，目前仅多用于无移位的不全骨折。对于股骨长斜形、螺旋形及粉碎性骨折，骨折块存在重叠或成角较大，须通过手法复位后、配合牵引使用。

3.骨牵引治疗　采用胫骨结节牵引时，将患肢放于 Braun 架上。对于股骨中上 1/3 骨折应保持髋关节屈曲 40°，外展 20°，屈膝 40°。对于股骨下 1/3 骨折则应加大膝关节屈曲角度，使腓肠肌充分松弛，以便于骨折复位和保持骨折断端的稳定。股骨干骨折一般需要持续牵引 8~10 周，定期复查 X 线评估下肢力线、骨愈合情况。在维持牵引条件下可适当活动髋、膝关节，做肌肉的等长收缩训练，防止发生下肢肌肉萎缩和关节僵硬。

（二）手术治疗

适应证：近年来，快速康复的理念逐渐为临床所推崇，伴随着手术技术的提高及内固定装置的不断改进，股骨干骨折多采用手术治疗。股骨骨折的手术适应证主要包括：①保守治疗失败；②同一肢体或身体其他部位伴有多处骨折；③骨折同时合并神经、血管损伤；④不宜长期卧床者；⑤骨折不愈合或伴有功能障碍的畸形愈合；⑥无污染或污染很轻的开放性骨折。

1.股骨干骨折内固定的类型

（1）锁定加压接骨板：LCP 是在动力加压接骨板（dynamic compression plate，DCP）和 LC-DCP 的基础上发展而来的钢板内固定系统，近年来临床应用广泛（图 9-40）。较之于传统的普通接骨板，LCP 依靠钢板与螺钉的锁定及螺钉与骨皮质间的把持力来实现对骨折的固定。同时 LCP 技术不要求钢板与骨皮质严密贴合，从而保护了骨膜的血运。

不过 LCP 也存在缺点，钢板固定为偏心固定且自身强度过大易产生应力遮挡，术后容易出现钢板断裂、骨折不愈合及再骨折的风险。

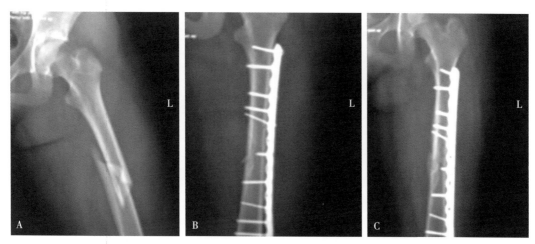

图 9-40 锁定加压接骨板治疗股骨干骨折（引自胡野等，2014）
A.股骨干骨折术前 X 线片；B.股骨干骨折 LCP 术后 X 线片；C.股骨干骨折 LCP 术后 4 个月 X 线片

（2）交锁髓内钉治疗：交锁髓内钉稳定性好、固定牢固，是目前临床上治疗股骨干骨折最常见的治疗方式（图 9-41）。髓内钉的固定方式为中心轴向固定，应力阻挡少，更符合生物力学。同时在骨折愈合的早期可产生骨折端的局部微动，有利于骨折愈合，骨折愈合率高。

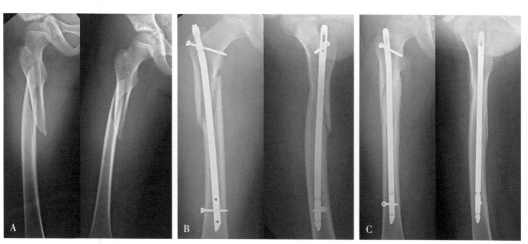

图 9-41 交锁髓内钉治疗股骨干骨折（引自 Park et al，2012）
A.股骨干骨折术前 X 线片；B.股骨干骨折髓内钉术后 3 个月 X 线片；C.股骨干骨折髓内钉术后 15 个月 X 线片

2.股骨远端骨折内固定的类型

（1）微创内固定系统：LISS 钢板系统是在锁定加压钢板基础上研发的新型微创干骺端锁定钢板系统，是一种外固定支架式的内固定钢板（图 9-42），结合了生物固定与自锁内固定两种概念，解剖构型好，骨折断端固定牢固，适用于大多数股骨远端骨折。

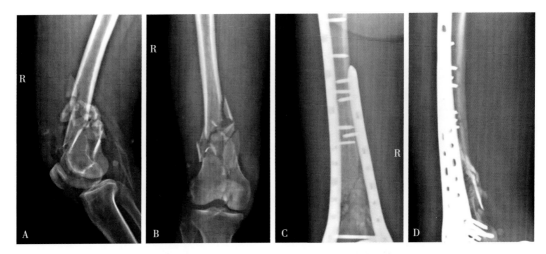

图 9-42 微创内固定系统治疗股骨远端骨折（引自包微等，2017）
A,B. 股骨远端骨折术前 X 线片；C,D. 股骨远端骨折 LISS 钢板术后 6 周 X 线片

（2）逆行交锁髓内钉系统：逆行交锁髓内钉的设计符合股骨远端生物力学的要求，接近下肢力线，是一种均分负荷型内固定器械，其能有效控制骨折断端的短缩和旋转（图 9-43）。逆行交锁髓内钉与钢板类的内固定器械相比，较之于髓外侧固定，髓内中心固定力矩减少一半，能更好地抗侧方应力，同时术中软组织剥离较少，不破坏骨膜，对骨折断端血运破坏少；操作方便，手术时间短和术中出血量小，是治疗股骨远端骨折的一种良好方法。

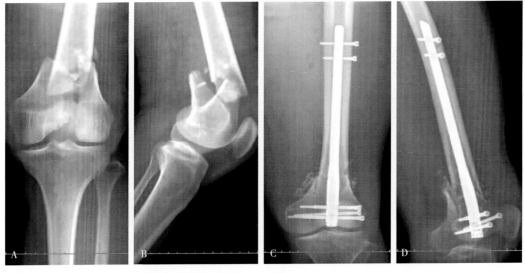

图 9-43 逆行交锁髓内钉治疗股骨远端骨折（引自王河忠等，2014）
A,B. 股骨远端骨折术前 X 线片；C,D. 股骨远端骨折逆行交锁髓内钉术后 X 线片

（3）外固定系统：相较于多种内固定方式，外固定治疗股骨骨折具有手术时间短、相对简单、创伤小等优点。但是骨 - 针界面力学及生物学条件较差，容易发生固定针松

动且感染等并发症发生率也较内固定方式高。外固定架在固定骨折断端的同时影响肌肉收缩、限制了关节的早期活动，不利于骨折术后的快速康复。

（三）功能锻炼

患肢制动易使发生卧床并发症，并引起关节周围纤维粘连，股四头肌萎缩，导致关节活动受限、膝关节僵硬。因此，凡具有稳定内固定者，术后 2-3d 即应开始功能锻炼。早期可进行踝关节跖屈 – 背伸运动及股四头肌等长收缩运动，在床上做直腿抬高运动，髋膝关节抗阻屈伸训练。当骨折初步愈合后可逐步开始坐站练习，在助步器保护下开始 20% 体重的部分负重站立，仰卧做空踩自行车活动。

（四）药物治疗

围术期可予以非甾体类抗炎药镇痛治疗，应用低分子肝素行抗凝治疗。术后继续应用利伐沙班预防深静脉血栓。同时积极进行抗骨质疏松治疗，可予以钙剂、维生素 D、阿仑膦酸钠治疗骨质疏松，增加骨量，改善骨密度。

七、预后与并发症

股骨骨折的愈合主要与骨折的类型及治疗方法相关。股骨骨折的保守治疗易产生骨折端的分离、成角、侧方移位，骨折畸形愈合率、骨折不愈合率高。同时保守治疗易导致膝关节僵直且卧床时间长，卧床并发症发生率高，预后往往不良。内固定手术治疗可使老年患者早日开展功能锻炼，对于改善恢复髋膝关节功能，减少卧床并发症，对改善老年患者预后有重要意义。股骨骨折的常见并发症有血管神经损伤、休克、深静脉血栓、骨不连、内固定断裂、骨髓炎、膝关节感染、膝关节疼痛、膝关节僵直、膝关节活动受限等。老年患者常常合并肝肾等重要脏器功能衰退、心脑血管疾病、糖尿病等多种内科疾病，受创伤刺激后更容易出现应激反应，进而诱发高凝状态，加之受伤后长期卧床极易出现深静脉血栓形成。目前我国老年股骨骨折患者下肢深静脉血栓形成发病率仍较高，因此下肢深静脉血栓形成的预防仍是老年股骨骨折治疗中必须注意的重要问题。术前应常规行下肢血管彩色多普勒超声检查，及时筛查并治疗已经发生下肢深静脉血栓的患者。围术期应用低分子肝素预防深静脉血栓形成，术后应加强患肢护理，配合物理治疗、药物治疗等手段综合预防下肢深静脉血栓形成。术中骨折断端血运破坏较多、钢板位置不当、钢板偏心、锁钉偏向和螺纹破坏、钢板长度选择不恰当、严重骨缺损而未植骨及术后过早负重可能是股骨骨折术后发生内固定失败、骨不连的主要原因。注意减少医源性因素和合理的指导患者进行术后康复能避免此类并发症发生并取得满意的疗效。膝关节疼痛、膝关节僵直和膝关节活动受限是一种晚期并发症，既与复位效果有关，更与术后的康复关系密切，应高度重视老年患者术后的康复训练。

（张磊　上海市普陀区中心医院）

第八节 胫骨平台骨折

一、流行病学

胫骨平台骨折约占成人骨折的 1%~2%，在老年人骨折中发生率约为 8%，其中 55%~70% 的胫骨平台骨折患者年龄大于 50 岁。胫骨外侧髁为最常受累区域，约占 55%~70%，女性有更多的内侧或双髁骨折（31%）和后侧平台的压缩骨折（61%）。这一结果与年轻人群相似。但年轻人群中胫骨平台骨折多为高能量损伤，骨折多由于高能量的直接暴力引起，常表现为粉碎性骨折伴有明显的移位；老年性胫骨平台骨折多由低能量创伤引起，骨折表现以关节面的塌陷为主，移位常不严重，这与老年性骨质疏松所致骨强度减低及关节退变导致的关节软骨下骨退变具有密切的关系。

二、危险度预测

骨质疏松性骨折主要好发于髋部及椎体，其次为肱骨近端、桡骨远端及骨盆。胫骨平台并非骨质疏松性骨折的好发部位。但骨质疏松仍为造成老年性胫骨平台骨折的主要危险因素，同时也是构成其特殊临床表现的主要因素之一。临床上对于膝部轻微暴力低能量损伤的老年患者，即使早期无明显的膝关节功能受限，也应警惕隐匿性骨折的发生。同时，老年性胫骨平台骨折少见开放性损伤，但仍可引起严重的软组织损伤及膝关节附属结构的损伤。因此，MRI 检查对早期诊断膝关节损伤，避免隐匿性胫骨平台骨折的漏诊、误诊具有重要的价值。

三、应用解剖

胫骨与腓骨构成了小腿的承力结构，其中胫骨承受 5/6 的体重负荷。在近端，胫骨增宽，形成胫骨平台直接承受来自股骨髁的重力传递，并通过上胫腓联合将 1/6 的负荷传递给腓骨。在矢状位上，胫骨平台关节面有约 10° 的后倾，在冠状位上，胫骨平台关节面由内侧髁与外侧髁两部分组成，髁间棘为内外侧髁的分界，同时也是交叉韧带与半月板的附着部。胫骨结节与 Gerdy 结节是胫骨近端 2 个重要的骨性突起标志。胫骨结节位于膝关节以下 2.5~3cm 的胫骨嵴前方，为髌腱的附着部；Gerdy 结节位于胫骨外髁的前外侧面，是髂胫束的止点。

胫骨平台即为膝关节的远端关节面。内侧平台下凹，较大，关节软骨约 3mm 厚；外侧平台略凸起，较小，关节软骨约 4mm 厚。胫骨平台的主关节面由透明软骨覆盖，在平台的边缘，由半月板纤维软骨覆盖，半月板边缘与胫骨平台边缘由半月板胫骨韧带相联系。

多数胫骨平台骨折是在膝关节处于屈曲状态的同时遭受内、外翻应力及轴向应力的结果。有研究表明，当膝关节屈曲达到 90°~100° 时，股骨外侧髁与胫骨平台后外侧直接接触传导应力，这一结论与临床上外侧平台骨折多见一致。对于老年人，平台下骨由于骨质疏松可表现为骨小梁稀疏变细、强度降低、骨髓腔空虚等，这一病理改变造成平台塌陷更多见于老年性的低能量损伤。

四、骨折分型

对于胫骨平台骨折的分型目前争议较多，讨论的重点在于分型与治疗的指导意义。目前，临床应用最多的主要有 Schatzker 分型、AO 分型及基于 CT 的三柱/四柱分型。

1.AO 分型 依据 AO 分型原则，胫骨平台骨折分为关节外骨折（A 型）、部分关节内骨折（B 型）和完全关节内骨折（C 型）。每一型又依骨折形态分为 3 个亚型（图 9-44）。AO 分型略显烦琐，且对于骨折治疗的指导意义不大，临床应用不如 Schatzker 分型普遍。

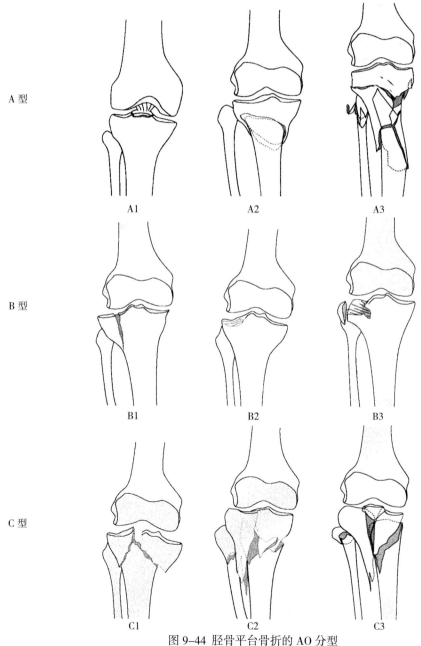

图 9-44 胫骨平台骨折的 AO 分型

（引自 AO Foundation，Müller AO Classification of Fractures）

2.Schatzker 分型　目前临床最常用的胫骨平台骨折分型系统。由 Joseph Schatzker 于
1979 年总结自 94 例胫骨平台骨折患者的 X 线片。Schatzker 将骨折分为 6 型（图 9-45）。

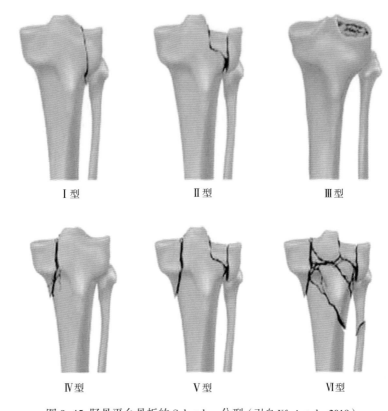

Ⅰ型　　　　　　　　　Ⅱ型　　　　　　　　　Ⅲ型

Ⅳ型　　　　　　　　　Ⅴ型　　　　　　　　　Ⅵ型

图 9-45　胫骨平台骨折的 Schatzker 分型（引自 Kfuri et al，2018）

Ⅰ型：单纯外侧平台劈裂，不伴有关节面的塌陷。多见于松质骨致密的年轻患者。

Ⅱ型：外侧平台的劈裂 + 塌陷。多见于 40 岁以上患者。

Ⅲ型：单纯外侧平台塌陷。中心区域的塌陷最常见，后外侧的塌陷多不稳定。

Ⅳ型：内侧平台骨折。累及髁间棘的Ⅳ型骨折常合并交叉韧带、侧副韧带及血管神
经损伤。

Ⅴ型：双髁骨折，伴有关节面的塌陷和移位。

Ⅵ型：双髁骨折合并干骺端骨折。为最严重的损伤类型，多由高能量暴力导致。软
组织损伤严重，应警惕骨筋膜室综合征及血管神经损伤。

Schatzker 分型是基于平面成像的分型系统，无法描述后侧平台骨折是其最大的局限性。

3. 三柱 / 四柱分型　随着成像技术的发展和 CT 设备的普及，基于 CT 三维成像的分
型被越来越多地研究。2009 年，罗从风基于胫骨平台骨折的 CT 表现，提出了三柱理论（图
9-46）。

在水平面，以 A 点为胫骨结节，O 点为胫骨棘连线中点，C 点为腓骨头前缘，B 点
为胫骨平台内侧嵴。胫骨平台被 OA、OC、OB 三条线分割为 3 个部分，分别定义为外
侧柱（L）、内侧柱（M）及后侧柱（P），将皮质破裂定义为柱骨折。

2014年，张世民提出了改良的四柱理论，将后柱分为后内与后外，相应的骨折部分被分为前内（AM）、前外（AL）、后内（PM）、后外（PL）4部分。三柱/四柱理论基于CT的三维成像技术，弥补了Schatzker分型及AO分型无法描述后方平台骨折的缺陷，但其仍需在临床工作中获得进一步的认可与完善。

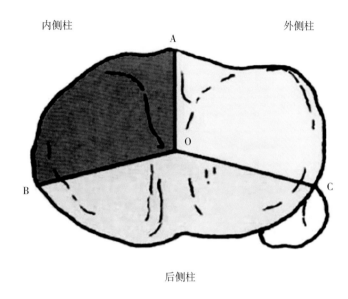

图 9-46 胫骨平台骨折的三柱理论（引自罗从风等，2009）

4.综合分型 也叫胫骨平台骨折微创分型。此分型是由张英泽院士总结提出的基于胫骨平台骨折微创治疗技术的骨折分型，共分为6型（图9-47）。

Ⅰ型：胫骨平台外侧髁骨折不伴有腓骨头骨折。

Ⅱ型：胫骨平台外侧髁骨折伴有腓骨头骨折。

Ⅲ型：胫骨平台内侧髁骨折。

Ⅳ型：胫骨平台内侧、外侧髁合并骨折。

Ⅴ型：胫骨平台骨折合并胫骨结节骨折。

Ⅵ型：胫骨平台骨折合并胫骨干骨折。

五、临床表现与诊断

患者多有明确的创伤史。老年性骨折多见于轻微创伤如自行跌倒或扭伤等。患者主诉主要为膝关节症状，表现为膝关节肿胀、疼痛、关节活动受限等。关节面塌陷者可有压痛。伴有韧带损伤的患者在麻醉下查体可有膝关节的抽屉试验阳性及侧方应力试验阳性，显示膝关节失稳。X线检查对隐匿性胫骨平台骨折的诊断率偏低，必要时需要CT及MRI检查以免漏诊。研究显示，MRI对隐匿性胫骨平台骨折的敏感性要高于CT检查，同时还可以明确半月板和韧带损伤。因此，对于有条件的医疗机构，急诊行膝关节MRI平扫检查对于膝关节创伤患者具有重要意义。CT检查对明确骨折形态、确定手术方案具有重要意义，是胫骨平台骨折术前评估的重要工具。

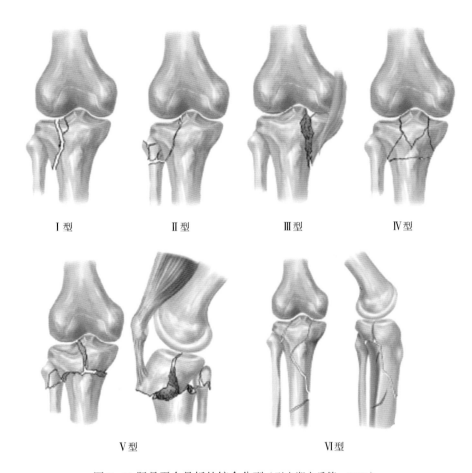

Ⅰ型　　　　　Ⅱ型　　　　　Ⅲ型　　　　　Ⅳ型

Ⅴ型　　　　　　　　　　Ⅵ型

图 9-47　胫骨平台骨折的综合分型（引自郑占乐等，2018）

　　胫骨平台后方紧邻腘窝内重要的血管神经结构，因此，患者无论手术与否，均应行下肢血管彩超检查，以早期发现下肢深静脉血栓。严密观察患者血运，必要时行血管造影检查以明确血管损伤情况。应重视下肢感觉运动检查，以早期发现腓总神经及胫后神经损伤的临床表现。

　　对于老年患者，应行骨密度检查以评估骨质疏松情况。严重骨质疏松患者会增加手术难度，甚至无法行手术治疗。

六、治疗

　　胫骨平台骨折属于膝关节的关节内骨折，严重影响膝关节功能，因此，对于胫骨平台骨折的治疗以手术治疗为主，应严格把握保守治疗的适应证，以免后期对患者关节功能造成严重影响。老年患者群体往往具有自身的特点，表现为基础疾病多、手术耐受性差，并且大部分患者受伤之前即存在膝关节退变等病理改变，关节功能预后多不良。但同时老年患者对自身的活动能力要求相对较低，对治疗的不良预期接受度较高。因此，临床上针对特定患者需要定制个性化的治疗方案，在加强医患沟通的前提下达到医患双方满意的预期效果。

患者伤后早期均应接受骨折的对症治疗，包括患肢制动、抬高、冷敷，以减轻软组织肿胀，预防骨筋膜室综合征。对于粉碎性骨折软组织张力较高的患者，可早期行跟骨牵引，在降低筋膜室压力的同时起到一定骨折预复位的效果。

无论手术与否，患者均应接受血管彩超检查以排查下肢深静脉血栓，对于无抗凝禁忌的，应予低分子肝素抗凝治疗。对于静脉血栓栓塞症或深静脉血栓形成患者，无论手术与否，下腔静脉滤器置入均可降低致命性肺血栓栓塞症的发生率。但对于非手术患者，滤器置入并非必须，且因滤器置入导致的长期抗凝治疗有引起后期出血的风险。

（一）保守治疗

保守治疗适用于低能量的外侧平台骨折、严重的进行性骨质疏松及严重疾病不能耐受手术者。主要方案包括闭合复位、石膏／支具外固定和跟骨结节骨牵引治疗。所有保守治疗方案均需膝关节的长期制动，患者早期需卧床，增加下肢静脉血栓栓塞症、下肢深静脉血栓形成及肺血栓栓塞症风险，后期出现膝关节僵硬和力线不良，出现膝关节的内外翻畸形，严重影响关节功能。

（二）手术治疗

手术治疗为胫骨平台骨折的首选，一般认为，单纯关节面塌陷超过 2mm 即为手术指征。对于胫骨平台骨折，不同的骨折类型对应不同的手术方法，但关节面的解剖复位为手术的基本原则（图 9-48）。

1.围术期治疗　围绕骨折本身的围术期治疗主要为对症处理，包括患肢抬高、冷敷以达到消肿的目的。对于 Schatzker Ⅴ型、Ⅵ型及部分Ⅳ型骨折，当骨折移位较重，软组织肿胀明显时，需要行跟骨结节骨牵引治疗，以改善骨折对位情况，缓解软组织肿胀，预防骨筋膜室综合征。若无绝对禁忌证，抗凝也是必要的术前治疗之一。抗凝治疗有助于缓解骨折后的血液高凝状态，预防静脉血栓栓塞症及深静脉血栓形成的发生。对于已发生的，术前应予以下腔静脉滤器置入治疗。

对于老年患者，对已存在的基础疾病的管理亦是围术期治疗的重点，包括血糖的调整、血压的控制、呼吸道管理及预防压疮等。对于低蛋白血症及贫血的患者，术前输注白蛋白及输血有利于患者的术后康复，降低手术意外及术后感染的发生率。

2.钛板螺钉内固定术　内固定主要依据竹筏理论，即通过成排的螺钉置入关节下骨，达到对塌陷关节面的复位及支撑作用。对于 Schatzker Ⅰ型、Ⅱ型及Ⅲ型骨折，可采用关节面下空心钉及外侧钢板固定。对于 Schatzker Ⅳ型，可应用内侧钢板固定，对于骨折线累及外侧髁的，可以采用内外侧双钢板联合固定。对于 SchatzkerⅤ型及Ⅵ型，应用双侧钢板内固定。如合并有后侧柱的骨折，可应用后方入路复位固定，必要时可行腓骨头截骨以充分暴露后方平台。

对于老年患者，相对较差的组织条件成为了术中必须考虑的问题，同时低能量损伤及相对较低的功能需求，也为老年患者的手术方案的制定提供了一种新的思路。有文献报道，对于后侧柱基本完整的骨折，术中适当扩大前外侧入路的暴露，可经由单一入路安置内外侧钢板。这一技术在获得了相对稳定的内固定的同时减少了一个手术切口，有

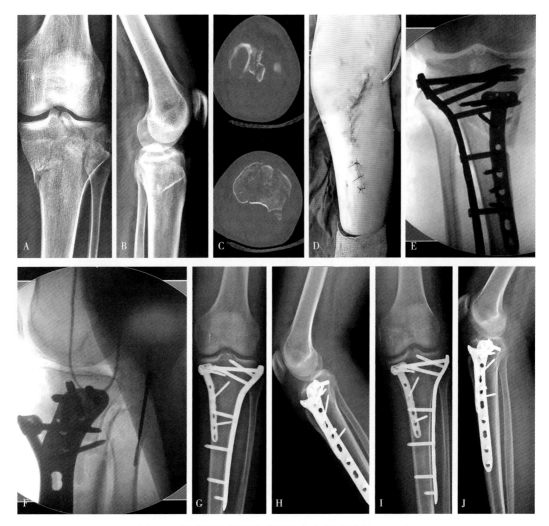

图 9-48　胫骨平台骨折的手术治疗（引自刘燊等，2019）

男性，65 岁，车祸致左侧胫骨平台骨折。A,B. 术前 X 线片，Schatzker 分型为 Ⅳ 型，AO 分型为 B3.2；C. 术前 CT 检查发现骨折累及外侧平台，Schatzker 分型为 Ⅴ 型，AO 分型为 C3.3；D. 手术采用改良前外侧入路，近端起自腓骨小头前缘关节线上方 5~6cm，弧形跨过 Gerdy 结节至胫骨结节外侧 1cm 并向远端延伸；E,F. 术中 C 型臂透视片，显示胫骨平台关节面复位良好；G,H. 术后即刻复查 X 线片；I,J. 术后 2 个月复查 X 线片，显示骨折愈合良好

利于术后的软组织恢复，减少了内外侧切口伤口愈合不良及皮桥坏死的可能，具有一定的临床借鉴意义。

3.关节镜技术　对于累及髁间棘的胫骨平台骨折，常伴有交叉韧带的损伤及断裂，同时，关节面的损伤均伴有不同程度的半月板损伤。关节镜作为微创诊疗技术，在交叉韧带重建及半月板修补中已得到成熟应用。在胫骨平台骨折治疗中，应用关节镜技术探查修补半月板及观察关节面复位情况可以避免术中对膝关节的切开，有利于膝关节功能的康复。同时如果必要，也可以通过关节镜一期进行交叉韧带的重建。

4.双反牵引微创复位技术　由张英泽院士团队研究开发，以"张氏双反牵引装置"

为基础的胫骨平台骨折术中微创牵引复位固定技术。包括具有专利的双反式牵引架，以及一整套微创复位技巧。核心原理为通过施加于股骨远端及胫骨远端的反向牵引力，利用膝关节周围软组织的张力挤压骨折块，达到骨折复位的目的。该方法减少了软组织的损伤，缩短了手术时间，有利于术后膝关节功能的早期康复。

5.关节置换 对合并重度膝关节骨性关节炎的老年患者，全膝关节置换术可考虑作为解决患侧膝关节功能的最终方案。有研究表明，胫骨平台骨折术后的患者后期行全膝关节置换术的比例高于未发生骨折的患者。显示胫骨平台骨折所致膝关节创伤性关节炎严重影响患者的远期生活质量。对于低能量的骨折（Schatzker Ⅱ型、Ⅲ型）如已存在严重关节炎改变，则可考虑行一期全膝关节置换术治疗。全膝关节置换术的优点在于可早期活动，有利于术后的功能康复；明显缓解关节疼痛，重建关节力线，改善生活质量；与一期行骨折治疗相比不额外增加手术风险。但全膝关节置换术对胫骨平台的骨量有要求，术前需仔细评估胫骨平台骨量，必要时需辅助植骨及内固定。同时后期的骨折愈合情况对假体的稳定性有重要影响，因此此术前的详细评估与计划是手术成功的关键。

（三）功能锻炼

对不伴有膝关节交叉韧带损伤的患者，术后早期即可进行膝关节的无负重活动。术后第1天即可开始股四头肌的等长收缩锻炼，以恢复伸膝装置的功能。对于合并交叉韧带损伤患者，术后应用石膏或支具固定1~2周。骨折术后6周，视X线复查情况开始进行逐步部分负重功能锻炼。对于老年患者，骨折愈合周期较长，不建议过早下地负重运动，以免关节面高度丢失。因此术后的功能锻炼以非负重状态下的膝关节屈伸练习为主。

（四）药物治疗

骨折早期可应用非甾体类抗炎药、消肿药物对症处理。钙剂、维生素D制剂及双膦酸盐类可改善骨质疏松，鲑鱼降钙素类可改善骨质疏松引起的骨痛症状。

七、预后与并发症

胫骨平台骨折术后的早期并发症包括伤口感染，其与损伤情况、手术复杂程度及患者自身基础条件密切相关。高能量开放性损伤、长时间手术、术中广泛的剥离及严重的基础疾病如糖尿病等，均可增加术后感染的概率。后期并发症主要包括关节面高度的丢失以及膝关节功能障碍。创伤性关节炎的发生几乎涵盖了所有患者，只是个体的临床表现存在差异。对于老年患者，术前均伴有不同程度的关节退变表现，损伤后，患侧膝关节的功能将进一步受到影响。对于部分关节功能严重受限的患者，待骨折愈合后，可考虑行全膝关节置换治疗。

（周先虎 天津医科大学总医院）

第九节　踝关节骨折

一、流行病学

踝关节损伤是骨科常见问题，包括踝关节骨折和踝关节韧带损伤；踝关节损伤在老年人中有很高的发病率，尤其是老年女性。据国外资料报道，踝关节损伤年发生率为（65-187）/ 10 万，其中老年人占 20%-30%；超过 60 岁的女性患者占大多数，其发生率增加了 164%，骨折分型中以 44-B 型发生率最高。国内报道，老年踝关节骨折发生率占全身骨折的 1.24%，并且有上升趋势，女性发病率高于男性，老年患者踝关节骨折高发年龄段为 60-69 岁，骨折分型中以 44-A 型最为常见，近年报道老年踝关节损伤呈上升趋势。

二、危险度预测

目前认为高体重指数、摔倒时踝关节所受到的暴力机制与踝关节骨折有关。体重指数增加导致踝部创伤时作用于踝部的应力增加。引起踝部骨折的暴力主要是间接暴力，在老年踝部骨折的致伤因素中，跌倒占 72%。骨密度尚未被确定为踝关节骨折的主要危险因素。虽然目前老年踝关节骨折是否与骨质疏松直接相关尚存在争议，但在处理老年踝关节骨折时，不论是保守治疗还是手术治疗，常常必须面对老年患者踝部的骨质疏松，这是不争的事实。

三、应用解剖

踝关节骨性结构由胫骨远端、腓骨远端及距骨构成，胫骨远端关节面和内踝、外踝构成踝穴结构，胫骨远端后方常称为后踝；外踝尖端解剖位置相对内踝尖偏远端、偏后方均约 1cm；距骨分头、颈、体部 3 部分，距骨体呈前宽后窄，容纳于踝穴中。踝关节骨性结构靠韧带结构连接并保持稳定，包括下胫腓韧带复合体和内踝、外踝韧带结构。其中下胫腓韧带复合体主要包括：连接胫骨前结节和外踝前方的下胫腓前韧带，连接胫骨后结节和外踝后方的下胫腓后韧带，以及胫腓骨远端的骨间韧带。上述三组韧带按坚韧度由强到弱顺序为：骨间韧带、下胫腓后韧带、下胫腓前韧带。内踝韧带又称为三角韧带，由深浅两层组成，主要由浅层的胫跟韧带和深层的前胫距韧带、后胫距韧带组成。外踝韧带由距腓前韧带、跟腓韧带和距腓后韧带组成。

四、骨折分型

绝大部分踝关节损伤机制为间接暴力损伤，直接暴力损伤少见。目前尚无专门的老年骨质疏松踝关节骨折临床分型，临床分型仍以 Lauge-Hansen 分型和 AO 分型为主。

1.Lauge-Hansen 分型　20 世纪 40 年代，Lauge 和 Hansen 在实验室用尸体模拟出常见的踝部骨折模型，观察并描述不同间接暴力损伤机制下的踝关节损伤部位、顺序、特征等，该分型不仅能反映骨折情况，还能反映韧带损伤的情况，所以目前临床上 Lauge-Hansen 分型被广泛应用，指导诊疗。

具体有旋后内收型、旋后外旋型、旋前外旋型、旋前外展型，其中旋前、旋后代表的是受伤是足踝的姿势，内收、外旋、外展代表的是暴力方向；在此基础上，以后再补充加入垂直压缩型，共 5 种分型。

（1）旋后内收型：Ⅰ度损伤指外踝受到内收暴力牵拉，出现外踝骨折或者外踝韧带损伤；Ⅱ度损伤指在Ⅰ度的基础上，在内收暴力持续作用下，距骨挤压内踝导致内踝骨折，内踝骨折形态特点是骨折线接近垂直。

（2）旋后外旋型：Ⅰ度损伤指外旋暴力先作用于下胫腓前韧带导致韧带断裂或者胫骨前结节撕脱骨折；外旋暴力继续作用下出现外踝骨折即Ⅱ度损伤，侧位片上看骨折线从前下斜向后上方，骨折位置一般位于下胫腓联合水平处；Ⅲ度损伤是在Ⅱ度损伤的基础上外旋暴力继续作用出现下胫腓后韧带断裂或胫骨后结节撕脱骨折；外旋暴力持续作用下出现内踝撕脱骨折或者三角韧带断裂，即为Ⅳ度损伤。

（3）旋前外旋型：损伤分 4 度。Ⅰ度损伤：内踝首先受到外旋暴力损伤出现内踝撕脱骨折或者三角韧带损伤；Ⅱ度损伤：在Ⅰ度损伤基础上外旋暴力持续作用出现下胫腓前韧带损伤或者胫骨前结节撕脱骨折；Ⅲ度损伤：外旋暴力进一步作用于腓骨出现腓骨骨折，腓骨骨折线从 X 线侧位片上显示由前上至后下，骨折处一般高于下胫腓联合水平，可造成下胫腓联合损伤；Ⅳ度损伤：外旋暴力进一步作用于下胫腓后韧带出现胫骨后结节撕脱骨折或者韧带损伤。

（4）旋前外展型：损伤分为 3 度。Ⅰ度损伤：内踝骨折或者三角韧带损伤；Ⅱ度损伤：外展暴力进一步损伤下胫腓前韧带或者后韧带，也可能出现下胫腓韧带复合体全部损伤；Ⅲ度损伤：外展暴力进一步导致腓骨骨折，骨折处高于下胫腓联合，呈短斜形骨折，可伴有蝶形骨块。

（5）垂直压缩型：单纯垂直压缩踝关节损伤时依据足踝的不同位置可分为背伸型、跖屈型、垂直型；此外，临床上常见联合其他暴力的垂直压缩骨折，如垂直外旋型、垂直内收型、垂直外展型等。

（二）AO 分型

A 型：下胫腓联合平面以下的腓骨骨折。A1：单纯腓骨骨折；A2：合并内踝损伤；A3：合并后内侧骨折。

B 型：下胫腓联合水平的腓骨骨折。B1：单纯腓骨骨折；B2：合并内踝损伤；B3：合并内侧损伤及胫骨后外侧骨折。

C 型：下胫腓联合平面以上的腓骨骨折。C1：单纯腓骨干骨折；C2：复合型腓骨干骨折；C3：腓骨近端骨折。

五、临床表现与诊断

患者通常有明确的创伤史；老年患者通常骨质疏松明显、骨量差，故即使是低能量的外力损伤也可导致骨折。临床表现为踝关节疼痛、肿胀、活动受限，体检可见踝部畸形、淤斑、伴明显压痛感，并可能出现骨擦音、骨擦感等。X 线检查可见骨折或者踝关节间隙距离异常等。通过临床表现、体征、X 线检查可基本明确诊断及踝关节的骨折类型。CT 检查对进一步诊断、治疗非常重要；MRI 检查有利于进一步了解韧带损伤程度。诊断伴有骨折的踝关节损伤并不困难，无骨折的踝关节损伤应注意鉴别，防止漏诊。

六、治疗

对于踝关节骨折的治疗，通常要考虑骨折类型、程度、稳定性，保守治疗还是手术治疗，手术时机，手术方式，内固定物的选择等。但在老年踝关节骨折患者的治疗上，要综合考虑的因素往往比年轻患者更多更复杂。老年患者常合并内科基础病，如高血压、糖尿病、心脏病、呼吸系统疾病、周围血管疾病等，尤其不可回避的是，老年患者常存在不同程度的骨质疏松问题，这些因素都会影响到患者治疗方案的选择。内科基础疾病给围术期的管理增加了困难，同时下肢骨折老年患者因卧床也可能加重原内科基础疾病，卧床加剧骨量丢失，增加下肢静脉血栓形成、坠积性肺炎、压疮等风险；此外，手术内固定物的选择还要充分考虑骨质疏松对内固定物把持力和稳定性的影响；要加强骨质疏松的治疗，防治进一步骨量丢失，防治内固定松动、失效。

（一）保守治疗

除了有明显手术禁忌证的病例选择保守治疗外，对于手法复位可以做到解剖复位并维持复位稳定的踝关节骨折可以行保守治疗（图9-49）。保守治疗可以在复位的基础上选择石膏固定或者是支具固定6-8周，再循序渐进功能锻炼；石膏或支具固定应注意随着早期软组织肿胀的消退，及时改用更合适的石膏或支具。选择保守治疗应充分考虑其弊端：关节制动、患肢负重受限制可使骨量加剧丢失，加重骨质疏松；关节制动容易出现骨关节晚期并发症，如肌萎缩、关节僵硬、骨化性肌炎、肺炎、下肢深静脉血栓形成等，应积极预防并发症。有文献指出，老年踝关节骨折保守治疗的死亡率是手术治疗的2倍。

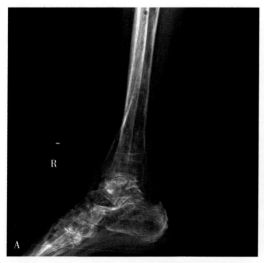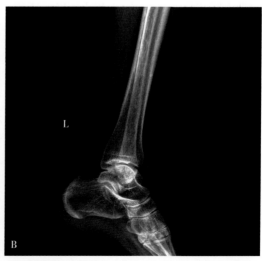

图 9-49 保守治疗案例

女性，62岁，右侧胫骨远端骨折外固定术后4个月。A.患侧踝关节X线片；B.健侧踝关节X线片

（二）手术治疗

大部分踝关节骨折属于不稳定骨折，难以解剖复位，或者是复位后易再移位，下胫腓联合分离也难以手法复位。已有文献报道，老年患者早期手术的骨不愈合率较低，若保守治疗踝关节制动，骨吸收率将快速上升，并出现骨形成受到抑制，容易出现快速骨吸收，骨量大量丢失。因此，老年踝关节骨折建议早期行有效手术治疗，坚强内固定，促使踝关节早期主动活动锻炼，促进康复（图 9-50）。手术治疗目的：实现解剖复位，坚强内固定，促使早期功能锻炼，防治关节骨折早期、晚期并发症。手术当中反复的操作容易导致原本骨质疏松的骨质对内固定物把持力明显降低，易出现内固定松动、失效，因此，手术操作应做好术前计划，争取一次性置钉成功，增加内固定手术的成功率。

术前应在踝关节 X 线检查的基础上进一步完成踝关节 CT 检查，精确诊断和评估踝关节损伤情况，必要时行 MRI 检查明确韧带损伤情况，防止漏诊，并有利于制定精确的手术计划。三踝骨折合并下胫腓联合损伤的病例，多数学者建议按顺序修复内踝、外踝、后踝的基础上再复位固定下胫腓联合。若是无三角韧带断裂，先修复内踝还是外踝骨折均可；若是术前判断三角韧带断裂，建议先探查三角韧带，以免三角韧带卡压在踝关节内侧，影响距骨、下胫腓的复位。术前应准确评估软组织情况，确保手术时机、手术入路合理。

1. 内踝损伤　内踝骨折的损伤机制一般为：三角韧带受到牵拉导致的撕脱骨折，或者是距骨的挤压；内踝撕脱骨折的形态一般为内踝尖端接近横行骨折或者斜行的骨折，可行 4.0mm 空心钉或者 4.0mm 松质骨螺钉固定，骨折块大者可用 2 枚，骨折块小用 1 枚，老年患者因骨质疏松易出现螺钉把持力降低，可加 1 枚克氏针固定以加强抗旋转。骨折块很小无法用空心钉或者松质骨螺钉固定者，可用张力带固定。目前，三角韧带断裂是否手术治疗的争议较大，一般认为老年患者可不修复三角韧带，或者是踝关节损伤修复后内侧间隙恢复大致正常后可不修复三角韧带。三角韧带的修复方式有：缝合、重建、加强。

2. 外踝损伤　外踝撕脱骨折或者是外侧副韧带撕裂，可用带线锚钉修复骨折或者韧带，也可用张力带钢丝固定撕脱骨折块，撕脱骨折块较大者可用空心钉固定。老年外踝骨折因骨质疏松内固定的选择常考虑外侧解剖锁定钢板或者后外侧解剖锁定钢板，用锁定原理增加钢板螺钉的把持力，维持骨折端稳定，建议用长距离钢板，分散使用螺钉，增加内固定物的力臂，提高稳定性，建议骨折端不用螺钉，避免应力集中。有文献报道，后外侧解剖锁定板的远端 6cm 位于后踝后侧，对腓骨远端切口的激惹较小。手术入路的选择要考虑到老年患者皮下组织内的胶原蛋白和弹性纤维的退化，导致皮肤变薄，弹性明显降低，尤其是糖尿病、周围血管疾病等问题易产生小腿、踝部皮肤血供差，术后腓骨下段表面软组织覆盖薄弱区域容易产生切口周围感染、坏死、切口不愈合等问题，甚至后期出现骨髓炎。因此，老年外踝折患者选择后外侧入路，远端腓骨有较好的软组织覆盖，有助于降低术后伤口感染、坏死、不愈合等问题，如果伴有后踝骨折，后外侧入路也能很好地暴露后踝。老年患者外踝粉碎性骨折的手术既要考虑骨折处理的基本原则，遵循 AO 原则，又要恢复外踝的长度，做到解剖复位。

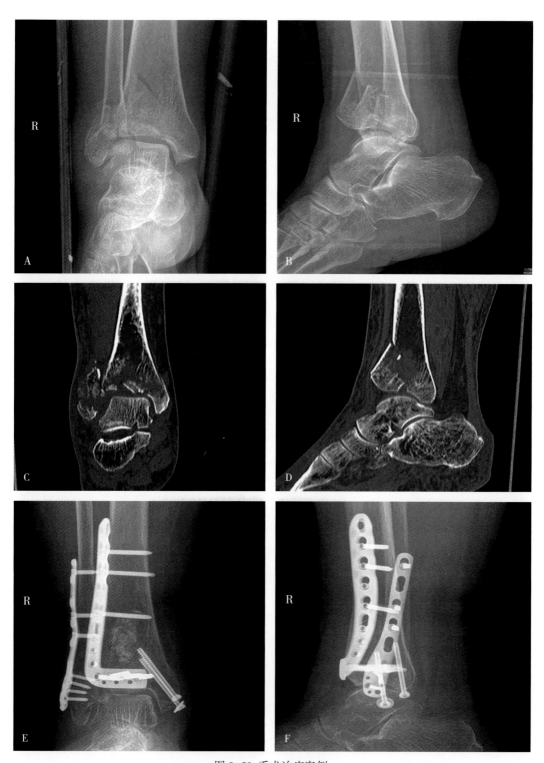

图 9-50　手术治疗案例

女性，83 岁，右侧踝关节远端粉碎性骨折，明显骨质疏松，干骺端明显压缩，骨量少，术中予以充分植骨。A,B. 正、侧位 X 线片提示踝关节远端粉碎性骨折；C,D. CT 提示胫腓骨远端骨质疏松及粉碎性骨折；E,F.X 线片提示手术用锁定钢板及空心钉修复骨折

3. 后踝损伤 外旋、垂直压缩、内收、外展、剪切或者是直接暴力等损伤机制均可导致后踝骨折，后踝骨折损伤机制也可能是复合暴力；临床上大部分后踝骨折损伤暴力还是以旋转暴力为主，垂直压缩暴力为辅，或者是复合暴力损伤。不同的骨折损伤机制产生不同的骨折形态。后踝骨折什么情况下需要手术治疗？一般认为，后踝骨折块大小超过胫骨远端关节面 25% 时，需要开放手术治疗；但该手术指征未考虑后踝骨折块可能涉及下胫腓联合复合体的稳定、可能涉及三角韧带损伤等情况，值得商榷。下胫腓后韧带可以维持 70% 的踝关节旋转稳定性，现不少学者主张修复后踝或下胫腓后韧带。手术入路、内固定物的选择应在了解踝关节 CT 检查、后踝损伤机制的基础上制定，常规手术入路有后外侧、后内侧，或者是后外、后内联合入路。后踝骨折内固定物选择主要参考骨折块的大小及形态，一般是撕脱骨折块复位后用螺钉固定。后踝撕脱骨折为间接暴力损伤，一般在内踝、外踝结构修复的基础上，后踝也能得到良好复位，故后踝间接暴力骨折建议在内、外踝结构修复的基础上进行手术；损伤机制伴有垂直压缩暴力的骨块常相对较大，选用钢板螺钉固定。垂直暴力易导致老年患者胫骨远端关节面粉碎性骨折，容易产生胫骨远端骨质压缩，手术应在观察各骨折块位置后确定骨块复位顺序，必要时需骨折端植骨。下胫腓后韧带强度较大，暴力作用下一般是产生后踝骨折，单纯韧带撕裂相对少见，修复韧带可用带线锚钉修复。

4. 下胫腓联合损伤 下胫腓联合损伤常在 X 线片上不易发现，应完善 CT 检查及术前、术中体检以防止漏诊。下胫腓联合的手术内固定治疗应该在内踝、外踝、后踝结构得到解剖复位的基础上进行，否则容易导致下胫腓联合复位不良，出现严重并发症。术前不明确的、潜在下胫腓联合损伤应注重术中的体检，做外旋外翻应力试验或者是 hook test 以判断是否有下胫腓联合分离。内固定方式目前仍然是以螺钉固定为主，手术方式：在下胫腓联合上方从腓骨以向前内 25°–30° 方向往胫骨内拧入皮质骨螺钉，螺钉应平行胫距关节面，螺钉固定下胫腓联合时应使踝关节处于背伸位。骨质疏松者可用松质骨螺钉固定，腓骨骨折线较高者建议用 2 枚螺钉固定。目前普遍认为，下胫腓螺钉在三皮质或者四皮质固定在稳定性上并无明显差异，但 4 皮质固定有利于取出断裂的下胫腓螺钉。螺钉固定的缺点是不利于早期负重锻炼，需在术后 3 个月再次手术取出。下胫腓联合也有采用 Suture-button 等弹性固定，弹性固定的优点是有利于下胫腓在生理微动环境下愈合，允许早期锻炼，无需二次手术取出；缺点是在治疗高位腓骨骨折伴下胫腓损伤的情况下，弹性固定在对抗剪力方面不如螺钉固定，操作步骤比螺钉固定复杂，手术时间也相对较长。有研究表明，2 枚直径 3.2mm 螺钉加 2 孔锁定钢板固定下胫腓联合在把持力、抗扭转力方面均强于 4.5mm 螺钉四皮质固定，提示2 枚下胫腓螺钉通过外踝锁定钢板置入固定下胫腓联合在老年骨质疏松性踝关节骨折中有一定优势。

5. 垂直压缩暴力导致胫骨远端及关节面骨折（Pilon 骨折） 对于踝关节垂直压缩暴力型骨折手术，选择单一入路还是联合入路应依据胫骨远端关节面骨折位置而定。手术目标是应恢复胫腓骨长度，尽量解剖复位胫骨远端关节面，尽量少剥离软组织保护血供，干骺端充分植骨，坚强内固定，以达到支持早期功能锻炼为目的。

（三）功能锻炼

保守治疗患者在外固定 6-8 周后拆除外固定循序渐进功能锻炼。手术内固定治疗患者术后早期即开始踝关节主动活动锻炼，循序渐进增加锻炼的频率和程度；依据定期拍片的结果从轻微部分负重逐渐增加负重锻炼，因老年患者骨质疏松，骨折愈合前负重锻炼有内固定松动甚至失败的风险，应加强观察，在专科医生指导下进行。

（四）药物治疗

围术期予以消炎镇痛和消肿药物等治疗，有高凝风险者予以抗凝治疗；辅以骨质疏松方面治疗。

七、预后及并发症

踝关节骨折属于关节内骨折，常常伴随韧带损伤，老年患者若早期得到正确处理，除一些严重踝关节损伤外，预后一般较好；但处理不当，也容易产生并发症导致预后不良。其常见并发症有：创伤性关节炎、踝关节不稳；保守治疗石膏固定出现压疮，骨量进一步丢失出现骨质疏松明显加重，卧床后出现血栓。因骨质疏松导致内固定物松动失效、手术切口感染、老年患者依从性相对较差、治疗后锻炼不足，易出现关节僵硬、肌肉萎缩等情况。老年踝关节骨折患者原则上建议早期手术，创造条件早期行积极功能锻炼，促进恢复，降低并发症风险。

（李左安　福建省立医院）

第十节　跟骨骨折

一、流行病学

跟骨是后足的重要组成部分，参与了人类足弓的形成。跟骨是跗骨中最大的一块，据文献报道，跟骨骨折占全部骨折的 2%，占跗骨骨折的 60%。跟骨骨折好发于各年龄段患者，老年患者因骨质疏松，步态不稳易摔倒，在跟骨骨折患者中占有较高比例。随着我国步入老龄化社会，这一比例将进一步升高。相比于多为开放性、高能量损伤的年轻患者，老年患者发生的跟骨骨折多为低能量损伤，这些骨折中 60% 以上为关节面无移位或轻微移位的骨折。

二、危险度预测

在老年群体中，平地行走扭伤、下楼梯踩空和高处坠落为主要的受伤机制。其中高处坠落为主要病因，据文献报道占老年跟骨骨折受伤原因的 70% 左右。此外，拥有长期吸烟、神经肌肉乏力、重度骨质疏松、既往足踝扭伤、近期健康状况下降、胰岛素依赖性糖尿病、失用性萎缩等独立因素也可导致在创伤后更易发生跟骨骨折。

三、应用解剖

跟骨形态复杂，是人体内最大的不规则骨。跟骨拥有 4 个关节面，即跟距前、中、后关节面和跟骰关节面，其中跟距后关节面最大，是跟骨的主要负重关节面，在跟骨骨折的治疗中应该引起重视。跟距前、中关节面在成年后相互融合，位于跟骨前内侧，通过载距突与距骨形成接触面，对距骨起支撑作用。跟骰关节面位于跟骨的前方，关节面的上方附着有强大的韧带维持足踝稳定性。跟骨前突的最高点至跟距后关节面最高点连线与跟距后关节面切点至跟骨结节上缘连线相交构成的夹角称为 Bohler 角，该角度正常为 20°-40°，Bohler 角减少反映了跟距后关节面的塌陷。跟距后关节面的外缘和跟距前关节面外缘的夹角为 Gissane 角，正常为 95°-105° 的钝角，该角度增加表明跟距后关节面塌陷。跟骨的血液供应 45% 来自跟骨外侧动脉，45% 来自跟骨内侧动脉，10% 来自跗骨窦动脉。跟骨为松质骨，血供丰富，极少发生缺血性坏死。此外，跟骨上附着有跟距骨间韧带、跟腓韧带、足底跟舟韧带等重要韧带，在足踝部的稳定中起重要作用。跟骨中央的乏骨小梁区骨质薄弱，这一点在老年骨质疏松患者中更为明显，因此更易发生骨折（图 9-51）。跟骨中骨小梁密集区域为跟骨内侧载距突、跟距后关节面软骨下骨、Gissane 角下方、跟骰关节面软骨下骨和跟骨结节，是放置螺钉的理想区域。

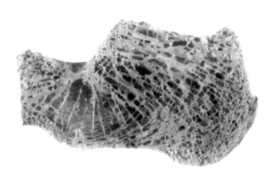

图 9-51 老年跟骨
骨密度降低，骨皮质变薄，髓腔空虚

四、骨折分型

跟骨骨折分为两类，即关节外骨折和关节内骨折。

1. 关节外骨折 指跟骨骨折不累及跟距后关节面，占跟骨骨折的 25%-30%，包括跟骨前突撕脱性骨折、跟骨结节骨折、跟骨载距突骨折和跟骨体部骨折等。多为韧带止点的撕脱性骨折和低能量损伤。

2. 关节内骨折 指跟骨骨折中骨折线累及跟距后关节面，约占跟骨骨折的 70%。Sanders 分型是目前最常用的跟骨关节内骨折分型方式，该分型基于在 CT 扫描的冠状层面上，跟距后关节面的最宽层面的骨折块的数量和位置分类。跟距后关节面被分为内、中、外 3 个相等的柱，骨折线将跟距后关节面分为内侧、中间、外侧和载距突 4 个骨折块。

Ⅰ型：骨折块无移位或移位小于 2mm 的骨折，不考虑骨折线的数目。多采取保守治疗，据文献报道 85% 以上患者预后优良。

Ⅱ型：跟距后关节面的二部分骨折，根据主骨折线的位置，将Ⅱ型再分为ⅡA、ⅡB、ⅡC 三个亚型。ⅡA 是骨折线偏外侧，外侧骨折块为主；ⅡB 是骨折线偏中间，中间骨折塌陷为主；ⅡC 是骨折线偏内侧，即载距突骨折块为主。该类型及以上患者建议采取手术治疗，解剖复位后 90% 以上患者预后优良。

Ⅲ型：跟距后关节面的三部分骨折，根据骨折线的位置可分为ⅢAB、ⅢAC、ⅢBC 三个亚型，ⅢAB 是 ⅡA 和 ⅡB 两个骨折块合并、ⅢAC 是 ⅡA 和 ⅡC 两个骨折块合并、ⅢBC 是 ⅡB 和 ⅡC 两个骨折块合并。该骨折多合并跟骨周围韧带损伤，即使手术获得解剖复位，仍有一定比例患者术后恢复欠佳。

Ⅳ型：跟距后关节面四部分及以上数目的骨折，粉碎性骨折。该类骨折难以解剖复位，预后较差（图 9-52）。

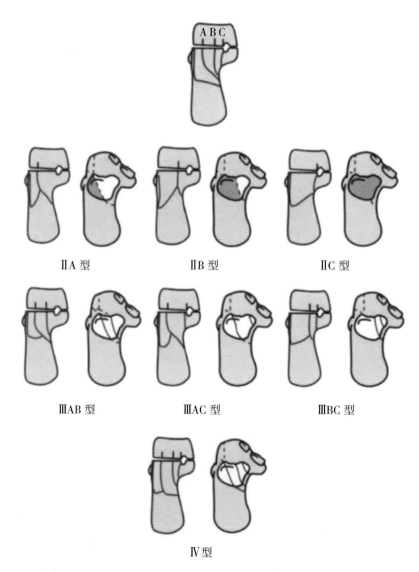

图 9-52 跟骨骨折 Sanders 分型（引自唐佩福等，2014）

五、临床表现与诊断

有明显创伤史，多为下落时足跟着地。伤后足后侧尤其是外侧广泛水肿淤血，严重者甚至有张力性水疱、血疱等形成。伤后患足无法负重，踝关节因疼痛无法完成跖屈动作。足外侧有明显压痛及叩击痛。关节内骨折可出现足弓消失、骨擦感、皮下骨片顶压等。跟骨侧轴位 X 线片可显示跟骨骨折移位情况。跟骨骨折后可观察到 Gissane 角和 Bohler 角的异常，跟骨高度、长度有不同程度的丢失。跟骨 CT 可根据跟骨骨折的 Sanders 分型判断跟骨骨折的严重程度。跟骨骨折需与踝关节扭伤及骨折相鉴别。

六、治疗

老年患者机体功能衰退，多合并内科疾病，心肺功能下降，麻醉风险较年轻患者高；且老年人韧带松弛、骨质疏松、肌肉萎缩，术后预期的肢体功能较低。对于严重骨质疏松和合并糖尿病等疾病的老年患者，手术难度大，术后并发症发生率高。因此对于部分关节内骨折和 Sanders Ⅰ 型骨折可以采取保守治疗。具体方法包括夹板外固定、石膏、支具等。然而保守治疗需要长时间制动，不可避免地带来关节僵硬、骨不连、畸形愈合等并发症。对于 Sanders Ⅱ 型及以上骨折，如无明显禁忌证，应积极手术治疗。术后早期行康复功能锻炼，以获得更好的站立及行走能力。

（一）保守治疗

老年患者大部分关节外骨折和关节内 Sanders Ⅰ 型骨折，可使用手法整复，复位骨折块，通过挤压足外侧，上拔跟骨结节可复位绝大多数的简单骨折。复位后使用夹板、石膏或踝关节支具固定 8 周。去除外固定后即应逐渐加大主动练习踝关节活动。跟距后关节面移位明显的跟骨骨折，可采用跟骨结节牵引、钢针撬拨复位外固定等方法，获得可接受的复位。复位后继续固定，部分患者可达到良好效果。

（二）外固定治疗

跟骨骨折的外固定具有微创、手术时间短、出血量少、术后恢复快、并发症少等优点（图 9-53）。在连续透视下，通过克氏针对下关节面的撬拨获得满意的复位，后使用 Schantz 针维持复位后组装外固定架。未破坏骨折区周围软组织，术后骨不连发生率低。尤其适用于开放性骨折、皮肤软组织条件不佳或合并有糖尿病且血糖控制不佳的老年患者。但该方法仅适用于跟距后关节面无移位或轻度移位的跟骨骨折，对于跟骨的增宽无法纠正。并且对于严重骨质疏松的老年患者，骨质的强度无法提供良好的螺钉把持，后期可能因 Schantz 针松动导致外固定失效。

（三）内固定治疗

适应证：骨折伴随神经血管损伤；开放性跟骨骨折；足外侧皮肤骨块卡压；韧带损伤致足踝不稳；闭合手法复位失败。Sanders Ⅱ 型及以上骨折，目前多趋向手术治疗，以期获得跟距后关节面的解剖复位。老年跟骨骨折患者多合并骨质疏松，关节面压缩严重，并且螺钉把持力不足，提高了手术难度。

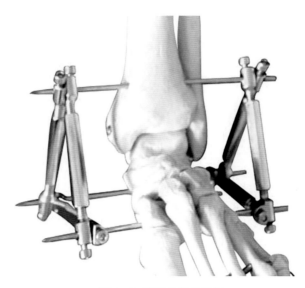

图 9-53 跟骨骨折外固定

1. 锁定钢板固定　老年患者骨密度降低，骨皮质较薄，跟骨中央三角区空虚，对单一螺钉的把持力低。锁定钢板具有多处、多角度、多平面固定作用，且自身螺钉与钢板锁死，具有良好的角稳定性，非常适合应用于老年跟骨骨折中。目前随着手术技术的发展，传统的外侧"L"形切口术后皮瓣坏死率高、术后感染率高。使用跗骨窦微创入路可减少手术时间、术中出血、软组织损伤和术后并发症，目前正被越来越多的专家所接受（图9-54）。

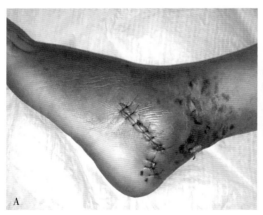
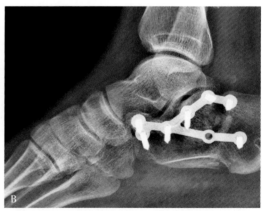

图 9-54 跗骨窦微创切口锁定钢板治疗跟骨骨折
A. 手术切口；B. 术后复查 X 线片

2. 跟距后关节面融合术　该技术多用于陈旧性 Sanders Ⅲ 型及以上跟骨骨折。老年患者皮肤、肌肉软组织萎缩，血供差，骨质疏松严重，陈旧性骨折翻修手术内固定失效及骨不连概率极高。对于关节面台阶明显、行走疼痛无法耐受患者，跟距关节融合也不失为一种可选择方案。通常使用跗骨窦切口暴露跟距后关节面，去除关节面软骨及硬化骨后，融合钢板或加压螺钉固定（图 9-55）。

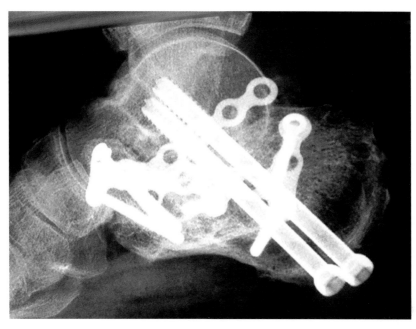

图 9-55 跟距后关节面融合术

（四）功能锻炼

老年患者应鼓励早期积极进行适当的功能锻炼。具有可靠稳定内固定者，术后 2-3d 即可开始踝关节功能锻炼，使用石膏、支具等外固定者 4-6 周后方可开始踝关节活动。早期让患者做踝泵运动及直腿抬高动作，预防深静脉血栓及肌肉萎缩。后逐渐开始练习踝关节各方向活动，活动范围应循序渐进，每天练习 10 余次。

（五）药物治疗

骨折早期可予消炎镇痛药，积极防治骨质疏松，可予钙剂、二膦酸盐、鲑鱼降钙素等，以增加骨量，减少骨吸收。

七、预后与并发症

跟骨骨折的预后主要与骨折的类型及严重程度相关。关节外骨折通过良好的固定大多数可获得满意的预后。Sanders I 型骨折患者通过保守治疗 85% 以上患者可获得良好的预后；Sanders II 型骨折患者积极采取手术治疗获得解剖复位后 90% 以上患者可获得良好预后；Sanders III 型骨折患者及时获得解剖复位，仍有一定量患者预后不佳，Sanders IV 型骨折患者难以获得解剖复位，预后不佳。常见的并发症包括行走疼痛、踝关节外翻无力、腓骨长短肌肌腱急性卡压、慢性腱鞘炎、术后感染、足外侧皮瓣缺血坏死、内固定失败、骨折不愈合等。腓骨长短肌肌腱腱鞘炎是最常见的并发症，也是跟骨骨折足踝疼痛的主要原因。因此，术后适当的镇痛，鼓励早期功能锻炼，对于减轻疼痛有着积极意义。如果康复治疗效果不佳可以进行关节镜下松解。

（刘国辉 刘梦非 华中科技大学同济医学院附属协和医院）

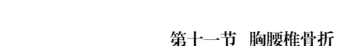

第十一节　胸腰椎骨折

一、流行病学

胸腰椎是人类中轴骨的重要组成，在人类站立行走等活动中起着至关重要的作用。发生在胸腰椎的骨折多为高能量损伤，其中 25% 合并脊髓神经损伤；而在老年患者群体中，有 40%-60% 患者为骨质疏松性胸腰椎压缩骨折，随着我国社会步入老龄化，这一比例还将进一步升高。老年患者多合并有不同程度的脊髓、神经根压迫症状，临床上表现为腰腿痛、下肢无力、感觉异常，下肢神经牵拉症等。

二、危险度预测

在老年群体中，车祸、高处坠落、重物砸伤等创伤为主要的受伤机制，受力模式可以是压缩、分离、屈伸、扭曲和剪切等的单独作用或共同作用轴向压缩易导致胸腰椎的爆裂骨折；屈曲损伤使脊柱前方结构受到压力，后方结构受到张力。轻度受力可导致椎体压缩骨折，力量增加可引起后方韧带复合体的断裂；侧方压缩可导致椎体侧方楔形压缩损伤；剪切力可造成严重的韧带断裂，可表现为椎体滑脱；过伸损伤造成关节突、椎板、棘突的骨折并伴有椎体前缘撕脱。老年患者的骨质疏松多引起多节段的压缩性骨折。此外，长期吸烟、神经肌肉乏力、甲状旁腺功能亢进、长期下腰痛、近期健康状况下降、胰岛素依赖性糖尿病、骨失用性萎缩等独立因素也可导致在创伤后更易发生胸腰椎骨折。

三、应用解剖

根据功能区分类，我们将胸腰椎分为 3 个主要的功能区：胸椎功能区包含 T1-T10，由于有胸廓参与组成，拥有较强的稳定性，该部分发生骨折概率较低，一旦发生骨折，多合并神经损伤；胸腰段包含 T11-L2，50% 以上的胸腰椎骨折发生于此，该处是脊柱应力传导。活动交界点，发生于该水平的骨折易合并脊髓圆锥损伤；腰椎功能区包含 L3-L5，该部位发生骨折概率较低，骨折后合并神经损伤的概率也较低。对于单个椎体，可按脊柱的三柱理论将其分为 3 个部分：前柱包含前纵韧带、椎体前 1/2 和前方的纤维环；中柱包含椎体后 1/2，后方的纤维环和后纵韧带；后柱由后方的椎板和韧带复合体组成（图 9-56）。前柱、中柱、后柱分别承受 40%、30% 和 30% 的力。骨折累及双柱及以上为不稳定骨折。后方韧带复合体包括棘上韧带、棘间韧带、后纵韧带、小关节囊和黄韧带。

四、骨折分型

脊柱骨折的分类多采用基于 X 线的 Denis 分型。该分型根据骨折的损伤机制再分为以下几个亚型。

压缩性骨折：指椎体前缘骨折而中柱完好，通常为稳定性骨折，当椎体压缩超过 50%，成角 > $20°-30°$，多个相邻椎体压缩时为不稳定损伤，根据终板累及的情况，可

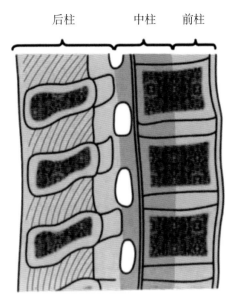

后柱　　　中柱　前柱

图 9-56 脊柱的三柱组成（引自唐佩福等，2014）

分为 4 型。A 型累及上下终板；B 型单独累及上终板；C 型单独累及下终板；D 型为上下终板完好，但椎体前缘骨皮质压缩（图 9-57）。

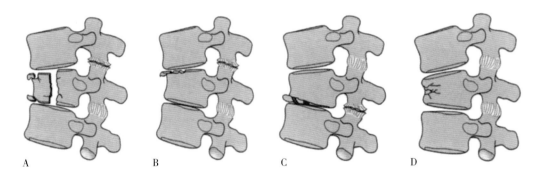

A　　　　　　B　　　　　　C　　　　　　D

图 9-57 Denis 分型 - 压缩性骨折（引自唐佩福等，2014）

爆裂性骨折：指椎体后壁的骨折，反映了中柱的骨折，累及后柱为不稳定骨折，可分为 5 型。A 型为上下两个终板骨折；B 型为上终板骨折；C 型为下终板骨折；D 型为 A 型骨折伴旋转；E 型为侧方移位型骨折。

屈曲过伸骨折：以前柱为支点，后柱和中柱在张力作用下断裂，前柱可有压缩性损伤，该骨折多数患者无神经症状，为不稳定骨折，根据骨折线经过的结构可分为 4 型。A 型骨折线经过椎体累及单一节段；B 型经过韧带及椎间盘累及单一节段；C 型经过椎体累及双节段；D 型经过椎间盘累及双节段（图 9-58）。

骨折脱位：该骨折三柱均受到破坏，存在畸形移位，为不稳定骨折，神经损伤的发生率最高，可分为 3 型。A 型为屈曲 - 旋转损伤；B 型为剪切损伤；C 型为双侧小关节脱位（图 9-59）。

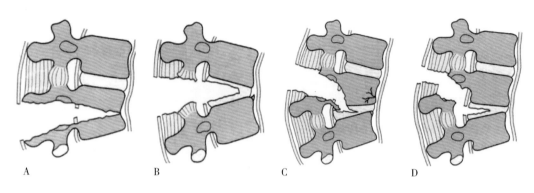

图 9-58　Denis 分型 - 屈曲过伸骨折（引自唐佩福等，2014）

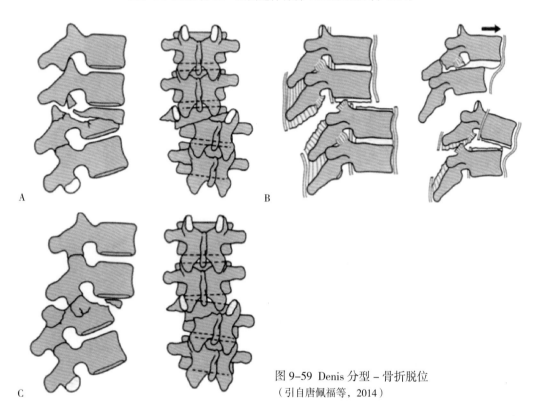

图 9-59　Denis 分型 - 骨折脱位
（引自唐佩福等，2014）

五、临床表现与诊断

部分患者有明显创伤史，多为高能量损伤。老年骨质疏松患者发病前无明显创伤及前驱症状。就诊时表现为行走站立疼痛、局部叩击痛、脊柱生理弯曲消失甚至反弓。部分患者合并相应神经支配区域感觉异常、麻木、痛觉过敏，或相应支配肌肉的无力甚至瘫痪。如体检时发现肛门会阴区感觉丧失，肛门及会阴反射异常，则高度提示脊髓的完全损伤。患者需完善胸腰椎 X 线、CT 和 MRI 检查以充分评估骨折严重程度和脊髓的受累程度。体格检查有助于神经系统损伤定位和判断脊髓损伤的严重程度。高能量损伤导致的脊柱骨折多合并其他内脏器官的损伤，检查时应全面，不可漏诊。

六、治疗

老年患者机体功能衰退，多合并内科疾病，心肺功能下降。麻醉风险较年轻患者高。且老年人韧带松弛，骨质疏松，肌肉萎缩，术后预期的肢体功能较低。对于严重骨质疏松和合并糖尿病等疾病的老年患者，手术难度大，术后并发症发生率高。因此，对于轻度稳定骨折不合并神经损伤者可以采取保守治疗。具体方法包括支具、牵引、长期卧床等。然而保守治疗需要长时间制动，不可避免地带来关节僵硬、慢性下腰痛、畸形愈合等并发症。对于不稳定的脊柱骨折，尤其是合并脊髓神经损伤者，如无明显禁忌证，应积极手术治疗。早期康复功能锻炼，获得更好的站立及行走能力。

（一）保守治疗

老年骨质疏松患者大部分为稳定的轻度压缩性骨折，如无神经损伤，可采取保守治疗。长期卧床制动，有条件可使用脊柱矫形床垫或持续的脊柱牵引。新鲜骨折需卧床6~8周后，佩戴胸腰支具下床活动，早期的康复锻炼应适度，避免脊柱的进一步压缩骨折。

（二）内固定

适应证：不稳定骨折伴脊髓神经损伤；开放性骨折；根性症状严重；多节段脊柱骨折；保守治疗无效。累及多柱的不稳定骨折，目前多趋向手术治疗，以期获得解剖复位。老年胸腰椎骨折患者多合并骨质疏松，螺钉把持力差，术后螺钉松动、切出概率高，提高了手术难度。

1.椎弓根螺钉固定 对于不稳定型的脊柱骨折，尤其是合并脊髓神经损伤者，经典的椎弓根钉棒系统可获得满意的复位及固定效果。对于单纯椎体骨折、无神经损伤、经MRI证实骨性椎管通畅的患者，可采取经皮椎弓根螺钉置入，减少术中出血及软组织损伤（图9-60）。对于神经损伤症状明显，CT、MRI检查证实骨性椎管压迫明显者，可考虑开放手术，彻底减压，松解压迫的脊髓及神经根，以期获得较好的恢复。

2.经皮球囊扩张椎体成形术 老年患者骨密度降低，骨皮质较薄，螺钉把持力较差，且老年骨质疏松患者多为无神经症状的单纯压缩性骨折。这类患者就诊时多表现为无法忍受的下腰部疼痛。对于此类患者，无须松解脊髓及神经根的压迫，对病椎强化即可达到满意的疗效，适合使用经皮球囊扩张椎体成形术（percutaneous kyphoplasty, PKP）（图9-61）。PKP手术是在经皮椎体成形术（percutaneous vertebroplasty, PVP）手术的基础上发展而来，经皮通过椎弓根在病椎内置入球囊，在连续透视下撑开压缩的椎体，随后注入骨水泥强化。该技术能恢复椎体高度，缓解椎体骨折不稳带来的疼痛，并防止椎体进一步压缩，适用于无神经损伤的老年骨质疏松性胸腰椎骨折。

3.椎弓根螺钉结合病椎PKP技术 老年患者骨质疏松严重，骨密度降低，骨皮质较薄，螺钉把持力较差。单纯使用椎弓根螺钉撑开，病椎的高度恢复通常无法达到满意，且强行撑开可导致上下椎体内椎弓根螺钉切出或拔出。因此，国内外学者提出了老年骨质疏松性胸腰椎骨折患者应同时对病椎进行强化的概念。目前比较推荐的是椎弓根螺钉撑开结合病椎PKP技术，该技术可以对病椎进行良好的支撑，病椎置入骨水泥强化可有效缓解骨折引起的疼痛，同时可以对椎板进行减压，解决脊髓和神经的压迫（图9-62）。

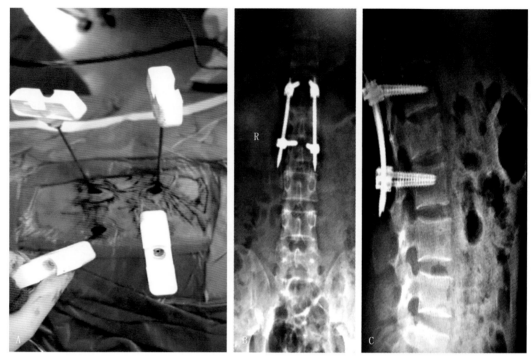

图 9-60 脊柱经皮椎弓根螺钉置入

A. 经皮小切口定位；B、C. 经皮椎弓根骨折术后正位、侧位

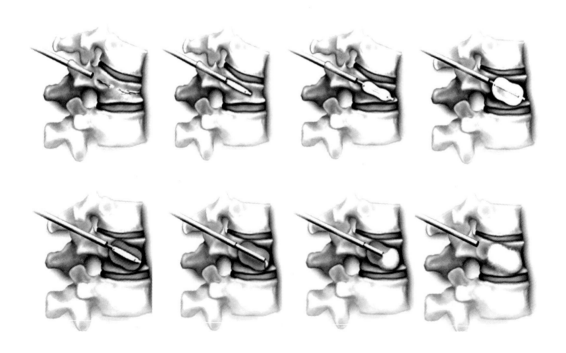

图 9-61 经皮球囊扩张椎体成形术治疗胸腰椎压缩性骨折

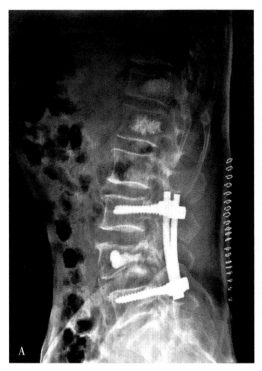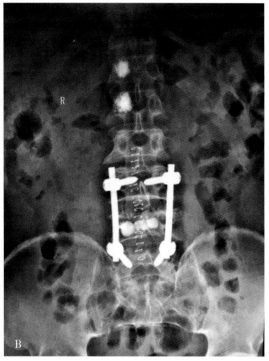

图 9-62 椎弓根螺钉结合病椎 PKP 技术病例
A. 侧位 X 线片；B. 后正位 X 线片

（三）功能锻炼

老年患者应鼓励早期积极进行适当的功能锻炼。具有可靠稳定内固定者，术后 2~3d 即可开始踝关节功能锻炼，使用石膏、支具等外固定者 4~6 周后方可开始下床活动。早期让患者作踝泵运动及直腿抬高动作，预防深静脉血栓及肌肉萎缩。后逐渐开始练习床边活动，活动范围应循序渐进，每天练习 10 余次。

（四）药物治疗

骨折早期可予消炎镇痛药，积极防治骨质疏松，可予钙剂、二膦酸盐、鲑鱼降钙素等，以增加骨量、减少骨吸收。

七、预后与并发症

老年胸腰椎骨折的预后主要与骨折的类型及严重程度相关。单纯胸腰椎压缩性骨折经过正规的保守治疗结合康复功能锻炼可获得满意的预后。不稳定的脊柱骨折特别是合并脊髓神经根急性损伤的胸腰椎骨折，早期手术可恢复脊柱稳定性，松解脊髓及神经根的压迫，从而获得满意的疗效及预后。合并严重脊髓损伤的患者术后需要漫长的康复功能锻炼，且预后较差。胸腰椎骨折的手术并发症包括切口感染、内固定松动失效、内固定周围感染、脊髓缺血再灌注损伤等。

（刘国辉 刘梦非 华中科技大学同济医学院附属协和医院）

第十二节 假体周围骨折

一、髋关节假体周围骨折

（一）全髋关节置换术后股骨假体周围骨折

1. 流行病学 人工关节置换术后假体周围骨折是骨外科医生需要面对的新挑战。自20世纪中后期骨科医师开始应用人工全髋关节置换术治疗髋部相关疾病以来，该技术已在世界范围被普遍应用。随着人均寿命的延长，全髋关节置换手术量也越来越多，同时术中及术后假体周围骨折的发生亦不断增加，而且越来越复杂。它可发生在术中或术后，常导致假体松动。

2. 危险度预测 临床统计髋关节置换术中骨折的发生率，采用骨水泥固定为1%，非骨水泥为3%～18%；而在翻修手术中，假体周围股骨骨折的发生率更高些，采用骨水泥假体为6.3%，非骨水泥假体为17.6%。术后发生骨折，初次全髋关节置换术后发生率小于1%，而翻修术后骨折发生率可达到4%。

3. 骨折分型 对假体周围股骨骨折有几种分类方法，但直到现在，还没有一种分类法被广泛接受。目前，应用较多的是 Vancourer 分类法（图9-63），详见表9-3。

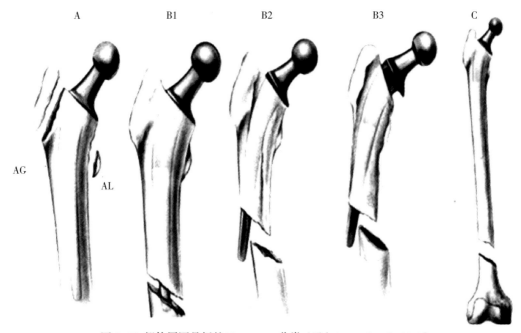

图9-63 假体周围骨折的 Vancourer 分类（引自 Stannard et al, 2013）

表9-3 全髋关节置换术相关股骨假体周围骨折的 Vancourer 分类法

A 型		转子间骨折
	AG	大转子骨折

（续表）

	AL	小转子骨折
B 型		股骨柄周围股骨干骨折
	B1	假体稳定，假体周围骨质完整
	B2	假体不稳定，假体周边骨质是完整的
	B3	假体不稳定，假体周边骨质也不完整
C 型		股骨柄远端股骨干骨折

4. 临床表现及诊断　患髋或患侧大腿上部有疼痛、肿胀或淤斑，有压痛或叩击痛，可有反常活动、骨擦音或骨擦感，常有患肢功能障碍。

诊断标准：①患者有髋关节置换手术史，有创伤史；②患处有疼痛，查体局部压痛、肿胀，可有皮下淤斑，髋部可有畸形，局部有叩击痛，可有反常活动、骨擦音、骨擦感；③X 线显示骨折，必要时可行 CT 扫描；④怀疑有感染时，应行血沉、C 反应蛋白和血常规检查。

5. 治疗

（1）保守治疗：髋关节置换术后股骨假体周围骨折处理较为棘手，一直存在争议。保守治疗及手术治疗均有较高的并发症，如不愈合、畸形愈合、再骨折及内固定物断裂等。过去，对假体周围股骨骨折常采用保守治疗，较少应用外科手术治疗。保守治疗虽然风险较小，但难以保证假体周围骨折的治愈，甚至可能导致更坏的远期结果。绝大部分骨折都是假体柄周围的股骨骨折，非手术治疗多难以成功，需要长时间制动或卧床。有报道称，老年人不稳定的假体周围骨折后 3 个月内，有约 20% 的患者因其他合并症死亡，这种情况下保守治疗对老年患者而言效果较差且有较大风险。有很多学者报告了牵引治疗的效果，发现不愈合率为 66%~100%，畸形愈合超过 20%，如果发生继发性松动，畸形愈合将使翻修手术更为复杂，因此，牵引治疗仅适用于能够维持满意复位的病例。

一般只有在患者身体状况极差，不能耐受手术时考虑进行保守治疗。一些学者认为，假体周围稳定的股骨近端骨折也可保守治疗，临床上，这种情况通常见于大转子或小转子的撕脱性骨折，但较为少见。

（2）手术治疗：随着手术器械的进步、翻修术的成功经验及骨移植库的建立，骨科医生越来越趋向于手术治疗。手术治疗可减少因长期卧床导致的并发症，并且可确保骨折的稳定性，手术方式主要有髓外固定、髓内固定，还可同时使用髓内及髓外固定。

1）开放复位与内固定

发生在股骨大粗隆的假体周围骨折，假体大多是稳定的，但是影响假体稳定性的 AG 型骨折（图 9-64）或累及股骨距致假体稳定性受损的 AL 型骨折可考虑手术治疗。股骨柄周围的骨折（图 9-65），用螺钉可能损害骨水泥层或对非骨水泥型假体周围的骨皮质没有足够的把持力，一些新型钢板允许近端用线缆捆绑固定解决了这个问题。距离假体较远的股骨骨折处理方法一般与普通股骨骨折相同，可用钢板或逆行交锁髓内钉固定，生物学内固定的稳定固定理念也适用于这种特殊骨折的处理。假体柄尖以下部位的稳定骨折（图 9-66），遵循 AO 原则采用钢板和髁钢板可获得满意疗效，这些钢板的

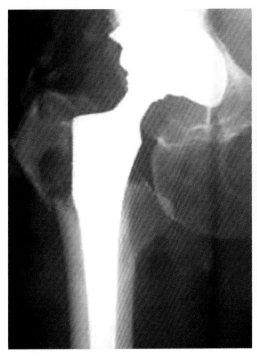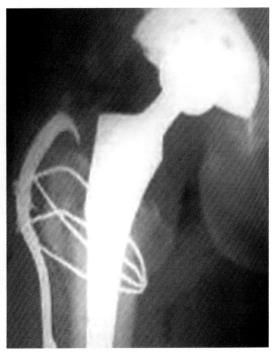

图 9-64 髋关节假体周围骨折术前和术后影像图

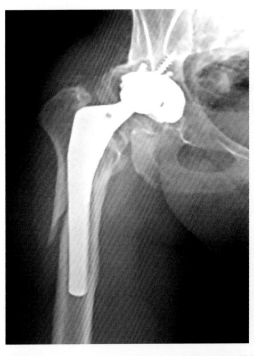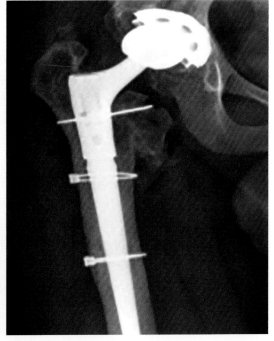

图 9-65 全髋关节假体周围骨折术前和术后影像图

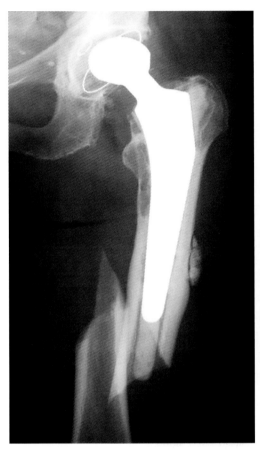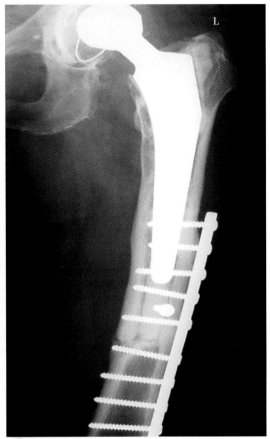

图 9-66 假体柄下方骨折术前和术后影像图

近端用单侧皮质骨螺钉固定，远端使用通过双侧皮质的螺钉，使接骨板充分越过骨折部以保证应力传导。

2）全髋关节置换翻修术

如果假体周围骨折合并假体松动时可采用长柄假体翻修，且要求假体进入远端髓腔的长度至少2倍于股骨干直径。有文献报道，采用这种式治疗假体周围骨折的骨折不愈合、再发骨折及翻修率为12%~20%。采用长柄假体行翻修术获得骨折断端稳定性与使用髓内钉方式相同，有学者报道采用长柄骨水泥型假体，但最近文献报道采用非骨水泥型假体越来越受到多数学者的欢迎，原因是骨水泥型假体的长柄虽可提供足够的稳定性，但骨水泥可能进入骨折断端从而影响骨折愈合。

一些医生改用非骨水泥型近端多孔网套型假体，既能保证假体稳定性，又能固定骨折端。然而，当近端骨质有缺损时，该种假体稳定性欠佳，近期文献亦报道该假体不能填补近端股骨缺损。许多医生推荐采用骨移植促进骨折愈合。在不稳定性假体周围骨折患者及骨折线有延伸可能的患者中，采用线缆捆绑及髓内植入异体移植物有助于增加骨质强度。

3）异体皮质骨板固定

异体皮质骨板能够增加重建结构的稳定性和骨折处的骨量，同时有生物性接骨板的作用，联合应用自体移植能促进骨折愈合。通过打磨能使之适合于绝大多数股骨，减少应力遮挡，具有广阔的应用前景。但是其来源受限，价格较贵，并存在感染疾病的风险。植骨时一定要减少肌肉剥离以保护血运，尤其是避免肌肉等软组织股骨粗线附着点的损伤。有学者报道应用异体皮质骨板固定法治疗稳定假体周围骨折的 40 例患者，平均随访 28 个月，39 例患者骨折愈合，1 年后 X 线片显示宿主骨与异体骨达到骨性结合，不愈合率很低，1 例深部感染，没有假体松动；除 1 例外，其余患者均恢复到术前功能水平。异体皮质骨板可以作为生物性接骨板，对位对线良好，提供力学和生物学两种功能，单用或与接骨板合用可提高骨折愈合率，短期内随访可见骨量增加，可以常规使用。异体皮质骨板的大小可用股骨直径的 1/2 或 1/3，后者可减少肌肉剥离，两者骨板应成直角固定在股骨前侧、外侧或内侧，而固定时采用钢板和异体皮质骨板联合使用以增强力学稳定性，并可减少应力集中。异体皮质骨板与宿主骨整合和重塑是一个动态的过程，股骨近端大块异体皮质骨板植骨在股骨结构重建中起重要作用。异体移植骨通常干燥冷冻保存或新鲜冷冻保存，有学者认为，干燥冷冻保存比新鲜冷冻保存的组织抗原性少一些，而从生物力学角度，新鲜冷冻移植物比干燥冷冻保存移植物具有更强的应力。

6. 预后及并发症　随着全髋关节置换术使用的不断增多，股骨假体周围骨折也越来越多，而且越来越复杂，过去采用保守治疗的方法，疗效往往不满意，骨折不愈合率为25%～42%，骨折延迟愈合率高达 45%。采用切开复位内固定或全髋翻修手术，骨折愈合率明显提高。当股骨假体稳定时，可行开放复位及内固定。使用皮质骨联合加压板或线缆辅助固定，均被证实有助于增强假体周围骨折的稳定性。当股骨假体不稳定（B2、B3 或非稳定 AG 型或 AL 型骨折）或因其他原因需行翻修术时，长柄假体超过最远端骨折线的长度应至少为股骨直径的 2 倍。

（二）全髋置换术后髋臼假体周围骨折

1. 流行病学　作为全髋关节置换术中和术后的一个重要并发症，假体周围骨折严重影响人工关节假体固定的稳定性及术后患者的康复过程，需要及时加以处理。与股骨侧假体周围骨折相比，髋臼侧假体周围骨折的发生率相对较低，一般较少涉及髋臼前后柱的结构稳定性，因而对于假体的整体稳定性影响不大，预后相对良好。

2. 骨折分型　根据骨折发生的原因和部位可将髋臼假体周围骨折分为 5 类，详见表 9-4。

表 9-4　全髋关节置换术髋臼假体周围骨折的分型

Ⅰ型		术中与臼杯假体植入相关的骨折
	ⅠA	术中所见的髋臼壁骨折，骨折无移位且假体保持稳定
	ⅠB	术中所见的髋臼柱移位性骨折或假体不稳定
	ⅠC	术中未能发现的髋臼骨折
Ⅱ型		术中与臼杯假体取出相关的骨折
	ⅡA	伴有 50% 以下的髋臼骨缺损
	ⅡB	伴有 50% 以上的髋臼骨缺损
Ⅲ型		创伤源性骨折
	ⅢA	假体保持稳定

（续表）

	ⅢB	假体不稳定
Ⅳ型		自发性骨折
	ⅣA	伴有 50% 以下的髋臼骨缺损
	ⅣB	伴有 50% 以上的髋臼骨缺损
Ⅴ型		骨盆不连续
	ⅤA	伴有 50% 以下的髋臼骨缺损
	ⅤB	伴有 50% 以上的髋臼骨缺损
	ⅤC	伴有既往骨盆放疗史

3. 临床表现及诊断　与全髋关节置换术相关的髋臼侧假体周围骨折主要见于全髋关节置换术中以及术后远期，术中髋臼骨折往往在术中多可及时发现。术后远期出现髋臼假体周围骨折，可表现为腹股沟或髋部疼痛、肿胀、淤斑，局部有叩击痛，患侧肢体活动受限。

诊断标准：①患者有髋关节置换手术史，有创伤史；②诉髋部疼痛，查体局部疼痛、肿胀，可有皮下淤斑，髋部可有畸形，局部有叩击痛，可有反常活动、骨擦音、骨擦感；③X 线或 CT 显示骨折；④怀疑有感染时，应行血沉、C 反应蛋白和血常规检查。

4. 治疗

（1）保守治疗：ⅠA 型骨折通常较为轻微，移位并不明显，常常并不需要特殊处理或仅以松质骨颗粒填充间隙，保证臼杯固定的整体稳定性即可。ⅢA 型骨折允许初期采取保守治疗，密切观察患者的康复情况，患肢延迟负重至少 3 个月或至影像学随访提示骨折已经愈合。对于Ⅳ型骨折，如果假体稳定，临床及影像学检查均未提示松动迹象，可继续密切随访，必要时可适度限制患者的活动水平以减少或避免再次创伤导致假体移位。

（2）手术治疗：ⅠB 型骨折多累及髋臼柱或横行的骨折，通常需要取出假体，采取进一步的处理方法。具体方法包括钢板螺钉固定、自体或异体颗粒松质骨植骨填充，必要时采用金属加强环予以结构加强。ⅠC 型骨折可能导致较高比例的假体移位甚至导致手术失败，特别是伴有如下因素如假体未行螺钉加强固定、骨折移位或累及髋臼柱时，则应考虑早期对髋臼侧假体进行翻修。

对于ⅡA 型伴有 50% 以下的髋臼骨缺损的骨折，可通过颗粒松质骨填充骨缺损后常规植入非骨水泥型臼杯并以螺钉加强，目标是获得臼杯的初始固定稳定性。一旦这一目的未能达到，或者骨缺损为非包容性，则应考虑采用结构性植骨来重建髋臼缘或髋臼柱。对于ⅡB 型伴有 50% 以上的髋臼骨缺损的骨折，鉴于其骨缺损的范围及程度均较为严重，非骨水泥型臼杯因其失败率较高而不建议使用。应在保证暴露充分的前提下使用金属加强环或者钛笼配合颗粒松质骨植骨的方法来弥盖骨折间隙及骨缺损，然后以骨水泥固定聚乙烯臼杯。

对于ⅢB 型骨折（图 9-67）需要尽早进行翻修，可以用钢板螺钉固定骨折。一旦髋臼周围骨溶解合并假体周围骨折或假体松动移位，则应尽早进行翻修手术，具体术式应根据骨缺损的范围、程度及骨折的部位及移位方向而定。

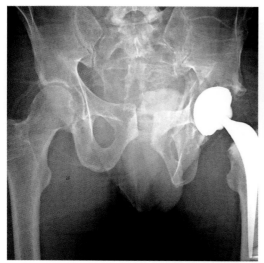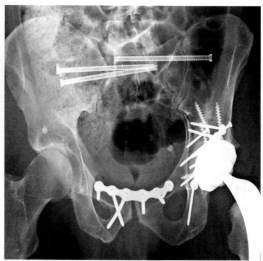

图 9-67 假体周围骨折合并骨盆骨折术前和术后影像图

对于ⅣA 型骨折，可以考虑采用常规植入非骨水泥型臼杯并以螺钉加强，辅以颗粒松质骨植骨或结构性植骨填充骨缺损，必要时联合应用钢板螺钉固定骨折端。ⅣB 型骨折（图 9-68）的处理原则与ⅡB 型骨折类似，即使用金属加强环或者钛笼配合颗粒松质骨植骨，并以钢板螺钉固定骨折。

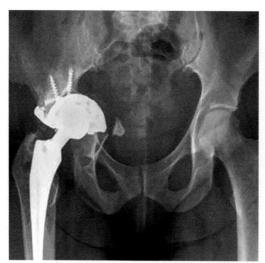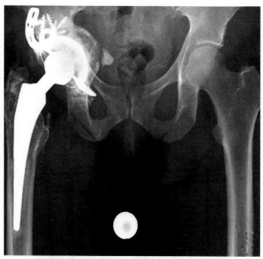

图 9-68 假体周围骨折术前和术后影像图

Ⅴ型髋臼骨折常会合并有明显的假体移位，因而需要积极的手术干预。对于ⅠA 型骨折，其治疗方法可参照针对 ⅠA 和ⅡA 型骨折的处理方法，常规植入非骨水泥型臼杯配合钢板螺钉固定，并以颗粒松质骨填充缺损以获得臼杯的固定稳定。但是在骨盆不连续的病例中，绝大多数可归入ⅤB 型，即伴有严重的髋臼骨缺损，其处理方法也与前文中针对ⅡB、ⅣB 型骨折的方法类似；在某些骨缺损极为严重的病例中，甚至还可以考虑采用全髋臼异体骨植骨。

5.预后 髋臼假体周围的髋臼骨折发生率相对较低，绝大部分不累及髋臼柱的稳定性，不影响假体稳定性，预后相对良好。而对于累及髋臼柱稳定性的骨折，处理相对困难，需根据骨折类型、骨质情况选择合适的治疗方案。

二、膝关节假体周围骨折

（一）流行病学

全膝关节置换术后假体周围骨折是全膝关节置换术术后并发症的一种，死亡率为11%。1982-1994年，文献所报道的这类骨折的发生率为0.6%-1.0%，2014年报道的发生率为0.3%-2.5%，呈现明显的上升趋势。随着全膝置换与翻修术数量的迅速增加，膝关节周围骨折也成为关节外科医生必须面对和解决的问题。

（二）危险度预测

已报道的危险因素包括股骨前侧凹槽、骨质疏松、类风湿关节炎、屈曲活动差、膝关节置换翻修术及神经源性疾病。与一般骨折相比，膝关节假体周围骨折具有以下特点：①人工假体的存在使处理一般骨折的一些常用方法无法应用；②骨折部位假体周围的骨质常合并不同程度的骨丢失与骨缺损；③处理假体周围骨折时必须充分考虑假体的固定情况。

（三）骨折分型

膝关节假体周围骨折根据骨折发生部位不同，有相应的分类标准。

1.股骨侧假体周围骨折 股骨侧假体周围骨折包括股骨干骨折、股骨髁及髁上骨折。Kim于2006年依据骨量、假体固定状态和位置及骨折移位的可还原性，将股骨髁上骨折分为3型，详见表9-5。

表9-5 相全膝关节置换术相关股骨侧假体周围骨折的分型

Ⅰ型	骨量好，假体的位置和固定均好	
	IA	骨折无移位或易复位的
	IB	骨折不能复位的
Ⅱ型	骨量好，骨折可复位，但假体已松动或对位不齐	
Ⅲ型	严重的粉碎性骨折，合并远端无足够的骨量承受固定和支撑传统的假体	

2.胫骨假体周围骨折 胫骨假体周围骨折多采用Felix等在1997年提出的分型方式，根据骨折解剖部位、假体固定的情况和骨折发生的时期将胫骨假体周围骨折分为4型，详见表9-6。

表9-6 全膝关节置换术相关胫骨假体周围骨折的分型

Ⅰ型		胫骨平台的塌陷或劈裂，胫骨假体的固定界面受到破坏
	ⅠA	假体无松动
	ⅠB	假体已松动
	ⅠC	术中发生的骨折
Ⅱ型		骨折发生在胫骨假体柄近端的干骺部
	ⅡA	假体无松动
	ⅡB	假体已松动
	ⅡC	术中发生的骨折
Ⅲ型		骨折发生在胫骨假体柄远端的骨干部
	ⅢA	假体无松动
	ⅢB	假体已松动
	ⅢC	术中发生的骨折
Ⅳ		骨折发生在胫骨结节
	ⅣA	假体无松动
	ⅣB	假体已松动
	ⅣC	术中发生的骨折

3.髌骨假体周围骨折　Keating 等（2003）根据髌骨骨折的位置、骨折断端的位移情况、髌骨的固定状态、假体的稳定性和伸膝装置的完整性等情况将髌骨假体周围骨折分为 3 型，详见表 9-7。

表9-7 TKA 相关髌骨假体周围骨折的分型

Ⅰ型		垂直骨折，稳定的假体伴有完整的伸膝装置
Ⅱ型		水平骨折，假体稳定或者不稳定，同时伴有伸膝装置的破坏
	ⅡA	位移 < 1 cm
	ⅡB	位移 > 1 cm
Ⅲ型		松动的假体伴有完整的伸膝装置
	ⅢA	有充足的骨量
	ⅢB	无充足的骨量

（四）临床表现与诊断

股骨或胫骨骨折部疼痛、压痛、肿胀，可有畸形、骨擦音、肢体短缩及功能障碍。如系髌骨外缘纵行骨折，一般不累及伸膝装置的完整性，可没有明显的临床症状。

诊断标准：

（1）关节置换术后，患者有明确的创伤史或强度较大的功能锻炼史。

（2）膝关节局部疼痛，可见大腿的成角、短缩畸形，骨折断端可有异常活动。

（3）X 线片及 CT 片显示骨折部位、类型和移位方向。

（4）怀疑有感染时，应行血沉、C 反应蛋白和血常规检查。

（五）治疗

鉴于膝关节假体周围骨折的特点，其处理应遵循以下原则：①采取适当的方法使骨折获得良好的复位与固定，防止骨不愈合与畸形愈合的发生，便于功能锻炼，防止关节功能受损；②对合并有假体周围骨丢失与骨缺损者，要清除病灶（含有磨损微粒的肉芽肿等），必要时可行骨移植以重建假体周围骨量、稳定假体和防止再骨折；③假体松动或日后可能松动者必须在处理骨折的同时，一期或二期翻修假体。

膝关节假体周围骨折的治疗根据不同部位分别予以说明。

1. 股骨侧假体周围骨折 股骨侧假体周围骨折（图9-69）治疗应根据骨折部位、移位程度、骨折稳定性、假体周围骨丢失程度及假体固定情况而定。全膝关节置换术术后股骨骨折的治疗已有所改进，早期的建议往往推崇保守治疗，而近期的研究则支持各种方法的手术治疗。一般认为对于Ⅰ型，可以采用保守治疗的方法或切开复位内固定，Ⅱ型需行切开复位，使用髓内钉或钢板固定，Ⅲ型则需要使用长柄股骨髁假体进行翻修手术。

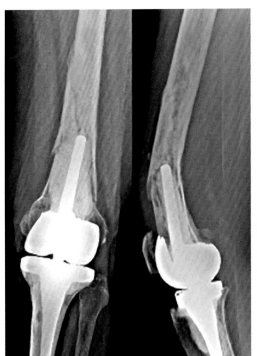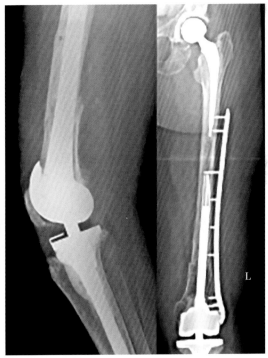

图 9-69 股骨侧假体周围骨折术前和术后影像图

对于粉碎不严重、骨折块相对较大的骨折类型，髁钢板是较好的选择，在粉碎性骨折及严重骨质疏松的患者中，可同时使用异体皮质骨条植入骨折远端以增强固定强度。逆行性髓内针应用于全膝关节置换术术后股骨髁上假体周围骨折对骨折部位的血肿和骨膜无破坏，具有微创，可获得较好的轴向、成角及旋转稳定性等优势。锁定钢板治疗股骨髁上骨折具有切口小、断端血运影响小以及可提供多点稳定固定等优点，取得了良好的临床效果，尤其对于伴有骨质疏松患者具有较好疗效。假体周围股骨髁上骨折内固定的另一难点是骨质丢失严重，常无法为内固定装置提供足够的锚固力量，有些学者主张在钉孔部位注入骨水泥或生物骨水泥，甚至植入异体骨以增加内固定装置的把持力。

翻修手术适用于假体松动、极远端股骨骨折、坚强内固定难以达到和骨折同时伴有全膝假体部件松动、不稳或对线不良者。如果骨折延至假体固定面，则需要使用带有可达到股骨干的长柄人工关节进行翻修。采用翻修术治疗新鲜骨折可允许早期活动，康复较快且关节功能与活动度恢复较好。

2.胫骨假体周围骨折

Ⅰ型骨折：是胫骨假体周围骨折中最常见的类型。ⅠA 型骨折可采取保守治疗，必要时手术治疗；ⅠB 型骨折首选的治疗方案是一期再置换胫骨假体并稳定骨折部位，一般采用骨水泥型或压配型假体柄桥接骨折部位，并依据骨缺损的范围采用楔形垫片或移植骨块填充；ⅠC 型骨折需在插入胫骨假体前处理骨折。

Ⅱ型骨折：ⅡA 型骨折常由创伤引起，一般保守治疗即能取得满意疗效；ⅡB 型骨折常发生于假体柄松动合并有严重的骨溶解、胫骨干骺端有腔洞样或节段性骨缺损者，需行胫骨侧加长柄假体翻修；ⅡC 型骨折术中需妥善固定，术后应限制关节活动，并辅以适当的外固定。

Ⅲ型骨折：通常由创伤、下肢力线异常或假体安置不当致应力过载或胫骨结节截骨致骨质薄弱和应力集中导致的应力骨折（图 9-70）。Ⅲ型骨折中绝大多数为ⅢA 型骨折，处理ⅢA 型骨折的关键在于重建下肢的正常力线与维持膝关节的活动范围，经保守治疗多能取得良好疗效；ⅢB 型骨折常需个体化治疗方案，可以利用长柄假体行一期翻修术，再置换假体，复位并固定骨折，也可采取保守治疗，待力线恢复、骨折愈合后再行二期翻修术；术中的ⅢC 型骨折可通过石膏固定和避免承重来治疗直到骨折愈合。

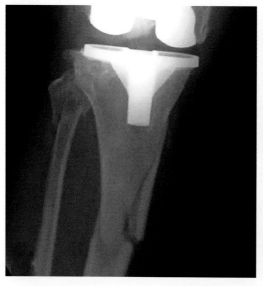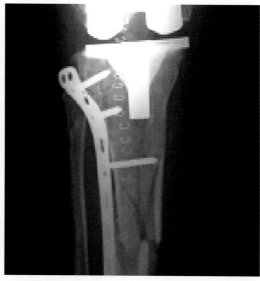

图 9-70　胫骨假体周围骨折术前和术后影像图

Ⅳ型骨折：主要由直接暴力或胫骨结节截骨术后股四头肌过度牵拉造成，由于伸膝装置受累，Ⅳ型骨折常会造成膝关节功能严重受损，保守治疗适用于假体固定良好，骨折无明显移位的骨折；对明显移位的骨折则应采取手术治疗，并重建伸膝装置。

3. 髌骨假体周围骨折　全膝关节置换术术后髌骨骨折的手术治疗效果与正常膝关节髌骨骨折治疗效果有明显差别，前者发生内固定术后骨不连与固定物失败比较常见。与对待股骨髁上骨折的理念不同，当前对髌骨假体周围骨折的处理多倾向保守治疗。一般来讲，Ⅰ型骨折采取保守治疗多可活动满意疗效。Ⅱ型骨折则需手术治疗以恢复伸膝功能。骨量充足的ⅢA型骨折要进行髌骨切除术和髌骨置换术，骨量不足的ⅢB型骨折需要行改进的部分或完全的髌骨切除术和伸肌装置修复术。

髌骨切除术仅适用于切开复位内固定或部分髌骨切除术无效、伸膝装置无法重建的病例，由于髌骨切除术的疗效颇具争议，多数学者认为髌骨切除术只能作为伸膝严重困难患者的一种挽救性措施。

（六）预后

近年来全膝关节置换术术后假体周围骨折的手术治疗得到快速发展，固定方法种类繁多，预后也较以前得到很大提高。在具体到每个病例的处理时，要综合考虑骨折类型、骨质条件、患者需求等因素，制定个体化的治疗方案。同时，骨质疏松是导致假体周围骨折的一个重要原因，因此，在处理骨折时不能忽视对骨质疏松的治疗。

（刘国辉 刘梦非 华中科技大学同济医学院附属协和医院）

参考文献

包微, 范远俊, 李正云, 等. 前正中切口联合微创内固定系统双钢板固定 C3 型股骨远端骨折的疗效分析 [J]. 第三军医大学学报, 2017,39(17):1774–1779.

胡野, 周业金, 江淳, 等. 交锁髓内钉与锁定钢板治疗股骨干骨折的疗效比较 [J]. 安徽医药, 2014,18(8):1491–1493.

刘燊, Shyam Sundar Thakur, 程鑫, 等. 改良前外侧入路治疗老年复杂胫骨平台骨折的临床效果 [J]. 中国骨与关节杂志, 2019,8(7):486–490.

罗从风, 胡承方, 高洪, 等. 基于 CT 的胫骨平台骨折的三柱分型 [J]. 中华创伤骨科杂志, 2009,(3):201–205.

唐佩福, 王岩, 张伯勋, 等. 解放军总医院创伤骨科手术学 [M]. 北京: 人民军医出版社, 2014.

王河忠, 刘洋, 王彩明, 等. 逆行髓内钉固定治疗股骨远端 T 形骨折 [J]. 临床骨科杂志, 2014,17(1):75–76.

赵玉沛, 陈孝平. 外科学 (第 3 版)[M]. 北京: 人民卫生出版社, 2015.

郑占乐, 常恒瑞, 刘欢, 等. 胫骨平台骨折综合分型初步探讨 [J]. 河北医科大学学报, 2018,11:1354–1355.

周孜辉, 王秋根, 高伟, 等. 不同类型尺骨鹰嘴骨折的内固定选择 [J]. 中华创伤骨科杂志, 2010,12(6):526–529.

AO FOUNDATION.Müller AO classification of fractures[S].Davos,Switzerland,2010.

ARGINTAR E,COHEN M,EGLSEDER A,et al.Clinical results of olecranon fractures treated with multiplanar locked intramedullary nailing[J].J Orthop Trauma,2013,27(3):140-144.

BENETTON CA,CESA G,EL-KOUBA JUNIOR G,et al.Agreement of olecranon fractures before and after the exposure to four classification systems[J].J Shoulder Elbow Surg,2015,24(3):358-363.

BUCHOLZ RW,GREEN DP,HECKMAN JD,et al.Rockwood and Green's fractures in adults 7th ed[M]. Philadelphia: Lippincott-Raven,2010.

CLAESSEN FMAP,VAN DEN BEKEROM MPJ,VAN DIJK CN,et al.Tension band wiring for simple olecranon fractures: evaluation of surgical technique.Shoulder elbow platform[J].J Orthop Traumatol,2017, 18(3):275-281.

GALANO GJ,AHMAD CS,LEVINE WN.Current treatment strategies for bicolumnar distal humerus fractures[J].J Am Acad Orthop Surg,2010,18(1):20-30.

GARDNER MJ,WEIL Y,BARKER JU,et al.The Importance of Medial Support in Locked Plating of Proximal Humerus Fractures[J].J Orthop Trauma,2007,21(3):185-191.

HUTTUNEN TT,LAUNONEN AP,PIHLAJAMAKI H,et al.Trends in the surgical treatment of proximal humeral fractures - a nationwide 23-year study in Finland[J].BMC musculoskeletal disorders,2012,13:261.

INAGAKI K.Current concepts of elbow-joint disorders and their treatment[J]. J Orthop Sci,2013,18(1):1-7.

JENSEN JS,MICHAELSEN M.Trochanteric femoral fractures treated with McLaughlin osteosynthesis [J]. Acta Orthop Scand,1975,46(5):795-803.

KFURI M,SCHATZKER J.Revisiting the schatzker classification of tibial plateau fractures[J]. Injury,2018, 49(12):2252-2263.

LEVIN LS,ROZELL JC,PULOS N.Distal radius fractures in the elderly[J].J Am Acad Orthop Surg,2017,25(3): 179-187.

LIAO Q,SKIPPER NC,BROWN MJ.Percutaneous pinning versus volar locking plate fixation for dorsally displaced distal radius fractures-reoperation rates over an eight year period[J].J Orthop,2018,15(2):471-474.

LINN MS,GARDNER MJ, MCANDREW CM,et al.Is primary total elbow arthroplasty safe for the treatment of open intra-articular distal humerus fractures ?[J]. Injury,2014,45(11):1747-1751.

MEINBERG EG,AGEL J,ROBERTS CS,et al.Fracture andDislocation Classification Compendium-2018[J].J Orthop Trauma,2018,32(11):S1-S170.

NAUTH A,MCKEE M D,RISTEVSKI B,et al.Distal humeral fractures in adults[J]. JBJS,2011,93(7):686-700.

NEUMANN MV,SUDKAMP NP,STROHM PC.Management of femoral shaft fractures[J]. Acta Chir Orthop Traumatol Cech,2015,82:22-32.

OKAMOTO M,NAMBA J,KURIYAMA K,et al.Surgical technique in tension band wiring method for selected comminuted olecranon fractures[J].Eur J Orthop Surg Traumatol,2020,30(2):237-242.

PARK H,KIM HW.Treatment of femoral shaft fracture with an interlocking humeral nail in older children and adolescents[J].Yonsei Med J,2012,53:408-415.

POWELL AJ,FARHAN-ALANIE OM,BRYCELAND JK,et al.The treatment of olecranon fractures in adults[J]. Musculoskelet Surg,2017,101(1):1-9.

SCHLIEMANN B,RASCHKE MJ,THEISEN C,et al.Osteoporotichumeral head fracture[J]. Trauma Berufskrank,2014,16:98-106.

SELA Y,BARATZ ME.Distal humerus fractures in the elderly population[J]. Journal of Hand Surgery,2015,40(3): 599-601.

SPROUL RC,IYENGAR JJ, DEVCIC Z,et al.A systematic review of locking plate fixation of proximal humerus fractures[J].Injury,2011,42(4):408-13.

STANNARD JP,SCHMIDT AH,KREGOR PJ.创伤骨科手术学.李旭等译.济南:山东科学技术出版社,2013.

SULLIVAN CW,DESAI K.Classifications in Brief: Mayo classification of olecranon fractures[J].Clin Orthop Relat Res,2019,477(4):908-910.

YAHUACA BI,SIMON P,CHRISTMAS KN,et al.Acute surgical management of proximal humerus fractures:ORIF vs.hemiarthroplasty vs.reverse shoulder arthroplasty[J].J Shoulder Elbow Surg,2020,29(7S):s32-s40.

ZALAVRAS CG,PAPASOULIS E.Intra-articular fractures of the distal humerus-a review of the current practice[J].Int Orthop,2018,42(11):2653-2662.

第十章
老年人常见关节脱位

第一节　肩关节脱位

一、流行病学

习惯上将盂肱关节脱位称为肩关节脱位（dislocation of the shoulder joint），临床最常见，占全身关节脱位的 45%~50%，这与肩关节的解剖和生理特点有关，如肱骨头大，关节盂浅而小，关节囊松弛，其前下方关节囊相对松弛，尤其是囊下壁，相对于囊上部和囊后部缺少介入的纤维层和肌腱，因而肱骨头更易于从下壁脱出。对于老年患者来说，随着机体老化，其肩关节关节囊更加松弛，肩关节周围肌肉组织等动态稳定结构更加薄弱，外力损伤后更易导致肩关节脱位。

二、危险度预测

肩关节脱位后导致不稳定的影响因素较多，如健康状况、糖尿病、行走较少、神经肌肉乏力、骨质疏松、体重下降、既往摔伤病史、平衡能力减弱、母亲曾有髋部骨折病史，但是最主要的原因还是骨密度的下降；肩关节不稳的方向、程度和病程；引起不稳的原发创伤；患者的年龄、心理状态及伴随情况，如癫痫、神经肌肉疾病、胶原缺乏及先天性疾病。老年患者常伴有高血压、心脏病等较多的基础病变，且患有不同程度的骨质疏松，对疼痛的耐受能力差，影响检查诊断和治疗方案的选择。老年肩关节脱位合并骨折移位的，有学者主张切开复位内固定治疗，但是手术创伤较大，术后容易出现组织粘连等并发症，不利于肩关节功能恢复。老年患者多数体质较弱，且合并内科疾病，因此手术耐受性较差。合并骨质疏松症者，术后内固定材料容易松动，可导致手术失败。

三、应用解剖

盂肱关节是人体运动范围最大而又最灵活的关节，它可做前屈、后伸、内收、外展、内旋、外旋以及环转等运动，结构上的特点虽然保证了它的灵活性，但是它的牢固稳定性比较差，是全身大关节中结构最不稳固的关节。因为关节盂为扁平的盘状结构，肱骨头仅有 1/4~1/3 与关节盂构成关节，这种小而扁平的关节盂对肱骨头并不像髋臼对髋关节那样能提供内在的稳定性，而且肩关节囊松弛且薄弱，其本身仅提供很小的阻力或稳定性。前下盂肱韧带复合体被认为是肩关节主要的静力性稳定结构，肩关节外展45°或更多时，可以对抗向前和向后应力，为剧烈运动提供了限制并协助肱骨头在关节盂中向后转动。肩部肌肉也明显有助于肩关节的稳定性。三角肌（主要的外在肌）的作用是产生主要的垂直剪力，使肱骨头向上移位。肩袖的内在肌力提供了压力或稳定力。

肩关节的稳定性更多地依赖关节囊附着的周围软组织、韧带和肌肉组织。肩关节受到较大的外力作用，肱骨头外展、外旋位从软组织薄弱的前下方关节囊脱出，在肩胛下肌、胸大肌作用下导致肱骨头内旋，而后肩关节周围肌肉痉挛，使盂肱关节弹性固定。

创伤是肩关节脱位的主要原因，多为间接暴力所致。当上肢处于外展外旋位跌倒或受到撞击时，暴力经过肱骨传导到肩关节，使肱骨头突破关节囊而发生脱位。若上肢处于后伸位跌倒，或肱骨后上方直接撞击在硬物上，也可发生肩关节脱位。最常见的是向肩关节的前下脱位，因为肩关节的上方有肩峰、喙突及连于其间的喙肩韧带，可以防止肱骨头向上脱位。肩关节的前、后、上部都有肌肉、肌腱与关节囊纤维层愈合，增强了其牢固性。只有关节囊的前下部没有肌肉、肌腱的增强，这是肩关节的一个薄弱区。因此当上肢外展、在外力作用下或跌倒时，如上肢外展外旋后伸着地，肱骨头可冲破关节囊前下方的薄弱区，移出到肩胛骨的前方，造成肩关节前脱位。

四、分型

根据肱骨头脱位的方向可分为前脱位、后脱位、上脱位及下脱位四型，以前脱位最多见。由于暴力的大小、力作用的方向以及肌肉的牵拉，前脱位时，肱骨头可能位于锁骨下、喙突下、胸腔内及关节盂下。脱位程度可以分为半脱位和完全脱位；病程应分为急性、亚急性、慢性或复发性，如果肱骨头脱位超过6周，则应被分作慢性。

1.肩关节前脱位 肱骨头位于肩胛盂或喙突的前下方，根据肱骨头所处位置又分盂下型、喙突下型和锁骨下型（图10-1）。

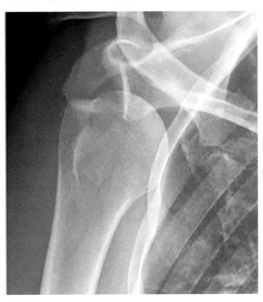
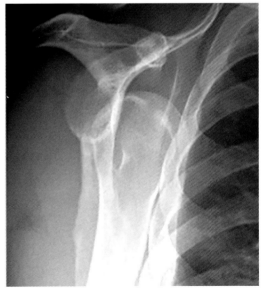

图 10-1 X 线片示肩关节前脱位

2.肩关节后脱位　肱骨头在肩胛盂后的肩峰下或肩胛冈下，在脱位过程中常发生肩胛骨关节盂后缘盂唇软骨损伤或骨折。临床较为少见，发病率不到 5%。肩关节后脱位根据肱骨头脱出后的位置分为三型：①盂下型：肱骨头位于关节盂下方，此类少见；②冈下型：肱骨头位于肩胛冈下，亦少见；③肩峰下型：肱骨头位于肩峰下方，关节面朝后，位于肩胛盂后方，此类最常见。

在 60 岁以上的患者中，尽管复发性脱位不常见，但是超过 80% 的患者存在肩袖撕裂伤，伴发大结节骨折也很常见。一般先对肩袖撕裂或大结节骨折进行外科治疗，然后对关节囊损伤进行治疗。

五、临床表现与诊断

（1）明确上肢外展外旋或后伸着地的外伤史，肩部肿痛、畸形、功能障碍。

（2）检查时见患者用健手托住患侧前臂、头向患侧倾斜姿势。肩峰突出，下方凹陷，呈现典型的方肩畸形（图 10-2），上臂外展 20°–30° 弹性固定，应考虑肩关节脱位的可能。

（3）肩部触诊关节盂空虚感，在不同位置可触摸到有肱骨头：①盂下型：患侧上肢长于健侧，腋窝可触到圆滑的肱骨头。②喙突下型：在喙突下可触摸到肱骨头。③锁骨下型：锁骨下可触到肱骨头。④后脱位：肩前方变平，喙突及肩峰明显突出，上臂内旋畸形，肩胛冈骨下可触到肱骨头。⑤肩关节脱位合并骨折：局部肿痛，肱骨头附近明显压痛，或有淤血斑，应考虑肱骨大结节撕脱骨折，需做 X 线检查。

（4）Dugas 征阳性：患侧肘部紧贴胸部时，手掌触不到健侧肩部，或手掌搭在健侧肩部时，肘部无法贴近胸壁；又称搭肩试验。

（5）X 线检查：能证实脱位的类型，还能发现是否合并骨折。

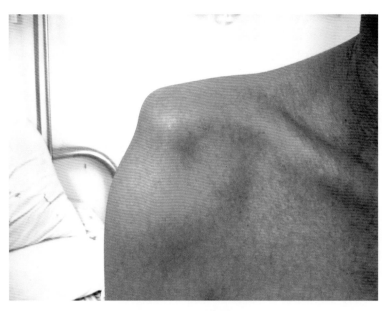

图 10-2　方肩畸形

明确的创伤病史、症状、家族史以及损伤侧与对侧肩关节及其他关节的全面检查均极为重要。对于老年患者这类特殊人群来说，当发生肩关节急性脱位时，详细了解肩关节的脱位类型，掌握麻醉技术和复位方法非常关键。有外伤史，多为跌倒时上肢外展外旋或后伸着地受伤历史，肩部疼痛、肿胀、肩关节活动障碍，患肢不能抬举，局部有明显压痛及纵向叩击痛。患者往往以健手托住患侧前臂、头向患侧倾斜的特殊姿势，即应考虑有肩关节脱位的可能。检查可发现患肩呈方肩畸形，关节盂有空虚感，上肢有弹性固定。

注意检查有无合并症，肩关节脱位病例 30%~40% 合并大结节骨折，也可发生肱骨外科颈骨折，或肱骨头压缩骨折，有时合并关节囊或关节盂唇自前面附着处撕脱，愈合不佳可引起习惯性脱位。肱二头肌长头肌腱可向后滑脱，造成关节复位障碍。腋神经或臂丛神经内侧束可被肱骨头压迫或牵拉，引起神经功能障碍，也可以损伤腋动脉。

后脱位临床症状不如前脱位明显，常常被漏诊，有的报告漏诊率可高达 60%。主要表现为喙突明显突出，肩前部塌陷扁平，在肩胛下部可以摸到突出肱骨头，上臂略呈外展及明显内旋的姿势。X 线正侧位片及穿胸位片可确定肩关节脱位的类型、移位方向及有无撕脱骨折，合并骨折或者肩袖损伤的需要进行 CT 或 MRI 检查。特殊病例，可以麻醉下与关节镜下检查有助于明确临床诊断。

六、治疗

鉴于老年人合并骨质疏松，在选择治疗方法时，尽量个性化处理。肩关节脱位目前有许多种复位方法，但是由于缺少对照比较，选择哪种复位方法往往取决于医师的偏好。没有并发损伤的肩关节脱位很少需要手术复位，尤其对老年患者，首次脱位尽量采用非手术复位治疗，选择安全、有效的复位方法能够减少并发症的发生率。

（一）保守治疗

无论肩关节脱位的类型及肱骨头所处的位置，脱位后应尽快复位，首先采用手法复位。选择适当麻醉（臂丛麻醉或全麻），使肌肉松弛并使复位在无痛下进行。习惯性脱位可不用麻醉。复位手法要轻柔，禁用粗暴手法以免发生骨折或损伤神经等医源性损伤。由于老年人机体功能衰退，手术耐受力、预期的肢体功能康复均明显降低，骨质强度的下降加大了手法复位的难度和操作的风险。肩关节脱位的复位方法非常多，包括 Kocher 法、Hippocrates 法、Stimson 法、FARES 以及椅背法等。骨科医生必须掌握多种复位方法，针对特定的患者选择最佳的复位方法。选择安全、快速、可靠的复位方法，可以减少对肩关节周围神经、血管及其他组织的损伤。

1.足蹬法 患者仰卧位，术者位于患侧，双手握住患肢腕部，足跟置于患侧腋窝，两手用稳定持续的力量纵向牵引，牵引中足跟向外推挤肱骨头，同时交替内外旋转肱骨头，内收上臂即可复位，可听到响声。如果患者肌肉未能松弛，复位较为困难，需使用较大的力量进行复位，但对于老年人有血管神经损伤及导致骨折可能的风险。

2.牵引－对抗牵引复位法 患者仰卧位，用布单从患侧腋窝部绕过胸部由助手牵拉或绑在床上对抗牵引，医生向下向外 45º 牵拉患肢。具体是：一助手用布单套住胸廓向健侧牵拉，第二助手用布单通过腋下套住患肢向外上方牵拉，第三助手握住患肢手腕向下牵引并外旋内收，三方面同时徐徐持续牵引。术者用手在腋下将肱骨头向外推送还纳复位。二人也可做牵引复位。

3.科氏法（Kocher 法）　患者仰卧位或坐位，医生握持患肢并使患肘屈曲 90°，使肱二头肌松弛，患者外展患肢并主动外旋肩关节 70°-80° 直至出现阻力。医生前屈内收患肢，通常肱骨头可以获得复位。此法在肌肉松弛下进行容易成功，对于老年患者，切勿用力过猛，防止肱骨颈受到过大的扭转力而发生骨折。

4.Stimson 复位方法　该方法在 1900 年被 - 首次介绍，患者俯卧在担架上，患肢悬在床边，捆绑重物进行牵引，一般从 5 磅（约 2.27kg）开始。同样，也可以将患肘屈曲 90° 以放松肱二头肌肌腱，医生也可以轻柔地摇晃患肢，通常在 15-20min 内可以获得复位。该方法的优势在于相对易于复位和避免大力的牵拉，不足之处在于很难对俯卧位的患者进行镇静。

5.Milch 复位法　该方法在 1938 年被描述，其原理在于重复损伤过程。患者可以选择仰卧位或坐位，医生站在患侧。医生将手放在患肩上方，用拇指维持肱骨头稳定，同时将患肢外展。当患肢完全外展之后，轻柔地纵向牵引，然后用拇指将肱骨头向关节盂推挤。该方法也可以进行改良，将患肢外旋使大结节向后倾斜从而使肱骨头最小的地方通过关节盂。在一项 76 例肩关节前脱位的研究中，使用 Milch 复位方法进行复位，所有的患者均在没有麻醉的情况下一次复位成功，而且没有并发症。

6.外旋复位法　1957 年，这种自我复位的方法被设计出来。患者坐在一个可以旋转的凳子上，患肢握持固定的物体，例如桌子腿。患者身体旋转，带动患肢肩关节被动外旋直至复位。也可以通过改良的方式进行复位，患者仰卧位或坐位，由术者来将患肢极度外展和外旋。当外旋 70°-100° 时可以出现脱位复位。该方法不会带来创伤并且易于使用，文献报道的成功率在 78%-90%，超 80% 的患者不需要麻醉下进行复位。

复位后处理：复位后肩部即恢复钝圆丰满的正常外形，腋窝、喙突下或锁骨下再摸不到脱位的肱骨头，搭肩试验变为阴性，X 线检查肱骨头在正常位置上。如合并肱骨大结节撕脱骨折，因骨折片与肱骨干间多有骨膜相连，在多数情况下，肩关节脱位复位后撕脱的大结节骨片也随之复位。肩关节前脱位复位后应将患肢保持在内收内旋位置，腋部放棉垫，再用三角巾，绷带或石膏固定于胸前，3 周后开始逐渐作肩部摆动和旋转活动，但要防止过度外展、外旋，以防再脱位。后脱位复位后则固定于轻度后伸旋转中立位 3 周。

目前临床工作中往往不重视麻醉的作用，老年人肩关节脱位时多是在无麻醉下进行手法复位，这种治疗方法疼痛剧烈，肌肉紧张，一次性复位成功率低，多次反复牵拉，可造成神经血管的损伤甚至骨折，尤以老年患者发生率高。此外老年人常合并心、脑、血管疾病，整复时镇痛不全，有可能诱发心、脑血管危象，导致意外发生。部分医师进行镇静或关节腔麻醉，效果不佳，在治疗过程中造成患者的痛苦及副损伤。关节脱位的整复成功除要求有良好的手法外，整复时患者无痛，肌肉松弛也是整复成功的关键。老年人常伴有多种疾病，且脱位为急诊患者，没有足够的时间和条件进行充分的术前检查和准备，根据这些特点，选择对生理干扰少、安全范围大、简便易行的臂丛神经阻滞麻醉，达到镇痛完善、肌肉松弛的效果。近些年，越来越多的医师采用臂丛神经阻滞，不仅方便安全、肌肉松弛好，而且费用低、恢复快、镇痛时间长，避免全麻苏醒期的烦躁、缺氧、呼吸道梗阻等危险因素，又能在一定程度上抑制或减少应激及不良反应发生。

（二）手术治疗

由于中老年骨关节和韧带的生理变化特点，中老年人创伤性肩关节脱位合并骨折和肩袖损伤发生率较高，单纯应用传统的保守治疗方法，约有 1/3 的患者因存在合并损伤使治疗效果不佳，后期可出现肩关节粘连，肌肉萎缩和肩关节的退行性改变。随着临床诊断水平的提高和影像学技术的发展，肩关节造影、CT、磁共振以及关节镜检查对于老年创伤性肩关节脱位的诊断和治疗提供了更多的手段。对于合并有严重骨折和肩袖损伤患者早期进行关节镜下或切开手术是十分必要的。

老年人初次创伤性肩关节脱位除了有关节囊及韧带损伤外，一部分患者常伴有骨折及肩袖损伤发生，因而需要早期进行关节镜下或切开手术以期达到良好的肩部解剖学和功能恢复。在临床工作中，只有在详细体格检查和影像学资料高度怀疑肩袖撕裂等病理情况，或经保守治疗 3 周以上仍有肩关节活动受限者，需进一步检查和治疗。因此，只有少数肩关节脱位需要手术复位，其适应证为：肩关节前脱位并发肱二头肌长头肌腱向后滑脱阻碍手法复位者；肱骨大结节撕脱骨折，骨折片卡在肱骨头与关节盂之间影响复位者；合并肱骨外科颈骨折，手法不能整复者；合并喙突、肩峰或肩关节盂骨折，移位明显者；合并腋部大血管损伤者。我们建议严格掌握手术适应证。手术分为以下几类：

1. 修补撕脱的前侧盂唇和关节囊　手术针对 Bankart 病损，具代表性的手术为 Bankart 术式。其优点是不影响肩外旋运动。改良 Bankart 手术还增加了前侧结构的重叠紧缩，复发率较低。

2. 针对 Hill-Sachs 病损的手术　如肱骨头后外侧存在缺损，当肱骨外展外旋时缺损处转至前方，因不能抵住肩盂而向前侧脱出。此种情况可行 Connoly 手术，即将冈下肌止点移至肱骨头部缺损处，不仅填充了缺损也以冈下肌拉住肱骨头，防止脱位。

3. 加强肩胛下肌手术　以 Puti-Platt 手术为代表，将肩胛下肌腱重叠缝合以加强关节前侧稳定性，恢复大结节-肩胛下肌功能单位的平衡，防止复发脱位。手术简便，复发率较低。术后肩关节的外旋运动受固定程度的限制，但因此也适用于肱骨头有缺损者。Magnuson 手术也是同一原理，不同处是将肩胛下肌键的止点外移而不做重叠缝合。Boytchev 手术则以喙突截骨连同联合腱穿过肩胛下肌深面重新固定于喙突，增强了肩胛下肌。

4. 骨挡　此类手术是在肩盂前侧植骨，不仅加大了盂肱关节指数，也在关节前侧对脱位加以机械性阻挡。如 Eden-Hybbinett 手术是以髂骨骨块植于肩盂前侧；而 Bristow 和改良 Bristow 手术则以带有肱二头肌短头和喙肱肌止点的喙突移植于肩盂前方。改良的 O-I-Yamamoto 手术是植骨于喙突和联合，以增加肩前的阻挡。

5. 肩胛颈截骨术　针对肩盂后倾角减少或前倾者，Mayer-Burgdorff 手术于肩胛颈后侧做楔形截骨以恢复后倾角。Sen 则在肩胛颈前侧做截骨并植以楔形骨块。

6.肱骨上端旋转截骨 目的是改变肱骨头的后倾角。Saha-Des 手术用于肱骨头后倾角 > 35° 时，截骨后使肱骨远端内旋以减少肱骨头的后倾，加强关节的稳定性。

临床医师应根据患者的不同情况、不同病理特点、自身经验和设备条件来选择术式。不拘何种手术，术后都应有足够的制动时间，年龄愈轻制动时间愈长，以减少术后复发率。统而言之，软组织手术不少于 4 周制动，而骨性手术不少于 6 周。近年来关节镜下的手术发展较快，如镜下缝固离断的前关节囊、前关节囊的紧缩加强等，取得了初步疗效，相信随着技术的进步将会进一步降低其复发率，而成为重要的治疗手段。

（三）陈旧性肩关节脱位的治疗

肩关节脱位后超过 3 周尚未复位者，为陈旧性脱位。由于关节腔内充满瘢痕组织，又与周围组织粘连，周围的肌肉发生挛缩，合并骨折者形成畸形愈合，这些病理改变都阻碍肱骨头复位。

陈旧性肩关节脱位的处理：脱位在 1-2 个月以内，脱位的关节仍有一定的活动范围，X 线显示无骨质疏松和关节内、外异位骨化者可试行手法复位。复位前，可先行患侧尺骨鹰嘴牵引 1-2 周；如脱位时间短，关节活动障碍轻亦可不作牵引。复位在全麻下进行，先行肩部按摩和作轻微的松解活动，以解除粘连，缓解肌肉痉挛，便于复位。复位操作采用牵引推拿法或足蹬法，复位后处理与新鲜脱位者相同。必须注意，操作切忌粗暴，以免发生骨折和腋部神经血管损伤。若手法复位失败，或脱位已超过 3 个月者，如发现肱骨头关节面已严重破坏，则应考虑作肩关节融合术或人工关节置换术。肩关节复位后，活动功能常不满意，对高龄且不宜手术治疗患者，鼓励加强肩部功能运动。

（四）习惯性肩关节前脱位的治疗

习惯性肩关节前脱位少见于老年人，究其原因，主要是复位后未得到适当有效的固定。由于关节囊撕裂和软骨盂唇或盂缘损伤没有得到及时修复，肱骨头后外侧凹陷骨折变平等病理改变，关节变得松弛。日后在轻微外力下或某些动作，如上肢外展外旋、后伸动作时可反复发生脱位。肩关节习惯性脱位诊断比较容易，X 线检查时，除摄肩部前后位片外，应另摄上臂 60°-70° 内旋位的前后 X 线片，如肱骨头后侧缺损可以明确提示。

对习惯性肩关节脱位，如脱位频繁宜用手术治疗，目的在于增强关节囊前壁，防止过分外旋外展活动，稳定关节，以避免再脱位。

七、功能锻炼

老年患者应鼓励早期积极进行适当的功能锻炼。具有坚强内固定者，术后 2-3 天即可开始肩部功能锻炼，外固定者 2-3 周后方可开始肩关节各方向活动。早期让患者做握拳，屈伸肘、腕关节，舒缩上肢肌肉。逐渐开始练习肩关节各方向活动，活动范围应循序渐进，每天练习 10 余次。去除外固定后，应早期鼓励患者主动锻炼肩关节各个方向活动。配合理疗按摩，效果更好，锻炼须循序渐进，不可冒进。老年患者常在骨折导致肩关节活动范围的丢失，但多不至于影响日常生活。

八、药物治疗

早期可予消炎止痛药物，积极防治骨质疏松，可予钙剂、双膦酸盐、鲑鱼降钙素及中药骨松宝等，以增加骨量减少骨吸收。

九、预后与并发症

创伤性肩关节脱位是老年人的常见损伤，由于关节韧带生理状况的差别，与青年人相比中老年创伤性肩关节脱位后较少发展成为复发性肩关节脱位，多数患者经过闭合复位和三角巾悬吊固定等保守治疗可以达到临床治愈和肩关节功能的良好恢复。但是，部分患者由于合并肩袖撕裂，骨软骨损伤等情况后期出现肩关节功能障碍、疼痛和肌力减退。肩袖撕裂是老年患者肩关节脱位的主要病理损伤。肩部复位后，患者应在固定2–4周后接受监督康复。当患者持续疼痛、虚弱或不稳定时，需要进行超声和MRI检查。在没有症状性肩袖撕裂的情况下，可以通过保守治疗和有监督的康复计划来管理患者。应修复有症状和致残的撕裂，目的是改善临床结果并防止复发。相关的损伤，如显著的盂唇撕裂、移位的大结节骨折和肱骨近端骨折，应根据患者个体情况进行处理。术后僵硬是最常见的并发症，这是由于术后疼痛及制动时间过长组织发生粘连引起的。因此，制动时间不宜太久，鼓励早期功能锻炼，对于防止关节僵硬有着积极作用。

第二节 肘关节脱位

一、流行病学

急性肘关节脱位相当常见，约占所有肘部损伤的28%，常是伴有严重软组织损伤的一种高能量创伤。新鲜脱位经早期诊断和适当处理后，不会遗留明显功能障碍；如果早期未能及时正确处理，往往遗留关节活动障碍。肘关节后部关节囊及韧带较薄弱，易发生后脱位。随着交通事故日益增多，老年人行动不便，肘关节暴力损伤病例逐年上升。

二、危险度预测

肘关节脱位时很少发生肱动脉损伤，但它是一个灾难性的并发症，血管损伤的机制均为血管被牵长，特别是在闭合性脱位时。肘关节的过伸或内翻损伤可引起肘关节后外侧部、外侧关节囊、外侧尺副韧带及桡侧副韧带的损伤。

三、应用解剖

正常肘关节由肱尺、肱桡和尺桡上关节组成，主要是肱尺关节进行伸屈活动（伸180°，屈30°）。肘关节的外侧副韧带起于肱骨上髁，止于环状韧带。外侧尺副韧带是外侧韧带复合体的一个分支，起于外上髁，并在止于尺骨旋后肌嵴上的粗隆前与环状韧带的纤维混合，是肘关节外侧的主要稳定结构，在屈与伸时都处于紧张状态。在关节最大伸直时，外侧副韧带仅提供 14% 的肘关节内翻稳定作用；在关节屈曲 90° 时，仅提供 9%。其余的稳定作用由骨关节面与前关节囊所提供，其中骨面提供大部分的稳定作用。

肘关节最大伸直时内侧副韧带、前关节囊及骨关节起相等的外翻稳定作用。内侧副韧带（medial collateral ligament，MCL）在外翻稳定中发挥重要作用，屈肘 90° 时，MCL 对外翻力提供 55% 的稳定作用。近期研究表明，对于外翻与牵拉力，肘关节主要的软组织稳定结构是 MCL。生物力学研究结果表明，MCL 在维持肘关节外翻稳定中有重要作用。MCL 由三个分支组成：前束、后束、斜束。前束和后束是主要的外翻静力稳定结构。前束起源于肱骨内上髁，止于尺骨冠状突前缘。后束起源于肱骨内上髁后下方，止于尺骨鹰嘴内侧缘。前、后束在肘关节不同屈曲角度的张力各不相同，前束主要负责肘关节屈曲 20°–120° 外翻应力的静态稳定。MCL 的前束在伸直位和低屈肘角度时，较后束更容易受到外翻应力损伤。后束在高屈肘位更容易受伤。

肘关节后脱位最为常见，由传达暴力和杠杆作用所造成。跌倒时用手撑地，关节在半伸直位，作用力沿尺、桡骨长轴向上传导，使尺、桡骨上端向近侧冲击，并向上后方移位。当传达暴力使肘关节过度后伸时，尺骨鹰嘴冲击肱骨下端的鹰嘴窝，产生一种有力的杠杆作用，使肘关节囊前壁撕裂。肱骨下端继续前移，尺骨鹰嘴向后移，形成肘关节后脱位。由于暴力方向不同，尺骨鹰嘴除向后移位外，有时还可向内侧或外侧移位，有些病例可合并喙突骨折。肱前肌被剥离，以致形成血肿，肘关节脱位可合并肱骨内上髁骨折，有时骨折片嵌在关节内阻碍复位，可有尺神经损伤。

肘关节前脱位很少见，多为直接暴力所致，发生时多在屈肘位、肘后暴力造成鹰嘴骨折后向前脱位。

四、脱位分型

肘关节脱位解剖学上分型如下：

（1）肘关节后脱位：最常见的一型，表现为尺骨鹰嘴向后移位，肱骨远端向前移位的肘关节脱位。

（2）肘关节前脱位：较少见的一型，常合并尺骨嘴骨折，表现为尺骨鹰嘴骨折和尺骨近端向前移位。

（3）肘关节侧位脱位：常见于青少年，暴力致肘关节侧副带和关节囊撕裂，肱骨远端向尺侧或桡侧移位，常伴内或外上髁撕脱骨折。

（4）关节分裂脱位：少见的一型，表现为尺骨鹰嘴向后脱位，而桡骨小头向前移位，肱骨远端便嵌插在二骨端之间。也可以分为简单型(无关节内骨折)或复杂型（合并肱骨远端骨折，桡骨头、尺骨近端和/或冠状突骨折）。简单型肘关节脱位较复杂型脱位常见，典型发生机制为高处跌落受到肘关节外展、旋后、外翻暴力损伤，表现为肘关节后外侧脱位、不稳。急性完全脱位复位后又分为稳定型与不稳定型。Morrey 等将肘关节不稳定分为完全脱位与不完全脱位或半脱位。这些类型又被进一步分为急性、慢性与复发性。

五、临床表现与诊断

明确外伤史,肘关节肿胀,肘关节呈半屈曲状,伸屈功能障碍,肘后三角形骨性标志紊乱。如为肘关节后脱位,尺骨鹰嘴向后明显突出,肘关节后方空虚。如为肘关节侧方脱位,肘关节呈内或外翻畸形。X线可以明确诊断。需注意仔细检查上肢的神经、血管功能。

1.肘关节后脱位 后脱位表现为肘关节呈屈肘45° 位置,肘部疼痛、肿胀、畸形、关节活动明显受限,肘后三角关系失常。

(1)正位片显示桡、尺骨上端与肱骨下端相重叠,正常肘关节间隙消失。

(2)侧位片显示桡骨头和尺骨鹰嘴向后上方移位,肱骨下端则移向前下方,尺骨喙突常居于肱骨鹰嘴窝内(图10-3)。

(3)除肘关节后脱位外,常同时伴有桡、尺骨向外或向内移位。

(4)常合并桡骨头、尺骨喙突、肱骨内上髁及肱骨外髁等骨折。

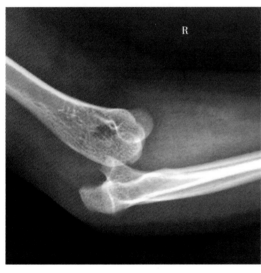
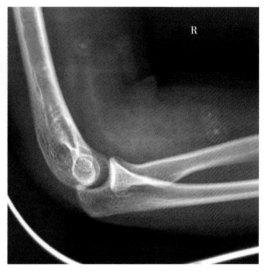

复位前 　　　　　　　　　　　　　复位后

图 10-3 X线片示肘关节后脱位

2.肘关节前脱位 前脱位肘关节常处于伸直位,肘后可触及肱骨远端嘴窝,肘后空虚,肘后三角正常关系丧失。

(1)侧位片见尺、桡骨脱位至肱骨下端之前方。

(2)多数伴尺骨嘴的粉碎性骨折。

3.肘关节侧方脱位 侧方脱位肱骨远端侧方可触及尺骨嘴,伸屈活动受限,有内收外展的异常活动。

(1)正位片可见肘关节呈明显的外翻畸形,尺、桡骨向外方移位。

(2)侧位片仅见肱骨髁与尺、桡骨重叠,无前、后脱位现象。

(3)偶可合并尺骨半月切迹或肱骨外髁骨折。

4. 并发症

（1）肱动脉损伤：在肘关节脱位时肱动脉损伤是严重的并发症，较为常见。血管受到牵拉造成内膜撕裂以致断裂，早期诊断非常重要。如果闭合复位后动脉循环未恢复，则需立即进行动脉修复，通常要用大隐静脉移植修复动脉缺损。如果延迟进行手术治疗，需要切开前臂筋膜防止筋膜间隙综合征的发生。内膜撕裂可导致动脉迟发的血栓形成，肘关节脱位复位后要密切观察患肢循环。

（2）筋膜间室综合征：复位后通常有严重肿胀，需严密观测防止筋膜间室综合征的发生。

（3）神经损伤：肘关节脱位时可造成神经损伤，多为牵拉伤，经保守治疗可恢复其功能。

（4）肘关节不稳：肘关节反复脱位造成肘关节周围组织愈合不良、韧带松弛或复位而未能修复损伤的侧副韧带时可导致肘关节不稳。需手术修复侧副韧带。

肘关节的检查先从视诊开始，先检查有无萎缩、肿胀或瘀斑。在肱骨内上髁下方7cm处测量前臂周径，并与对侧进行比较。在外侧软组织可触及波动感。仔细触诊屈肌、旋前肌、尺侧副韧带与后内侧的鹰嘴尖，以便找到压痛最明显的部位。鹰嘴尖近端2~3cm处的压痛与肿胀可能提示有鹰嘴的应力性骨折。然后记录主动与被动活动范围，再将前臂旋后并屈曲肘关节30°，以外翻力作用于肘关节，肘关节被动外翻时，应注意内侧关节间隙张开的大小、张开终点时关节的稳固程度以及内侧是否产生疼痛。

肘关节脱位可以损伤正中神经、尺神经或前骨间神经。大多数病例只是简单的神经麻痹，可以很快恢复。如在复位前和复位后有神经功能缺失，最好先等待并观察有无恢复的迹象，若伤后3个月还没有恢复，可能需做手术探查。在复位后出现神经损伤的症状，则需立即做神经探查术。肱动脉内膜撕裂可以引起延迟的动脉血栓形成，因此对所有肘关节脱位的患者应进行密切观察。复位后严重肿胀是常见的，对所有患者应密切注意观察有无筋膜间隙综合征。

六、治疗

（一）保守治疗

急性肘关节脱位或合并骨折的脱位主要治疗方法为手法复位，石膏托固定3周。在臂丛麻醉下，术者一手握住伤肢前臂、旋后，使肱二头肌松弛后进行牵引，助手作反牵引，先纠正侧方移位，再在继续牵引下屈曲肘关节，同时将肱骨稍向后推，复位时可感到响声，如已复位，关节活动和骨性标志即恢复正常，如果一人操作，可用膝肘复位法或椅背复位法。

注意事项：复位前应检查有无尺神经损伤，复位时应先纠正侧方移位，有时要先将肘稍过伸牵引，以便使嵌在肱骨鹰嘴窝内的尺骨冠状突脱出，再屈肘牵引复位，若合并肱骨内上髁骨折，肘关节复位后，肱骨内上髁多可随之复位；但有时骨折片嵌入肱尺关节间隙，可高度外展前臂，利用屈肌的牵拉作用将骨折片拉出。

复位后的处理：复位后，用石膏或夹板将肘固定于屈曲90°位，复位后常需X线摄片，以便完全明确骨损伤的情况。可通过弧形的屈伸活动小心地调整肘关节。当伸直30°或大于30°直到完全伸直时有半脱位或悬挂脱位，说明不稳定；如果肘部是稳定的，可用长臂后侧石膏托将肘关节屈曲90°固定。3–4周后去除固定，逐渐练习关节自动活动，要防止被动牵拉，以免引起骨化肌炎。超过3周的陈旧性脱位亦可试行手法复位，固定时肘关节要<90°。

（二）手术治疗

1.适应证

（1）闭合复位失败或不宜进行闭合复位。

（2）合并骨折时，关节复位后骨折不能复位。

（3）陈旧性脱位，不宜进行手法复位者。

（4）某些习惯性肘关节脱位。

2.开放复位 取肘关节后侧路，保护尺神经，为防止再脱位，用1枚克氏针固定肘关节1–2周。

3.关节成形术 适用于肘关节陈旧性脱位、软骨面已经破坏或肘关节已强直者。

创伤性肘关节脱位，往往伴有骨折或韧带破坏，肱骨外髁骨折可以发生肘关节不稳定。如果骨折–脱位有骨折片阻碍闭合复位，或者保守治疗后复发，需要行手术复位。肘关节复杂骨折脱位是一个序贯的致伤机制，可分为三大类（5种类型），即后外侧旋转不稳定（包括 Mason Ⅳ 型桡骨头骨折和肘关节恐怖三联征）、经鹰嘴骨折脱位（向前或向后两种）、内翻–后内侧旋转不稳定。对于后外侧旋转不稳定的肘关节脱位，其受伤机制通常是摔倒时手部撑地，肘部受到外翻、旋后和轴向应力，尺骨近端相对滑车发生向后外侧移位。损伤自外侧开始，向前或向后旋转至内侧的 Horii 环损伤。外侧副韧带复合体常自其外上髁止点撕脱，是最早损伤的结构之一。内侧副韧带前束则是最后的受损结构，肘关节脱位时内侧副韧带前束也可能保持完整。根据最大不稳定的部位，进行内侧或外侧修补。一般而言，如果各方向均不稳定，应通过内侧切口修补内侧副韧带。发生半脱位或自发性再脱位，应行手术稳定肘关节。

尺侧副韧带重建的两个适应证为：①副韧带的急性完全破裂时；②当至少保守治疗3个月后慢性疼痛或不稳定仍没有改善者。通过内侧弧形切口，穿过肱骨内上髁的骨孔进行 Bunnell 型缝合，或者采用微型锚钉固定韧带进行修补，也可以将屈肌与旋前肌重新固定于打糙的上髁部。肘关节固定的时间根据肘关节不稳定的程度可从2–4周。无移位的稳定的骨折–脱位患者在伤后2–3周可以开始进行早期主动功能锻炼。

对于陈旧性肘关节脱位，损伤在3个月以内，可试行手法复位，如不能复位时，切忌强力复位，应采取手术复位。如合并有尺神经损伤，手术时应先探查神经，在保护神经下进行手术复位，复位后宜将尺神经移至肘前，如关节软骨已破坏，应考虑作肘关节成形术或人工关节置换术。

对于肘关节前脱位，手法复位时，应将肘关节呈高度屈曲位进行，一助手牵拉上臂，术者握前臂，推前臂向后，即可复位。复位后固定于半伸肘位4周，有时尺骨鹰嘴不能手法整复，需手术复位固定。

（三）功能锻炼

肘关节脱位复位后石膏制动，石膏固定拆除后往往出现肘关节肿胀、疼痛，关节活动度受限，关节不稳、异位骨化、关节僵硬及创伤性关节炎等并发症，从而引起患者日常生活活动能力降低。对于稳定型肘关节，有指征行早期活动范围锻炼。对于外侧复合体损伤，可以将前臂置于旋前、肘关节屈曲90º位1~2周，使用带铰链的夹板。

随着手术技术和治疗理念的发展，对于不稳定型肘关节，手术治疗可以重建肘部同心圆性复位及可靠的稳定性，术后早期活动能更好地恢复肘关节功能。用肘关节夹板控制活动范围，第1周限制伸直至45º位，第二周限制伸直至30º位，此后允许全范围的活动。如果术后6周仍有30º以上的挛缩，可以使用伸直型夹板。对于肘内侧撕裂的不完全损伤，则将前臂置于旋后位。有文献报道，铰链式外固定支架固定辅助治疗肘关节不稳定能获得良好的疗效，但应用外固定架固定时，很难与肘关节的旋转轴保护一个固定轴线，即使严格依照旋转轴定位安置，仍可能会产生伸直受限等问题。我们建议在术后第2天即采用铰链式支具保护下进行主动辅助屈伸运动，增加肘屈肌和伸肌的肌力，加强肘部动态稳定性，防止肘关节僵硬。

（四）药物治疗

严重的异位骨化可以影响患者的肘关节活动功能，因此有学者建议对肘部手术患者常规应用吲哚美辛以减少局部严重异位骨化的发生率，同时也要注意服用吲哚美辛有较多的副作用。

（五）体外冲击波

近年来随着冲击波在肌骨医学中的应用，取得很好的疗效。目前认为，体外冲击波发出的震波可以穿过液体和组织到达患处或粘连处，由于其所接触的介质不同，如脂肪、肌腱、韧带、肌肉、骨骼等，不同性质组织的界面处会产生不同的机械压力效应，机械压力效应可以对细胞产生不同的拉应力和压应力；拉应力可以引起组织间松解，加速毛细血管微循环，压应力可以使增加细胞摄氧，使细胞弹性变形，从而达到松解肌腱、韧带、筋膜粘连，解除挛缩，使肘关节关节活动度增大。冲击波等空化效应也有利于疏通闭塞的微细血管，使微循环加速，改善局部组织血液循环，减轻无菌性炎症反应，并对痛觉神经感受器进行过度刺激，使其后续向心性冲动无法传递，最终达到缓解疼痛、松解粘连。治疗的剂量和频率还需有经验的治疗师进行评定和调节，随着治疗次数的增加，患者逐渐出现耐受，因此治疗师需根据患者的实际情况进行调整。体外冲击波结合常规上肢功能康复训练可以有效提高肘关节脱位保守治疗后的肘及整个上肢的功能，同时有效减轻疼痛，使患者尽早达到生活自理和回归工作岗位。

七、预后与并发症

僵直和创伤后关节炎是肘关节骨折－脱位后的常见并发症。关节内骨折的解剖复位对防止关节炎改变是必要的，但可能会有一定程度的关节伸直受限。异位骨化很常见，包括侧副韧带和关节囊的钙沉积，严重的异位骨化几乎可以造成肘关节的完全融合。异位骨化在骨折－脱位后很常见，最早可于伤后 3-4 周在 X 线片上看到，它的严重程度似乎与损伤的大小及固定时间的长短有关，也与肘关节早期被动牵拉有关。坚强的内固定、骨折修复后彻底冲洗软组织、早期活动也许可减少异位骨化。

虽然放射治疗能控制全髋关节成形术后异位骨化，但不一定适用于肘关节骨折－脱位。由于手术切口很难与放射部位分开，因此创口愈合可能会受影响。由于可以再形成异位骨，所以早期切除异位骨（在其成熟以前）会大大增加关节僵硬程度。为改善关节活动而做异位骨切除时，应该延迟到伤后 12 个月时进行；如果届时患者能够做到一定功能范围的活动，异位骨切除术可能就没有必要。

第三节　髋关节脱位

一、流行病学

髋关节为杵臼关节，周围有坚韧的韧带以及强大的肌肉瓣保护，因而十分稳定。只有在间接暴力的作用下，才会通过韧带之间的薄弱区脱位。在劳动中或车祸时遭受强大暴力的冲击而致伤。股骨头脱位出位于 Nelaton 线之后者为后脱位；位于其前者为前脱位。扭转、杠杆或传导暴力均可引起。而传导暴力使股骨头撞击髋臼底部，向骨盆内脱出则属于中心脱位。髋关节脱位是一种严重损伤，在脱位的同时，往往合并骨折或者其他部位损伤。老年患者有多种易患因素，包括：①髋臼或股骨头发育不良；②髋臼骨折；③关节感染；④瘫痪；⑤普遍性的韧带松弛和肌肉萎缩；⑥先天性对疼痛不敏感；⑦大范围软组织损伤；⑧髋关节的延迟复位；⑨既往脱位固定不当。

二、危险度预测

它主要与高速机动车事故引起的严重多发创伤同时发生，必须高度警惕有这种损伤存在的可能性，因为其他危及生命的损伤常常会转移医生的注意力。髋关节脱位的时间越长，发生并发症的可能性越大，并发症包括股骨头缺血性坏死、创伤性关节炎、坐骨神经损伤、异位骨化、再脱位等。

三、应用解剖

在对由创伤引起的无骨损伤或潜在性发育不良的髋关节复发性脱位进行探查时，一般可发现关节囊撕裂并形成一个与关节囊相连的、内衬滑膜的大囊袋及髋臼盂唇的撕裂。这种撕裂通常在前脱位时发生于前部，而在后脱位时发生于后部。

四、脱位分型

髋关节脱位和髋关节骨折脱位有很多分类方法。髋关节脱位一般分为前脱位、后脱位和中心脱位三种类型，以后脱位最常见。后脱位是由于髋关节在屈曲、内收时，受到来自股骨长轴方向的暴力，使韧带撕裂，股骨头向后突破关节囊后壁而造成后脱位。若髋关节在屈曲和轻度内收位，同样外力可使髋臼顶部后缘骨折，股骨头向后脱位。如髋关节在中立位或轻度外展位，暴力可引起髋臼骨折，股骨头沿骨折处向盆腔方向移位，发生中心脱位，很少见。如髋关节处于外展位，股骨大粗隆与髋臼上缘相顶撞，以此为支点继续外展，暴力沿股骨头长轴冲击，可发生前脱位，股骨头可停留在闭孔或耻骨嵴处。

Thompson 和 Epstein 将髋关节后脱位分为 5 个类型：Ⅰ 型单纯后脱位伴或不伴微小骨折；Ⅱ 型后脱位伴有髋臼后缘的单个大块骨折；Ⅲ 型后脱位伴有髋臼边缘粉碎性骨折（有或没有大的骨折块）；Ⅳ 型后脱位伴有髋臼顶部骨折；Ⅴ 型后脱位合并有股骨头骨折。髋关节前脱位分为两个类型：前下或闭孔脱位、前上或耻骨 / 髂骨脱位。

髋关节中心脱位分为 4 个类型：Ⅰ 型，单纯性髋臼内侧壁骨折（耻骨部分），股骨头脱出于骨盆腔内；Ⅱ 型，后壁有骨折（坐骨部分），股骨头可向后方脱出；Ⅲ 型，髋臼顶部有骨折（髂骨部分）；Ⅳ 型，爆破型骨折，髋臼全部受累。

五、临床表现及诊断

1. 后脱位

（1）髋关节在屈曲内收位受伤史。

（2）髋关节疼痛，活动障碍等。

（3）脱位的特有体征：髋关节弹性固定于屈曲、内收、内旋位，足尖触及健侧足背，患肢外观变短。腹沟部关节空虚，髂骨后可摸到隆起的股骨头。大转子上移，高出髂坐线（髂前上棘与坐骨结节之连线，即 Nelaton's line）。

（4）有时并发坐骨神经损伤，髋臼后上缘骨折。晚期可并发股骨头坏死。

（5）X 线检查可确定脱位类型及骨折情况，并与股骨颈骨折鉴别（图 10-4）。

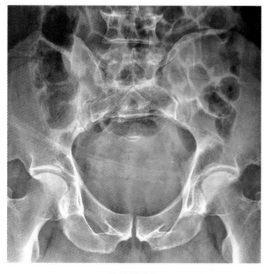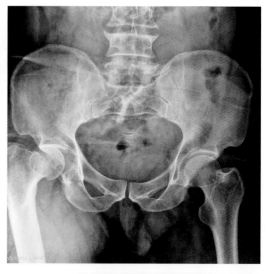

髋关节脱位　　　　　　　　　　　髋关节脱位复位后

图 10-4 X 线片示髋关节后脱位

2.前脱位 髋关节呈屈曲、外展、外旋畸形，患肢很少短缩，大粗隆亦突出，但不如后脱位时明显，可位于髂坐线之下，在闭孔前可摸到股骨头。

3.中心脱位 畸形不明显，脱位严重者可出现患肢缩短、下肢内旋内收、大转子隐而不现、髋关节活动障碍。临床上往往需经X线检查后，方能确定诊断。常合并髋臼骨折，可有坐骨神经及盆腔内脏器损伤，晚期可并发创伤性关节炎。X线片是诊断髋部脱位、骨折的最基本方法，大部分的髋关节脱位X线片都能正确显示。CT检查对大多数的髋关节脱位均能做出正确的诊断，较X线片其优势在于能清楚地显示脱位的方向与程度，更重要的是它能清晰准确地显示髋关节内是否有碎骨片的存在（图10-5）。CT的三维重建最大的优点在于立体地显示了关节的表面，图像逼真，并且可以任意角度旋转图像而获得最佳暴露部位。

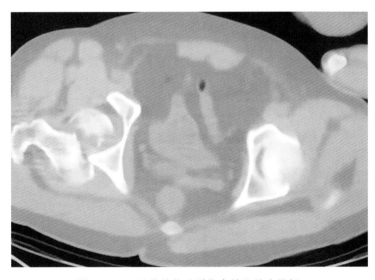

图 10-5 CT 示髋关节后脱位合并股骨头骨折

髋关节脱位，尤其是先天性髋关节脱位治疗后出现的并发症大多与手法粗暴、牵引不够，手术指征未掌握，未弄清阻碍复位因素和固定不当等原因所致。多数可以避免。

后脱位常合并坐骨神经损伤，复位前应仔细检查坐骨神经支配区的感觉及运动，特别是足及第一趾的背伸及足外翻功能，前脱位可合并股神经、股血管的损伤，应检查大腿前方皮肤感觉及伸膝肌力有无异常，足背动脉搏动有无减弱。由于造成髋关节脱位的暴力通常较大，有时可合并股骨骨折及膝关节损伤，个别情况下可能合并骨盆及脊柱骨折、脊髓损伤。

常见并发症有：①再脱位常因阻碍复位因素未消除。X线出现假象，换石膏时不小心，前倾角过大或髋臼发育不良，因而即使复位后，还是较易再脱位。②股骨头缺血性坏死这类并发症主要是由于手法粗暴或手术创伤过大，损伤了股骨头的血供；固定时强力极度外展；复位前牵引不够或内收肌、髂腰肌未松解，复位后股骨头受压过度等。③髋关节骨性关节病是晚期的并发症，一般在年龄较大患儿手术后，待到成年后往往较难避免有类似并发症出现。④股骨头骨骺分离、股骨上段骨折、坐骨神经损伤等，这些均为牵引不足，复位时使用暴力或麻醉太浅等原因引起，一般均可避免。

六、治疗

髋关节脱位或骨折脱位的正确治疗，主要取决于损伤的类型。目前，所有髋关节脱位均通过 CT 扫描检查及复位后的 X 线片来确定是否存在关节内骨折片、是否存在髋臼或股骨头骨折以及复位后的同心性。Ⅰ型脱位如有可能应采用闭合复位治疗，如果复位后髋关节稳定，可接着开始早期活动。只有当无法闭合复位或没有获得同心性复位并提示关节内存在游离体或软组织嵌入时，才予以手术复位。如果可能的话，Ⅱ型骨折脱位应立即用闭合方法复位，然后通过髋关节在 30°–70° 范围内的屈伸活动来确定髋关节的稳定性。如果髋关节不稳或在关节内似乎存在一个或多个游离碎片时，应采用手术复位和髋臼骨折内固定，同时清除关节内的游离碎片。如果骨折脱位在闭合复位后是稳定的，并且没有发现游离体，则行牵引治疗 3–6 周，然后在接下来的 6 周内扶拐下地，部分承重。Ⅲ、Ⅳ、Ⅴ型骨折脱位几乎均需手术治疗。如果髋关节脱位或骨折脱位已经闭合复位，而坐骨神经损伤的症状在 4 周内没有改善，应探查神经。当脱位采用手术复位时，应检查受伤的坐骨神经并记录情况。

（一）保守治疗

髋关节脱位复位宜早，最初 24–48h 是复位的黄金时期，最好尽可能 24h 内复位完毕，48–72h 后再行复位十分困难，并发症增多，关节功能亦明显减退。大多数髋关节脱位可以通过闭合手法复位成功，一旦复位，并发股骨头或髋臼骨折的手术治疗可以延迟几天后进行。

1. 新鲜脱位的治疗

（1）后脱位的复位方法：①问号法（Bigelow's 法），腰麻下患者仰卧，助手固定骨盆，髋、膝屈曲至 90°，术者一手握住患肢踝部，另一前臂放在腘窝处向上牵引，开始先使髋关节屈曲、内收、内旋（使股骨头离开髂骨），然后一面持续牵引，一面将关节外旋、外展、伸直、使股骨头滑入髋臼而复位（助手可协助将股骨头推入髋臼）。因为复位时股部的连续动作呈 "?" 形，似一问号，故称 "问号法" 复位，左侧后脱复位时，股部的连续动作如一个正 "问号"，反之，右侧后脱位为一反 "问号"。②提拉法（Allis法），患者仰卧，助手的动作和术者的位置同上法，助手蹲下用双手按住髂嵴以固定骨盆。复位时术者先将患侧髋和膝关节屈至 90°，使髂股韧带和膝屈肌松弛，然后一手握住小腿向下压，另一前臂套住膝后部向上牵拉，使股骨头向前移位接近关节囊后壁破口，同时向内外旋转股骨干，使股骨头滑入髋臼，助手可同时将股骨头向髋臼推挤复位。复位时常可听到明显的弹跳和响声，提示复位成功。③复位后的处理，复位后可用单侧髋人字石膏固定 4–5 周（或平卧用沙袋固定患肢使呈轻度外展内旋位），以后可架拐早期活动，但患侧不能负重，待 6–8 周后，进行 X 线检查，显示无股骨头坏死时再负重走路。

（2）前脱位治疗原则同前，仅手法方向相反，复位后处理亦同。

（3）中心脱位宜用骨牵引复位，牵引 4–6 周。如晚期发生严重的创伤性关节炎，可考虑人工关节置换或关节融合术。

（4）髋关节陈旧性脱位，因髋臼内充满纤维瘢痕，周围软组织挛缩，手法复位不易成功。可根据脱位时间、局部病变和伤员情况，决定处理方法。脱位未超过3个月者，或试行手法复位。先行骨牵引1~2周，将股骨头拉下至髋臼缘，再在麻醉下试行轻缓手法活动髋关节，以松解粘连，获得充分松动后再按新鲜脱位的手法进行整复。但切忌粗暴，以免发生骨折。手法复位不成功或脱位已超过3个月者应手术复位。对关节面破坏严重者，可根据患者职业决定做髋关节融合术或人工关节置换术。

（二）手术治疗

1.手术复位的适应证 手法不能复位，应及时考虑手术复位；髋臼上缘大块骨折，尽量手术复位并作内固定。

2.手术方法 根据需要显露髋关节，如果阻挡物被确定是在前方，可使用髋关节前侧髂股入路。最好使用后方或侧方入路，这是因为大多数的损伤处于髋关节的后侧。通过关节囊的撕裂处显露髋臼，并清理里面的血块和碎骨片。通过移动股骨，在髋臼的近端后方找到股骨头。股骨头可能已经穿透了关节囊，股骨头甚至可能已经穿透外展肌群或短外旋肌群。偶尔坐骨神经会绕在股骨头或股骨颈的前面。术中需要仔细保护坐骨神经，并将肌肉和其他结构从股骨头或股骨颈周围处分离。撕裂的关节囊可能卡住股骨颈，以至于即使在直视下也必须扩大撕裂口才能复位。在所有阻挡物都从髋臼清除后，将股骨头回复关节囊内，沿股骨长轴方向牵引大腿，通过屈曲、内收髋关节将关节复位。

3.术后处理 如果复位后关节稳定，通常用Thomas夹板或Buck牵引制动髋关节即足够了。主动和被动运动以及物理治疗在第2天开始。在物理治疗过程中，如果患者已经能够控制髋关节和膝关节，患肢可逐渐恢复负重。

七、预后和并发症

常见并发症有股骨头缺血性坏死、创伤性关节炎和异位骨化，主要是由于手法粗暴或手术创伤过大，损伤了股骨头的血供；固定时强力极度外展；复位前牵引不够或内收肌、髂腰肌未松解，复位后股骨头受压过度等。早期、轻柔地复位以缩短股骨头循环受伤害的时间，已经作为一种预防股骨头缺血性坏死的措施而被提倡。缺血性坏死的主要因素是患者的年龄、受伤的严重程度和脱位的持续时间。

髋关节脱位或骨折脱位后，创伤性关节炎的发生率和严重性与关节及关节周围软组织受伤的性质有关。髋关节脱位或骨折脱位后可发生异位骨化，肌肉挫伤和肌肉内血肿的形成可能是同样重要的诱发因素，特别是实行手术复位时。根据我们的经验，早期进行主动锻炼，可以减轻异位骨化的发生发展。

（张鹏 山东省立医院）

参考文献

AKMA KAMALUDIN NA, FERDAUS KAMUDIN NA,ABDULLAH S,et al.Ipsilateral proximal and distal radius fractures with unstable elbow joint: Which should we address first?[J].Chin J Traumatol,2019, 22(1):59-62.

ARPEY NC,HOLTE AJ,TOFTE JN,et al.Acute periacetabular osteotomy for recurrent posttraumatic dislocation of the hip:A case report[J].JBJS Case Connect, 2018,8(2):e39.

CASTAGNA A,CESARI E,GIGANTE A,et al.Age-related changes of elastic fibers in shoulder capsule of patients with glenohumeral instability:A pilot study[J].Biomed Res Int,2018,(6333):1-7.

CLEGG TE,ROBERTS CS,GREENE JW,et al. Hip dislocations:Epidemiology, treatment, and outcomes[J]. Injury,2010,41:329-334.

DUDDA M,ALBERS C,MAMISCH TC,WERLEN S,et al.Do normal radiographs exclude asphericity of the femoral head-neck junction?[J].Clin Orthop Relat Res,2009,467:651–659.

GOMBERA MM,SEKIYA JK.Rotator cuff tear and glenohumeral instability:A systematic review[J].Clin Orthop Relat Res,2014,472:2448-2456.

GÓMEZ ROBLEDO J,DÍEZ LIZUAÍN ML.An unusual case of posterior elbow dislocation with proximal radioulnar translocation[J].Rev Esp Cir Ortop Traumatol, 2019,63(1):69-74.

GONI V,BEHERA P,MEENA UK,GOPINATHAN NR,et al.Elbow dislocation with ipsilateral diaphyseal forearm bone fracture:A rare injury report with literature review[J].Chin J Traumatol,2015,18(2):113-115.

LI X,CUSANO A,EICHINGER J.Eden-Hybinette and pectoralis major transfer for recurrent shoulder instability due to failed Latarjet and chronic subscapularis rupture[J].Orthopedics,2017,40:e182-187.

MANSURIPUR PK,DEREN ME,LAREAU CR,et al.Divergent elbow dislocation and risk of compartment syndrome[J].R I Med J,2015,98(5):25-27.

MAYNE IP,WASSERSTEIN D,MODI CS,et al.The epidemiology of closed reduction for simple elbow dislocations and the incidence of early subsequent open reduction[J].J Shoulder Elbow Surg,2015,24(1):83-90.

NELSON GN,NAMDARI S,GALATZ L,et al.Pectoralis major tendon transfer for irreparable subscapularis tears[J].J Shoulder Elbow Surg,2014,23:909-918.

QI BC,ZHAO Y,WANG CX,et al.Posterior dislocation of the hip with bilateral femoral fractures:An unusual combination[J].Technol Health Care,2016,24(2):281-286.

SHIN SJ,YUN YH,KIM DJ,et al.Treatment of traumatic anterior shoulder dislocation in patients older than 60 years[J].Am J Sports Med,2012,40:822–827.

SNOAP T,HABECK J,ROBERTS J.Open hip dislocation through the scrotum without osseous injury:A case report[J].JBJS Case Connect,2017,7(1):e2.

TABORI-JENSEN S,HANSEN TB,STILLING M.Low dislocation rate of Saturne?/Avantage? dual-mobility THA after displaced femoral neck fracture:A cohort study of 966 hips with a minimum 1.6-year follow-up[J].Arch Orthop Trauma Surg,2019,139(5):605-612.

TAJIKA Y,NISHINAKA N,UEHARA T,et al.Arthroscopic superior capsular reconstruction for dislocation of the shoulder with an irreparable rotator cuff tear:A case report[J].JBJS Case Connect,2018,8(4):e101.

第十一章
运动系统慢性损伤

第一节 软组织慢性损伤

一、狭窄性腱鞘炎

（一）流行病学

狭窄性腱鞘炎（stenotic tenosynovitis）是由于腱鞘反复过度摩擦发生炎症、水肿、纤维鞘壁增厚形成狭窄环，肌腱纤维化和增粗加重肌腱在鞘管内滑动困难，形成慢性无菌性炎症，其原因是受伤、过度劳损、骨关节炎、免疫疾病、感染等。女性及糖尿病患者易患此病。腱鞘炎常发生的部位是桡骨茎突、屈指肌腱等。腱鞘炎对患者生活、工作、劳动等均可造成较大的影响。

（二）应用解剖

腱鞘特生理结构分为两层，内层为滑液膜，其间有少量滑液，有润滑和保持肌腱活动度的功能。但是由于在日常活动和工作中，频繁活动引起过度摩擦，加大了肌腱和腱鞘之间的机械摩擦力。这种刺激导致腱鞘出血、水肿、渗出等炎症反应。长期导致腱鞘狭窄，腱鞘与肌腱之间发生粘连，肌腱也发生变性。腱鞘和骨形成弹性极小的"骨－纤维隧道"，四肢肌腱凡经过此处均可发生腱鞘炎。

（三）临床表现

（1）疼痛：患处可发生疼痛和触痛，这种触痛可轻可重，严重时相当剧烈，可使患处失去活动能力。受累肌腱常常表现为活动性疼痛，多数不能够明确疼痛部位，主诉关节"别扭"，关节酸胀，发力困难，条带状疼痛，局部压痛和硬结等。

（2）晨僵：通常在起床后最为明显，活动几下即可好转，而症状并不会随着活动频繁而明显缓解。

（3）局部肿胀、弹响：发病肌腱会有条索状隆起，程度不一，受影响的关节肿胀。当肌腱在腱鞘内活动时，出现摩擦感或听诊器能够听到摩擦音，甚至弹响。

（4）功能障碍：指活动困难，以早晨较为明显，患指屈而难伸或伸而不能屈，部分伴有弹响，手指在活动时会发出轻轻的噼啪声。发生于上肢手腕部的腱鞘炎多影响发力，有时会出现动作变形，发生于足踝部的腱鞘炎在运动时会感到疼痛而影响关节活动。

（5）抗阻试验阳性：由于患病腱鞘炎症或肿胀，在关节过伸或过屈时会使肌腱滑动困难，疼痛加重。

（6）辅组检查：部分晚期腱鞘炎 X 线检查可见肌腱及其腱鞘有钙质沉积，腱鞘周围骨质疏松，骨质增生等关节炎表现。

（四）治疗

（1）中医治疗：①手法治疗，局部推拿、理筋等；②针灸治疗，针法取所属经脉标本根结，以五腧穴和络穴为主，局部禁针；③中药治疗，药物可选用舒筋活血药物内服外用。有时药物配合手法推拿效果更佳。

（2）西医治疗：①一般处理，用夹板或支具固定肌腱或使其保持休息，热敷或冷敷（以患者有益为准进行选择）。②药物治疗，口服或者外用非类固醇类消炎止痛药；对于有明确病因的腱鞘炎积极治疗原发病有助于缓解疼痛。③局部封闭治疗，类固醇局部注射可使早期腱鞘炎得到缓解，每周封闭 1 次，每疗程 3-4 次。

（3）外科手术：对于非手术治疗无效的腱鞘炎或者反复发作者，可以考虑进行手术治疗，切开并且切除狭窄段的部分腱鞘，清除发炎组织或者钙沉积物，有望达到根治效果。术后早期进行手指屈伸活动，防止肌腱粘连。

二、腰肌劳损

（一）流行病学

腰肌劳损（lumbar muscle strain）是一种以腰部酸痛胀痛，劳累时加重，休息后缓解，症状反复发作为主部曾有要表现的疾病。腰急性扭伤病史未经彻底治愈，或经常处于某一姿势，或长期运动、劳作，抑或患有脊柱先天疾患，而使脊柱生理曲线、力学结构改变，腰部肌肉长期处于疲劳状态而得不到及时或足量的休息的人，易患腰肌劳损，如运动员、工人、飞行员、司机、办公室工作人员等。同时，临床上亦不乏长期处于半坐位而患腰肌劳损者。此外，长期处于焦虑状态等精神压力下，以及吸烟、酗酒者的发病率均较常人为高。

（二）应用解剖

腰大肌附着点：起点为第 12 胸椎至第 5 腰椎（T12–L5）横突、椎体及相应椎间盘外侧。止点为股骨小转子。

功能：屈曲髋关节，外旋髋关节。

神经支配：腰丛，第 1 至第 4 腰神经（L1–L4）。

功能解剖：腰大肌和腰小肌联结躯干与下肢，起自腰椎侧面，身体直立时，可稳定下位脊柱。腰肌纤维汇集并环绕在骨盆带前缘。最后腰肌紧接着髂肌止于股骨小转子。

在走、跑和跳时，腰肌和髂肌共同屈曲髋关节。由于它们的协同作用和共同止点，腰大肌、腰小肌和髂肌一起组成髂腰肌群。

髂肌附着点：起点为髂窝，骶骨翼；止点为股骨小转子。

功能：屈曲髋关节，外旋髋关节。

神经支配：股神经，第2至第4腰神经（L2-L4）。

功能解剖：髂肌是屈曲及外旋髋关节的原动肌。起点广泛分布于髂骨内面，其肌纤维在股骨小转子处与腰大肌相连。髂肌的主要功能是在行走、跑步、跳跃、踢等运动时屈曲髋关节。

当下肢负重时，髂肌协同收缩向前拉骨盆。然而，由于其起于髂骨，不能像腰肌那样对脊柱起作用。保持髂肌的力量、灵活性和平衡对维持正确姿势和下肢的功能至关重要。

（三）临床表现

（1）腰痛：急性腰部扭伤后可出现突发性难以忍受的疼痛，感腰部闪电式疼痛和肌肉撕裂感，腰部活动立即失去控制，呈僵直状态。慢性腰部劳损则发病缓慢，症状可轻可重，常感腰部酸、胀、困、沉重和不适，在活动多或劳累后加重，休息后减轻。不能久坐或久站，需要变换体位。

（2）压痛：急性腰部扭伤后一般压痛明确、固定，压痛所在即为病变所在；而慢性腰部损伤可有压痛点，但多不固定或者范围广泛。

（3）腰部畸形、腰肌痉挛和活动受限：患者腰部僵硬，生理前凸消失，有时可以有侧弯。腰肌多有痉挛，腰部活动受限，不愿活动。

（4）下肢运动、感觉、反射检查：劳损性腰痛患者，下肢运动、反射、感觉等检查正常，可与椎间盘突出症、椎管内肿瘤、椎管狭窄症等疾病鉴别诊断。

（5）影像学检查：劳损性腰痛患者，腰椎可有侧弯、后凸畸形，但无骨折或骨质破坏。

（四）治疗

1.保守治疗

（1）手法治疗：多于腰部施用按揉、擦法、推拿、弹拨、斜扳、牵抖等手法，之后请患者再行用力抱膝贴胸1分钟。应用手法应注意轻快、柔和、灵巧、稳妥，忌用暴力。

（2）药物治疗：①止痛药，非甾体类抗炎药可以缓解疼痛；②肌松药，增强止痛药的作用；③镇静药，如疼痛较重导致精神紧张伴有失眠，可应用地西泮片2.5mg，口服，每日3次，或睡前2.5mg口服；④封闭治疗，对急、慢性软组织腰痛均有效果，一般采用利多卡因和长效激素药物联合使用。

2.手术治疗

腰肌劳损一般无须选用手术治疗。当腰肌劳损产生腰骶部慢性骨筋膜间隔综合征时，可采用腰骶部骨筋膜间隔切开减压术进行治疗：在L3棘突旁2.5cm为中心做长约2.0cm的纵行切口，行腰骶部竖脊肌骨筋膜间隔切开减压术。

3.康复治疗

本病病程迁延，治疗后易反复，故应在平时注意加强防护，防治结合，预防为主。

防治上应注意避免长时间弯腰工作，并尽可能经常变换体位，注意纠正不良姿势，减少腰部肌肉的非对称性收缩。劳动时可佩戴腰围护腰，避免风寒湿邪，所处环境冷热变换剧烈时及时增减衣物。同时，日常避免坐过软的沙发或过矮的椅子，也有助于减少该病的发生。

力量训练能促进神经运动的相互联系及肌肉骨骼的整体性，强化连接组织及肌腱附着点骨质的强度，增加血流量，增强缺氧耐受力。平时可行仰卧五点支撑、三点支撑法或拱桥式练习，同时进行俯卧位的燕飞式锻炼。此外，在久坐、睡觉时于腰部衬垫小枕，使之填充腰椎生理前屈与床面、椅背之间的空隙，减轻腰部肌肉、韧带负担。

在积极、适当、足量的治疗干预下，该病较易达到临床治愈，通常预后良好，但应注意日常调护，尤其是注意劳逸结合，防风避寒，否则易复发。

第二节　周围神经卡压综合征

一、腕管综合征

（一）流行病学

Paget 医生于 1854 年最早描述了 2 名桡骨远端骨折患者出现了正中神经卡压的症状。1913 年，法国学者 Marie 和 Foix 首次报道了低位正中神经卡压症状患者的神经病理检查。1933 年，Learmouth 报道了手术切开屈肌支持带治疗正中神经卡压的病例。1953 年，Kremer 首次在公开著作中使用了"腕管综合征"命名此疾病，至今被一直被沿用。

周围神经卡压性疾病中，腕管综合征（carpal tunnel syndrome）是最常见的疾病。腕管综合征也是最常见的正中神经病变，占所有神经病变的 90%。欧洲的流行病学调查研究显示，特别是在 40–60 岁之间的正常人的患病率为 4%–5%。女性患病率（9.2%）高于男性（6%）。该病发病率在美国约为 0.4%，我国尚无明确统计。双侧发病率高达30%，绝经后女性双侧发病率高达 90%。

（二）危险度预测

腕管综合征发生的原因是腕管内压力增高导致正中神经受卡压。中老年女性多见，有劳损工作史者多发，该病俗称"鼠标手"，故男性发病者常有职业病史，如程序员、厨师等。血糖高且血糖控制不佳，易发生微循环障碍，是腕管综合征的高危因素。

（三）应用解剖

腕管是一个由腕骨和屈肌支持带组成的骨纤维管道。前者构成腕管的桡、尺及背侧壁，后者构成掌侧壁。腕管顶部是横跨于尺侧的钩骨、三角骨和桡侧的舟骨、大多角骨之间的屈肌支持带。正中神经和屈肌腱由腕管内通过（屈桡长肌腱，4 条屈指浅肌腱，

4 条屈指深肌腱）。尽管腕管两端是开放的入口和出口，但其内组织液压力却是稳定的。腕管内最狭窄处距离腕管边缘约 50px（1px = 0.4mm），这种解剖特点与腕管综合征患者切开手术时正中神经形态学表现相符。正中神经走行在屈肌支持带下方，紧贴屈肌支持带。在屈肌支持带远端，正中神经发出返支，支配拇短展肌、拇短屈肌浅头和拇对掌肌。其终支是指神经，支配拇指、示指、中指和环指桡侧半皮肤。

（四）发病原因

特发性腕管内腱周滑膜增生和纤维化是最常见的导致腕管内压力增高的原因，其发生的机制尚不明了。其他如屈肌肌腹过低、创伤或退行性变导致腕管内骨性结构异常卡压神经、类风湿等滑膜炎症、腕管内软组织肿物，如腱鞘囊肿等。

（五）临床表现

1.临床表现　中老年女性的发病率较男性更高，但原因尚不明确。常见症状有正中神经支配区（拇指、示指、中指和环指桡侧半）感觉异常和 / 或麻木。很多首发症状是夜间手指麻木，且有夜间手指麻醒。放松上肢或甩手可得到一定程度的缓解。患者在白天腕部疲劳活动或者强迫体位也会引起手指麻木的加重，如做针线活、长时间手持电话或长时间使用键盘、鼠标。部分患者开始只是中指或中、环指指尖麻木不适，而到后期才发展到拇指、示、中指和环指桡侧半均出现麻木不适。某些患者也会有前臂甚至整个上肢的麻木或感觉异常，甚至为症状。晚期患者可出现手指感觉减退或消失，拇短展肌和拇对掌肌萎缩及肌力下降。严重者出现大鱼际最桡侧肌肉萎缩，拇指不灵活，对掌功能下降。

2.诊断　最重要的诊断依据是患者典型的临床症状，即正中神经在手掌的分布区的麻木不适，夜间加重。除了主观性的症状，客观上查体明确大鱼际肌肉萎缩是病情严重的表现，物理检查有利于诊断，主要有蒂内尔征（Tinel sign）、腕掌屈试验（Plalen test）和正中神经压迫试验。

（1）蒂内尔征：腕管区域叩击时出现正中神经支配区域的麻木不适感，即为阳性。

（2）腕掌屈试验：让患者手腕保持于最大屈曲位，桡侧 3 个手指 60s 内出现麻木不适感，即为阳性。

（3）正中神经压迫试验：用拇指压迫腕管部位，如果正中神经支配区域皮肤 30s 内出现麻木不适为阳性。肌电图可以帮助确定诊断神经损伤的定位及定性，排除原因的神经性疾病，还可反映压迫的严重程度，有重要参考价值。不过，神经电生理检查有假阴性和假阳性的可能，不能简单依靠肌电图结果来确定诊断。

当怀疑腕管周围骨性异常导致正中神经卡压时，腕管 MRI 有助于确定是否存在腕管容积的改变。

3.鉴别诊断　多数腕管综合征患者具有典型的症状和体征，但仍有一些不典型的患者，需要与其他一些神经系统疾患进行鉴别。主要鉴别诊断包括：颅内肿瘤、多发性硬化、神经根型颈椎病、颈髓空洞症、胸腔出口综合征、外周神经肿瘤、特发性臂丛神经炎、臂丛下干或其他正中神经病变。

（六）治疗

1.保守治疗 腕管综合征保守治疗方法很多，包括制动休息和局部封闭治疗等。

（1）辅助支具帮助制动休息，减轻症状。建议将腕关节固定于中立位，可以降低腕管内压力（图11-1）。

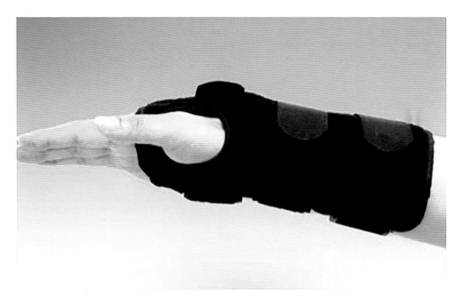

图 11-1 腕关节支具

（2）口服非甾体类抗炎药和局部注射皮质类固醇药物也是常用方法（图11-2），如果局部注射可以暂时缓解症状，则手术成功率很高。激素注射存在并发症，如损伤正中神经等。通过啮齿类动物实验模型研究发现，即使将地塞米松直接注射到神经内部，也不会损伤神经。所有其他类固醇药物注射到大鼠坐骨神经内时，都会损伤神经。因此，不建议常规应用皮质类固醇注射。

（3）中医治疗：属中医"痹病"范畴。可采用针灸、推拿、熏蒸等方式，以达到温经通络、活血化瘀、祛风除湿的疗效。

2.手术治疗 如果保守治疗无效则考虑手术治疗。术中尽可能暴露正中神经，以免伤及神经。长切口于有占位性病变、有滑膜病变及腕部结构有损伤，需二次松解减压者，以便能实施附加手术（图11-3）。

腕关节镜技术是一种"微创"手术治疗方法，切口小，创伤小，可以避免术后切口不适等问题。但是关节镜存在视野欠佳、不能辨别解剖变异、松解不充分及费用较高等缺点，如视野不充分，应改为切开手术。

3.疾病康复 术后处理，目前的做法是疏松包扎，术后2d内限制腕关节活动。2d后换药，嘱患者开始肩、肘、腕、手和手指功能练习。术后3周内，可在夜间使用支具固定腕关节于中立位。术后12-14d拆除缝线。1个月后恢复工作，但限制负重。术后6-8周，完全恢复活动。积极功能锻炼有助于功能康复。

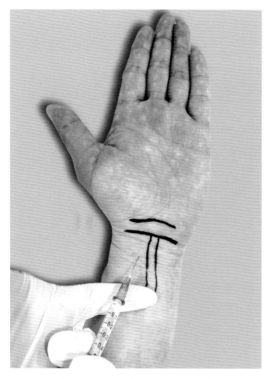

图 11-2 腕管局部注射示意图

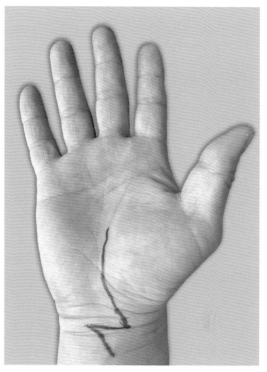

图 11-3 腕管综合征手术切口

（七）预后与并发症

该病通过规范治疗，大都可以治愈。轻中度患者通过改变工作生活习惯，固定腕关节，口服非甾体类药物，甚至局部注射封闭治疗等综合治疗，基本可以缓解症状。对于重度患者，或者保守治疗效果不佳者，可以采取手术松解正中神经，如果术中发现神经变性不严重，则术后恢复好，如果病程长，术中发现神经变性严重，术后可能恢复部分功能。

并发症主要为术后感染、术中神经损伤及术后瘢痕及组织再次粘连。

二、肘管综合征

（一）流行病学

肘管综合征多继发于肘部的慢性损伤，中老年多发，以肘区的刺痛或酸痛最常见。多活动肘部可有效预防，但治疗时需制动。

（二）危险度预测

最常见的是肘区的疼痛，表现为刺痛或酸痛，向近远端放射。患者主诉常为手背尺侧（小手指侧）及尺侧一个半手指的掌、背侧间歇性出现麻木、不适，与体位有关，可于夜间疼醒。写字、用筷子不灵活。症状加重时，尺侧腕屈肌及环指、小指指深屈肌肌力减弱，手内在肌萎缩，出现轻度爪形指畸形（图 11-4）。

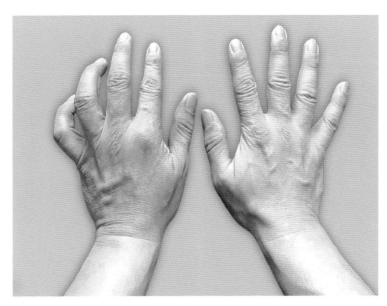

图 11-4　爪形指畸形

（三）应用解剖

在肱骨内上髁与尺骨鹰嘴之间有一弧形窄而深的骨沟，有深筋膜横架于上，形成一骨性纤维鞘管，即尺神经沟，也称肘尺管。管内为尺神经及尺侧上副动、静脉。

（四）发病原因

任何使肘管容积绝对或相对减小的因素均可引起尺神经的卡压，常见的原因如下。

1. 肘外翻　正常的肘关节都有 10°-15° 的外翻角，如果肘部骨折畸形愈合或者儿童骨骺损伤导致发育不良，导致角度增大，从而形成肘关节外翻畸形。与此同时，肘管内的张力会加大，内部的尺神经自然也会受到挤压，从而逐渐出现一系列状。

2. 尺神经半脱位　如果肱骨髁先天性发育不良，尺神经在屈肘时很容易滑出肘管，这相当于走路穿了双过大的鞋，反复摩擦碰撞必定会导致脚部受损。

3. 慢性损伤　肘关节周围骨折，如果恢复不良，会导致畸形（如肘外翻），使尺神经受到卡压。另外，类风湿性关节炎累及肘关节时，会引起各种变形、增生，也可引起肘管卡压。

4. 异物压迫　如肱骨有可能会有肿块或者肘关节创伤导致异位增生，可压迫尺神经，例如腱鞘囊肿、脂肪瘤等，但较少见。

（五）临床表现与诊断

1. 临床表现　症状早期患者常感到小指指腹麻木、不适。有时写字、用筷子动作不灵活。症状加重时，尺侧腕屈肌及环指、小指指深屈肌力弱，手内在肌萎缩，出现轻度爪形指畸形。拇示指捏夹实验阳性。

2.诊断

（1）查体：手内在肌萎缩，肘部尺神经滑脱、增粗、压痛，环、小指呈爪状畸形在严重压迫时出现。屈肘试验及肘部 Tinel 征会比较明显。屈肘试验：患者上肢自然下垂，患侧前臂屈肘 120°，持续约 3min，出现手部尺侧感觉异常者为阳性。

（2）辅助检查

①肌电图检查：尺神经通过肘管的运动传导速度 < 50m/s，能明确尺神经卡压是否在肘管内，尺神经传导速度减慢、潜伏期延长，尺神经支配的肌肉有失神经的自发电位出现均可指导诊断。肌电图检查是尺神经压迫性疾患的常规检查，具有诊断价值。

②X 线检查：常规检查，用于观察肘关节周围的骨组织形态学变化。

③ MRI 检查：可以在电生理异常变得明显之前识别神经压迫，尽管没有研究评估其效用。在年轻的患者中，它可以帮助评估异常解剖的可能性，有助于神经压迫。

④超声检查：可以帮助发现解剖性肘管异常，如副肌肉、骨赘、神经节或神经半脱位。

3.鉴别诊断　需要与肘管综合征鉴别的疾病很多，包括其他部位的尺神经卡压、各种疾病导致的尺神经症状，如神经根型颈椎病、腕尺管综合征、胸廓出口综合征等。

（1）神经根型颈椎病：低位颈神经根卡压极易与本病相混淆，但颈椎病还有颈部及上臂症状，疼痛向上臂及前臂内侧放射。另外，颈椎影像学检查 CT 及 MRI 上可见神经根压迫。

（2）腕尺管综合征：又称 Guyon 综合征，较为少见，常见于有骨折史的中年男性，或者腱鞘囊肿压迫可触及肿物，屈腕试验阳性可鉴别。

（3）胸廓出口综合征：临床表现不仅有尺侧半手部感觉异常和手内在肌肌力减退，前壁内侧感觉异常是其典型的鉴别体征。斜角肌压迫试验、过度外展试验、屈肘试验等，有助于鉴别。

（4）正中神经麻痹：肌萎缩分布于前臂睛 1/3 及大鱼际肌，并屈曲。做捏纸试验时患者用拇指与示指的根部。

（5）正中神经与尺神经合并损害：如上肢创伤骨折压迫等引起，此两神经麻痹时在前臂掌侧出现局限性肌萎缩，而肱桡肌、桡侧屈腕长肌、桡侧屈腕短肌则无萎缩，大小鱼际肌、骨间肌有萎缩，手掌平坦呈"猿手"。

（六）治疗

1.保守治疗　轻度可以保守治疗。首先需要避免长时间屈肘动作。最常用的保守治疗是制动休息，可选用支具固定或者戴护肘。口服或者外用非甾体抗炎药可缓解疼痛与麻木，但慎用肘管激素封闭治疗。

2.手术治疗　保守治疗无效的患者如果持续性症状而且出现肌肉萎缩时，需要手术治疗。

手术治疗适用于手内在肌萎缩、保守治疗效果不好者。对于症状严重者，诊断一旦明确，通常应及时行手术探查。手术方式通常可分为尺神经松解术、尺神经前置术两种。其中尺神经前置术可分为皮下前置术和深部前置术。

将尺神经从尺神经沟中解脱出来，移至肘前皮下。尺神经前移时要往远、近端做充分游离，并需切断神经的关节支及 1~2 个肌支，以利向肘前移位，以防止移位后肌内卡压。在屈肌起点处掀起一片深筋膜，将移位的尺神经控制在肘前部，以防伸肘时移位的神经滑回原位。翻转的深筋膜要有一定的宽度及长度，防止对尺神经形成新的卡压。一般不主张行神经束间松解，否则会使症状加重。

3.疾病康复　术后屈肘位石膏托制动，3 周后开始锻炼活动。积极功能锻炼有助于功能康复。

（七）预后与并发症

术前手内在肌肉萎缩明显者，症状持续时间长者，术中见神经内纤维变性，预后可能不佳，术后效果差。另外，术前肌电图提示诱发电位减弱程度也可预测预后。

并发症主要为术后感染、术中神经损伤及术后瘢痕及组织再次粘连。

三、梨状肌综合征

（一）流行病学

梨状肌综合征可导致急慢性坐骨神经痛，而且较为常见。解剖变异，常见有坐骨神经从梨状肌肌腹中穿出；坐骨神经从梨状肌肌腹中穿出；腓总神经高位分支自梨状肌肌束间穿出。如梨状肌受损、充血、水肿，产生炎症，导致痉挛、后期粘连和挛缩时，肌间隙或该肌上、下孔狭窄，穿出的神经、血管被卡压，产生一系列疼痛、麻木、功能障碍等表现称为梨状肌综合征。

年轻人以创伤后受损粘连为主，老年患者多为劳损炎症导致。

（二）危险度预测

梨状肌急性损伤：髋关节急剧内收、内旋使梨状肌猛烈牵拉；髋关节快速外旋，梨状肌急剧收缩，可致梨状肌受损肿胀、痉挛。某些体位梨状肌经常处于过度牵拉状态，可造成梨状肌劳损，慢性劳损而致梨状肌肥厚、僵硬，进而粘连刺激或压迫坐骨神经，引发臀部疼痛和下肢痛。

（三）应用解剖

梨状肌起于骶椎的前面，分布于骨盆的内面，经坐骨大孔穿出骨盆进入臀部，止于股骨大转子（位于大腿上端外侧与臀部交界处）。梨状肌与坐骨神经的关系多变，有的在骨盆内就分为二支。根据统计，坐骨神经以单支从梨状肌下方穿出坐骨大孔进入臀部者只占 60.5%，而以单支形式穿梨状肌或以两根夹持梨状肌（一支经梨状肌下方，另一支穿梨状肌）等变异者占 39.5%。

（四）发病原因

创伤导致梨状肌受损，如髋臼后上部骨折移位、骨痂压迫，肌肉创伤出血、粘连、瘢痕形成；注射药物导致肌肉变性、挛缩。此外，坐骨神经出解剖变异，穿行于梨状肌内，受到长期压迫，特别是髋关节外旋时，压迫加重，导致坐骨神经损伤。

（五）临床表现与诊断

1.临床表现 该病主要表现为疼痛，以臀部为主，并可向下肢放射。严重时行走困难。同侧下肢的后面或后外侧传导痛，偶有小腿外侧麻木、会阴部不适等。严重者各种坐骨神经痛症状均会出现，但局限于臀部平面以下。

2.诊断 主要症状：臀部疼痛，可伴有向同侧下肢的后面或后外侧放射；腹内压增高时，咳嗽、喷嚏及大小便可疼痛加重。

（1）直腿抬高试验：直腿抬高在 60°以前出现疼痛为试验阳性。但超过 60°以后，梨状肌不再被继续拉长，疼痛反而减轻。

（2）梨状肌紧张试验：这是梨状肌综合征的常用检查方法：患者仰卧位，下肢伸直位，做内收内旋，如产生坐骨神经症状，有放射性疼痛，再迅速将患肢外展外旋，疼痛立即缓解，提示梨状肌紧张试验阳性。

（3）Mirkin 试验：患者取站立位，双膝伸直，缓慢弯腰向下，检查者按压臀部坐骨神经穿越梨状肌的部位，引发疼痛，并延伸至小腿后侧。有时骨盆和直肠检查亦会诱发疼痛。

（4）Beatty 试验：患者取健侧卧位，患侧下肢膝关节弯曲，置于健侧下肢后面的桌面上，抬高膝关节可诱发疼痛。

3.鉴别诊断

（1）腰椎间盘突出症：该病常有腰部疼痛，可伴坐骨神经痛，腰椎间隙有压痛，直腿抬高试验、加强试验阳性，而梨状肌紧张试验可为阴性。

（2）神经鞘膜瘤：坐骨神经在臀部发生鞘膜瘤较为少见。休息后不缓解，呈进行性加重，蒂内尔征阳性，超声检查、MRI 检查发现神经异常，需要病理才可确诊。

（3）坐骨神经炎：特点是坐骨神经经路有压痛点，坐骨神经炎多由细菌、病毒感染所致，有坐骨神经症状，但是腰部检查为阴性。

（4）臀上皮神经炎：患者腰部前屈、后伸、左右旋转等活动明显受限，患侧髂前上棘与大转子连线中点水平线后侧约 3.5cm 处常有明显的压痛。可有跛行。髂嵴中点下2cm 处持续性牵扯痛，劳累后加剧，休息可缓解。疼痛可沿大腿后外侧放射，但一般不超过膝关节水平。患肢抬高受限，且牵拉患肢时疼痛加重。

（六）治疗

1.保守治疗

（1）患者应避免运动，制动休息，平卧硬板床。牵引治疗效果不明显。同时可以口服或者外用非甾体类抗炎药和活血化瘀、消炎止痛类药物。

（2）局部封闭：术者自髂后上棘到股骨大粗隆做一连线，连线中点直下 2cm 处即为坐骨神经出梨状肌下孔之部位，其两侧即为梨状肌。

（3）中医治疗：梨状肌手法治疗，拉伸结合按压。①患者俯卧位；②治疗师立于患者髋关节处；③将一只手的指关节置于臀部大转子旁，向前中部用力按压；④另一只手抓住患者足踝部，屈膝呈90°；⑤指关节持续按压梨状肌，将患者下肢拉向治疗师，旋转髋关节至内旋。

2.手术治疗　如果保守治疗方案不能缓解患者的症状，则要考虑手术治疗。可行梨状肌切断术或者坐骨神经松解术。微创治疗可在可视化内窥镜的指导下，用特殊切刀切开梨状肌松解坐骨神经。

3.疾病康复　术后疏松包扎，术后2d内限制腕关节活动。2d后换药，嘱患者开始肩、肘、腕、手和手指功能练习。术后3周内，可在夜间使用支具固定腕关节于中立位。术后12-14d拆除缝线。1个月后恢复工作，但限制负重。术后6-8周，完全恢复活动。

积极功能锻炼有助于功能康复，梨状肌综合征康复训练动作如下。

（1）臀部肌肉的伸展：右脚跨在左膝，左脚往上抬靠近身体（可能手置左膝后帮忙拉向身体），伸展右臀，时间约1min，换边伸展左臀，共3-5次。

（2）腘绳肌站立位拉伸：大腿后肌伸展，将要伸展的脚伸直放矮凳上，上半身前倾使大腿后肌有拉紧的感觉，伸展时间约1min，换脚同样动作，共3-5次。

（3）抗阻髋外展：运用弹力带训练，大腿用力外展，维持10s，共10-20次。

（4）仰卧卷腹：仰卧起身运动，双手伸直，将肩膀抬离地面即可。肩膀抬离地面5-10s后放松，共10-20次。

（5）俯卧伸髋：趴卧，患侧膝盖屈曲90°，用臀部力量将腿抬高约20cm，维持10s后放下，共10-20次。

（6）四肢抬高：双膝跪地，抬起左手伸直右脚，维持平衡时间约1min，换右手左脚，共3-5回合。

（七）预后与并发症

该病通过规范治疗大多可以治愈。轻中度患者通过改变工作生活习惯，口服非甾体类抗炎药，轻中度者局部激素封闭治疗，可基本缓解症状。重度患者及保守治疗效果欠佳者，可以采取手术松解坐骨神经，如果术中发现神经变性不严重，则术后恢复好，如果病程长，术中发现神经变性严重，术后可能预后欠佳。

并发症主要为术后感染、术中神经损伤及术后瘢痕及组织再次粘连。

四、周围神经卡压综合征的预防

良好的生活、工作方式有助于周围神经卡压综合征的预防。

（一）注意休息

避免长时间强迫体位，避免重体力活动及减少快速灵活的活动，此外，在工作间隙多进行几次短暂的休息。

（二）适当锻炼

增加肌肉的柔韧性，较少参加体育活动的人患腕管综合征的概率是经常进行体育锻炼的人6倍。这说明体育锻炼对预防腕管综合征有重要作用。

（三）保持血液循环畅通

注意关节部位保暖，血液循环不畅也会导致患腕管综合征。动静脉血管健康，血液循环才会畅通，这对避免周围神经卡压综合征非常有用。

（四）正确的生活工作姿势

在工作岗位上保持不动的姿势是违背人体生理学的。当你坐下时背部应尽量与座位的椅背贴合，以便减少对身体的束缚。理论上眼睛应保持在距离电脑屏幕60cm的地方，而鼠标离键盘越近越好。不要长时间保持任何一种交叉腿的姿势，因为这种姿势会让关节处于不自然的状态。

选择硬板床，平卧位姿势，不要久坐久卧，不要弯腰长时间工作。

（五）使用顺手的工具

日常生活中的任何工具都有可能使腕部受到损伤，因此应尽量避免使用需要小心夹紧、腕髋肘关节部弯曲的工具。同时，工具的大小十分重要。对于大多数男性而言，最适宜的握宽约是5.7cm。

（六）冷热敷并按摩患部

用冷水和热水反复交替浸泡患部，能够刺激动静脉吻合血管，使功能不全的血管恢复正常，促进血液循环。医生建议沿腕部和臂部来回摩擦冰袋，每次持续40-60s，让皮肤表明呈现红色并有麻木感；而热水袋敷患部有助于减轻疼痛。每天坚持冷热敷并按摩患部，可以促进血液充分循环，促使腕部的动静脉吻合血管达到发达状态，功能得到改善。关键是贵在坚持，每天坚持锻炼，自然而然就会越做越好。

（七）保持良好的精神状态

心理压力大和心情沮丧有可能导致肌肉群因紧张而受损。因此，日常生活中我们要以平和的心态对待一切事物，保持乐观心态。同时，还要清心养神，尽量排除杂念，以达到心神宁静的状态。

第三节 骨与软骨的慢性损伤

一、髌骨软化症

（一）流行病学

任何年龄段都可出现，运动员和中老年女性患者为多见，女性多于男性，约2/3的为女性。许多儿童所谓的"生长痛"，常与该病有关。

（二）危险度预测

1.先天性因素　任何原因都可引起髌股关节关节对合不良，如股骨髁大、小异常，髌骨发育障碍，位置异常及，胫骨外旋畸形和膝关节内、外翻等，均可使髌骨不稳定，产生髌骨半脱位或侧倾，髌股关节面压应力过度集中于一侧，成为慢性损伤的基础。

2.后天性因素　膝关节处于 35°－50° 时，膝关节半屈曲状态，会增加髌骨半脱位或侧倾趋势，以致增加髌股关节的外侧壁摩擦，如自行车、滑冰、爬山等运动，是本病常见的后天性因素。膝关节长期在大强度负荷（包括超重体重）活动，也容易加重髌骨软化症。

（三）应用解剖

髌股关节由髌骨和股骨滑车两部分组成，周围由股四头肌，髌腱，髌骨内、外侧支持带这四个主要结构围绕固定。从轴位上看，髌骨呈凸形，股骨滑车呈凹形，两者表面覆盖着软骨，以"凹凸"的形态衔接。

（四）发病原因

跑步、爬山或爬楼梯过程中，最容易受伤的是髌骨软骨。因为在普通行走过程中，髌骨承受的力约为体重的 1/3－1/2，爬楼梯或者跑步时约为体重的 3 倍，而下蹲时可高达体重的 7 倍。所以，在做反复膝关节屈伸运动时，髌骨软骨是最容易受伤的。其病理变化是软骨的退行性改变，包括软骨肿胀、碎裂、脱落，这就是髌骨软化症（髌骨软骨损伤），最后股骨滑车也会发生同样的病变，最终发展为髌股关节炎。

（五）临床表现与诊断

1.临床表现　早起症状主要是膝前疼痛和"打软腿"。膝前疼痛最早是在上、下楼梯或下蹲起立时出现，走平路时一般没有症状。也有人会出现膝关节突然无力症状，感觉就要跪倒一样，这就是所谓的"打软腿"。随着疾病的进展，上述症状逐渐加重，甚至在走平路时也会有不适感。而以上所有症状并不是突然出现，而是随着运动的进行，慢慢出现，所以说髌骨软化症是一种慢性疲劳性损伤。严重时常需下楼侧身横行或无力摔跤，俗称"打软腿"，膝关节可反复疼痛肿胀积液，膝关节还会怕冷，常误诊为"风湿病"。病情进一步加重时，夜间疼痛，下蹲困难，从而影响睡眠和正常生活。

2.诊断

（1）查体：最常用的也是最准确的就是髌骨研磨试验。在患者双腿伸直时，用力下压髌骨并将髌骨与股骨进行摩擦，出现疼痛即为阳性，此时髌骨软化症的诊断已基本成立。下一步就需要行膝关节 MRI 检查，进一步明确诊断及软骨损伤的严重程度，来制定下一步治疗方案。

（2）辅助检查：①X 线检查，临床 X 线检查常有不同程度的骨质增生，X 线轴位检查可见髌骨侧倾或半脱位，外侧间隙变窄，髌股关节外侧过量长期的磨损，会造成相应关节软骨下骨硬化，髌骨侧位 X 线片可见"月芽样"骨硬化影。②MRI 检查，可看到髌骨软骨破坏现象（图 11-5）。

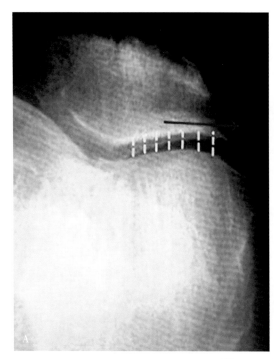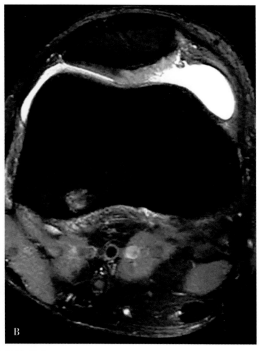

图 11-5 髌骨软化症

A.X 线；B.MRI

3. 鉴别诊断

髌骨软化症常误诊为半月板损伤、缺钙、风湿，MRI 及关节镜可以确诊。

（六）治疗

1. 保守治疗

（1）药物治疗：塞来昔布、双氯酚酸钠、对乙酰氨基酚等，但药物只是止疼不治本，因为该病的根源——股四头肌内侧头髌骨的磨损继续在进行，到一定程度，无法继续保守治疗，只能做手术。

（2）体疗伸膝绷劲操：已有膝关节伸不直的，在膝关节上附加 2-3kg 的沙袋助压。但它无法单独锻炼加强股四头肌内侧头，只能作为辅助治疗手段。具体做法：膝上放 2-3kg 沙袋（加热或不加热均可），曲膝 30°（因为曲膝 30°时，锻炼加强股四头肌内侧头为主），然后用力向下绷劲 5s、放松，间隔 5-6s，再重复下一次，每天练习 2-3 次，每次 30min。

2. 手术治疗　手术治疗的目的是为了克服髌骨向外侧倾或半脱位，试图从根本上解除髌骨软化症发病的病因。

包括：①膝关节支持带的外侧松解，内侧重叠缝合；②韧带转移法；③胫骨结节内移术或截骨术。这些过去使用了几十年的方法，因切口和手术创伤较大而放弃。人工髌骨关节表面置换术治疗单纯的严重的髌股关节炎有一定疗效。

3. 关节镜治疗　关节镜是检查治疗髌骨软化症中后期病例的一个不错的方法，但单纯的"刨削术"已证明效果不佳，膝关节外侧支持带的松解术有短期效果，但不能持久，容易复发，因切开的支持带容易产生瘢痕粘连而又回到原位。

（七）预防

（1）避免剧烈运动：避免不科学的持续性反复蹲位和剧烈的运动，如爬山、爬楼梯等膝关节屈曲位负重用力的锻炼。避免突然改变锻炼的强度。人们要懂得如何避免不正当的膝盖负重：躺下时，膝盖的负重几乎是0；站起来和走路时负重大约是上半身体重1~2倍；上下坡或上下阶梯的时候，是3~4倍；跑步时，则是4倍；打球时，膝盖的负重大约是6倍；蹲和跪时，膝盖的负重大约是8倍。

（2）保持合适体重：以降低作用于膝关节上的重力，因为肥胖也会增加膝关节的退行性疾病的危险。

（3）锻炼大腿肌肉：国外已有文献报道，关节周围肌肉较强壮、发达时，关节的骨性关节炎发病率可降低80%，发生时间也较晚。大腿的股四头肌在保持膝关节稳定性方面起着重要的作用，它的强壮和发达有利于稳定膝关节，不但可治疗髌骨软化症，还可减少膝关节内不正常的撞击，可减少骨性关节炎发病率，保持膝关节正常。

在锻炼过程中注意到了以上几点，既可以享受到锻炼的乐趣和益处，又可以最大程度避免加重膝关节软骨面的损伤，一举多得。

二、距骨坏死

（一）流行病学

距骨坏死（necrosis of talus）在踝关节遭受严重损伤时，可使距骨的血供遭到完全破坏而发生缺血性坏死，最终导致距骨体塌陷变形，造成踝关节骨性关节炎。距骨骨折是距骨坏死的主要原因，主要表现为疼痛和活动受限，因疼痛和关节间隙变窄而导致踝关节屈伸活动均受限。距骨坏死要根据病因积极治疗，禁用糖皮质激素类药物。

（二）危险度预测

距骨坏死与其骨折类型，即损伤的程度有关：骨折脱位越严重，周围软组织损伤越大，坏死概率越高。

（三）应用解剖

距骨表面2/3为关节软骨所覆盖，没有肌腱或肌肉附着。由前向后可将距骨分为距骨头、距骨颈和距骨体，后侧另外两个重要的解剖结构为距骨外侧突和距骨后突，距骨后突被长屈肌腱沟分为内侧及外侧结节，在距骨后突外侧结节后方可发生距后三角骨。

距骨头位于由跟骨前、中关节面，足舟骨和弹簧韧带所组成的关节复合体中，其内侧为胫后肌腱。相对于距骨体，距骨颈轴线有15°~20°的内倾，距骨颈部没有关节软骨覆盖，是血供进入的主要部位，同时也是容易发生骨折的部位。距骨颈底面构成跗骨窦和跗骨管的顶部。距骨体前宽厚窄，下宽上窄，与踝穴紧密匹配，可分为上表面、内侧面、外侧面和底面。上表面和胫骨远端构成胫距关节，外侧面和内侧面分别与外踝和内踝相关节，底面则和跟骨后关节面相关节。

距骨外侧突是距骨体外侧关节面的延伸，无关节软骨覆盖，是距跟外侧韧带的起点，距骨外侧突的前方则是距腓前韧带的附着点。距骨骨质致密，因此距骨骨折大多为高能量损伤。

（四）发病原因

距骨是全身骨骼中唯一没有肌肉附着的骨骼，距骨的营养血管供给主要来自前后关节囊及韧带附着处，如骨折或脱位后没有营养血管供给，即便复位后距骨坏死率也可高达95%以上。

（五）临床表现与诊断

1.临床表现　主要表现为疼痛和活动受限。临床症状踝背轻度肿胀、疼痛、活动受限、距骨区压痛等。

2.诊断　依靠骨密度致密的X线、MRI缺血表现可做出缺血性坏死的诊断（图11-6）。

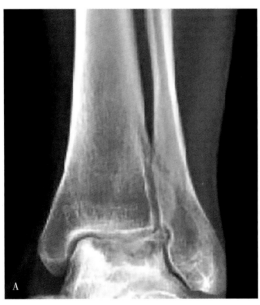
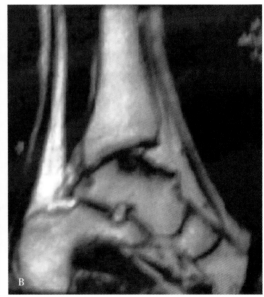

图11-6 距骨坏死
A.X线；B.MRI

距骨坏死的分型：Ⅰ型，距骨颈骨折而无脱位，因其韧带未受损，所以血液供应尚完整，故距骨体坏死率低于10%。Ⅱ型，距骨颈骨折合并距上下关节脱位，骨间韧带遭受损伤，距骨体的血液供应会部分减少，距骨坏死率上升至20%～40%。Ⅲ型，距骨颈骨折合并距上下关节脱位，即胫距关节、距跟关节均脱位。脱位后可能只有少数软组织附着以维持血供，若不及时复位，易发生缺血性坏死，其坏死率高达70%以上。

（六）治疗

距骨坏死要根据病因积极治疗，禁用可导致骨坏死的药物，如糖皮质激素类。

1. 保守治疗　距骨坏死的主要治疗是对症镇痛和配戴踝关节护具。可进行理疗或口服及外用镇痛药控制疼痛。另外，要注意膝关节的屈膝活动训练。

2. 手术治疗　老年患者自愈能力减弱，最终发生踝关节骨性关节炎，建议手术治疗，包括病灶清除、骨移植、骨瓣移植等，增加骨坏死的修复能力。如关节破坏严重，可选择踝关节融合术或者人工关节置换。

（七）预防

该病是由于先天性发育异常引起的，故无有效的预防措施，但需注意的是，该病虽然是一种自愈性的疾病，活动期约 2 年，但如果已有驼背畸形，就不可能完全纠正，成年后早期还会继发骨性关节炎。因此一旦确诊为距骨坏死，则必需积极治疗。

（顾峥嵘　上海市宝山区罗店医院）

参考文献

顾玉东 . 腕管综合征与肘管综合征的临床分型现状与建议 [J]. 中华骨科杂志 ,2011,7:818–819.

JON C TOMPSON. 奈特简明骨科学彩色图谱 [M]. 邱贵兴等 , 主译 . 北京 : 人民卫生出版社 ,2007.

STEVEN D WALDMAN. 镇痛注射技术图谱 [M]. 陈亚军等 , 主译 . 天津 : 天津科技翻译出版公司 ,2011.

ASHOUR A, ALFATTNI A, HAMDI A.Functional outcome of open surgical A1 pulley release in diabetic and nondiabetic patients[J].J Orthop Surg,2018,26(1):1-4.

BACZKOWICZ D, KRECISZ K, BORYSIUK Z.Analysis of patellofemoralarthrokinematic motion quality in open and closed kinetic chains usingvibroarthrography[J]. BMC Musculoskelet Disord,2019,20(1):48.

BERGER RA, WEISS APC.Hand Surgery[M].Philadelphia,PA:Lippincott Williams & Wilkins,2004:868-886.

CASS SP.Piriformis syndrome:A cause of nondiscogenic sciatica[J].Curr Sports Med Rep,2015,14(1):41-44.

HOPAYIAN K,DANIELYAN A.Four symptoms define the piriformis syndrome: an updated systematic review of its clinical features[J].Eur J Orthop Surg Traumatol,2018,28(2):155-164.

CHANG NJ,CHOU W,HSIAO PC,et al.Acute effects of Kinesio taping on pain, disability and back extensor muscle endurance in patients with low back pain caused by magnetic resonance imaging-confirmed lumbar disc degeneration[J].J Back Musculoskelet Rehabil,2018,31(1):85-93.

GOUBERT D,DE PAUW R,MEEUS M,et al.Lumbar muscle structure and function in chronic versus recurrent low back pain:A cross-sectional study[J].Spine J, 2017,17(9):1285-1296.

GOUBERT D,OOSTERWIJCK JV,MEEUS M,et al. Structural changes of lumbar muscles in non-specific low back pain:A systematic review[J].Pain Physician,2016,19(7):e985-e1000.

HUBBARD EW, RICCIO AI. Pediatric orthopedic trauma: An evidence-based approach[J]. Orthop Clin North Am,2018,49(2):195-210.

KRECISZ K,BACZKOWICZ D.Analysis and multiclass classification ofpathological knee joints using vibroarthrographic signals[J].Comput MethodsPrograms Biomed, 2018,154:37-44.

LALLI TA,KING JC,SANTROCK RD.Complete encasement of the peroneal tendons by the peroneal tubercle[J].Orthopedics,2014,37(7):e649-e652.

MARUYAMA M,TAKAHARA M,SATAKE H.Diagnosis and treatment of osteochondritis dissecans of the humeral capitellum[J].J Orthop Sci,2018,23(2):213-219.

MICHEL F,DECAVEL P,TOUSSIROT E,et al.The piriformis muscle syndrome:An exploration of anatomical context, pathophysiological hypotheses and diagnostic criteria[J].Ann Phys Rehabil Med,2013,56(4):300-311.

NAZLIKUL H,URAL FG,ÖZTÜRK GT,et al.Evaluation of neural therapy effect in patients with piriformis syndrome[J].J Back Musculoskelet Rehabil,2018,31(6):1105-1110.

NEVIASER AS,HETTRICH CM,BEAMER BS,et al.Endosteal strut augment reduces complications associated with proximal humeral locking plates[J].Clin Orthop Relat Res,2011,469(12):3300-3306.

PROBST D,STOUT A,HUNT D.Piriformis syndrome: A narrative review of the anatomy, diagnosis, and treatment[J].PM R,2019,11(1):s54-s63.

SEO YG,PARK WH,LEE CS,et al.Lumbar extensor muscle size and isometric muscle strength in women with symptomatic lumbar degenerative diseases[J].Asian Spine J,2018,12(5):943-950.

SPROUL RC,IYENGAR JJ,DEVCIC Z,et al.A systematic review of locking plate fixation of proximal humerus fractures[J].Injury,2011,42(4):408-413.

VELLILAPPILLY DV,RAI HR,VARGHESE J,et al.Counterforce orthosis in the management of lateral epicondylitis[J].J Ayub Med Coll Abbottabad,2017,29(2):328-334.

ZHANG J,SIA DS,SINGH G,et al.Recap of the knee cap: A "leave alone" lesion[J]. Ann Acad Med Singap,2017,46(10):410-412.

第十二章
肩肘关节损伤

第一节　肩关节损伤

一、肩峰下撞击综合征

肩峰下撞击综合征又称肩峰下疼痛弧综合征，是肩关节外展活动时，肩峰下间隙内结构与喙肩弓之间反复摩擦、撞击而产生的一种慢性肩部疼痛综合征，是中老年人的常见病。其临床特征是肩关节主动外展活动时有一疼痛弧，而被动活动疼痛明显减轻甚至完全不痛。

1. 病因　肩峰下间隙又被称为"第二肩关节"，它的上界由肩峰、喙突、喙肩韧带及肩锁关节构成，下界是肱骨头。间隙内包含冈上肌腱、冈下肌腱、肱二头肌长头腱、喙肱韧带及肩峰下滑囊等结构。各种原因导致肩峰下间隙体积减小、内容物体积增大，均可导致肩峰下撞击综合征。Neer 等认为肩峰下撞击综合征是肩部前屈、外展或内旋时，肱骨大结节与喙肩弓反复撞击，促使滑囊、肌腱发生损伤、退变，乃至发生肌腱断裂，引起肩部疼痛和活动障碍。在老年人群中，Morrison 等发现随着年龄的增加，肩部外展时，肱骨头会因为肩袖下压力量的减弱而上移，肩峰前缘与肱骨头反复撞击，会导致疼痛和活动受限。

2. 分型　根据肩袖组织的损伤情况，Neer 将肩峰下撞击综合征分为 3 期：Ⅰ期为肩袖水肿出血期；Ⅱ期肩袖肌腱炎；Ⅲ期肩袖出现撕裂。依据 MRI 及关节镜下表现进行分期，Ⅰ期 MRI 检查未见异常，镜下见肩袖上表面毛糙，喙肩韧带表面有磨损表现；Ⅱ期肩袖肌腱上表面部分撕裂，喙肩韧带和肩峰下表面有撞击磨损表现；Ⅲ期肩袖出现全层撕裂，肩峰形状为二型或三型。

3. 发生机制　对于肩峰撞击的发生机制一直没有定论，有学者认为，肩峰的形态异常是引起肩峰撞击的主要原因之一。Neer 根据尸体解剖结果将肩峰分为 3 种不同形态：扁平（Ⅰ型）、弯曲（Ⅱ型）及钩状（Ⅲ型），并指出肩袖损伤在Ⅲ型肩峰中的发生率更高。而在老年人群中常见以肩峰和喙肩弓机械挤压导致撞击的发生。投掷、游泳等运动员因为长期过顶运动，肩关节会反复处于极限活动状态，导致关节囊及支持韧带的松弛，继发关节不稳，也会引起肩峰撞击的发生。

4. 临床表现　患者的主要症状为疼痛和活动受限，肩峰前外侧是常见的疼痛部位，也有患者主诉疼痛会放射至三角肌区域。有部分患者主诉夜间痛明显或在肩前屈上举时加重。因此，大多数患者的肩关节会出现主动活动受限，但被动活动往往是正常的。

肩峰撞击诱发试验（Neer test）是常用的体格检查方法，患肩被动外展30°，前屈15°–20°，向肩峰方向叩击尺骨鹰嘴，大结节会与肩峰发生撞击，肩峰下会出现明显疼痛；肩峰下封闭治疗可使疼痛及痛弧减轻或消失为阳性。

疼痛弧试验：患臂外展60°–120°范围出现疼痛为阳性。

5. 诊断 肩峰下撞击综合征的诊断包括：病史、查体、X线、MRI、肩关节造影及关节镜下的病理改变等多个方面。Nikolaus等提出诊断肩峰下撞击综合征的5项标准，如果满足其中的3项就可明确诊断，包括：肩峰前外缘压痛；疼痛弧试验阳性；与被动活动相比，肩关节主动活动时疼痛明显；尖峰撞击诱发试验阳性；肩峰有骨赘，肩袖部分撕裂或全层撕裂。

6. 治疗 根据肩峰下撞击综合征的不同病因与病期选择不同的治疗方法。保守治疗包括用三角巾或吊带制动，肩峰下间隙注射皮质激素和罗派卡因。口服非甾体类抗炎药能促进水肿消退。物理治疗等支持疗法有助于关节功能的康复，通过改变劳动姿势和操作习惯，可避免肩峰下撞击综合征的复发。对绝大多数的肩峰下撞击综合征患者可通过保守治疗获得满意疗效，保守治疗的时间应根据症状的严重程度，患者的日常生活和运动需求来决定，常规建议至少持续3个月。

如果持续半年以上的保守治疗效果不佳，可考虑手术治疗。最常用的手术方法是关节镜下的肩峰减压。肩峰减压术包括清理肩峰下炎性滑囊和增生组织，松解喙肩韧带、肩峰的前下方的骨赘或整个肩锁关节。需要注意的是，肩锁关节切除并非常规处理手段，只有当合并肩锁关节压痛或者肩锁关节骨赘被确定是肩峰下撞击综合征的主要病因时才考虑行肩锁关节的切除。

二、肩袖损伤

肩袖覆盖于肩关节的前、上、后三个方向，包括了肩胛下肌、冈上肌、冈下肌、小圆肌等肌腱组织。肩袖位于肩峰和三角肌的下方，与关节囊紧密相连。肩袖在外展过程中可使肱骨头向关节盂方向拉近，起到维持肱骨头与关节盂的正常支点的作用。肩袖损伤后，其正常功能将减弱甚至丧失，将会影响上肢的外展功能。肩袖损伤是临床最常见的肌肉骨骼系统疾患之一，约占肩关节疾患的17%–41%。肩袖撕裂是肩关节疼痛和功能障碍的主要原因，严重影响患者的生活和工作。

1. 病因 引起肩袖损伤的常见原因有退变和运动损伤。退变损伤多见于中老年患者，分为慢性退变和磨损退变，磨损退变是由于肩峰结构异常导致的肩峰撞击，进而引起了肩袖的损伤。运动损伤多见于年轻人和运动员，可由创伤引起，或者进行需要肩关节外展的体育项目（如棒球、仰泳和蝶泳、举重、球拍运动）过程中。

2. 分型 按照损伤程度可分为挫伤、不完全断裂及完全断裂三类。挫伤是指肩袖受到挤压、撞击、牵拉造成肩袖肌腱水肿、充血，甚至纤维变性。不完全断裂是肩袖肌腱纤维的部分断裂：滑囊面（上表面）、关节面（下表面）及肌腱内。每类根据撕裂深度分为三度：Ⅰ度 < 3 mm，Ⅱ度：3–6 mm，Ⅲ度 > 6 mm或超过肌腱厚度50%。完全断裂是指肌腱的全层断裂，是肌腱的贯通性破裂（图12-1）。

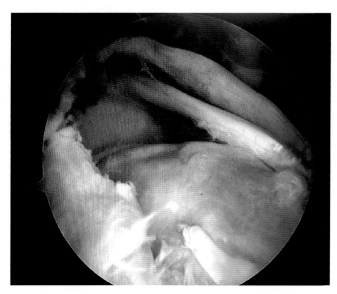

图12-1 关节镜下可见完全性肩袖撕裂

3.临床表现 患者往往有急性损伤或反复损伤或累积性劳损史。

疼痛与压痛：屈肘90°使患肩做被动外旋及内收动作，肩前疼痛加重；往往夜间症状加重。压痛位于肱骨大结节近侧或肩胛下间隙。

前屈功能障碍，肩前屈内旋试验：有肩袖大型断裂的患者，前屈及外展功能均明显受限，前屈内旋试验阳性。

Jobe试验：肩关节外展90°，水平内收30°，内旋大拇指向下，然后检查者在患者双侧手腕处施加垂直向下的压力，并嘱患者抗阻力外展肩关节。

臂坠落试验：在冈上肌损伤时，30°-90°范围的外展运动失去控制。因而，使患臂被动外展60°-90°，除去支持，患肢立即坠落，并出现疼痛即为阳性。

关节内摩擦音：盂肱关节在被动或主动运动中出现摩擦，常由肩袖断端瘢痕引起。少数病例在运动时可触及肩袖断端。

肌肉萎缩：病史超过3周，肩周肌肉出现不同程度的萎缩，以冈上肌、冈下肌及三角肌最常见。

4.辅助检查 X线检查对肩峰形态的判断及肩关节骨性结构的改变有帮助。部分肩袖损伤患者肩峰前外侧缘及大结节处有明显骨质增生。

MRI检查的主要特点是非侵入性、高分辨力、优良的对照可比性，以及可靠的图像能够直接显示肩袖在肩峰撞击的3个不同阶段发生的病理变化（图12-2），在对肩袖完全断裂的诊断中有着高敏感性和特异性，可帮助确定肌腱损伤的损伤部位和严重程度。

肩关节镜检查：关节镜可清楚地观察肩袖上下表面的磨损及损伤情况，有助于了解肩袖撕裂的范围、大小和形态，显示肩关节内滑囊炎、肌腱退变、前上盂唇损伤、关节软骨损伤和肱二头肌腱断裂及半脱位等病理改变，而且能动态观察肩关节前后和上下两个方向的力偶平衡。

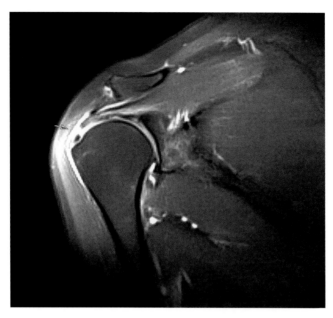

图 12-2 MRI 显示撕裂的肩袖

5.诊断及鉴别诊断 一般根据临床表现及相关检查可做出诊断。需要和肩袖损伤做鉴别的常见疾病包括以下几个。

（1）冻结肩：又称粘连性肩关节炎、五十肩等，是由于肩关节周围软组织病变而引起肩关节疼痛和活动功能障碍。好发于 40 岁以上人群，女性多于男性（3：1）。其特征是肩部疼痛和肩关节活动障碍逐渐加剧，主动和被动活动均受限。

（2）肩峰下滑囊炎：主要表现为肩峰下疼痛、压痛，并可放射至三角肌，严重者有微肿。病程久时可引起局部肌肉萎缩，肩关节不能做外展、外旋等动作。

（3）肱二头肌长头肌肌腱炎：起病缓慢，逐渐加重，疼痛、压痛以肱骨结节间沟为主，肱二头肌抗阻力屈肘部局部疼痛加重。时间久了则有功能障碍及肌肉萎缩。

（六）治疗

肩袖撕裂的治疗方案包括保守治疗、部分修复和 / 或清创、开放式或关节镜修复、重建和关节成形术。

虽然保守治疗的优点是避免了手术及其潜在并发症，但其缺点也非常明显，包括持续和复发的症状、愈合不良、撕裂变大、脂肪浸润、肌肉萎缩、肌腱挛缩和骨关节炎。在对 19 例大规模保守治疗的随机对照试验研究中，Zingg 等观察到，尽管术后 4 年的肩关节功能令人满意，但肩关节退行性改变仍有显著进展。这种可修复的撕裂发展为不可修复撕裂的风险需要通过及时识别和早期手术来干预和避免。保守治疗方式包括抗炎镇痛药药、物理治疗、活动控制和药物局部注射。保守治疗应考虑患者的期望、症状和对先前保守治疗的反应。我们的经验表明，60 岁以下的患者或 60-70 岁对活动需求增加的健康症状患者应尽早手术，70 岁以上功能需求较低的患者可以进行保守治疗。

对所有的肩袖撕裂的患者来说，外科修复是一种成本效益高的解决方案，可以减轻该疾病的社会负担，外科技术已经从开放式发展到关节镜手术。在过去 10 年中，美国的关节镜手术量大幅增加了 600%。修复肩袖后，多数患者获得了预期的疼痛缓解和满意度。Robinson 等观察到，相比开放式和微创开放式手术，关节镜下修复肩袖更受欢迎。在关节镜技术中流行的是单排修复和双排修复。针对两项技术的临床疗效、愈合和修复的完整性以及成本效益均有不同程度的报道。Carbonel 等对 160 名患者进行的一项随机对照试验显示，双排修复的功能改善显著。

康复是术后患者护理的重要组成部分。有研究显示，术后 6-12 周内，患者依从不良的情况最常见，可能会导致再次撕裂和手术失败。但目前仍缺乏高水平的证据来指导康复计划。一般建议术后康复分 4 个阶段逐步进行，从 4-6 周的固定开始，然后是受保护的被动功能锻炼，然后逐渐发展为主动功能活动和适当的抗阻力训练。为了实现功能最大化、维护肩袖修复的完整性，需要采用个性化的康复方法。

三、肩袖撕裂关节病

肩袖撕裂关节病（rotator cuff tear arthropathy，CTA）是 1983 年由 Neer 等提出的，他们发现几乎所有的 CTA 患者都有 3 个共同特点：肩袖缺损、盂肱关节退变、肱骨头上移。

1. 病因　1981 年，Halverson 等提出 CTA 可能是由于肩袖撕裂后磷酸钙盐结晶在关节滑膜和软骨表面沉积和被吞噬，被吞噬的结晶会导致周围组织退变进而导致更多结晶的形成，这样的恶性循环导致肩关节退变和不稳定。Neer 等于 1983 年提出不同意见，他们认为巨大的肩袖撕裂是 CTA 的起因，随后出现的病理改变是机械和营养两方面的原因导致的。机械上，由于存在巨大的肩袖撕裂，导致力学不平衡和压迫机制，进一步引起肱骨头向上移位引起盂的上方和喙突的病变和关节力量的不正常。由于缺乏了肩袖的下向力量，三角肌向上方向的力量导致肱骨头向上移位形成假性麻痹。肩袖完整性的缺损，滑液的漏出到周围软组织致盂肱关节内的负压丢失，重要的关节软骨的营养物质也随着丢失。由于疼痛同时关节的活动度也进一步地减少了滑液的弥散，加快了关节软骨的退变和失用性骨质疏松。然而，这些假说还不能解释为什么只有一部分巨大肩袖损伤的患者出现 CTA 的病理改变。

2. 分型　Hamada 分型是常用的 CTA 影像学分型。Hamada 分型把肩袖巨大撕裂分为 5 种不同程度，这种分类从影像学上很好地反映了肩袖撕裂的病理改变情况。Ⅰ度：肩峰下间隙大于 6mm；Ⅱ度：肩峰下间隙小于 5mm；Ⅲ度：肩峰下间隙小于 5mm 同时存在肩峰的髋臼化；Ⅳ度：盂肱关节间隙变窄，存在或无髋臼化；Ⅴ度：肱骨头坏死出现塌陷。

3. 临床表现　CTA 患者大多数是老年患者，有进展性肩关节疼痛和活动受限病史。冈上肌和冈下肌的肌肉萎缩是 CTA 患者常见体征。在评估肩关节活动度之前需要对患者的颈椎进行检查，因为颈椎病变会引起肩关节周围的放射性疼痛。肩关节的被动和主动活动在 CTA 患者中会由于疼痛、僵硬和无力而受到不同程度的影响。一些患者仍然能够进行一定程度的肩关节活动，但这往往是三角肌的代偿作用。另外，外展和前屈的过程中的假性麻痹和外旋活动度的减少也是常见的临床表现。肩袖的检查方法按"肩袖损伤"部分所述方法进行评估。

4.诊断 CTA 一般根据临床表现及相关检查可做出诊断。CTA 的特征性 X 线表现包括：肱骨近端股骨化、肱骨大结节消失；关节盂髋臼化；盂肱间隙缩小，肱骨头上移；肱骨头和盂侧出现骨质疏松；盂肱关节脱位；在盂头接触部位出现骨赘；关节间隙狭窄。CT 检查盂肱关节可以术前评估盂的骨量和整体情况。MRI 对于评估肩袖的完整性、撕裂的范围、关节软骨的状态、是否有脂肪组织浸润很有意义。

5.治疗 CTA 的保守治疗方法包括积极活动、口服镇痛药、物理治疗和关节内注射激素。对于保守治疗效果较差的 CTA 患者，可考虑手术治疗。其中，盂肱关节融合术能够解除疼痛，但是其最大的缺陷就是盂肱关节的活动丧失，胸肩关节的代偿性活动会导致胸锁关节过度活动和疼痛。但是，盂肱关节的融合手术仍然是多次手术失败后、不可修复肩袖缺损、感染、三角肌缺损的挽救性手术方案。作为融合术的相反的一种手术方案，肱骨头切除也被应用于 CTA，但是存在肩关节不稳和臂丛神经牵拉性神经炎等并发症。

全肩关节置换术之前被用于治疗三角肌和喙肩弓正常的 CTA 患者。然而，近年来由于假体失败率和并发症发生率较高，CTA 被认为是全肩关节置换术的禁忌证。半肩关节置换仍然是治疗 CTA 的可行性选择，特别是对于存在肩袖缺损同时术前肩关节活动范围尚好的患者。肱骨头不稳是半肩关节置换需要长期关注的问题，特别是那些术前就存在肩峰病变和喙肩弓不完整的患者。最近反式全肩关节置换治疗 CTA 的报道有明显增多。现代的反式肩关节设计是由 Grammont 提出和修正的，得到了令人满意的结果（图12-3）。然而，反式全肩关节置换的术后并发症仍然值得注意，报道的术后并发症包括无菌性松动、不稳、内植物脱位、感染、骨折、神经麻痹等。

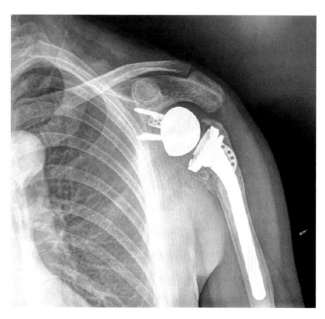

图 12-3 反式肩关节置换术

四、肩关节粘连性关节囊炎

肩关节粘连性关节囊炎（adhesive capsulitis of the shoulder，ACS）最早由 Duplay 于 1872 年报道，开始时称其为"肩胛肱骨关节周围炎"。1934 年，Codman 将其命名为"冻结肩"。ACS 的患者往往以肩关节慢性疼痛为首发症状，然后疼痛逐渐加重，影响睡眠，关节的主被动活动受限，但是 X 线检查往往为阴性。按照有无发病原因，可分为原发性和继发性的 ACS。大部分患者是原发性 ACS，通常无明确的诱发因素，患者逐渐出现临床症状。继发性 ACS 通常有明确的创伤史、关节脱位史及其他关节炎病史，由于事发因素较多，诊断起来较困难，预后通常也不理想。

1. 流行病学　在大众人群中 ACS 的发病率为 3%~5%，而在糖尿病患者中的发病率高达 20%。最常见于 40~60 岁的成年人，手工作业者是好发人群，女性稍高于男性。14% 的患者为双侧，20% 的单侧患者会发展为双侧。糖尿病与 ACS 彼此之间有显著相关性，10%~20% 的糖尿病患者会发生 ACS；反过来，ACS 的患者也有发生糖尿病的倾向，空腹血糖及糖耐量往往异常。

2. 发病机制　对于 ACS 具体的发病机制目前尚不十分清楚，大多数学者认为是由于关节周围的炎症反应导致软组织的纤维化造成的。早期活动性的成纤维细胞逐渐分化为肌成纤维细胞，继而导致肩关节周围的炎性挛缩，使盂肱关节活动受限。然而对于该机制的始发因素了解甚少。目前认为在这个过程中，基质金属蛋白酶对于细胞外基质的集聚和胶原的重建起着十分关键的作用；而且有研究显示，应用基质金属蛋白酶抑制剂可以引起一系列与 ACS 相类似的症状。这些均提示在 ACS 的发生发展过程中存在一种共同的分子机制异常。ACS 生物机械学的改变与关节囊纤维挛缩的发生情况密切相关。Gerber 对于尸体肩关节，重叠缝合关节囊做生物力学研究发现：前方关节囊（包括肩袖间隙、盂肱上韧带和喙肱韧带）的挛缩主要限制肩关节外展位的外旋；前下关节囊主要限制内收位的外旋；后方关节囊主要限制肩关节的内旋，通常出现在比较严重的 ACS 患者中。

3. 临床表现　ACS 的临床表现一般可分为 3 个阶段。

（1）凝结期：疼痛期。患者在这个阶段可能不会出现，有时通过自我治疗，就会解决疼痛。随着症状的进展，疼痛恶化，主动和被动的运动范围变得更加受限制。通常持续 3~9 个月，其特征是盂肱关节的急性滑膜炎。

（2）冻结期：过渡期。大多数患者会进入此阶段，在这个阶段，疼痛并不一定会恶化。由于运动时的疼痛，手臂功能可能会受到限制，导致肌肉失用性萎缩。此阶段可持续 4~12 个月，肩关节表现为明显的活动受限，外旋受限最为常见，其次是屈曲和内旋功能，MRI 提示增生肥厚和水肿的腋囊（图 12-4）。

（3）解冻期：运动范围开始改善，可持续 12~42 个月，肩关节运动逐步恢复。

4. 治疗　ACS 作为常见的一种肩关节疾病，对于其治疗方法的选择也多种多样。然而尽管近些年肩关节手术技术不断提高，新的治疗方法不断出现，但是对于该病最好的治疗方式尚无定论。

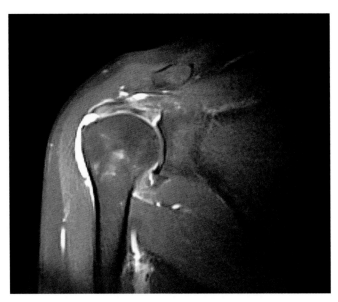

图 12-4 肩袖撕裂合并增生肥厚和水肿的腋囊

　　绝大多数患者在采取其他治疗之前会接受物理治疗，被动地活动关节和关节囊拉伸是两种最常用的方式。物理治疗的主要目标是防止肩关节活动度继续丢失，同时尽可能地增加患肢的活动范围。尽管物理治疗作为 ACS 的一线治疗方式被广泛应用，但是目前对于该疗法仍缺乏高质量的临床证据来证明其有效性。

　　激素注射是另一项被普遍应用的治疗手段。有综述分析结果显示，激素注射治疗 ACS 仅会在短时间内带来很小的效益，而且证据质量也不高。因为激素注射治疗通常与物理治疗联合应用，很难将两者的单独效益区分开来。

　　水扩张是指向关节腔内注射大量的局麻药，足以撑开拉伸关节囊，从而达到松解的目的。该技术不需要去手术室即可操作，但是由于关节囊拉伸时的疼痛，患者往往难以忍受。对于该方式的治疗效果，各项研究报道也不一致。有随机对照研究发现，与空白对照组相比在术后 6 周时水扩张可以显著提高肩关节的功能评分，但是在随访终末点并无显著性差异。

　　麻醉下手法松解术是指在全麻下各方向活动肩关节以拉伸开粘连的关节囊，包括屈曲、外展及外旋。最大的风险是一些上肢的医源性损伤，比如说肱骨骨折、肩关节脱位、肩袖损伤、关节盂骨折、臂丛神经损伤、盂唇损伤及血肿形成等。

　　关节镜下关节囊松解术最初在 ACS 的治疗中并不被推荐，然而随着关节镜技术的发展，目前该术式已经变得非常普遍。关节镜手术通常要求全麻，在麻醉下可以行关节活动度的检查，也可以行手法松解。建立好入路后，首先行关节镜检，然后行关节清理、软组织松解。主要是指松解肩袖间隙，清理完间隙后，要松解联合腱的下表面，还要向下松解肩胛下肌腱的后下方，大约至 5 点钟位置。还有部分医生建议松解肩胛下肌上缘，直达肱二头肌长头腱和喙肱韧带。但是对于是否需要松解这些部位目前尚存在较大争议。如果肩关节内旋受限比较明显，还需行后方关节囊的松解。一些医生认为对于下方关节囊的松解借助常规的手法松解即可完成，另有医生认为需要在关节镜下行肩关节 360° 的松解，但是后者发生腋神经损伤的风险较高。有随机对照研究发现，如果不松解下方关节囊，术后 3 个月时的关节功能和活动度较差，但是更长时间的观察无明显差异。

五、肩袖钙化性肌腱炎

肩袖钙化性肌腱炎是一种较常见的自限性肩部疾病，以肩袖肌腱内沉积的羟基磷灰石晶体周围炎症为主要特征。依据其病程进展，患者可无临床症状，仅体检时偶然发现，亦可突然急性发作引发剧烈疼痛或慢性疼痛伴渐进性活动受限。虽然肩袖钙化性肌腱炎有很强的自愈倾向，但是这个自愈的过程很容易受阻，而且可引起剧烈疼痛。由于钙化灶持续存在，除了引起肩部疼痛、活动受限，还可导致肩关节周围炎、肩袖撕裂、大结节性骨溶解以及骨化性肌腱炎，所以临床诊疗过程中，即使无临床症状的钙化灶也应该及时干预。

1.流行病学　该病好发于 30~60 岁的人群，以中青年女性多见，部分见于老年人群，在不同职业及生活习惯的人群中其发病率并无明显差异。大约有 70% 的肩袖钙化性肌腱炎发生于冈上肌腱，其次为冈下肌腱，约占 20%，肩胛下肌和小圆肌则很少出现。

2.病因　目前肩袖钙化性肌腱炎病因尚不明确，争论较大。多数认为其发生与肩袖退行性改变、肩袖乏血管区、代谢紊乱及细胞介入调节反应等因素有关。Codman 在 1934 年提出冈上肌腱在大结节止点近侧 1cm 范围是乏血管区，血供最差，受应力作用的影响最大，也是引起退变的主要原因，在退变的基础上，进一步局部钙盐代谢异常导致钙盐沉着，形成冈上肌腱钙化性肌腱炎。

3.病理　研究发现肩袖钙化性肌腱炎的钙化斑块化学成分为羟基磷灰石，不同于退变骨化的钙盐成分，其存在可吸收、可逆的特点，所以肩袖钙化性肌腱炎具有较强的自限性，能够自愈。在大多数患者中，肩袖钙化性肌腱炎有一确定的进展过程，炎症最终能够消退，只需选择在合适的时机干预。Sarkar 和 Uhthoff 将病变分为 3 期，这对于制定治疗方案有所帮助。

第 1 期：钙化前期。此期中，在肌腱易于钙化的位置（可能该处有血供的减少）发生纤维软骨化生，患者一般没有症状。

第 2 期：钙化期。此期中，钙质沉积于基质囊泡中。囊泡由细胞分泌，然后互相融合为大的钙沉积。此期可进一步分为形成阶段、静止阶段和再吸收阶段。

第 3 期：钙化后期。此期中，肉芽组织转变为成熟的胶原组织，胶原沿着与肌腱的长轴方向一致的应力线排列，这样重新形成肌腱。此期疼痛显著减退。

4.临床表现　钙化性肌腱炎的临床表现因钙化的程度和病情的阶段而异。

慢性期：唯一的症状是肩部酸胀，上臂内旋、抬高时轻度疼痛，无肌痉挛，肩活动不受限制。当上臂抬高或旋转时钙化物与喙肩弓摩擦引起疼痛。大都有肩关节急性疼痛的发作史。慢性期可因上臂过劳或急性扭伤可引起亚急性或急性发作。

亚急性期：最为常见，常因肩部过多活动或受到创伤引起。疼痛常进行性加重，活动受限，上臂只能在无痛范围内活动。疼痛可放射至三角肌止点，肩胛骨下角、颈部或枕部，甚至前臂、手指背侧，特别是拇指和示指。常在夜间疼痛加重，不能入眠。

急性期：起病突然，呈暴发性，以往可无肩部不适，或曾发生亚急性或慢性征候。表现为扶肘惧怕肩关节任何方向的活动，肱骨大结节处有明显的红肿热痛，轻按有明显的局限性压痛。多发生在钙质吸收期，一般由过劳或创伤促发。

5. 辅助检查 对于怀疑肩袖钙化性肌腱炎的患者，通常先进行普通的 X 线检查或超声检查，必要时可进一步行 CT 或 MRI 检查。

超声检查是肩袖钙化性肌腱炎诊断和治疗的基本工具。临床上已经从单纯的诊断转变为一种重要的治疗工具，特别是用于进行灌洗和钙化灶针刺抽吸治疗。

正位、侧位、冈上肌出口位 X 线可帮助临床医生评估钙化灶的大小、位置、形态和质地。在静止阶段，钙化灶通常呈致密且均质，具有良好的边界限，有时由多个碎片组成。在吸收阶段，钙化灶的外观更蓬松，界限广，在某些情况下，其中心的密度增加。

CT 检查可用于钙化灶的定性诊断，为显示钙化灶的最佳检查方法，较 X 线检查能更加准确地对肩袖钙化性肌腱炎进行定位、测量、评价，且不会漏掉小钙化灶。

MRI 检查通过多序列、多方位成像、广视野能清楚显示冈上肌腱及周围组织结构形态，也能清楚显示钙化灶及周围改变。另外 MRI 能清楚显示钙化灶是否累及肌腱全层、冈上肌腱是否撕裂，也能对局部滑囊是否有积液等做出较准确评价。

6. 诊断 完整详细的病史和体格检查是临床诊断的基础，一般根据临床表现及影像学检查显示钙化灶的存在可做出诊断。

7. 治疗 由于钙化灶持续存在，除了引起肩部疼痛、活动受限，还可导致肩关节周围炎、肩袖撕裂、大结节性骨溶解以及骨化性肌腱炎，所以在临床诊疗过程中，即使无临床症状的钙化灶也应该及时干预。

（1）保守治疗：多数患者可通过非手术治疗获得满意的疗效，因此保守治疗应作为首选方案。保守治疗通常包括理疗、锻炼、使用非甾体类抗炎药及注射类固醇激素。另外还有侵入性的治疗方案，如超声引导下经皮针刺灌洗抽吸治疗、体外冲击波治疗。这两种方法国内外文献均有报道其治疗肩袖钙化性肌腱炎的有效性，对于二者的使用主要取决于患者的偏好和当地的专门知识和设备。

（2）手术治疗：保守治疗失败后，手术治疗是最后的选择。手术清除钙沉积有两种外科治疗方法：开放式手术和关节镜手术。

虽然开放切开清除钙化灶可有效去除病灶，但因其较大的创伤，越来越多的医生和患者选择更微创的关节镜手术。关节镜已成为治疗钙化性肌腱炎的首选技术（图 12-5），其手术疗效与切开手术相似，

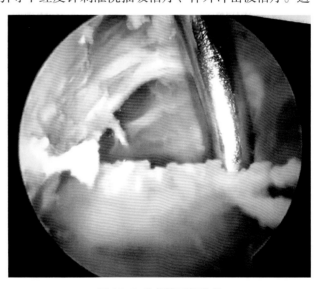

图 12-5 关节镜示钙化灶

但手术并发症较低，创伤更小。大量研究显示，关节镜治疗疼痛性钙沉积症状显著改善。有文献报道，使用关节镜下清除病灶能使接近90%患者取得良好疗效。

（李明　宁波市第六医院）

第二节　肘关节损伤

一、肘关节腱性病变

（一）肱骨外上髁炎

肱骨外上髁炎是一种前臂伸肌起点特别是桡侧腕短伸肌的慢性撕拉伤，因早年发现网球运动员医患此病，故又称"网球肘"，在人群中的发病率为1%-3%。

1. 病因　在前臂过度旋前或旋后位，被动牵拉伸肌（握拳、屈腕）和主动收缩伸肌（伸腕）将对肱骨外上髁出的伸肌总腱起点产生较大张力，如长期反复这种动作即可引起该处的累积性损伤。因此，凡需要反复用力活动腕部的职业和生活动作均可导致这种损伤，如网球、羽毛球、乒乓球运动员，钳工，厨师和家庭妇女等。少数情况下，平时不做文体活动的中、老年人，因肌肉力量弱，短期负重也可能发生肱骨外上髁炎。

2. 病理　典型肱骨外上髁炎的病理基础为肌腱组织的退行性改变，是一种肌腱炎而非常规意义上的炎症反应。显微镜下观察病变组织主要是由幼稚无序的胶原纤维构成，同时有分化不成熟的成纤维细胞及血管、肉芽组织长入，取代了排列整齐的正常腱性纤维。肉眼观察，病变的肌腱组织颜色暗灰、水肿、质脆，类似于硬化的肉芽组织，合并不同程度的撕裂。

3. 临床表现　患者主诉肘关节外侧痛，有时可波及两侧，常向前臂放射。查体可发现桡侧腕短伸肌起点即肘关节的外上方压痛明显（图12-6）。肘关节活动度正常，局部肿胀不常见。腕伸肌紧张试验（Mills sign）：伸肘，握拳，屈腕，然后前臂旋前，此时肘外侧出现疼痛为阳性。X线无明显异常表现。诊断主要依靠临床表现，需要与肘部掌侧骨间神经卡压综合征相鉴别。

4. 治疗　症状轻微者，给予适当休息，避免不恰当的活动。同时辅以药物治疗和理疗常常可以缓解。最常用的治疗方法是局部封闭，若注射方法正确，疗效较好。用12.5mg醋酸氢化可的松加0.5%普鲁卡因若干毫升注射到压痛最明显的部位，直达骨膜。要求患者2-3周之内避免过量劳动。注射后1-2d有些患者疼痛严重，可以服用非甾体类抗炎药。有时需要重复2-3次，每周1次。复发的患者可以重复封闭治疗。但是少数患者症状顽固，对封闭治疗无效，可以物理治疗及石膏托制动以缓解无菌性炎症。

肱骨外上髁炎是一种自限性疾病，保守治疗常能奏效，手术方法很少应用，只用于症状严重、保守治疗无效的极少数患者。切开手术有多种方式，包括桡侧腕短伸肌起点切除、部分外上髁的去除、环状韧带部分切除、局部神经灭活、神经减压、肌腱延长等。目前较为一致的观点认为，手术治疗的目的在于将所有病变组织一并去除，同时松解伸肌腱起点处的张力。术后肘关节屈曲90°，前臂中立位石膏托固定2周。

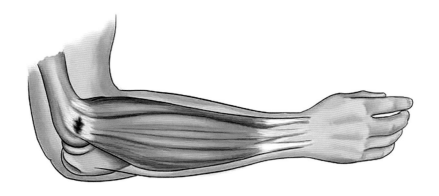

图 12-6 压痛点示意图

近年来，随着关节镜技术的不断提高，微创手术的优势逐渐体现出来。通常的做法为：以刨刀或射频消融刀头去除外侧关节囊直至暴露出桡侧腕短伸肌在外上髁的起点，以射频消融刀头从近端开始向远端逐步彻底松解桡侧腕短伸肌，并通过伸肘屈腕检查松解程度（图 12-7，图 12-8）。

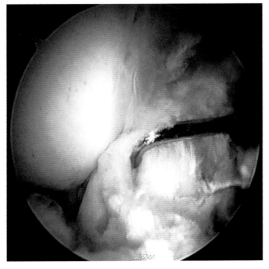

图 12-7 桡侧腕短伸肌慢性损伤

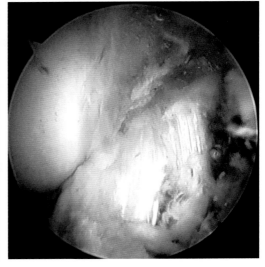

图 12-8 清理受损的桡侧腕短伸肌

（二）肱骨内上髁炎

肱骨内上髁炎又称"高尔夫球肘"，是肘关节内侧髁及其周围软组织慢性损伤性疾病，是肘关节内侧疼痛常见的原因，其发病率为劳动人群中的 0.4%-0.6%，多发生于 40-50 岁人群。

1.病因 肱骨内上髁炎发病机制与肱骨外上髁炎类似，但远不及肱骨外上髁炎那样常见。肱骨内上髁炎发病主要原因是反复的应力和过度使用旋前屈肌系统，向心和离心收缩牵拉负荷导致局部持续微创伤，引起旋前屈肌总腱的撕裂和退变，而退变的肌腱不能进行有效的自我修复从而进入慢性病理状态。因此该疾病为退变性疾病，而非炎症性病变。现在多数称为"肌腱病变"。

2. 病理　旋前屈肌总腱的微小撕裂伤及退变，退变的肌腱得不到很好的修复，加上炎症介质的浸润继而进入慢性病理状态，肌腱内正常组织被慢性炎性组织替代，最终出现肌腱组织异常增生，变性瘢痕化；反复炎性刺激导致粘连，炎性介质的聚集对内上髁周围的神经末梢产生刺激引起肱骨内上髁疼痛不适。

3. 临床表现　主要表现为肘关节内侧疼痛，伴随前臂屈曲旋转而加重，病变部位最常位于桡侧腕屈肌和旋前圆肌的肌腱止点处，体检可发现肘关节内侧髁压痛。

4. 治疗　临床处理与肱骨外上髁炎相仿，大多数患者可通过肘关节的休息制动、药物治疗、理疗，甚至局部封闭等保守治疗取得满意效果。但对于迁延不愈，反复发作，严重影响工作、生活的顽固难治性肱骨内上髁炎，在保守治疗无效的基础上可考虑手术治疗。手术的目的是清除肱骨内上髁周围、尺侧腕屈肌腱及旋前圆肌止点等处的慢性炎性组织、退变组织，并可在内上髁处用直径1.5mm克氏针钻数个骨孔改善局部血供，为局部肌腱组织提供较好的周围环境，有利于组织修复。

（三）肱二头肌远端肌腱断裂

肱二头肌远端肌腱附着于桡骨粗隆，其损伤多为不当或过度运动引起，流行病学调查报道其发病率为1.2/10万，占肱二头肌所有疾病的3%。

该病患者一般有肘关节过度牵拉病史，牵拉时通常出现肘窝部位的撕裂感，同时伴有肘窝部急性疼痛，后期转为慢性疼痛。部分患者可出现肘关节屈曲无力，其中以前臂旋后困难最为显著。查体可发现肱二头肌肌腱正常结构消失，屈肘时该肌肌腹形成球形肿块（图12-9）。影像学检查如发现桡骨粗隆部位的撕脱性骨折则有助于明确诊断，MRI对肱二头肌肌腱的完整性及肌腱退变的诊断更有帮助。

肱二头肌远端肌腱断裂一旦诊疗不当容易影响前臂功能，进而影响患者的日常工作、生活，故早期治疗尤为重要。目前对于肱二头肌远端肌腱断裂多主张采用手术治疗。对于肌力尚满意的老年患者，可行保守治疗。手术治疗内固定材料包括带线锚钉、螺钉、带襻钛板等（图12-10），至于何种固定材料更有优势目前尚无定论。

二、肘关节挛缩

肘关节挛缩是肘关节创伤后常见的并发症，尽管外科技术不断提高，但仍有约12%的肘关节损伤发生关节挛缩，直接导致关节活动和功能受限，严重影响患者的日常生活活动能力。肘关节挛缩的预防和治疗对骨科医生和康复医生是极大的挑战。

1. 病因　肘关节挛缩按发病原因可分为创伤性与非创伤性。常见的创伤性原因如尺骨鹰嘴骨折、桡骨头骨折、肱骨髁上骨折、肱骨髁间骨折、肘关节恐怖三联征等。肘关节烧伤及颅脑创伤也可以引起肘关节挛缩。非创伤性原因临床较为少见，如先天性肘关节挛缩、先天性桡骨头脱位、肘关节骨性关节炎、肘关节类风湿性关节炎等。

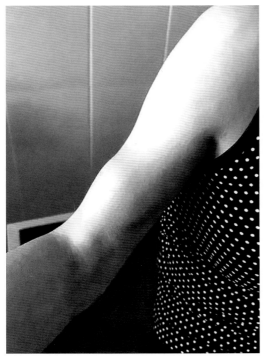
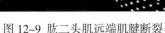

图 12-9 肱二头肌远端肌腱断裂

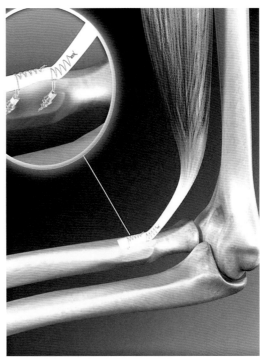

图 12-10 肱二头肌远端肌腱断裂术后示意图

2.分类 关于肘关节挛缩的分类，目前临床上最常用的是 Kay 分类和 Morrey 分类。Kay 分类主要根据影响肘关节活动的结构不同进行分类：Ⅰ 型为软组织挛缩；Ⅱ 型为软组织挛缩伴异位骨化；Ⅲ 型为无移位的关节内骨折伴软组织挛缩；Ⅳ 型为有移位的关节内骨折伴软组织挛缩；Ⅴ 型为创伤后骨赘。Morrey 分类则依据病因和解剖位置，分为关节内型、关节外型和混合型。关节内型指关节内病变引起的关节挛缩，如关节内游离体、关节面破坏、关节内粘连、关节内骨赘形成等。关节外型指关节外因素引起的关节挛缩，如关节囊、关节周围韧带、肌肉肥厚、钙化或异位骨化。混合型指关节内外均有病变，临床最为多见。

3.预防 临床上治疗肘关节挛缩的方法有很多，但严重肘关节挛缩的治疗仍较为棘手，且术后容易发生再挛缩。因此，预防就显得尤为重要。肘关节遭受严重创伤时可引起周围软组织出血、淤肿，发生炎症反应，形成肉芽组织最终使软组织瘢痕纤维化，丧失软组织顺应性，进而导致软组织瘢痕挛缩或瘢痕性粘连，使肘关节活动受限。所以，对于肘关节骨折、脱位或肘关节周围骨折的患者，在完成手术内固定使肘关节稳定后，术后 3-4 周内，应尽早开始持续的被动活动，直到软组织水肿消退，渗液从关节和关节周围组织中消失，这样可以最大程度地减轻软组织挛缩的发生。异位骨化是创伤后导致肘关节挛缩最主要的外源性因素。现在临床上主要应用非甾体类抗炎药、放射治疗或两者结合对其进行预防。非甾体类抗炎药如吲哚美辛、塞来昔布等，可通过抑制环氧化酶来减少前列腺素的产生，减轻关节的炎性反应，还可以阻止间充质细胞向成骨细胞的分化过程，进而产生抑制异位骨化的发生。放射治疗能够在局部杀灭单核巨噬细胞，阻止骨形态形成蛋白的生成，并可杀灭多能间充质细胞，阻止其向成骨细胞的分化，从而抑制异位骨化的发生。临床中常用的放射剂量是 6Gy，这个剂量被证明是安全有效的。

4.治疗　肘关节挛缩治疗的主要目的是改善肘关节的活动度，同时保证肘关节的稳定性以及减少活动时疼痛。

（1）保守治疗：在肘关节挛缩早期，即在症状出现的 6 个月内，此时患者肘关节挛缩程度较轻、异位骨化尚未成熟，可采取保守治疗。保守治疗包括理疗、动态及静态支具固定等。理疗包括各种肘关节运动疗法、手法关节松动训练、推拿、针灸等。肘关节支具固定是一种常被忽略的治疗肘关节僵硬的有效方法，尤其是带关节铰链的肘关节支具，可以通过调节铰链持续地对肘关节周围挛缩软组织进行牵拉，从而达到治疗目的。

（2）手术治疗：对伴有严重异位骨化、关节面骨赘增生、经保守治疗无效的肘关节挛缩患者可考虑行手术治疗。一般认为，肘关节伸直 > 30°或者屈曲 < 130°是手术治疗的指征。对于严重影响患者日常生活、对肘关节活动度要求较高的年轻患者，手术指征可适当放宽。手术方法包括切开松解术、铰链式外固定、关节镜下松解术、关节置换等。

肘关节切开松解术的手术入路取决于前次手术的切口、挛缩的原因、异位骨化的位置和范围，以及是否合并神经血管并发症等。外侧入路可以充分暴露并松解肘前、后关节囊，探查肘关节外侧，清理鹰嘴窝和冠状窝内的骨赘或纤维瘢痕组织。肘关节外侧入路基本上能处理绝大部分导致肘关节挛缩的病变，且术后神经血管并发症少，其缺点是无法充分暴露肱尺关节的内侧部分，无法松解和前置尺神经。内侧入路可暴露肱尺关节的前、后方，适用于肘关节内侧有大量异位骨化或伴尺神经症状的患者，其缺点是无法兼顾桡骨头病变和外侧副韧带的松解。前侧入路因无法暴露肘关节后方结构，且术中易损伤神经血管，现临床已很少应用，主要适用于不伴肘关节后方结构病变的肘关节挛缩患者。后侧入路通常用后正中切口，能前置尺神经及松解内侧副韧带后束，其缺点是无法充分暴露肘关节前方结构。虽然鹰嘴截骨法能够解决后侧入路无法暴露肘关节前方的问题，但会增加相应的并发症。而内、外侧联合入路可兼顾上述单一切开的不足，临床上应用也较多。

对于极重度肘关节挛缩患者，目前多采用切开松解联合铰链式外固定支架治疗，尤其是对于伴有严重异位骨化的肘关节挛缩患者，由于术中清除的组织较多，术后可能出现肘关节不稳，使用外固定支架可维持肘关节的稳定性。

近年来随着关节镜技术的进步，使得关节镜下治疗肘关节挛缩成为一种常规治疗方案。相对于切开松解术创伤大、出血多、易出现异位骨化和软组织再次挛缩等缺点，关节镜下肘关节松解术具有微创、软组织剥离少、并发症少等优势。但关节镜下松解术对临床医生技术操作要求较高，需要较长的学习周期，且不适用于伴有大量异位骨化形成、内固定物未取出、伴肘关节周围肌肉挛缩、神经血管并发症或前臂旋转功能受损的肘关节挛缩患者。所以术前应明确关节镜下肘关节松解术的主要适应证：①无明显骨性畸形的纤维性挛缩；②关节内有游离体、骨赘较小或纤维瘢痕组织较少（尤其是鹰嘴窝）；③关节内粘连；④关节囊明显挛缩。

肘关节置换的首要目的是缓解疼痛，其次才是改善肘关节活动度。因此，对于大多数肘关节挛缩患者，不必采用肘关节置换术。但对于肘关节挛缩疼痛而严重影响生活质量，对肘关节活动度要求不高的患者可考虑行肘关节置换术。

临床上肘关节挛缩并不少见，如今已形成许多治疗方法，对肘关节挛缩均有一定疗效，但目前尚无统一的治疗方案。另外，肘关节挛缩病情往往比较复杂，不是简单的挛缩或骨赘，也不是一个治疗方法就可达到良好效果。肘关节挛缩治疗可能涉及异位骨化预防、止痛、手术松解、铰链式外固定支架固定、术后早期功能锻炼等多个方面，所以对临床医生来说，如何制定合适的治疗方案尤为重要。随着临床研究及基础研究的不断深入，肘关节挛缩的治疗将会形成一整套公认体系，从而帮助越来越多的患者。

三、肘关节异位骨化

肘关节异位骨化（heterotopic ossification，HO）是指软组织或关节内骨骼以外新生骨形成的病理过程，常见于严重创伤及骨形态生成蛋白（bone morphogenetic protein，BMP）受体基因突变的患者。

（一）流行病学及病因

肘关节 HO 按病因分为原发和继发两大类，不同病因其流行病学存在差异。原发性 HO 见于罕见的遗传性疾病，如进行性骨化性纤维结构不良（fibrodysplasia ossificans progressive，FOP）和进行性骨发育异常（progressive osseous heteroplasia，POH）。FOP 是由于 BMP Ⅰ 型受体，活化素受体样激酶 2（activin receptor–like kinase 2，ALK2）R206H 杂合突变所致，自发性软组织炎症及创伤可诱发 HO，最终导致关节强直。FOP 是一种罕见病，西方国家发病率约为 1：2 000 000，国内目前确诊患者 109 例。POH 是一种常染色体显性遗传病，由于 GNAS 杂合突变导致膜内骨形成，可散发，也可家族性发病，HO 从真皮向深部组织进行性进展是其最具特征性的表现。

继发性 HO 的常见病因包括创伤、烧伤和中枢神经系统损伤。肘关节单纯脱位出现异位骨化的发生率为 3%，当合并有骨折时发生率可高达 15%–20%。多因素分析提示肘关节骨折受伤至手术时间超过 1 周，或肘关节制动超过 2 周是 HO 的危险因素。肘关节是烧伤患者发生 HO 最常见的部位，伤后 3 个月可表现出明显疼痛及关节活动受限。一项多中心研究提示，烧伤患者发生 HO 的发病率约为 3.5%，如烧伤体表面积大于 30%，或肢体烧伤行皮肤移植，则 HO 发病率显著增加。

（二）病理

病理检查发现，HO 包块与周围软组织或肌肉分界很清楚。切面呈白色，有光泽，中央为软组织，外周为骨组织。成熟的 HO 包块可分为 3 层：外层由大量矿物质沉积形成外壳，最后成为致密板样骨，镜下可以看到成骨细胞和破骨细胞进行骨的改建；中层有大量的骨样组织和丰富的成骨细胞，其中有许多纤细的骨松质；内层核心是能被 X 线穿透的软组织。这些软组织早期增生活跃，可见未分化的间叶细胞。这些梭形细胞染色质丰富，可见多形性细胞核，有时可见到有丝分裂，但是细胞形态正常。单凭这些表现，有可能被误诊为骨肉瘤。成熟后，内层增生活跃软组织被脂肪组织替代。

（三）临床诊断

患者起初发现肘部软组织肿块，较硬，并逐渐增大，伴有疼痛。约 8 周后包块停止生长，疼痛反而消失，但影响肘关节活动，甚至发生强直。肿块未成熟时，血清碱性磷酸酶可升高。新生骨的形成在伤后数周至数月不等。一般在伤后 3-6 周，X 线摄片可见到骨化影，开始呈云雾状环形钙化，以后轮廓逐渐清楚，中央透亮（图 12-11）。成熟后外周骨化明显致密，其内为骨小梁，与邻近骨之间有一透亮分界线。核素锝扫描在伤后 1 周可发现浓聚，该项检查具有早期诊断价值。1994 年，Hasting 和 Graham 综合影像学表现及临床功能提出了 HO 的分型，见表 12-1。此外，最初用于全髋关节置换术后 HO 分型的 Brooker 系统也可应用于肘关节 HO。

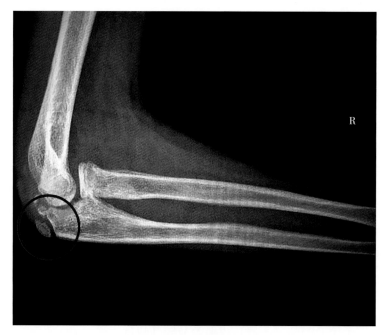

图 12-11　异位骨化

表 12-1　HO 的 Hasting-Graham 分型

分型	影像学表现及临床功能
Ⅰ 型	影像学存在异位骨化不伴功能受限
Ⅱ 型	影像学存在异位骨化伴部分功能受限
ⅡA	屈曲伸直受限
ⅡB	旋前旋后受限
ⅡC	屈曲伸直及旋前旋后受限
Ⅲ 型	影像学存在异位骨化伴功能强直
ⅢA	屈曲伸直强直
ⅢB	旋前旋后强直
ⅢC	屈曲伸直及旋前旋后强直

（四）预防与治疗

HO 治疗手段包括预防和手术切除。由于不同病因所致 HO 发病率有所差异，以及预防措施潜在的不良反应，创伤患者并不常规选择预防治疗。

非甾体抗炎药（nonsteroidal antiinflammatory drugs，NSAIDs）是 HO 一级预防和手术切除骨化病灶后二级预防的常用药物。最新研究认为，炎症产生的细胞成分，包括巨噬细胞和嗜中性粒细胞，可以通过其 BMP 配体的产物及分泌物诱导成骨分化。NSAIDs 可通过减轻局部炎症反应，减弱 BMP 信号通路预防 HO 发生。然而，NSAIDs 减少 HO 是通过抑制炎症因子，还是通过减少疼痛使患者早期活动以改善关节功能，有待进一步深入研究。此外，长期口服 NSAIDs 可增加胃肠道出血风险，并且在骨骼肌肉损伤和神经损伤的患者中这一风险显著增高。此外，有研究表明 NSAIDs 有增加骨折不愈合的风险。

放射治疗 HO 围术期耐受性良好，可降低术后复发率，但总体效果一直存在争议。目前倾向于采用 24h 内单剂量 6Gy 照射来预防异位骨化发生。一项纳入 11 例烧伤患者的研究提示，手术切除病灶后 24h 内行单剂量放疗，仅 1 例患者术后复发，且无伤口愈合不良等相关并发症。另一项研究报道，HO 灶切除术后 48h 内行单剂量放射治疗，复发率约为 10%。这些发现显示放疗在围术期有良好的耐受性。

双膦酸盐可通过诱导破骨细胞凋亡抑制骨吸收，其 HO 的预防效果存在争议。一项双盲随机试验证实，依替膦酸钠可降低创伤后 HO，而另一项回顾性研究提示唑来膦酸钠并未降低脊髓损伤患者 HO 发病率。

手术切除病灶是治疗 HO 的基本方法。手术适应证包括肘关节疼痛、关节活动受限及尺神经功能障碍。手术相对禁忌证包括骨化病灶软组织包裹不全及术后无法进行功能康复训练等。手术时机的影响因素包括 HO 的病因及骨化病灶成熟度，创伤性 HO 病灶常于 6~9 个月后切除，脊髓损伤相关的病灶可在 12 个月后切除，而创伤性脑损伤相关的 HO 病灶建议 18 个月后切除。成熟的骨化病灶在影像学上表现为光滑的皮质骨边界和清晰的骨小梁纹理。大多数学者认为一旦影像学提示骨化病灶成熟，即可行手术切除。

HO 病灶切除可行开放或关节镜手术。通常而言，前次骨折手术或术中存在神经解剖变异的患者再次手术首选开放手术。开放手术也适用于大面积关节挛缩松解术及神经减压术。开放手术常取后正中切口，稍偏内侧切口可降低伤口愈合不良的风险，还可行尺神经减压。尽管外侧切口可将伤口愈合风险降至最低，但无法行神经减压。烧伤所致 HO 的患者切口应选择能够探查及肘关节的无瘢痕挛缩的皮肤之上。无论选择何种切口，应当掀起皮瓣，不仅可避免皮肤坏死，还可降低皮神经损伤的风险。从正常骨组织中剥离出 HO 病灶需要分辨出组织间隙。骨刀或骨钳可用于分离粘连组织，但应当避免损伤正常骨组织。分辨出尺神经后，近端及远端游离神经并行前方皮下组织转位。部分患者存在术后尺神经损伤症状，有研究报道术中游离尺神经至肘关节可降低尺神经损伤风险。尺神经被 HO 病灶包裹时需仔细分离。外侧需要辨认并保护桡神经骨间分支，术中可在肱肌及肱桡肌之间分辨出桡神经。术中是否行关节囊松解取决于患者活动受限类型。烧伤患者一期行瘢痕挛缩松解时需软组织覆盖创面，可选择肱桡肌或尺侧腕屈肌皮瓣。手术结束前需轻柔地活动肘关节确认活动范围。术后肘关节需背侧石膏夹板固定过夜，关节活动训练应在术后 24h 开始。术后神经血管检查确保三大主要神经分支无功能受损。

创伤后 HO 是常见的临床问题，严重影响关节活动范围。高危患者可通过口服 NSAIDs 或放射治疗进行预防。手术切除是成熟 HO 病灶治疗的主要手段，可明显改善肘关节功能，提高患者生活质量，但术后 HO 复发是较为棘手的问题。未来仍需进一步研究探讨 HO 的防治策略。

（王栋梁　上海交通大学医学院附属新华医院）

参考文献

鲁谊 . 网球肘治疗的历史、现状与展望 [J]. 中华肩肘外科电子杂志 ,2019,7(1):1-4.

陈旭旭 , 王涛 , 康汇 , 等 . 肩关节粘连性关节囊炎的治疗进展 [J]. 美中国际创伤杂志 ,2015,14(3):29-31.

陈宏 , 潘佳栋 , 阮健 . 肘关节镜的临床应用进展 [J]. 中华肩肘外科电子杂志 ,2018, 6(1):6-10.

BALDWIN K,HOSALKAR HS,DONEGAN DJ,et al.Surgical resection of heterotopic bone about the elbow: an institutional experience with traumatic and neurologic etiologies[J].J Hand Surg,2011,36(5):798-803.

CHALMERS PN,SALAZAR DH,STEGER-MAY K,et al.Radiographic progression of arthritic changes in shoulders with degenerative rotator cuff tears[J].J Shoulder Elbow Surg,2016,25(11):1749-1755.

CHARALAMBOUS CP,MORREY BF.Posttraumatic elbow stiffnes[J].J Bone Joint Surg Am,2012,94(15):1428-1437.

HOFF P,RAKOW A,GABER T,et al.Preoperative irradiation for the prevention of heterotopic ossification induces local inflammation in humans[J]. Bone,2013,55(1): 93-101.

HUROV J.Anatomy and mechanics of the shoulder: review of current concepts[J].J Hand Ther,2009,22:328-342.

GERBER C,PENNINGTON SD,NYFFELER RW.Reverse total shoulder arthroplasty[J].J Am Acad Orthop Surg,2009,17:284-95.

INAGAKI K.Current concepts of elbow-joint disorders and their treatment[J].J Orthop Sci,2013,18(1):1-7.

KAPPE T,CAKIR B,REICHEL H,et al.Reliability of radiologic classification for cuff tear arthropathy[J].J Shoulder Elbow Surg,2011,20(4):543-547.

KRAFT CT,AGARWAL S,RANGANATHAN K,et al. Trauma-induced heterotopic bone formation and the role of the immune system:A review[J].J Trauma Acute Care Surg,2016,80(1):156-165.

LEVI B,JAYAKUMAR P,GILADI A,et al.Risk factors for the development of heterotopic ossification in seriously burned adults:A national institute on disability, Independent Living and rehabilitation research burn model system database analysis[J].J Trauma Acute Care Surg,2015,79(6):870-876.

MAENDER C,SAHAJPAL D,WRIGHT TW.Treatment of heterotopic ossification of the elbow following burn injury: recommendations for surgical excision and perioperative prophylaxis using radiation therapy[J].J Shoulder Elbow Surg,2010,19(8):1269-1275.

MARQUEZ-LARA A,HUTCHINSON ID,NUNEZ F JR,et al.Nonsteroidal anti-Inflammatory drugs and bone-healing: a systematic review of research quality[J].JBJS Rev,2016,4(3):e4.

NAM D,MAAK TG,RAPHAEL BS,et al.Rotator cuff tear arthropathy: evaluation, diagnosis, and treatment[J].

J Bone Joint Surg Am,2012,94(6):e34.

PLOUMIS A,DONOVAN JM,OLURINDE MO,et al.Association between alendronate, serum alkaline phosphatase level,and heterotopic ossification in individuals with spinal cord injury[J].J Spinal Cord Med,2015,38(2):193-198.

RANGANATHAN K,LODER S,AGARWAL S,et al.Heterotopic ossification: basic-science principles and clinical correlates[J].J Bone Joint Surg Am,2015,97(13):1101-1111.

DUNMIN SHE,DZHANG K.Fibrodysplasia ossificans progressiva in China[J]. Bone,2018,109(4):101-103.

WALKER-BONE K,PALMER KT,READING I,et al.Occupation and epicondylitis: a population-based study[J].Rheumatology (Oxford),2012,51(2):305-310.

第十三章
老年压力性损伤的诊断与治疗

一、压疮的定义

近年来，国内外对压疮相关概念提出了许多新的理解和看法，2016年4月美国国家压疮咨询委员会（national pressure ulcer advisory panel，NPUAP）对压疮的定义及分期进行了重新的界定。压疮更名为压力性损伤，指出其是发生在皮肤和（或）潜在皮下软组织的局限性损伤，通常发生在骨隆突处或皮肤与医疗设备接触处。该压力性损伤可表现为局部组织受损，但表皮完整或开放性溃疡，并可能伴有疼痛。剧烈和（或）长期的压力或压力联合剪切力可导致压力性损伤出现。皮下软组织对压力和剪切力的耐受性受环境、营养、灌注、合并症和软组织条件的影响。

长期以来压疮一直是临床护理中一个棘手的问题，是护理工作需攻克的顽症。随着人口老龄化，卧床患者和大病现象的增加，家庭护理范围的扩大化而相应的家庭护理资源跟不上，压疮发生率也在增加。压疮不仅给患者带来痛苦，而且延长了住院天数，增加医疗费用，给社会及家庭带来沉重的经济负担。在全球范围内，压疮的发病率与15年前相比并没有减少，且已经成为全球关注的健康问题。最近的研究表明，在住院患者中，压疮发生率为3%~12%，其中老年患者压疮发生率10%~25%，死亡率增加6倍。有学者对某医院12050例住院患者进行了为期1年的压疮流行病学调查，发现70岁以上的老年人压疮发生率为71%，平均年龄为76.4岁。

二、压疮的分期

1. I 期压力性损伤　指压时红斑不会消失，局部组织表皮完整，出现非苍白发红，深肤色人群可能会出现不同的表现。局部呈现出的红斑、感觉、温度和硬度变化可能会先于视觉的变化。颜色变化不包括紫色或褐红色变色，若出现这些颜色变化则表明可能存在深部组织损伤。

2. II 期压力性损伤　部分真皮层缺损，伤口床有活力，基底面呈粉红色或红色，潮湿，可能呈现完整或破裂的血清性水疱，但不暴露脂肪层和更深的组织，不存在肉芽组织、腐肉和焦痂。在不良的环境中，骶尾骨、足跟等处受剪切力的影响通常会导致2期压力性损伤。该期应与潮湿相关性皮肤损伤如尿失禁性皮炎、擦伤性皮炎、医用胶粘剂相关的皮肤损伤或创伤性伤口（皮肤撕裂、烧伤、擦伤）鉴别。

3.Ⅲ期压力性损伤 皮肤全层缺损，溃疡面可呈现皮下脂肪组织和肉芽组织伤口边缘卷边（上皮内卷）现象；可能存在腐肉和（或）焦痂；深度按解剖位置而异：皮下脂肪较多的部位可能呈现较深的创面，在无皮下脂肪组织的部位（包括鼻梁、耳郭、枕部和踝部）则呈现为表浅的创面；潜行和窦道也可能存在；但不暴露筋膜、肌肉、肌腱、韧带、软骨和骨。

4.Ⅳ期压力性损伤 全层皮肤和组织的损失，溃疡面暴露筋膜、肌肉、肌腱、韧带、软骨或骨溃疡。伤口床可见腐肉或焦痂。上皮内卷、潜行、窦道经常可见。深度按解剖位置而异。如果腐肉或坏死组织掩盖了组织缺损的程度，即出现不明确分期的压力性损伤。

5.不明确分期的压力性损伤 全层组织被掩盖和组织缺损。全层皮肤和组织缺损，其表面的腐肉或焦痂掩盖了组织损伤的程度，一旦腐肉和坏死组织去除后，将会呈现 3 期或 4 期压力性损伤。在缺血性肢体或足跟存在不明确分期的压力性损伤，当焦痂干燥、附着（贴壁）、完整、无红斑或波动感时不应将其去除。

6.深部组织压力性损伤 皮肤局部出现持久性非苍白性发红、褐红色或紫色，或表皮分离后出现暗红色伤口床或充血性水疱，颜色发生改变前往往会有疼痛和温度变化。深肤色人群中变色可能会有不同。在骨隆突处，强大的压力和（或）持续的压力和剪切力会致使该损伤的出现。伤口可能会迅速发展，呈现真正的组织损伤，经过处理后或可能无组织损伤。如果出现坏死组织、皮下组织、肉芽组织、筋膜、肌肉或其他潜在结构，表明全层组织损伤（不明确分期，3 期或 4 期压力性损伤）。

三、压疮危险因素

1.力学因素 分为压力、剪切力、摩擦力 3 种，压力是压疮形成的最主要的原因，局部承压时间持续 2-4h，压力大于正常毛细血管压力（32mmHg），影响局部组织微循环，几乎不可避免会产生压疮。摩擦力是指当人体处于持续侧滑的趋势时，支撑面和支撑面产生的力。它破坏了皮肤的蛋白质层，增加了出现压疮的可能性。剪切力由摩擦力与压力相加而成，作用于深层，与体位有密切关系，床头抬高大于 30°时或取半坐卧位使身体下滑，皮肤和床单之间的摩擦、皮肤和皮下组织的无法移动，剪切力将这些组织分开，导致组织相对位移，作用于深层皮肤，造成组织的相对位移，切断血液供应，使肌肉层、皮下组织、皮肤和其他整个组织受损，其危害更大。

2.高温与潮湿 体温每升高 1℃组织代谢的需氧量增加 10%，持续压力引起组织缺血时，随着温度的升高，压疮的易发性增大。潮湿引起的皮肤浸渍会改变上皮对外界压力的回弹力，特别是处于长时间浸泡状态时。大小便失禁、伤口渗液和汗液均能导致潮湿。尤其是大便失禁，由于皮肤暴露于细菌和消化酶中而使 pH 降低，从而增加了压疮的发生率。

3.营养不良 营养的摄入不足，导致营养差，出现低蛋白血症，皮下脂肪减少，肌肉萎缩，压迫后的骨隆突处缺乏脂肪保护，导致血液循环障碍。低白蛋白血症是引起压疮发生的一个重要原因，人血清白蛋白 < 35g/L 的患者压疮发生率是正常者的 5 倍。

4.手术时间 手术时间越长，局部受压组织处于低灌注或缺血状态的时间越长，从而导致压缩区皮肤温度降低和皮肤损伤。手术时间超过 2.5h 便会形成压疮的危险因素，手术时间超过 4h 的患者，术后发生压疮概率明显增加，将达到 21.2%。

5. 高龄　老年患者由于自身的免疫力和抵抗力大幅度下降，对各种身体功能反应缓慢，身体器官逐渐衰竭，感觉神经的敏感性降低，皮肤失去弹性，变得松弛干燥。失去自我保护能力，当皮肤组织被压迫时，很容易引发压疮。压疮的发生与年龄有关，年龄越小的患儿越易发生压疮。

6. 吸烟　吸烟是压疮发生的重要危险因素，吸烟者足跟压疮发生率是非吸烟者的 4 倍，吸烟量与压疮的发生率及严重程度呈正比。

7. 其他因素　运动障碍、体位受限、体重、使用医疗器械、疾病因素、心理因素等。

四、压疮的预防和护理

1. 降低压力　为了控制压疮的出现，待患者接受治疗时，需要予以定期翻身，以 2h/ 次为最佳，以防骨突位置长期受到压迫。同时，给予患者使用翻身床、水垫床、气圈、气垫床或者是海绵垫，禁止应用橡皮圈，有助于预防压疮。勤翻身可避免局部压力，导致局部缺血、缺氧，引起不可逆的损伤和再灌注损伤，并建立翻身卡，翻身时避免拖、拉、推等动作，使用三角枕等定位装置。气垫床能均匀的支撑患者的身体，可分散重量对局部的压迫，有效地改变受压局部的血液循环，因此具有保护皮肤的功能，防止压疮发生。

2. 降低剪切力及摩擦力　长期卧床的患者床头抬高不宜超过 30°，患者取半卧位或坐位的时间不宜过长，在具体操作时，我们可以合理利用床单，在患者的皮肤上涂抹滑石粉或凡士林等皮肤保护剂，从而减轻皮肤的摩擦力。

3. 加强营养　营养不良是压疮形成的主要因素之一，它也会影响压疮愈合，降低机体抵抗力和皮肤抗压、抗摩擦能力。因此，合理的饮食是改善患者营养状况、促进创面愈合的重要措施，应给予高蛋白、高热量、高维生素膳食，对正常饮食患者，指导家属合理选择食物的种类，增进患者食欲，达到加强患者营养目的。为了满足患者的营养需要，不能经口进食的患者应尽早采取留置胃管鼻饲。

4. 加强皮肤护理　对压疮高危人群实施全面皮肤评估是压疮预防中的一项基本内容。保持床单的清洁，避免物理刺激，减少皮肤磨擦，这样可以减少外部因素对皮肤带来的不可避免的刺激。清洁皮肤时，避免使用肥皂或含酒精的清洁用品，擦洗动作要轻柔，避免损伤皮肤。皮肤干燥后可适当使用润肤品，保持皮肤的湿润；易出汗的皮肤皱褶处可使用爽身粉。大小便失禁后，应及时擦洗皮肤，更换床单和衣服。

5. 心理护理及健康教育　压疮患者通常经历长期卧床病史，并遭受身体瘫痪或脊髓损伤等疾病的折磨，这使得很难达到自我护理的标准，因此，会导致自卑、绝望、孤独以及抑郁等不良情绪，不仅对治疗失去信心，甚至有部分患者极易出现各种极端行为。护理人员应采取各种沟通技巧与患者进行沟通、安慰并积极疏导，提高患者心理耐受性，消除不良情绪，促进身体早日康复。对患者及家属进行有关压疮发生、发展及治疗护理的知识宣教，得到家属的理解和配合，教会家属压疮预防的措施，如勤翻身、勤换洗、勤检查、勤整理、勤剪指甲等，使患者能积极参与自我护理，增强战胜疾病的信心和勇气，自觉配合医护治疗，尽早从疾病和伤痛的负性情绪中解脱出来，以促进机体免疫机制的恢复。

五、传统治疗方法

1.清创术 清创术根据清除的原理和工具不同可以分为物理清创（手术刀、超声、水动力清创系统等）、生物清创和酶学清创等。根据创面情况不同，可以选用不同的方法。手术刀清创作为传统的清创方法，清创相对彻底，不足之处在于损伤较大，术者不易把握正常组织和坏死组织界限。水动力清创系统清创能在很大程度上保留间生态组织及真皮、毛囊、汗腺等。超声利用特定的超声频率使一些失活的组织细胞崩溃破裂，而不会影响正常的组织细胞，但超声波可引起机体的热效应进而引起疼痛。蛆虫、五谷虫等已被用于压疮的清创，被证实是一种安全、有效的清创手段。酶学清创作为一种新的清创方式，已被欧美学者用于烧伤清创及创面床的准备，显示了良好的治疗效果。

2.换药 换药是压疮创面治疗中应用最多，也是最基本的治疗方式。换药的目的是引流坏死组织，防止创面受损和感染，祛除影响创面愈合的因素。临床上部分面积较小的压疮创面可以通过换药完全愈合。外科换药除了始终要坚持无菌的原则外，还要在每次换药时严格遵守清洁、清创和引流的原则。研究显示，部分外用生长因子类药物和新型敷料的使用可以降低感染率、缩短创面愈合周期。在换药过程中，可以合理使用抗生素软膏、外用生长因子和新型敷料以促进创面愈合。换药看似简单，实则是创面治疗中重要一环。

3.皮片/皮瓣移植技术 皮片移植是覆盖压疮创面的主要手术方法之一。根据创面大小及情况，可以选用大张皮、邮票皮、网状皮等不同方式和刃厚皮、中厚皮、全厚皮等不同厚度的皮片。皮片移植的优点是供区创伤小，皮片成活率高，手术过程相对简单；不足之处是创面愈合后有瘢痕增生、不耐摩擦。皮瓣移植是覆盖压疮创面的另一种重要的手术方式，相比皮片移植，其优点是创面瘢痕轻，不易挛缩，功能重建更好；不足之处是供区创伤较大，手术难度相对较大，对术者技术要求高。无论选择皮片移植还是皮瓣移植，均应以创面愈合成功率高为目标，且尽量减少对供区的损伤，不造成供区功能障碍。

4.VSD技术 负压封闭引流技术（vaccum sealing drainage，VSD）是最近十几年来创立并开展的创面治疗新方法，近年已被广泛用于各种压疮创面的治疗，取得了确切的疗效（图13-1，图13-2）。VSD技术促进创面愈合的病理生理过程包含促进创面血液循环、保持创面一定的湿度、减轻水肿并及时引流、抑制细菌繁殖、通过机械应力促使肉芽组织生长和抑制细胞凋亡等。对于一些渗出较多的创面，可冲洗负压是一种良好的治疗选择。针对不同创面，也可在可冲洗负压冲洗液中加入生长因子、抗生素等药物，以达到促进创面愈合、抑制细菌生长和清除渗出液等目的。

VSD技术应用过程中需注意：①对于骨、肌腱、神经、关节外露创面要慎用负压。②对于不同的创面和不同年龄段患者要选择合适的负压值，负压过低或过高都不利于创面的愈合。③负压使用过程中出现引流液变浑浊、创周红肿、局部过敏等迹象时，要及时更换或拆除负压装置。

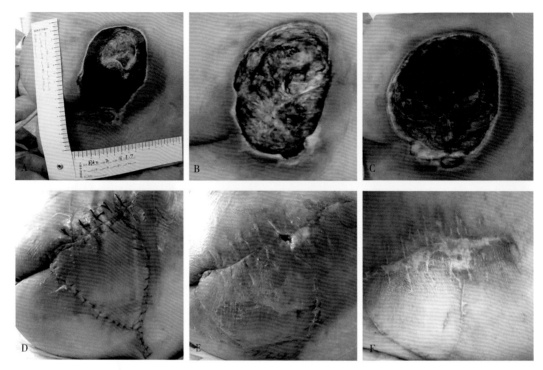

图 13-1 压疮病例 1

A.70 岁女性骶尾部 10cm×16cm 巨大压疮创面；B.换药清除部分坏死组织；C.彻底清创 VSD 负压引流术后；D.臀上动脉穿支皮瓣闭合创面；E.术后 2 周拆线；F.术后 1 年外观，皮瓣抗压能力强，压疮未复发

5.皮肤牵张技术　皮肤牵张术是使用可调节拉力的皮肤牵张器，根据牵张皮肤皮缘的血运情况，时时调节牵张的力度，结合皮肤自身的伸展性和生长性，使创面愈合。该手术不仅避免了传统植皮手术的损伤，而且使皮肤更有耐磨的感觉，且术后恢复快，安全又美观。皮肤牵张术简单、方便、快速，局麻治疗，病程短，相对费用低、并发症少。对于伴骨外露或肌腱外露的也可以使用，避免了皮瓣转移。

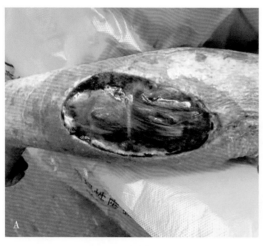

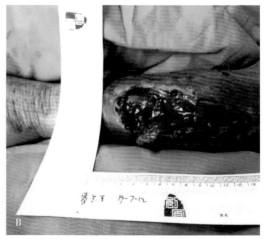

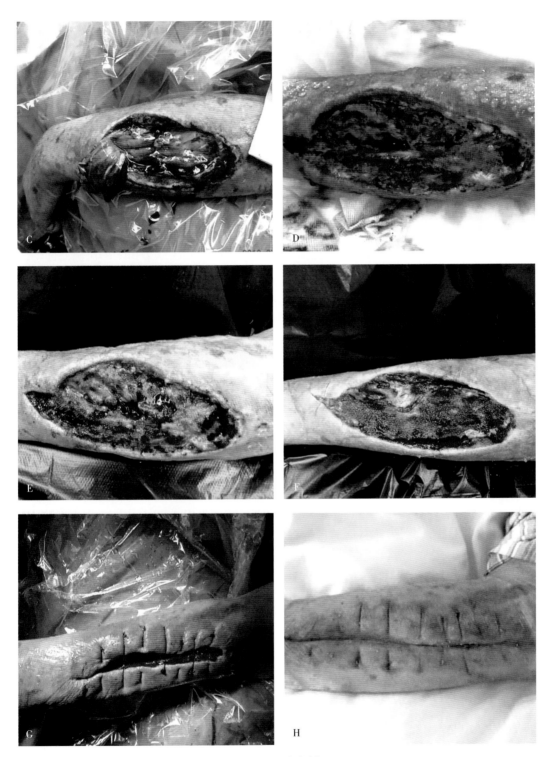

图 13-2 压疮病例 2

A.79 岁独居老年男性脑梗发作后摔倒左侧肢体偏瘫左上肢长时间受压造成压力性损伤；B. 剪除黑痂后；C. 大量肌肉软组织缺血坏死给予清除；D-F. 多次清创 VSD 负压吸引后创面逐渐新鲜；G. 患肢给予皮肤牵张术闭合创面；H. 创面顺利愈合拆线

六、新型治疗方法

1.PRP/PRF 治疗 富血小板血浆（platelet rich plasma，PRP）已被广泛应用在临床上修复各种皮肤、骨和软组织损伤。PRP 中血小板激活后可以释放多种生长因子，促进皮肤和软组织修复细胞的增殖分化及细胞外基质（extracellular matrix，ECM）的合成，进而达到促进创面愈合的目的。压疮创面由于创面局部微循环差，蛋白水解酶破坏生长因子导致创面生长因子数量少、活性低，很难作用于修复细胞表面。而 PRP 可以通过自身高浓度生长因子直接刺激创面局部细胞，提高创面生长因子数量。

富血小板纤维蛋白（platelet-rich fibrin，PRF）近年来也被用于压疮创面的治疗。与 PRP 相比，PRF 的不同之处在于：① PRF 制作过程中，不需添加抗凝剂和凝血酶。抽取血液后迅速离心，由于没有抗凝剂，血液会在离心过程中依靠内源性凝血酶凝固，离心后，用剪刀剪去上清液部分和红细胞部分，剩余的即为 PRF。② PRF 一次离心即得，制作时间短，且自然凝固，纤维结构比凝血酶激活形成的 PRP 凝胶更加稳定和牢固。PRF 的适应证是局部微环境血供较丰富且有较小的骨与软组织缺损，或对凝血酶过敏。此外，富生长因子血小板和高度浓缩生长因子的血纤维蛋白也可用于压疮创面的治疗。

2.细胞治疗 细胞治疗包括了骨髓干细胞治疗、脐带间充质干细胞治疗和脂肪干细胞治疗等。目前临床上应用较多的脂肪填充治疗压疮创面是细胞治疗的一种，已展示了良好的治疗前景。细胞局部注射可以显著提高压疮创面愈合的速度，展现了良好的治疗效果。目前关于创面的干细胞治疗尚缺乏统一的标准和指南，随着技术的发展，干细胞在压疮创面治疗中扮演的角色将越来越重要。

3.基因治疗 基因治疗需借助慢病毒来传递靶基因，很多转移的基因只能暂时表达，因此，在很多遗传病治疗中的应用遇到了一定阻力。而压疮创面的存在是一个暂时性问题，不需要基因的长期表达，而且皮肤是体表器官，给药途径更加简易，因此，基因治疗在压疮创面治疗中具有天然的优势。TGF、EGF 和胰岛素样生长因子等可以早期促进细胞趋化和有丝分裂，因而早期通过病毒高表达这些因子或特定微小 RNA 可以促进压疮创面的愈合。

（何国云 王兆飞 上海中冶医院）

参考文献

冯光, 郝岱峰, 褚万立, 等. 自体单采富血小板血浆凝胶临床制作与应用 [J]. 中华损伤与修复杂志 (电子版),2016,11(5):334-339.

蒲丽辉, 胡秀英, 刘祚燕. 老年患者压疮风险现状调查与影响因素分析 [J]. 中国护理管理 ,2015,15(05): 540-544.

苏若琼. 糖尿病足溃疡创面清创方法研究进展 [J]. 护理研究 ,2018,32(12):1833-1835.

王彩凤, 巫向前. 老年压疮相关因素的 Logistic 回归分析 [J]. 中国实用护理杂志 ,2008,24(26):16-19.

徐玲, 高晓阳. 压疮定义和分期的研究进展 [J]. 护理研究 ,2014,28(01):9-11.

虞萍, 周雪珍, 陈亚. 糜蛋白酶联合负压引流治疗腹部感染切口的效果观察 [J]. 护理实践与研究 ,2015, 12(3):50-51.

张洪君 , 刘金莲 . 我国压疮管理现状与建议 [J]. 中国护理管理 ,2014,14(07):673–675.

FU XB,CHENG B.Regenerative rehabilitation medicine:new re¬quirement,newfusion and newdirection[J]. Zhonghua Shaoshang Zazhi,2018,34(2):65-68.

JEPPESEN SM,YDERSTRAEDE KB,RASMUSSEN BS,et a1.Extracorporeal shockwave therapy in the treatment of chronic diabetic foot ulcers: A prospective randomised trial[J].J Wound Care,2016,25(11):641-649.

KIM EK,LI G,LEE TJ,et al.The effect of human adipose-deirved stem cells on healing of ischemic wounds in a diabetic nude mouse model[J].Plast Reconstr Surg,2011,128(2):387-394.

OMAR MT,ALGHADIR A,Al-WAHHABI KK,et a1.Efficacy of shock wave therapyon chronic diabetic foot ulcer: A single- blinded randomized controlled clinical trial[J]. Diabetes Res Clin Pract,2014,106(3):548-554.

SCLAFANI AP.Applications of platelet-rich fibrin matrix in facial plastic surgery[J].Facial Plast Surg,2009, 25(4):270-276.

第十四章
颈、腰椎退行性疾病

第一节 颈椎病

一、流行病学

颈椎病是以颈椎退行性改变为基础的疾病。颈椎由于慢性损伤、骨质增生、椎间盘突出或韧带增厚等因素导致颈脊髓、神经根、椎动脉、交感神经受到刺激，出现一系列功能障碍的临床综合征（图 14-1）。

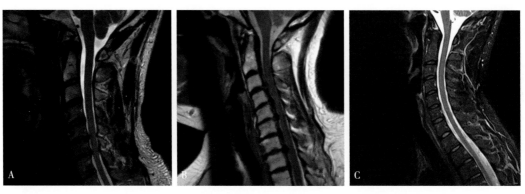

图 14-1 T2 矢状位 MRI
A.颈椎病；B.脊髓压迫的多节段退行性改变；C.正常颈椎

有学者对年龄为 60-65 岁的 200 名无症状患者的侧位颈椎 X 线片进行了检查，发现 95% 的男性和 70% 的女性出现退行性改变。也有学者对 63 例无症状患者的磁共振成像（MRI）检查进行了研究，发现低于 40 岁的患者中有 25% 椎间盘出现退变的证据，但在大于 40 岁的患者中 60% 都出现退变。在一项更大样本的研究中，研究人员对 1211 名 20-70 岁的健康志愿者进行了 MRI 研究，显示 87.6% 的患者有椎间盘突出，且随着年龄的增长，突出程度、频率和发病节段数量明显增加；相反，只有 5.3% 的无症状受试者有脊髓压迫的证据，但是，该数字随着年龄的增大而增长，特别是在 50 岁以后。后续研究表明，椎管、硬脊膜管和脊髓的直径随着年龄增加明显减小。这些研究均支持颈椎病是人口老龄化的主要疾病之一。

脊髓型颈椎病（cervical spondylotic myelopathy，CSM）的实际患病率很明显要高于文献报道的发病率。虽然大多数老年患者在影像学方面均有颈椎退变的表现，但这些患者中有多大比例会进展到症状性脊髓病还不完全清楚。由于在所有文献中缺乏对颈椎退行性疾病的标准分类，使得分类进一步复杂化，故很难真实确定 CSM 的实际发病率。

二、病因

（一）椎间盘退变

颈椎间盘退变是颈椎病最基本的病理变化因素。退行性变最早可发生在 10 岁左右，髓核内有细微撕裂，椎间盘内细胞局灶性增生，基质中酸性黏多糖增多。50 岁以上时，髓核逐渐变干燥。在 70 岁以上的人群，椎间盘瘢痕样变，并伴有空洞样组织缺损。退变椎间盘内蛋白多糖含量逐渐下降，这些组织形态的改变导致椎间盘高度的逐渐降低和突出，从而影响到椎间盘的正常生理功能，同时会增加后方小关节的负荷，使相应节段小关节发生关节炎性改变，黄韧带肥大，最终导致椎管狭窄。伴随老年化其他变化包括椎体骨质疏松，椎体肥大、黄韧带和椎旁肌肉组织的减弱，这些与年龄相关的改变的累积导致椎管变窄和椎间盘不同程度的塌陷。此外，颈椎的灵活性和运动范围随着年龄的增长而减少。

随着脊柱自然老化并承受与日常生活活动相关的物理压力，随之发生强度和运动范围的逐渐降低。另外，身体的营养激素水平降低，器官功能下降，运动能力普遍受损。这些多因素的变化会影响到脊椎 – 肌肉系统。

（二）外伤

颈椎在外力作用下会导致髓核突出或纤维环破裂，椎间盘失去支持作用而突出，椎间隙变窄，韧带松弛，出现颈椎不稳，之后出现局部压力增高引起韧带连同骨膜与椎体周边皮质骨间的分离，导致韧带 – 椎间盘间隙的出现及血肿的形成，随着血肿机化、老化和钙盐沉积，最终形成骨赘（图 14-2），进而导致颈脊髓、神经根、椎动脉或交感神经的压迫导致颈椎病的发生。

另外，患者长期进行超过颈椎负荷的各种活动，产生颈椎间盘、关节突关节、关节囊及其周围的韧带等软组织受到慢性累积性损伤，长时间保持一定体位必然造成椎旁肌肉、韧带及关节的平衡失调，加重椎间盘的负荷从而加速退变过程。颈、肩部肌肉部组织损伤，导致双侧软组织肌力失去平衡，而引起颈椎生理弧度发生改变，临床上常见患椎向一侧呈旋转移位，使椎间孔横径变小，刺激和压迫颈脊髓、神经根而产生症状。

（三）颈椎发育性椎管狭窄

部分患者在青春期发育过程中，椎弓发育扁平，导致椎管矢状径小于正常。在此基础上，轻微的退行性变即可出现脊髓压迫症状，诱发颈椎病。

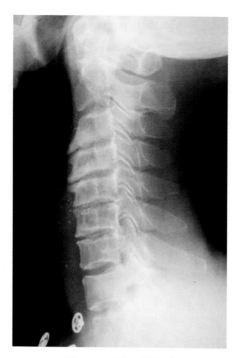

图 14-2 老年颈椎侧位片

骨密度降低，生理前凸减小，椎间隙变窄，椎体前后缘骨赘

（四）神经根动脉供血不足

颈神经根动脉是一根营养动脉，可以因为钩椎关节产生骨赘或患椎的旋转和后移，而使椎间孔横径变小，使神经根前面的前根动脉受压，导致相应神经根的缺血性病变。

在老龄化人口中，退化性椎管狭窄和颈椎生理弧度变化是普遍存在的。脊柱功能单位的构成组分及周围韧带、肌肉组织随年龄的增长，往往导致渐进性的组织结构紊乱和不平衡。颈椎对日常活动所涉及的力量的动态适应也促进了这一改变。过度的代偿有时会导致胸椎后凸畸形，进一步促使脊柱矢状面的整体失衡和脊柱畸形。因此，颈椎病在日益增长的老龄化人口中是一种越来越普遍的疾病。

三、生物力学和病理生理学

脊髓型颈椎病是由三种因素静态、动态和组织病理变化因素结合而形成的，这些因素导致了脊髓的压迫和功能障碍。

（一）静态因素

颈椎病的退变性过程开始于椎间盘髓核正常含水量的丢失。通常髓核主要由蛋白多糖组成，水分含量相对较高，这使髓核具有黏弹性，从而能够将巨大的轴向载荷转化为四周纤维环承担的张应力。随着年龄的增长，髓核的含水量逐渐降低。另外，日常生活中重复使用的、慢性的生物应力，导致椎间盘退变和扁平。随后，颈椎小关节突变平，椎体的承载能力下降，日益增加的应力作用促使椎体小关节过度活动，这些结构的变化导致了在椎体及附件上不均匀的受力，产生代偿性骨赘的形成。椎间盘高度的丧失也会导致黄韧带的皱褶和肥厚，颈椎生理前凸减小甚而进展到后凸。这些因素的结合最终导致椎管狭窄和脊髓受压。

（二）动态因素

虽然颈椎退变过程中的静态因素是颈椎病的主要始发因素，但动态因素在疾病的发展过程中也很重要。由于颈椎的过度屈曲和伸展会影响椎管的矢状径，这两个方向的活动对颈椎的解剖变化均有明显影响。屈曲可导致颈脊髓受腹侧骨赘或突出椎间盘的压迫，伸展可导致黄韧带打褶，产生脊髓背侧受压。此外，韧带松弛引起的颈椎节段不稳，可导致屈曲或伸展时的颈椎失稳，进一步出现对脊髓的"钳夹"现象，导致颈脊髓的损伤。

（三）组织病理变化因素

静态和动态力学因素的共同作用导致椎管狭窄，随后出现慢性压迫和反复的脊髓损伤。目前的研究表明，颈脊髓进行性压迫导致脊髓动脉受压，从而出现慢性缺氧和缺血状态，这种缺血状态造成少突胶质细胞和神经元的损伤，引起独特的免疫反应。炎症与慢性低氧状态相结合被认为是导致内皮细胞丢失和损害的原因之一。血-脊髓屏障的破坏，导致水肿和神经毒性物质的进入，尤其是谷氨酸的神经毒性被认为通过引起神经元变性在 CSM 的病理发展中起着重要的作用。其他研究表明神经元和少突胶质细胞的凋亡进一步促进了 CSM 的病理生理的发展。

本病源于颈椎退变的开始，由于髓核与纤维环的脱水、变性与张力降低，进而引起椎间隙的松动与不稳。椎节的失稳不仅引起颈椎局部的内外平衡失调及颈肌痉挛，且直接刺激分布于后纵韧带及根袖处的窦椎神经末梢，并出现颈部症状。

四、分型及诊断标准

（一）分型

根据不同组织结构受累而出现的不同临床表现，可将颈椎病分为：颈型（又称软组织型）、神经根型、脊髓型、交感型、椎动脉型、其他型（目前主要指食道压迫型）。如果两种以上类型同时存在，称为"混合型"。

1. 颈型颈椎病　颈型颈椎病是在颈部肌肉、韧带、关节囊急、慢性损伤，椎间盘退化变性，椎体不稳，小关节错位等的基础上，机体受寒冷刺激、感冒、疲劳、睡眠姿势不当或枕高不适宜，使颈椎过伸或过屈，颈项部某些肌肉、韧带、神经受到牵张或压迫所致。多在夜间或晨起时发病，有自然缓解和反复发作的倾向。30-40 岁女性多见。

2. 神经根型颈椎病　神经根型颈椎病是由于椎间盘退变、突出、节段性不稳定、骨质增生等原因在椎管内或椎间孔处刺激和压迫颈神经根所致。在各型中发病率最高，占60%-70%，是临床上最常见的类型。多为单侧、单根发病，但是也有双侧、多根发病者。

多见于 30-50 岁者，一般起病缓慢，但是也有急性发病者。男性多于女性 1 倍。

3. 脊髓型颈椎病　脊髓型颈椎病的发病率占颈椎病的 12%-20%，由于可造成肢体瘫痪，因而致残率高。通常起病缓慢，以 40-60 岁的中年人为多。合并发育性颈椎管狭窄时，患者的平均发病年龄比无椎管狭窄者小。多数患者无颈部外伤史。

4. 交感型颈椎病　由于椎间盘退变和节段性不稳定等因素，从而对颈椎周围的交感神经末梢造成刺激，产生交感神经功能紊乱。交感型颈椎病症状繁多，多数表现为交感神经兴奋症状，少数为交感神经抑制症状。由于椎动脉表面富含交感神经纤维，当交感神经功能紊乱时常常累及椎动脉，导致椎动脉的舒缩功能异常。因此交感型颈椎病在出现全身多个系统症状的同时，还常常伴有的椎 - 基底动脉系统供血不足的表现。

5. 椎动脉型颈椎病　正常人当头向一侧歪曲或扭动时，其同侧的椎动脉受挤压、使椎动脉的血流减少，但是对侧的椎动脉可以代偿，从而保证椎 - 基底动脉血流不受太大的影响。当颈椎出现节段性不稳定和椎间隙狭窄时，可以造成椎动脉扭曲并受到挤压；椎体边缘以及钩椎关节等处的骨赘可以直接压迫椎动脉、或刺激椎动脉周围的交感神经纤维，使椎动脉痉挛而出现椎动脉血流瞬间变化，导致椎 - 基底供血不全而出现症状，因此不伴有椎动脉系统以外的症状。

（二）各分型的诊断标准

1. 颈型颈椎病

（1）患者主诉枕部、颈部、肩部疼痛等异常感觉，可伴有相应的压痛点。

（2）影像学检查结果显示颈椎退行性改变。

（3）除外其他颈部疾患或其他疾病引起的颈部症状。

2. 神经根型颈椎病

（1）具有较典型的神经根症状（手臂麻木、疼痛），其范围与颈脊神经所支配的区域一致，查体示压颈试验或臂丛牵拉试验阳性。

（2）影像学检查所见与临床表现相符合。

（3）除外颈椎以外病变（胸廓出口综合征、网球肘、腕管综合征、肩周炎、肱二头肌腱鞘炎及肺尖部肿瘤等）所致以上肢疼痛为主的疾患。

3. 脊髓型颈椎病

（1）临床上出现典型的颈脊髓损害的表现，以四肢运动障碍、感觉及反射异常为主。

（2）影像学检查所见有明确的脊髓受压征象，并与临床症状相应。

（3）除外肌萎缩侧索硬化症、椎管内占位、急性脊髓损伤、脊髓亚急性联合变性、脊髓空洞症、慢性多发性周围神经病等。

4. 其他型颈椎病　该分型涵盖既往分型中的椎动脉型、交感型颈椎病。

（1）临床表现为眩晕、视物模糊、耳鸣、手部麻木、听力障碍、心动过速、心前区疼痛等一系列交感神经症状。体检可出现旋颈试验阳性。

（2）影像学表现：X 线片可显示节段性不稳定，MRI 可表现为颈椎间盘退变。

（3）除外眼源性、心源性、脑源性及耳源性眩晕等其他系统疾病。

五、治疗原则

颈椎病的治疗有手术和非手术之分。非手术治疗应视为颈型、神经根型以及其他型颈椎病的首选和基本疗法。大部分患者可通过非手术治疗来控制症状，减少复发，提高患者生活质量，效果优良；仅小部分患者经非手术治疗无效或病情严重而需要手术治疗。少数严重压迫神经根或脊髓的患者需行手术治疗。

不管是非手术治疗还是手术治疗，基本要坚持以下原则：

1.原则性与个体性 临床上由于颈椎病的病因复杂，颈椎病的发病原因各不相同，颈椎病患者的临床情况也有所不同，因此，颈椎病患者进行治疗时，一定要坚持原则性与个体性相结合，不同的颈椎病患者，应当采取不同的方法，治疗方案应做到切实可行。

2.强调局部与整体 颈椎病往往表现为局部疼痛，实则是全身性病变，因此，颈椎病患者在治疗上要做到局部与整体相结合。只有坚持局部与整体结合，才能有效发现颈椎病根源，并对症治疗，才能达到彻底治疗颈椎病的目的。

3.科学预防与治疗颈椎病 熟悉颈椎病常识，了解颈椎解剖特点，对于颈椎病患者来说，一定要掌握颈椎自我保健方法，积极预防颈部疼痛发生，选择正确的治疗方案，循序渐进，持之以恒。颈椎病患者根据自己的情况，选择多种方法，综合治疗。

4.提高生存质量，缓解患者痛苦 这是颈椎病的治疗目的，同时也是治疗的原则。颈椎病是一种慢性疾病，治疗过程也是漫长的，需要患者坚持治疗，保证患者正常的生活，维护健康和劳动力，在延长寿命的同时提高其生存质量。这对于颈椎病患者的治疗来说，是非常重要的。

5.坚持自我治疗 颈椎病的自我治疗是极为重要的一种治疗方法，颈椎病患者长期坚持正确的工作和生活习惯。适当地进行牵引、康复锻炼，根据不同病情，有针对性的治疗。

六、治疗方法

（一）非外科治疗

以下为非手术治疗的基本疗法及应用原则：

1.头颈牵引 治疗以安全、有效为前提，强调小重量、长时间、缓慢、持续的原则。牵引重量为患者体重的1/12~1/14。可在牵引下进行颈背部肌肉锻炼。

2.物理治疗 颈托制动、热疗、电疗等治疗方法，可能有助于改善症状。

3.运动疗法 适度运动有利于颈椎康复，但不提倡使颈椎过度活动的高强度运动。

4.药物疗法 非甾体类抗炎药物、神经营养药物及骨骼肌松弛类药物有助于缓解症状。

5.传统医学 治疗时予以适度按摩，但应慎重操作。手法治疗颈椎病（特别是旋转手法）有造成脊髓损伤的风险，应谨慎应用。

文献中报道的非手术治疗方案差异很大，大多数非手术治疗方法涉及多种方法和技术的联合应用。

（二）外科治疗

1.手术指征　当患者出现以下症状时，应采取手术治疗：保守治疗 3 个月无效或者尽管有效，但是停止治疗后症状反复发作，影响正常生活和工作；神经根性疼痛剧烈，保守治疗无效；上肢某些肌肉出现肌无力，甚至肌萎缩，经保守治疗 2-4 周后仍有发展趋势。

2.手术策略　手术治疗包括前路、后路或前后联合入路。外科治疗的目的是脊髓减压并稳定颈椎（手术节段如果存在动态因素导致脊髓损伤）。对于手术入路的选择，必须考虑多重因素，包括脊髓受压迫部位（腹侧 / 背侧）、矢状位的序列、单节段还是多节段压迫性疾病、有无根性或轴向疼痛的存在、年龄、并发症，以及手术医生对手术方式的熟悉程度。

3.手术方法

（1）颈椎前路手术包括单个或多个椎间盘切除或椎体切除术（或两者的杂合手术），最常见的是颈椎前路间盘切除减压融合术（anterior cervical discectomy and fusion，ACDF）（图 14-3）。前路非融合技术包括颈椎人工椎间盘置换术（cervical disc arthroplasty，CDA）（图 14-4）和颈前路椎体次全切 + 钛网植骨融合 + 钛板内固定术（anterior cervical corpectomy and fusion，ACCF）（图 14-5），该技术的主要目的是避免与融合相关的并发症，包括邻近节段退变和颈椎生理曲度的改变。当病变节段较少，或者压迫来源于腹侧时，或者存在明显颈椎后凸的情况下，更倾向于选择前路手术。对于因后纵韧带骨化（ossification of the posterior longitudinal ligament，OPLL）引起的 CSM 患者，上海长征医院史建刚设计出一种新的前路可控性椎体前移位融合术（anterior controllable antedisplacement and fusion，ACAF）（图 14-6），该术式具有对脊髓直接减压的作用，临床取得初步疗效，但是手术操作有一定风险，临床普及应用有待于进一步观察。

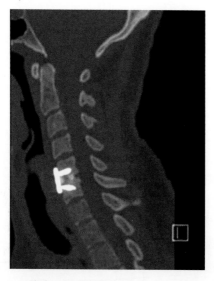

图 14-3 前路 C5/6 椎间盘切除减压 + 椎间融合术

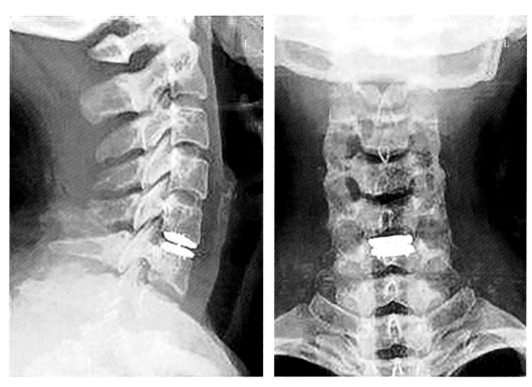

图 14-4 前路 C5/6 椎间盘置换术

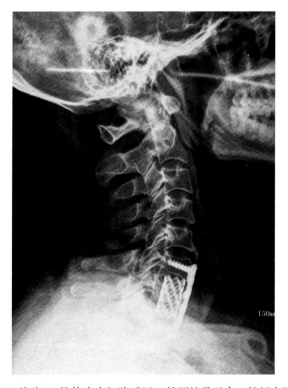

图 14-5 前路 C7 椎体次全切除减压 + 钛网植骨融合 + 钛板内固定术

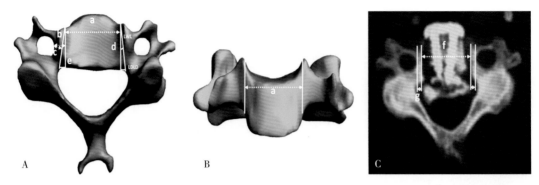

图 14-6　前路可控性椎体前移位融合术示意图

A. OPLL 椎体的双侧截骨线（轴状观）；B. 安装颈椎前路钢板区域（正面观）；C. 术后 CT 示椎体 – 骨化韧带复合体（VOC）用螺钉控制后的向前位移

（2）颈椎后路手术包括椎管扩大、椎板成形术（图 14-7）和椎板切除 + 颈椎侧块螺钉内固定术（图 14-8）。过去，单行椎板切除术更常见，但因为单纯椎板切除术在没有固定融合的情况下会产生颈椎稳定性改变，故目前这种术式出现逐渐被放弃的趋势。一般来说，后路减压手术更多地是应用于多节段狭窄颈椎病或者是压迫主要来源于背侧的 CSM。

（3）微创手术：微创技术在外科手术中的广泛应用，使显微内窥镜下椎间盘切除术成为一种日益流行的方法。显微内镜下颈椎间孔切开术 / 椎间盘切除术、显微内窥镜下颈椎管狭窄减压术、全内镜下颈椎间盘切除术是外科医生用以取代传统椎间盘切除术的一些方法。虽然这些技术相当新，但是迄今的研究表明内镜手术能获得与传统椎间盘切除术相同的临床效果，同时降低并发症的发生率、患者的不适感和住院时间。

前路颈椎间孔切开术是另一种微创、非融合的选择。这种技术越来越普及，它对于单侧神经根型颈椎病能有效地进行椎间孔减压术，同时避免了 ACDF 中融合相关并发症的发生。与其他颈椎前路手术的不同之处是需要额外的显露以保证手术医生能够熟练运用这项技术。

显微内窥镜辅助下行后路颈椎间盘切除、神经根管切开减压术是近年来开展的新技术，目前文献报道较少，其疗效大致与开放手术相当。但该术式属于微创手术，切口小，颈部肌肉剥离少，恢复快，术后需要止痛药物少，住院时间短，易于被患者接受，与传统手术相比具有明显的微创优势。但术式适应证较窄，需要一定的设备，且开展术式有一段学习曲线，在严格选择病例的同时，应积极审慎地开展以上新术式。

后路全内窥镜辅助的锁孔（keyhole）技术（图 14-9），是一种新的后路微创手术技术，是对传统手术一种充分和安全的补充技术。它适应于非手术治疗无效的难治性神经根型颈椎病、单间隙因侧方骨赘或者椎间盘软性突出引起的神经根型颈椎病。具有减少组织剥离、术后并发症率低、保持手术节段颈椎运动功能、临床改善率高、住院时间短、功能恢复快等优点。

4. 手术方式选择的一般原则　①对于少于 3 个节段脊髓压迫的患者，前路减压能够更有效地改善术后神经功能。②对于三个或更多节段的 CSM 而且颈椎生理曲度良好，

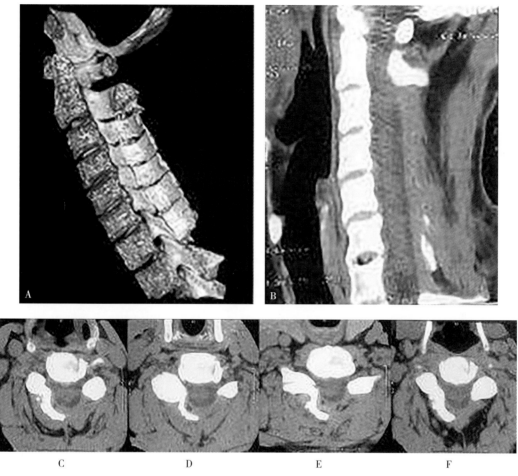

图 14-7 后路 C3-C7 椎管扩大、椎板成形术（CT 矢状位及轴状位）

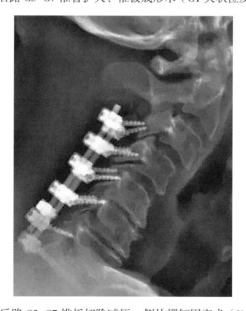

图 14-8 后路 C3-C7 椎板切除减压 + 侧块螺钉固定术（X 线侧位）

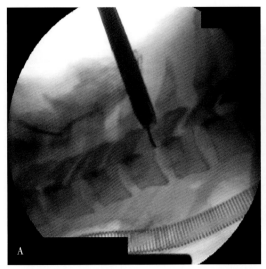
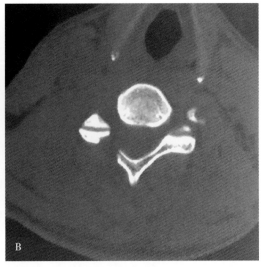

图 14-9 后路椎板 "keyhole" 术
A. 术中 C 臂透视下工作套管（X 线侧位）；B. 术后 CT 显示椎板 "开孔"

建议行后路减压成形术。③对于严重的、多节段腹背侧均受压的颈椎病可以考虑前后路联合手术。④伴有颈椎后凸畸形，往往首选前路手术。⑤后路手术不应单独用于治疗术前伴有颈椎后凸或不稳定的 CSM 患者。⑥尤其老年颈椎病患者，如果身体条件相对不佳，手术耐受性差，尽可能考虑微创减压术。

然而，没有足够的证据表明哪一种术式在有效性或安全性方面更优越。手术医生应个性化考虑个体病例，并根据患者的特点与需要，选择最合适的手术方法。

颈椎病是一种复杂的疾病，是导致老年人脊髓功能障碍的主要原因，而老年人的数量正在不断增加。在 65 岁以上的患者中，颈椎退行性改变几乎是普遍存在的，但只有小部分患者会发展为脊髓功能障碍。CSM 的治疗目的主要是阻止脊髓功能障碍的发展。临床决策过程应针对每个患者进行个体化调整。充分考虑患者脊髓受压的程度和位置（腹侧与背侧、单节段与多节段）、疾病严重程度（即 mJOA 评分）、临床医生 / 患者偏好。一般情况下，无症状或轻度症状 CSM 患者可以非手术治疗，因为这些患者中的一部分在神经功能上不会继续恶化（有些甚至可能改善）。对于中度至重度 CSM 患者，一般应选择手术治疗，以阻止疾病的进展，并为神经功能的改善提供最佳的机会。手术可以选择前路、后路或者前 - 后联合进行。前路手术包括颈椎前路间盘切除减压融合术（ACDF）、人工椎间盘置换术、前路椎体切除术和椎间盘切除 / 椎体切除杂合手术、前路可控性椎体前移位融合术（ACAF）、显微内镜下颈椎椎间孔切开术 / 间盘切除术、显微内窥镜下颈椎管狭窄减压术、全内镜下颈椎间盘切除术。后路手术包括椎板切除脊髓减压术、椎板成形术或受影响节段的内固定融合术以及显微内窥镜辅助下行后路颈椎间盘切除、神经根管切开减压术和全内窥镜辅助的 keyhole 技术等微创技术。前 - 后路联合手术具有较高的并发症，适用于严重的、周围神经受影响、多节段受压的颈椎病或严重的颈椎畸形。

(三) 康复治疗

颈椎病"围术期"的康复治疗，有利于巩固手术疗效，弥补手术之不足，缓解手术所带来的局部和全身创伤，从而达到恢复患者心身健康的目的。围术期治疗的基本方法既离不开有关颈椎病的康复医疗（如中药、物理治疗、体育疗法、高压氧等），又不能忽视一些新的病理因素，如手术给患者带来的忧虑恐慌等精神负担、手术的创伤以及术后体质虚弱。"颈椎病康复保健功"用于颈椎病的预防和辅助治疗，可以有计划推广到社区，体现出康复预防的学术思想。

七、颈椎病的预防

随着年龄的增长，颈椎椎间盘发生退行性变，几乎是不可避免的。但是如果在生活和工作中注意避免促进椎间盘退行性变的一些因素，则有助于防止颈椎退行性变的发生与发展。

(一) 正确认识颈椎病，树立战胜疾病的信心

颈椎病病程比较长，椎间盘的退变、骨刺的生长、韧带钙化等与年龄增长、机体老化有关。病情常有反复，发作时症状可能比较重，影响日常生活和休息。因此，一方面要消除恐惧悲观心理，另一方面要防止得过且过的心态，配合积极治疗。

(二) 关于休息

颈椎病急性发作期或初次发作的患者，要适当注意休息，病情严重者更要卧床休息2~3周。从颈椎病的预防角度说，应该选择有利于病情稳定，有利于保持脊柱平衡的床铺为佳。枕头的位置、形状与选料要有所选择，也需要一个良好的睡眠体位，做到既要维持整个脊柱的生理曲度，又应使患者感到舒适，达到使全身肌肉松弛，调整关节生理状态的作用。

(三) 关于保健

1. 医疗体育保健操的锻炼 无任何颈椎病的症状者，可以每日早、晚各数次进行缓慢屈、伸、左右侧屈及旋转颈部的运动。加强颈背肌肉等长抗阻收缩锻炼。颈椎患者戒烟或减少吸烟对其缓解症状，逐步康复，意义重大。避免过度劳累而致咽喉部的反复感染炎症，避免过度负重和人体震动进而减少对椎间盘的冲击。

2. 避免长期低头姿势 要避免长时间低头的生活习惯，这种体位使颈部肌肉、韧带长时间受到牵拉而劳损，促使颈椎椎间盘发生退变。改变不良的生活习惯，如卧在床上阅读、看电视等。

3. 颈部放置在生理状态下休息 一般成年人颈部垫高约10cm较好，高枕使颈部处于屈曲状态，其结果与低头姿势相同。侧卧时，枕头要加高至头部不出现侧屈的高度。

4. 避免颈部外伤 乘车外出应系好安全带并避免在车上睡觉，以免急刹车时因颈部肌肉松弛而损伤颈椎。出现颈肩臂痛时，在明确诊断并除外颈椎管狭窄后，可行轻柔按

摩，避免过重的旋转手法，以免损伤椎间盘。

5.避免风寒、潮湿　夏天注意避免风扇、空调直接吹向颈部，出汗后不要直接吹冷风，或用冷水冲洗头颈部，或在凉枕上睡觉。

（杨强　官丙刚　天津市天津医院）

第二节　腰椎间盘突出症

一、概述

人类受腰椎间盘突出所致腰腿痛的困扰已久。约公元前 2700 年新石器时代晚期，生活在黄河流域的中华祖先，已开始运用原始的推拿手法治疗本病并逐步发展成为早期的医学模式，《黄帝内经》就介绍了腰痛的手法治疗。

1934 年，美国医生 Barr 和 Mixter 积累了 20 例腰椎间盘突出的病例，在《新英格兰医学杂志》发表了《累及椎管的椎间盘破裂》，阐述了腰椎间盘突出的实质，引起了临床工作者的广泛关注。此后关于腰椎间盘突出症的报道日益增多，英国及新西兰于 1939 年和 1944 年分别开展了腰椎间盘突出症手术。在国内，1946 年骨科前辈方先之教授率先开展了腰椎间盘突出症的手术，于 1952 年发表了《腰椎间盘纤维环破裂症——附临床病案报告 47 例》，对腰椎间盘突出症的病因、检查、诊断治疗及随访做了较为详细的报告。

腰椎间盘突出症（lumbar disc herniation，LDH）是由于椎间盘退变或外伤原因，引起椎间盘髓核组织向外膨出、突出和脱垂，压迫神经引起的一系列症状。主要临床表现有腰部疼痛、一侧或双侧下肢疼痛和麻木。腰椎间盘突出症是退变性腰椎间盘的常见症状。它常发生在退变的早期，标志着纤维环弹性减退，已难以容纳椎间盘胶状的髓核部分。随着影像技术的不断进步，症状型及无症状型的椎间盘突出的检出率已越来越高。

二、腰椎间盘突出症的病因

人的椎间盘由三个独立的部分组成，位于中央胶状的髓核、位于外周的纤维环和位于椎体上下的软骨终板。髓核位置并不居中，而是位于椎间盘近后缘处。椎间盘内的细胞随时间发生变化。细胞外基质主要由胶原、蛋白多糖和水分组成。纤维环由大约 25 层同心圆排列的胶原纤维板层组成，越接近中央纤维板越厚。外层纤维附着在椎体骺环边缘，内层纤维连接于两个软骨终板之间。坚强的前纵韧带起到了加固纤维环前部的作用，但后纵韧带对纤维后环的加强作用则很弱。软骨终板是椎间盘与椎体之间的交界，负责将来自椎间盘的压力传递到椎体内部的骨小梁和边缘的皮质骨。成年人软骨终板的厚度约为 0.6cm。椎间盘的退变已经被广泛的研究。随着机体的老化，椎间盘的体积、形状和内容物全部发生变化。基因表达和转录因子的变化引起细胞老化，导致活性细胞减少、蛋白多糖丢失，髓核含水量逐渐降低。早期的退变对髓核和终板的影响较为明显。

Marchand 和 Ahmed 发现随着年龄的增长清晰的纤维环层的数目减少，单个层的厚度增加，单个层中间束的间隔增加。纤维环中 I 型胶原逐渐取代 II 型胶原。终板变薄和微骨折使得终板的通透性增加，使得盘内静水压机制在载荷传递时有效性和一致性下降。间盘水平局部剪力增加可引起纤维环损伤。有症状的椎间盘突出最常见的是纤维环破裂时外层纤维环与椎体的交界处。当椎间盘承受屈曲和扭转负荷时全层破裂的纤维环可允许髓核物质完全突出。

许多高危因素在腰椎间盘突出症的发病机制中发挥作用。关于老年人椎间盘退变影响因素，Hangai 认为高龄、高体重指数、运动量增大、动脉粥样硬化等因素都是危险因素。职业因素对腰椎退变也存在潜在影响，一些职业如从事反复直立和牵拉动作、机动车驾驶员等持久坐位以及身体震动等。Battie 研究认为 34%–61% 的患者存在家庭遗传因素。上腰椎退变中，职业因素占 7%、年龄因素占 16%、家庭因素占 77%。在下腰椎退变中，身体负重因素占 2%、年龄因素占 9%、家庭因素占 43%。

三、腰椎间盘突出症的分型

根据突出物的解剖学位置可以分为：中央型、侧隐窝型、椎间孔型、极外侧型（图 14-10）。Spengler 等根据其形态学特点把椎间盘突出分为 3 类：突出型是指存在完整纤维环结构的突出；脱出型是指纤维环完全破裂，突出物突入椎管，但仍未和原来的髓核分离；游离型是指突出的间盘和原来的间盘完全分离，游离于椎管中。

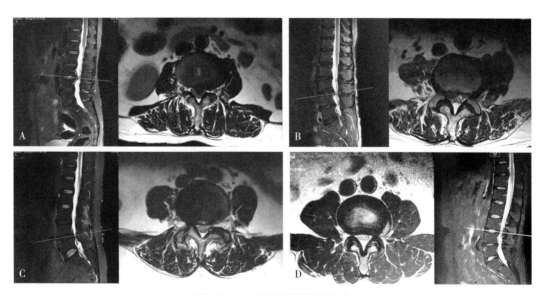

图 14-10 MRI 示腰椎间盘突出
A. 中央型；B. 侧隐窝型；C. 椎间孔型；D. 极外侧型

四、诊断依据

（一）症状特点

（1）含水量较高的青年人椎间盘较易发生突出。对于老年人而言，含水量低的椎间盘则不易发生突出，大多数情况下突出部分是纤维软骨碎片。

（2）椎间盘突出最典型的症状是下肢沿皮节分布的放射性疼痛。疼痛的性质可以是锐痛、钝痛、烧灼样痛、或者麻痛。炎性反应、神经化学因素在坐骨神经痛的产生中起一定作用。单纯压迫可导致感觉、运动发生改变，但并不引起疼痛。

（3）腰椎间盘突出症的患者最常见的症状为腰腿痛，但腰痛机制尚不明确。普遍认为腰椎间盘突出是腰椎退变中的一个阶段。后侧的纤维环有窦椎神经分支支配，它可能是椎间盘退变引起的疼痛传导途径。

（二）体格检查

（1）观察患者的站姿和步态，身体向健侧倾斜被认为与神经根外侧的旁中央型突出有关。足下垂和踏地步态可由第4或第5腰神经根麻痹引起。Trendelenburg步态表示髋外展无力，提示第5腰神经根受压。

（2）触诊常在病变间隙的棘突旁有压痛点，可向下肢放射。骶髂关节、腰骶关节的炎性病变也可表现为坐骨神经痛，需要与之鉴别。

（3）对怀疑腰椎间盘突出症的患者应沿第1腰神经至第1骶神经相应皮神经支配区进行触觉检查。下腰段神经根的检查有较强的特异性。检查足跟近侧可了解第4腰神经根感觉分布区的功能，第5腰神经根感觉分布区位于第1、2趾之间，第1骶神经根感觉分布区域位于足的外侧。运动功能的检查最好是针对运动情况而非特定的肌肉。如髋关节屈曲受第1、2腰神经根支配，膝关节的伸直受第3腰神经根的支配、第4腰神经根受累表现为踝关节背屈功能障碍，足背屈及髋关节外展了解第5腰神经根功能，足跖屈了解第1骶神经根功能。膝反射可由第3、4腰神经根受累而减弱甚至消失，跟腱反射可由第1骶神经根受累而减弱或者消失。腱反射增强提示颈胸段的脊髓受压。

（4）专科检查：直腿抬高试验（straight-leg raise，SLR）检查者手握患者足跟部缓慢抬高患肢，同时在髋关节屈曲时保持膝关节伸直。当下肢抬高在35°~70°引起坐骨神经痛时被称为阳性体征。SLR试验对第4腰神经、第5腰神经、第1骶神经根受累引起的放射痛最为敏感。Lasegue试验是与SLR试验类似的检查方法。当患肢被动抬高至放射痛的症状出现时再最大限度背屈踝关节，若疼痛加剧被认为是阳性体征。弓弦试验（bowstring test）和SLR一样，抬高患肢至疼痛症状出现，随后患肢屈膝，向腘窝加压此时出现疼痛为阳性体征。股神经牵拉试验（femoral stretch test）患者取俯卧位，屈膝，上提患肢小腿，出现大腿前部疼痛为阳性，见于上腰段神经根病变。

（三）影像学检查

（1）X线片看不到突出的椎间盘，但可以看到椎间盘突出引起的继发性改变的征象，包括骨赘的形成、椎间隙的狭窄、脊柱形态的改变、是否存在腰椎骶化或者骶椎腰化的情况。

（2）CT在MRI发明之前是诊断腰椎间盘突出症的最佳方法。通过使用骨和软组织成像技术可以诊断各种类型的椎间盘突出。

（3）MRI 对神经及椎间盘结构显示最为清楚。根据水、蛋白多糖和胶原浓度的不同，MRI 在确认椎间盘不同组成方面有帮助。高水含量的髓核和内层纤维环在 T2 加权像上产生高信号，但含水量少的前纵韧带、后纵韧带及外层纤维环则产生低强度信号。有几项 MRI 表现具有特殊的临床重要性：水分丢失、间盘高度丢失、间盘膨出、髓核信号和形态不规则。Modic 详细描述了间盘退变过程中终板的改变。Ⅰ型为水肿，表现为 T1 低信号和 T2 高信号；Ⅱ型为临近终板的骨脂肪样退变，表现为 T1 高信号和 T2 等信号；Ⅲ型为终板硬化，在 T1 和 T2 均表现为低信号。

五、治疗原则和治疗方法

老年人常伴有多种内科疾病，如糖尿病、心脏病、高血压、肺气肿、前列腺肥大等，对手术的耐受性低，所以应该尽量采取保守治疗。如果症状重、病程长，应该及时采取手术治疗来改善神经功能，提高生活质量。术前应该评估全身状态和专科情况，做好周密的准备。腰椎间盘突出症对于老人来说是一种常见病、多发病，会给老年人的身体和生活带来折磨，要尽早进行规范的治疗，如手术也尽量选择微创手术。由于老年人的体质较弱，因此老年椎间盘突出的患者进行治疗的同时还要综合考虑各方面的因素。

（一）保守治疗

1. 卧床及穿戴支具　卧床休息的时间文献中讨论已久，治疗方案从 2 天到 6 周不等。循序渐进的活动、正规理疗或家庭训练活动是短期休息后推荐的活动方式。Oleske 研究发现，限制性支具的使用在预防工作相关性腰痛复发方面占优势。

2. 物理治疗　物理治疗的方式多种多样，包括地面项目、水中项目、特定的方案及日常练习，以及群体治疗项目等。练习的项目一般采取有氧训练、伸展、弯腰、过伸、核心肌群训练及背部稳定性练习。附加的方式有超短波、经皮电神经刺激、热疗、推拿、针灸等。所有这些治疗的目的都是改善肌肉力量及躯干柔韧性。患者对物理治疗的反应存在个体差异，所以物理治疗方案也应因人而异。

3. 药物治疗　严重急性腰痛患者正确使用麻醉镇痛药物、口服非甾体类药物能很好地缓解症状。对乙酰氨基酚药效与 NSAIDs 相似，但副作用小，可作为首选药物。阿片类药物止痛效果好，但副作用多，从便秘、呕吐到严重的出现呼吸抑制，且长期使用具有成瘾性。也有医生建议将硬膜外注射类固醇药物作为二线治疗方法。给药的途径有骶管、椎板间、椎间孔等。Chou 等找到证据证实硬膜外类固醇注射是有效的短期止痛方法，也是美国疼痛学会推荐方法。

（二）手术治疗

单纯腰椎间盘突出在老年人中患病率较低。髓核随着年龄的增大水分愈来愈少，突出的可能性也越来越小。在老年患者中椎管狭窄及骨质增生所引发的问题显得更为重要。尽管如此，只要有椎间盘的存在就有突出的可能。老年人手术的预后情况和年轻人差不多。手术的绝对指征是进行性加重的神经损害。椎间盘突出的外科治疗有很多的方法，开放式单纯椎间盘切除术是传统的治疗手段。目前，随着微创化、精准化和智能化理念的普及，对于不伴有腰椎不稳的腰椎间盘突出症患者均提倡脊柱内镜或显微镜辅助通道下单纯髓核摘除术，老年患者常伴有神经根管狭窄，可同时行神经根减压术。微创手术是目前的趋势，更小的切口、更小的创伤、快速的康复以及良好的治疗效果是最终追求的目标。

1. 开放式单纯椎间盘摘除术　对于腰椎间盘摘除术，传统的方法是后路椎板或半椎板切除以及开窗髓核摘除术，疗效可靠，且配合显微镜及手术放大镜等可减少手术创伤，进一步提高手术疗效。但后部结构对于维持腰椎的稳定有不容忽视的作用，Johnson 曾报告后部结构切除可引起腰椎后凸畸形和腰背痛，Shenkin 随访了一组已做广泛椎板切除的患者，除有腰椎不稳经常腰痛外，有 10% 出现滑脱，有的出现新的马尾压迫症状。因此目前临床主张手术应在彻底减压基础上尽量减少对腰椎稳定结构的破坏。这一方法也越来越被脊柱内镜下行髓核摘除术所取代。

2. 脊柱内镜技术　随着脊柱手术及相关科学技术的发展，脊柱内镜技术已成为目前研究的热门方向，脊柱内窥镜手术具有创伤小、出血少、对脊柱稳定性的破坏少、术后恢复较快等优点，越来越多地取代传统的开放式单纯髓核摘除术。

（1）经椎间孔入路内镜下髓核摘除术（percutaneous endoscopic lumbar discectomy，PELD）：PELD 包括椎板间入路技术（图 14-11）和椎间孔入路技术（图 14-12）。据报道，脊柱内镜治疗老年人椎间盘突出近期效果良好，远期疗效有待进一步观察。

（2）单侧双通道内镜下髓核摘除术（unilateralbipor talendoscopy，UBE）：见图 14-13。

3. 脊柱融合术　老年腰椎间盘突出症是否行腰椎融合术及融合术能否更有效改善患者腰背痛仍存在较大争议。一般来说，减压手术不会对脊柱的稳定造成明显的影响，而且老年人普遍存在骨质疏松而导致融合失败率较高。此外，术后腰背肌群的锻炼也

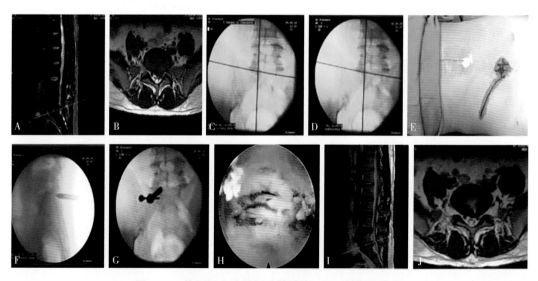

图 14-11　椎板间入路椎间孔镜治疗 L5/S1 椎间盘突出

女性，56 岁，腰痛伴左下肢麻痛 4 年，加重 4 月。A,B. 术前腰椎 MRI 示 L5/S1 椎间盘中央偏左突出；C,D,E. 术中穿刺定位；F,G. 术中置入工作套管；H. 术后神经根减压彻底；I,J. 术后 2d 复查腰椎 MRI

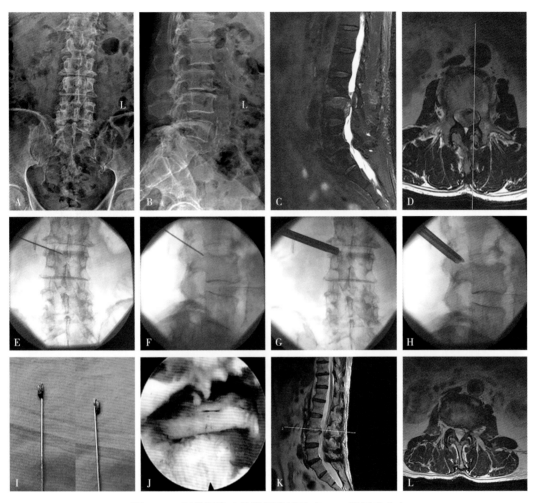

图 14-12 经椎间孔入路椎间孔镜治疗 L3/4 椎间盘突出

男性，84 岁，腰痛伴左下肢麻痛 4 月，加重 7d。A,B. 术前腰椎 X 线；C,D. 术前 MRI，L3/4 椎间盘中央偏左突出；E,F. 术中穿刺定位；G,H. 术中置入工作套管；I. 椎间孔扩大成形；J. 术后神经根减压彻底；K,L. 术后 2d 复查腰椎 MRI

可为其提供相应的稳定性。目前认为老年腰椎间盘突出症患者需要行融合术的情况为：①术前腰椎动力位片提示腰椎不稳且出现相应临床表现者；②行全椎板减压，且椎体间关节退变不严重，未形成骨桥者；③广泛的椎板减压，减压范围包括 50% 以上的小关节面或关节间隙切除者；④术后对活动要求较高，活动量相对较大且预期寿命相对较长的患者。目前，在传统脊柱手术的基础上通过改进技术达到微创目的，如使用特制的管道或撑开器等器械，或显微镜或脊柱内镜下完成减压手术，如微创经椎间孔入路椎间融合术（minimally invasive transforaminal lumbar interbody fusion，MIS-TLIF）、腰椎微创极外侧椎体间融合术（extreme lateral interbody fusion，XLIF）、腰椎微创斜向椎体间融合术（oblique lateral interbody fusion，OLIF）、椎间孔镜下轴向融合术、UBE下椎体间融合术等。

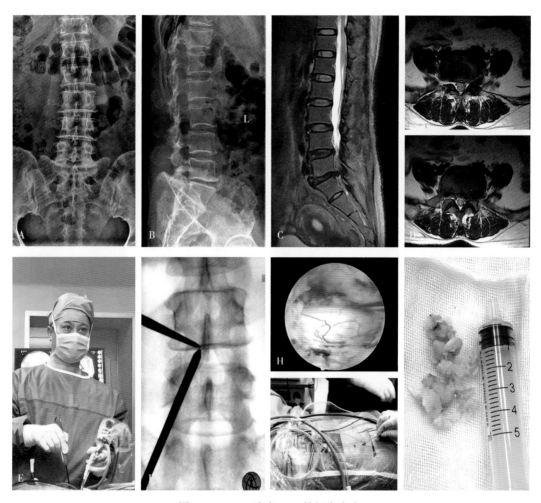

图 14-13 UBE 治疗 L4/5 椎间盘突出

女性，74 岁，腰痛伴左下肢麻痛 6 年，加重 3 月。A,B. 术前腰椎 X 线；C,D. 术前 MRI，L4/5 椎间盘极外侧型突出；E,F,G. 术中穿刺定位；H. 术后神经根减压彻底；K,L. 突出髓核及纤维环组织

（张文财　周志刚　暨南大学附属第一医院）

第三节　腰椎椎管狭窄

一、概述

早在 19 世纪初期，法国解剖学家 Antoine Portal 通过尸体解剖观察到脊柱畸形可以产生一节或者多节椎体相应的椎管狭窄，造成硬膜囊受压。而后有多位科学家报道了不同病因导致的椎管狭窄，如软骨发育不良导致的椎管狭窄、黄韧带肥厚导致的椎管狭窄、先天性生长障碍和畸形导致的椎管狭窄。1954 年荷兰神经外科医生把腰椎管狭窄症作为一种独立疾病阐述，他指出除了发育性椎管狭窄外，其他原因也可以造成椎管狭窄，并

首先对其引起的双下肢神经根性疼痛、小腿感觉障碍与肌力减退、神经性间歇性跛行进行了描述，从而使人们对腰椎管狭窄有了真正的认识。

腰椎管狭窄症（lumbar spinal stenosis）是指各种原因引起的骨质增生或纤维组织增生肥厚，导致椎管或神经根管的矢状径较正常者狭窄，刺激或压迫由此通过的神经根或者马尾神经而引起的一系列临床症状，是导致腰痛或腰腿痛的常见原因之一。迄今骨科界对该病的病因、临床表现和治疗已有了较深刻的认识。以往把腰椎管狭窄分为骨性椎管狭窄和非骨性椎管狭窄两大类。骨性椎管狭窄又有发育性、退变性和创伤性之分；非骨性椎管狭窄的原因更多，如黄韧带肥厚、钙化、腰椎间盘突出、椎管内占位性病变等，临床上往往多种原因并存，很难区分。老年人椎管狭窄多为退变性腰椎管狭窄症，退变性椎管狭窄的现代概念是腰椎椎管、神经根管、侧隐窝和椎间孔因退行性变，导致骨性或纤维结构形态和容积异常，单一平面或多平面的一处或多处管腔内径狭窄，引起神经根、马尾及血管受压出现临床症状。其中不包括单纯椎间盘突出及占位性病，如感染、肿瘤等。由于退变因素导致椎管狭窄的同时可合并腰椎稳定性丧失。

二、腰椎椎管狭窄的病因

老年人退变性腰椎管狭窄主要是由构成椎管的骨性与纤维结缔组织的退行性改变引起。病变的开始可以是反复轻微的损伤，退变性脊柱炎是这一病理变化的最终结果。病理演变的过程较漫长，可引起椎间盘突出、侧隐窝狭窄或中央椎管狭窄等。这种病变可能是单节段的，也有多节段的并伴有腰椎不稳发生。腰椎退行性改变是腰椎管狭窄症的病理基础。近年研究认为：①在每一椎间平面，腰椎后方小关节突关节和前方椎间盘所形成的三关节复合体可以造成相互影响，诸如小关节损伤后可使椎间盘受影响，而椎间盘损伤后同样也可使小关节受累；②下腰椎 (L4/5、L5/S1) 后方小关节呈斜形排列，这种排列方式使小关节最易受到反复旋转应力的损害；③在下腰椎间盘前高后低呈楔形，也使小关节易受损害。关节突关节的反复旋转损害和椎体轻微压缩性骨折是导致三关节复合体退行性改变的基本病理因素。前者可很快引起关节突关节和椎间盘的退变；后者可在压缩损伤的同时伴有椎体软骨板撕裂，再导致椎间盘退变，最终引起关节突关节的退行性改变。通常在 L4/5 椎间平面发生退变，继而由于有害应力的作用使该平面的上下节段亦发生退变，并使之更加严重。

（一）椎间盘退变

椎间盘变性被认为是腰椎退变的第一步。出生时髓核和纤维环占据了椎间盘面积的50% 髓核为凝胶状，并且在髓核和纤维环之间有一层清晰的边界。随着年龄的增长胶原组织不断增加而髓核和纤维环之间的界限变得不那么清楚。椎间盘的其他结构亦随年龄增长而发生改变。硫酸软骨素的浓度降低，硫酸角蛋白的比例增加。由于硫酸角蛋白的亲水性较差，故椎间盘的含水量逐渐降低。影像学上表现为所谓的"黑间盘"。

椎间盘胶原类型的变化亦导致椎间盘水化情况的改变。纤维环包括 60% 的 Ⅱ 型胶原和 40% 的 Ⅰ 型胶原，而椎间盘主要为 Ⅱ 型胶原。随着年龄的增长 Ⅰ 型胶原含量增加，椎间盘的水合作用降低。

脱水的椎间盘承载机械负荷的能力下降，初始的退变是纤维环的环形撕裂，随即演变为放射状撕裂。这种改变和椎间盘生物力学的改变共同导致了椎间盘的进一步退变和椎间盘高度的丢失。Kirkaldy-Willis 理论认为椎间盘高度的丢失打破了腰椎三关节复合体的平衡，关节突关节压力增大，关节突关节随之退变，并形成骨赘，从而进一步加重了腰椎管的狭窄。

（二）关节突关节的退变

腰椎的关节突关节是一个被关节囊包裹的封闭结构，其内被覆关节软骨，使得其能够平滑的活动。上关节突呈凹面形，其关节面朝向背内侧；下关节突呈凸面形，其关节面朝向腹外侧。腰椎的关节突关节在冠位上呈 45°，矢状位呈 90°。有研究表明这种倾向于矢状位的关节突关节结构与退行性的腰椎滑脱有关。椎间盘退变后引起关节突关节的负荷增加，从而导致一系列的病理改变，如滑膜反应、关节软骨纤维形成、关节软骨不规整和粗糙退变、骨赘形成、关节突骨折、关节内游离体以及关节囊松弛。这些病理变化是导致中央椎管和神经根管狭窄的主要原因。

（三）椎间孔变小

椎间孔上下缘是由相应的节段椎体的椎弓根组成，椎体和椎间盘的后缘构成椎间孔的前缘，其后缘是关节突关节的侧方结构和黄韧带组成。黄韧带是连接脊椎的重要结构，随伸屈运动增厚或变薄，除对脊柱起固定作用外，还可维持脊柱正常弯曲度。黄韧带肥厚及钙化是引起腰椎管狭窄的重要原因，特别是骨性椎管已有狭窄或有椎间盘突出等病变存在时更会加重症状。黄韧带发生退变后，其弹性纤维含量明显减少，胶原纤维水平则明显增加，结果导致黄韧带弹性明显降低，功能下降。当脊柱后伸时黄韧带便会折叠凸入椎管内，导致硬膜及神经根受压，引起一系列的临床症状。椎间孔通常比神经节及其内的神经要大，富余的空间由脂肪及疏松结缔组织填充。随着退变的发生，关节突的增生能够对神经组织造成后方的压迫。而神经组织的前方压迫常来源于终板骨赘或椎间盘向椎间孔的突出。退变引起的椎间盘高度丢失可导致椎间孔高度降低和神经压迫。单纯的后方减压并不能改善这种垂直方向的压迫，因此对垂直方向的椎间孔狭窄的认识非常重要。

三、临床表现

（一）症状

（1）老年人椎管狭窄多为退行性椎管狭窄，发病年龄多为 50 岁以上中老年人以及从事体力劳动者。患者病史较长，可由不良诱因导致症状突然加重。

（2）症状复杂多样，最常见的症状是下肢痛。这种下肢痛可表现为神经源性间歇性跛行或者下肢放射性疼痛。神经源性间歇性跛行患者可主诉为疼痛、麻木、发沉、痉挛、烧灼感或下肢无力。典型症状为腰部或者臀部疼痛可向双下肢放射至膝盖以下。症状通常不按皮节分布，站立或者行走后加重，休息后缓解。下腰痛也是患者常见的一个主诉。

大多数下腰痛的患者伴随着出现下肢痛。临床上既有下腰痛又有下肢痛的患者功能障碍更为严重。

（3）严重的神经功能障碍，如肠道和膀胱功能丧失或者严重肌无力在老年人腰椎管狭窄患者中较为罕见。排尿功能障碍较为常见，50%-80% 患者可出现此类症状。导致排尿功能障碍的原因很多如压力性尿失禁、尿道感染、前列腺增生等。所以需详细询问病史以排除这些常见病因。

（二）体征

（1）检查时常发现患者的主诉的症状与体征严重程度往往不相符。

（2）通常患者会采取前屈位坐立，站立或行走时仍习惯于向前屈身以减轻症状。检查腰椎活动度时可发现腰椎后伸范围减小。神经系统症状更多地由侧隐窝狭窄导致。下肢运动无力或感觉障碍最常见于 L5 神经根支配区域。最常见的神经查体异常是双侧的膝反射或跟腱反射不对称。双侧反射对称性的减低更多地提示为年龄相关性改变。最新的 SPORT 研究报告显示，26% 的患者双下肢反射不对称，28% 的患者有肌力下降，29% 的患者有感觉减退。

四、治疗方法

了解未经治疗的腰椎管狭窄症的自然病程对于我们选择治疗方式至关重要。循证医学研究表明 70% 的轻中度腰椎管狭窄患者不治疗或者仅进行内科治疗即可获得令人满意的长期疗效，并且严重的神经功能损害十分罕见，所以大多数患者应首先选择内科治疗。临床上选择内科治疗还是手术治疗需要根据患者的疼痛严重程度、神经功能状态、内科合并症及个人意愿等多方面因素共同决定。

（一）非手术治疗

1. 药物治疗　镇痛药和非甾体抗炎药（NSAIDs）已经在腰椎管狭窄症患者中广泛应用，由于缺乏研究证实 NSAIDs 优于镇痛药，所以 NSAIDs 药物的副作用成了决定因素。腰椎管狭窄症患者多为老年人，常合并有高血压、心血管疾病、糖尿病，这些都增加了 NSAIDs 诱发心血管、肾和胃肠道毒性的风险。且炎症不是腰椎管狭窄症发病机制的主要因素，因此单纯的镇痛药物包括阿片类等将是腰椎管狭窄症患者的首选药物。长期服用阿片类药物的副作用包括认知功能损害及镇静作用，这些副作用会增加老年患者摔倒的风险，因此需要多加关注。

2. 物理治疗　康复运动向来是治疗腰椎管狭窄症的非手术治疗方式之一。基于传统经验的运动项目主要是通过增加腹部核心力量来减少腰椎的前屈和后伸。许多腰椎管狭窄的患者由于步行活动受限和年龄相关的合并症使得身体状况不佳，可选择低强度有氧训练。佩戴支具、推拿按摩、针灸、经皮电刺激等被动的物理治疗均可使得患者适度获益。

3. 硬膜外类固醇注射治疗　硬膜外类固醇注射治疗腰椎管狭窄症是为了减轻狭窄节段可能存在的炎症反应和水肿。强烈推荐透视下来进行骶管、椎板间或经椎间孔注射，以保证穿刺定位准确。有研究表明 1/3~2/3 的患者在多次注射治疗后 2 年内，症状可获得长期改善。

（二）手术治疗

目前对于腰椎管狭窄症手术指征尚存在争议，但大部分学者认为，对于腰椎管狭窄严重，下肢疼痛、间歇性跛行、马尾综合征等症状明显，严重影响患者日常生活、工作，经保守治疗 3 个月症状无明显缓解，全身情况可耐受手术者，可行手术治疗。手术方式包括单纯腰椎减压术和腰椎减压融合术。有学者前瞻性研究表明，对不伴有腰椎畸形及腰椎不稳的患者减压融合术和单纯减压术之间差异无统计学意义。腰椎不稳的定义为：矢状位 X 线片上相邻节段之间移位超过 5mm，或者冠状位 X 线片上侧方移位超过 5mm。

1. 单纯腰椎减压术　椎板开窗术主要适用于单侧腰腿疼痛、单一脊神经受累，影像学表现以一侧侧隐窝狭窄或椎间盘突出为主，而中央管狭窄及黄韧带肥厚不明显的患者。切除范围包括：增生的黄韧带、少部分内聚的关节突关节，少量受累节段上下椎体椎板，扩大侧隐窝及神经根管，并摘除突出的椎间盘。椎板开窗术较椎板切除术切除范围少、损伤小、对术后脊柱的稳定性影响较小，亦可获得良好的效果。有研究表明，椎板开窗术长期疗效优于全椎板切除术，优良率达 89%，且并发症及治疗费用均较少。

椎板切除术包括半椎板切除术与全椎板切除术。前者主要适用于单侧腰腿痛、马尾神经受累等，影像学表现为黄韧带增厚、中央椎管狭窄、患侧侧隐窝狭窄者。切除范围包括一侧椎板、肥厚的黄韧带及部分肥大内聚的小关节。后者适用于二次手术、腰痛及双腿痛、严重间歇性跛行，影像学表现为黄韧带肥厚明显，中央管狭窄，硬膜囊严重受压者。切除范围全部椎板包括棘突、肥厚的黄韧带、部分肥大的小关节及突出或膨出的椎间盘。椎板切除术减压充分，操作空间大，视野清楚，但切除范围较大，特别是全椎板切除，出现并发症的概率大，术后可能出现腰椎节段不稳，部分患者需同时行脊柱内固定融合术。

2. 腰椎减压融合术　腰椎减压融合内固定术并非腰椎管狭窄症手术所必须，当存在以下情况时需行融合内固定术：术前存在腰椎不稳，包括滑脱、旋转、椎体水平移位 > 5mm、成角 > 10°，脊柱侧凸、后凸畸形，术中减压广泛、小关节切除 > 50% 等。融合内固定包括后外侧融合术及椎间融合术，根据术式不同，椎间融合术又分为前路椎间融合术（anterior lumbar interbody fusion，ALIF）、后路椎间融合术（posterior lumbar interbody fusion，PLIF）、经椎间孔入路椎间融合术（transforaminal lumbar interbody fusion，TLIF）、轴向椎间融合术（axial lumbar interbodyfusion，AxiaLIF）、极外侧椎间融合术（XLIF）。

ALIF 不需牵拉硬膜及神经根，避免其损伤，可保证腰椎后部结构完整性，保护脊柱稳定性，但前路手术有损伤腹部大血管及导致逆行射精等并发症风险，有血管变异及腹部手术史者不适合做 ALIF。AxiaLIF 经骶前间隙入路，避免暴露脊柱前方、后方及侧方的结构，也不需要进入腹腔或牵拉血管及内脏器官。尤其适合 L5/S1 节段融合，但有损伤直肠、左右髂内静脉、骶正中动脉、神经组织等可能。XLIF 也称为直接侧方椎间融合术，是从正外侧经腹膜后间隙入路，穿过腰大肌到达椎间隙。入路简单，可以非直视下手术，可以用通道系统代替拉钩。XLIF 无法行椎管减压，且因稳定性不够，常需行后路经皮内固定。故相比于 TLIF、PLIF 无明显优势。主要并发症有：腰大肌无力，腰骶神经根、生殖股神经损伤和腹腔脏器、血管损伤等。上述术式由于刚开展不久，尚缺乏长期随访结果。国内最常见的术式是 PLIF、TLIF，亦有小切口 PLIF、TLIF。PLIF 为常规后正中入路，此术式创伤较大、术中需牵拉神经根及硬膜囊，并发症相对较多，但融合作用确切，是目前报道的融合率最高的术式。TLIF 则是经单侧椎间孔入路行椎间融合，可减少对硬膜囊的牵拉及椎旁肌的损伤，尤其适合单侧症状、狭窄节段较少，或椎板减压术后复发者，融合率亦较确切。相比之下，PLF 操作较简单，并发症较少，但是融合率较低。UBE 镜下融合治疗见图 14-14。

对于老年骨质疏松患者椎体骨小梁稀疏，椎弓根螺钉内固定时骨 - 钉界面不稳定，术后可能出现固定节段角度丢失，甚至螺钉松脱、断裂等问题导致内固定失败。因此我们可以选择大直径椎弓根钉、可膨胀椎弓根钉、长螺钉实现双皮质螺钉植入来增强螺钉的把持能力。另外也可以通过改善钉骨界面来获得较好的把持力，如钉道植骨，或者骨水泥强化（图 14-15）。

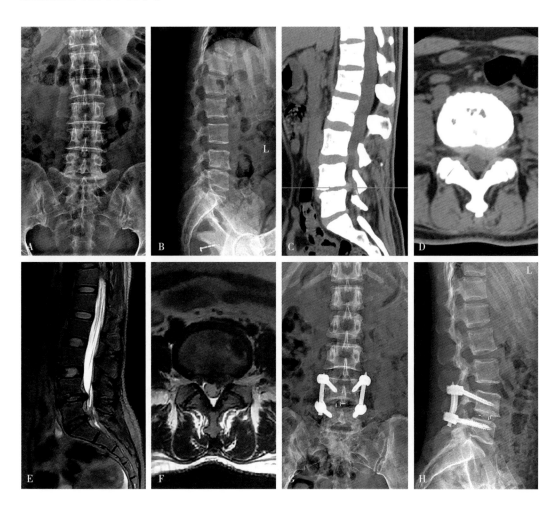

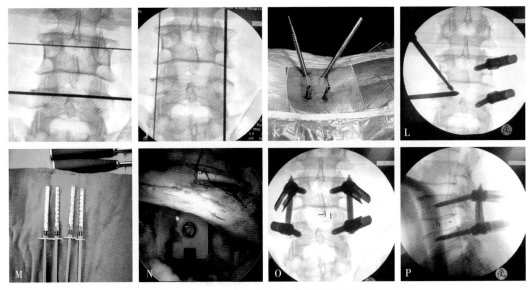

图 14-14 UBE 镜下融合治疗老年椎管狭窄

　　女性，61 岁，腰痛伴左下肢麻痛 7 年，间歇性跛行 2 月。A,B. 术前腰椎 X 线；C,D. 术前 CT；E,F. 术前 MRI 示 L4/5 椎间盘突出，椎管狭窄；G,H. 术后 3d 复查腰椎 X 线；I,J 为术中定位；K,L 置入经皮椎弓根钉；M,N. 椎间融合；O,P. 术后 X 线

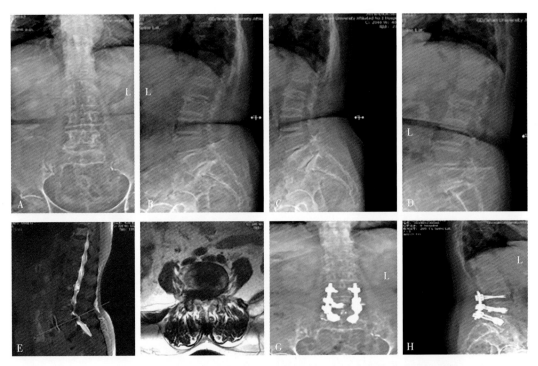

图 14-15 骨水泥强化技术治疗老年腰椎管狭窄症合并重度骨质疏松的患者

　　女性，74 岁，腰痛伴双下肢麻痛 8 年，间歇性跛行 1 月。A-D. 术前腰椎 X 线；E,F. 术前 MRI 示 L4/5 椎间盘突出，椎管狭窄；G,H. 术后 3d 复查腰椎 X 线

（张文财　暨南大学附属第一医院）

第四节 退变性脊柱侧弯

一、概述

成人退变性脊柱侧弯（adult degenerative scoliosis，ADS）是成人脊柱畸形（adult spinal deformity，ASD）的一种，指骨骼成熟以后，除外其他脊柱器质性疾病（如创伤、肿瘤、感染、骨病）或医源性损伤，以及原有未成年期侧弯进行性发展等因素，而主要由椎体、椎间盘、椎间关节等结构严重退变引发的脊柱畸形（冠状面上侧弯 Cobb 角大于 10°），在矢状面上多表现为腰椎前凸减少、消失甚至后凸。尽管青少年脊柱畸形延续进入成年期并不少见，但退变性脊柱侧弯仍是成人脊柱畸形最常见的原因之一。

二、自然史与流行病学

由于人口老龄化、人口结构的变化、预期寿命的增加，以及对于 ADS 这种疾病认识的增加，ADS 的发病率有上升趋势。根据现有流行病学研究，在不同地域、不同种族、不同年龄人群中 ADS 的发病率波动较大。有研究显示，ADS 的男女发病率接近 1:1，通常始于 50 岁左右。中国南京大学医学院附属鼓楼医院邱勇团队在 2011 年 1 月至 2012 年 3 月间对 2395 名 40 岁以上受访对象的研究发现，退变性腰椎侧弯的发生率为 13.3%。有研究显示，在 554 例患者中，179 名（32.3%）患者存在 Cobb 角 10° 或 10° 以上的侧弯；其中约 34% 的病例合并椎体旋转，且多发生在 L3/4 及 L4/5 节段。还有研究显示，在 1154 例腰痛患者中，侧弯患者比例达 11.9%，其中右侧弯较常见，达 55%。在平均时间为 3.7 年的随访期间，72% 的患者侧凸进展在 5° 以上。在一项 200 名 50 岁以上腰痛合并侧弯患者的研究中显示，71% 为女性，侧弯范围为 T12–L5，顶椎通常在 L2 或 L3，且侧弯度数小于 60°。73% 的患者在 5 年随访期间平均每年进展 3°，并将顶椎旋转 ≥ 3 度、Cobb 角 ≥ 30°、椎体侧移 ≥ 6mm 及髂棘连线经过 L5 椎体作为预示侧弯进展的重要危险因素。

三、发病机制

迄今，有关退变性脊柱侧弯的具体发病机制并不完全清楚，其可能与椎体、椎间盘、小关节退变以及骨质疏松等多种因素相关。通常认为 ADS 始于椎间盘退变，继而发生脊柱后柱的退变。

在健康正常脊柱中，小关节可提供屈曲和伸展的稳定性，并保护椎间盘免受过度扭转应力，而当椎间盘开始退变，导致其高度损失甚至节段性不稳定时，即可明显增加小关节上所承担的载荷。当前研究普遍认为，退行性改变可导致椎间盘和小关节的不对称负荷，进而导致侧弯畸形，因侧弯畸形而伴发的骨赘形成和黄韧带皱褶均可能导致椎间孔或中央管狭窄。此外，椎体的轴向旋转将对椎旁边韧带施加张力，进而导致侧方稳定及侧向滑移。在脊柱的稳定支撑结构方面，脊柱的伸肌随着年龄的增长而逐渐表现为肌纤维密度降低和脂肪浸润增加，这一过程通常始于较低的节段并随着年龄的增长而向近端延伸。一项遗传学研究显示，韩国患者 COL2A1 多态性与 ADS 之间存在相关性，提示 ADS 的发生可能存在遗传因素。吸烟会增加纤维环和髓核内的分解代谢活性，从而破坏细胞结构和基质。

骨质疏松是否在退变性脊柱侧弯的发病中发挥作用尚存在争议。有学者认为骨质疏松在脊柱畸形的发展中起作用。有研究显示，年龄 60 岁以上的人群中，6% 存在 7°以上的侧弯，而在骨质疏松患者中，侧弯患者比例可达 30% 以上。另外，亦有不少研究发现骨质疏松与 ADS 之间存在有明确相关性。有研究认为，在老年人群中所见的 BMD 下降与腰椎侧弯角度改变虽然并存，但并非相关现象。另有文献表明 ADS 人群中骨质疏松的患病率与正常人群相似，侧弯度数与骨质疏松程度之间没有相关性。随着侧弯凹侧 BMD 的增加，BMD 也表现出相应的变化，这一现象其实与股骨凸侧面 BMD 降低的情况类似。

可以认为，尽管目前研究未发现骨质疏松与退变性侧弯之间的直接因果关联，但骨质疏松的确可加剧退变脊柱所承载负荷的不对称程度，且易发生椎体压缩骨折，从而加重侧弯进展，故我们不能忽视骨质疏松症在加速 ADS 进展方面的作用。

四、分型

良好的分型系统不仅应有助于病情评估还能有益于指导合理手术方案的制定，并且方便学术交流，但目前其尚无被大家广泛接受认可的分型系统。目前的分型方法主要包括：脊柱侧凸研究学会（Scoliosis Research Society，SRS）成人脊柱侧弯分型、Schwab 分型、Simmons 分型、Faldini 分型、Lenke-Silva 分型等。

（一）SRS-Schwab 分型

2012 年，SRS 综合 SRS 分型和 Schwab 分型各自的优点，提出 SRS-Schwab 联合分型，认为完善后的分型具有更高的可靠性，对治疗策略的选择具有一定的指导意义。该分型对于侧弯类型、脊柱区段、主弯给予了明确定义，并将局部畸形、冠状面和矢状面平衡及脊柱退行性改变因素均纳入分型的评估范围之内，总体而言，是目前较为完善的分型系统。该分型包括 4 种冠状面分型和 3 种矢状面修正型。

冠状面分型：①T 型：胸弯为主型（顶椎在 T9 或以上），腰弯 Cobb 角 < 30°；②L 型：胸腰弯或腰弯为主型（顶椎在 T10 或以下），胸弯 Cobb 角 < 30°；③D 型：双主侧弯型，胸腰弯或腰弯 Cobb 角 > 30°，胸弯 Cobb 角 > 30°；④N 型：不存在冠状面畸形，或所有冠状面的 Cobb 角 < 30°。

矢状面修正型：①骨盆入射角（pelvic incidence，PI）与腰椎前凸角（lumbar lordosis，LL）的匹配度（PI-LL）："0"（< 10°）；"+"（10°-20°），"++"（> 20°）；②脊柱矢状面平衡（sagittal vertical axis，SVA）修正指数："0"（< 4.0 cm），"+"（4.0-9.5 cm），"++"（> 9.5 cm）；③骨盆倾斜角（pelvic tilt，PT）修正指数："0"（< 20°），"+"（20°-30°），"++"（> 30°）。

（二）Simmons 分型

2001 年，Simmons 等学者将 ADS 分为Ⅰ型和Ⅱ型。Ⅰ型：椎体无旋转或轻微旋转畸形，通常行椎管减压 + 短节段融合固定；Ⅱ型：椎体旋转与腰椎前凸丢失同时存在，手术建议行椎管减压 + 长节段固定融合、去旋转的同时重建矢状面平衡。

（三）Lenke–Silva 分型

2010 年，Silva 和 Lenke 等根据患者跛行及根性症状、后背痛、椎体前缘骨赘、椎体侧方滑移、Cobb 角、腰椎后凸、脊柱失衡等 7 个方面提出了 Lenke–Silva 6 级分型指导手术方案的选择。区分 1、2 级的标准在于椎体前缘是否存在前缘骨赘及腰背痛；3 级冠状面 Cobb 角增大（ > 30°），存在 > 2 mm 的侧方滑移；4 级开始出现腰前凸消失；5、6 级不同于上述 1–4 级存在脊柱失衡，其区别在于脊柱的柔韧度是否 > 30%。

该分型根据不同等级提供不同治疗策略：1 级行单纯后路减压；2 级行后路减压 + 后路减压节段固定融合；3 级行后路减压 + 腰弯固定 + 选择性椎间融合；4 级行后路减压 + 前路或后路恢复腰椎前凸；5 级行内固定延长融合至胸段；6 级行针对特定节段的截骨矫形。

（四）Faldini 分型

2013 年，Faldini 等将 ADS 分为稳定型（A 型）和不稳定型（B 型）。再根据关节突增生、椎间盘退变、中央椎管狭窄、椎间孔狭窄、矢状面失衡等因素，将 A、B 型各分出 4 种亚型，针对各亚型再给出具体的减压及融合策略。手术策略中给出的减压方式为半或全椎板切除、单或双侧椎间孔减压以及椎间盘切除减压；融合方式为单纯后外侧融合术、后外侧融合内固定术以及椎间融合术。

（五）其他分型

2009 年，邱勇等根据冠状面失衡状况首次提出将退变性腰椎侧凸分为 3 型，A 型：C7PL 偏距 CSVL < 3cm；B 型：C7PL 偏向腰椎主弯凹侧 > 3cm；C 型：C7PL 偏向腰椎主弯凸侧 > 3cm。2010 年，刘洪等根据椎体旋转、移位程度以及冠状面和矢状面是否平衡将成人退变性腰椎侧凸分为 3 型，再根据临床症状和体征分为 3 个亚型。

五、临床表现及病情评估

（一）症状及体征

1.腰背痛　有症状的 ADS 患者中有 60%–80% 出现背痛，疼痛可以出现在侧弯的凹侧或凸侧，较常见于侧弯的凸侧。目前研究认为这主要是由脊柱内的退行性改变以及脊柱不平衡引起的肌肉疲劳所致。这种疼痛往往因劳累而加重，而不是仅仅通过坐着来缓解，通常需要患者躺下以获得缓解。根据文献报道，47%–78% 的患者会出现症状性神经根病。椎间孔狭窄常见于凹侧，与小关节肥大和侧方半脱位有关。

2.椎管狭窄症状　典型的退变性侧弯患者通常在 60 岁左右出现临床症状，通常表现为椎管狭窄的症状，高达 90% 的有症状患者有此类相关症状，而特发性侧凸中仅有 31% 的患者有该症状。其最典型的表现即神经源性间歇性跛行，但此类患者通常并不会像典型的由普通腰椎管狭窄症引起的神经源性跛行那样，躯干前屈即可缓解症状，而是需要在坐位下前倾，并由手臂支撑躯干来缓解症状。ADS 患者的症状通常是由多节段的椎间孔狭窄所致，不同于典型的中央椎管狭窄症状。

3.神经根性症状　退变性侧凸引起根性症状既可能是神经根在凹侧受压引起，亦可能是神经根在凸侧受牵张所致。L3 或 L4 神经根的症状多发生在凹侧，常为神经根在椎间孔或椎间孔外受压引起；而 L5 或 S1 神经根的症状多来自凸侧，常为神经根受牵拉所致。由于退变性侧凸患者通常为老年人，侧凸所致的脊柱整体失衡常会加重椎间盘退变，甚至引起间盘突出，而引发根性症状，此类根性症状通常发生在侧凸的凹侧。

4.体征　通常退变性脊柱侧凸患者并无明显的特异性体征。侧凸较轻的患者常无明显外观异常，侧凸度数较大的患者查体时可发现侧凸畸形，但通常背部驼峰不明显，可出现骨盆倾斜，肩部不对称。ADS 患者通常病史长，长期的脊柱失衡状态，导致背部肌肉不对称，并常可诱发凸侧的肌紧张，棘旁压痛、叩痛阳性，但多无放散痛。

（二）临床评估

ADS 初步病情评估的目标是确定疼痛产生的原因。这就需要关注疼痛产生的时间、位置、有无放散痛，以及加重和缓解因素。明显的畸形应及时评估可能出现的腿部长度差异，或可能发生的髋关节和（或）膝关节屈曲挛缩等情况。此外，一个全面而彻底的神经功能评估是必需的，包括肌力、感觉、生理反射及病理反射，这些信息可以提供更多潜在的病理信息。对于有椎管狭窄症状的患者，应当进行 JOA 评分和 ODI 评分。另外有研究表明，在接受腰椎减压手术的患者中，大约有 30% 的患者存在无症状的胸廓狭窄，如果忽略这一情况的话可能会有严重的后果。

六、影像学表现

（一）影像学特征

通常退变性脊柱侧弯的侧弯范围在 T11-S1 或 T12-L5，受累节段平均为 3.5 个。退变性腰椎侧凸的侧凸范围常在 T11-S1，受累节段平均为 3.5 个。顶椎多位于 L2、L3 椎体或 L2/3、L3/4 椎间隙，L4/5 节段常会出现代偿性侧凸，部分患者下胸椎也可出现代偿性侧凸。ADS 常合并椎体侧方滑移，并以顶椎区多见，亦可出现代偿性侧凸区。尽管 ADS 侧凸度数并不大，冠状面 Cobb 角一般在 10°–40°，但其仍是一个三维畸形，侧弯区椎体多存在不同程度的旋转，但以顶椎程度最大，通常在 I – II 度。ADS 常合并矢状位腰椎前凸减小、消失甚至出现后凸畸形。严重患者可出现冠状面和（或）矢状面的失平衡。

与特发性脊柱侧凸进行鉴别是必要的。特发性脊柱侧凸患者成年后，也会出现受累椎间盘及椎体的明显退行性改变，且退变发生的年龄较 ADS 小。成人特发性侧凸，通常会累及 5 个以上椎体，侧凸多为均匀的弧形，多不伴椎体的侧方滑移。而 ADS 通常会伴有明显的椎间隙退变、椎间隙高度下降、骨赘形成、椎体间侧向滑移等，且侧凸角度相对较小。

（二）影像学检查

获得优质的、合格的、必要的影像学资料是至关重要的。对于 ADS 患者，常规的影像学检查应包括：站立位的腰椎正侧位 X 线片（图 14-16）、屈伸侧位 X 线片，站立的全脊柱正、侧位片 X 线片及卧位的侧方 Bending 相片（弯曲位片），腰椎 CT 平扫加三维重建，腰椎 MRI 检查。

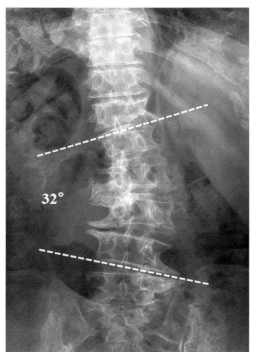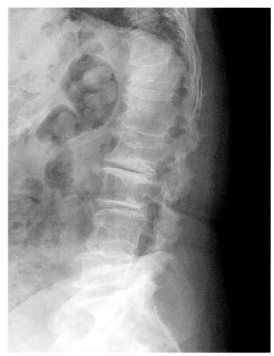

图 14-16 标准腰椎正侧位 X 线片

脊柱全长 X 线片范围至少应包括从颅底近端至股骨头远端。全脊柱 X 线片可很好地评估冠状面和矢状面上的平衡情况。腰椎动力位和弯曲位 X 线片有助于评估腰椎的稳定性和侧凸的柔韧性。

脊柱 CT 检查并三维重建是必要的，它可以清晰地显示椎体旋转程度、椎体边缘骨赘或骨桥形成范围、关节突增生退变、椎弓根变形情况，以及椎管内是否存在后纵韧带或黄韧带钙化或骨化等情况。

MRI 检查（图 14-17）可明确椎管有无狭窄及其严重程度，也可鉴别是中央管狭窄还是神经根管狭窄。还可辨别引发狭窄的病理因素究竟是椎间盘突出、关节突内聚还是黄韧带肥厚等。ADS 合并椎管狭窄时，MRI 轴位影像显示多表现为硬膜呈环形受压狭窄，前方椎间盘退变突出、两侧关节突内聚及后方黄韧带增生肥厚。MRI 矢状位片多表现为多节段椎管狭窄，严重者椎管内硬膜囊受压甚至可呈"串珠"型或"糖葫芦"型。

所有这些影像学资料无论对于病情评估还是术前决策都极其重要，因此必须规范、准确。

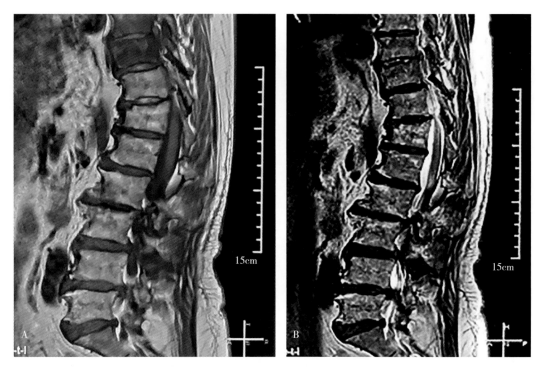

图 14-17 ADS 腰椎 MRI 可见椎管狭窄

A. T1WI；B.T2WI

（三）冠状面评估

是否存在冠状位失代偿应通过测量 C7 垂线（C7-PlumbLine，一条从 C7 椎体中心垂直向下画的线）与骶中垂线（CSVL，一条垂直穿过骶骨中心的线）之间的水平距离来评估，骨盆倾斜可以在正位 X 光片上进行评估，如果有，还应该及时评估双侧髋关节至踝关节 X 线片上的下肢长度差异（leg length discrepancy，LLD）。

通常冠状面应评估的指标包括：①侧凸 Cobb 角：包括主弯和非主弯，以及卧位左右弯曲位 X 线片上 Cobb 角的变化；②侧凸顶椎及上、下端椎位置的确定；③顶椎偏移度：侧凸顶椎中心点至骶正中线的距离表示椎体侧向滑移距离；④顶椎倾斜角：顶椎椎体中心点到骶骨上终板中点的连线与骶骨中线的夹角；⑤椎体旋转度；⑥全脊柱的冠状位平衡：C7 椎体中心点与 S1 上终板中点铅垂线间的距离，以左、右各 3cm 为界，超过 3cm 即为冠状位失衡。

（四）矢状位评估

在标准的侧位 X 线片上可以对整体矢状面情况进行评价（图 14-18）。矢状面上应评估的指标包括：①全脊柱矢状位平衡：C7 铅垂线与骶骨上终板后缘间的距离，以前后各 5cm 为界，超过 5cm 即为矢状位失衡；②矢状垂直轴（sagittal vertical axis，SVA，即 C7 铅垂线到 S1 椎体终板后上角的水平距离）；③胸椎后凸（thoracic kyphosis: T5-T12）；④腰椎前凸（lumbar lordosis，L1 上终板至 S1 上终板）；⑤骨盆入射角（pelvic incidence，PI）；6. 骨盆倾斜角（pelvic tilt，PT）；⑦骶骨倾斜度（sacral slope，SS）。

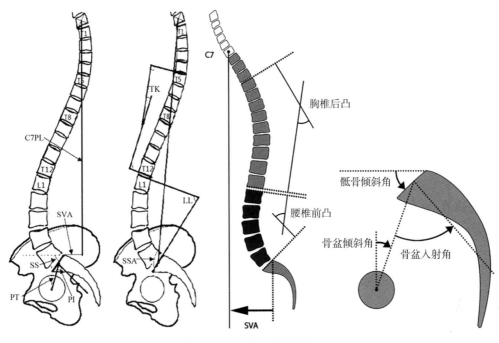

图 14-18 矢状面评估指标

（引自 Burtsev et al，2017）

七、治疗方案

（一）保守治疗

对于疼痛轻、无明显神经症状、无明显脊柱失衡的患者可选择保守治疗方案。治疗方法主要包括：①休息，避免久坐、弯腰、负重及外伤；②非甾体抗炎药物、肌肉松弛药物等对症治疗；③适度腰背肌功能锻炼；④物理治疗；⑥硬膜外、关节突及选择性神经根阻滞。

外固定支具可以提供暂时的帮助，但在防止脊柱侧凸进展方面缺乏明显的作用，且长时间佩戴可能引起腰背肌的废用性萎缩，故不推荐长时间佩戴。

（二）手术治疗

1. 手术适应证　研究认为，虽然有较高的并发症和二次手术发生率，手术治疗仍是退变性脊柱侧凸的一个有效和合理的治疗措施，能够改善 ODI 指数和矫正畸形。目前对于退变性脊柱侧凸手术指征和手术方案的制定仍然没有统一标准。普遍认可的手术适应证是：①保守治疗无效的顽固性疼痛，或进行性加重的腰背痛和间歇性跛行；②下肢明确且严重的神经症状，包括有进行性加重的疼痛、麻木等症状；③畸形进行性进展或脊柱失衡以至于严重影响生活质量，并且临床表现与影像学表现相符。

手术治疗效果受很多因素的影响，应该经过认真的术前讨论和评估。术前不仅要考虑患者的症状、体征，还要考虑到其他很多因素，包括社会、环境、心理、生活质量、年龄、伴随疾病、手术史、骨密度和综合的营养状况等。

与特发性脊柱侧凸不同，退变性腰椎侧凸的手术指征与侧凸度数关系不大，而主要取决于患者的症状。手术的目的也主要是解除神经的压迫以给予神经细胞恢复的机会、重建脊柱的稳定性、阻止畸形进展、重建脊柱的平衡，以及改善患者的疼痛症状。而矫形由于退变节段的僵硬往往较为困难，不应强求。

2. 争议　目前在手术治疗 ADS 过程中，主要的争议有以下几个：①减压及有限融合的作用；②前后联合手术的作用及必要性；③远、近端融合节段的选择；④交界区的处理，包括胸腰段和腰骶段；⑤是否矫形以及矫形至什么程度。

3. 手术方式　常规开放手术方式主要包括后路单纯椎管减压术、后路椎管减压并短节段或长节段内固定融合术、前路椎体间融合术、后路截骨矫形术等。是否融合及融合范围一直是有争议的焦点问题。微创手术和动态稳定非融合技术是近年来发展的较新技术，为退变性脊柱侧凸的手术治疗提供了新的思路。退变性脊柱侧凸病程发展缓慢，以脊柱结构性退变为基础，常常导致脊柱不稳定和神经损害。治疗的目标是在将并发症发生率降到最低的情况下，减轻患者疼痛以及恢复脊柱的平衡。治疗过程需要制定个体化方案，要考虑包括年龄、症状、体征、活动水平、伴发疾病以及心理学方面等多种因素。目前，尚无统一标准指导手术方案的选择，各种治疗方式的效果尚缺乏更深层次的研究。展望未来，矫形已不是退变性脊柱侧凸的治疗重点，而关键在于以最小的创伤达到最终的治疗目的。单纯椎管减压术与椎管减压融合术，究竟哪一种手术方式更实用有效仍是一个值得研究的问题。融合手术中融合范围的确定仍有待深入研究。微创手术、动态稳定系统等技术日趋成熟，在治疗退变性脊柱侧凸方面将会有更广阔的前景。

（1）单纯减压术：适用于合并椎管狭窄，但无明显侧方滑移、无明显椎体旋转、无明显脊柱失衡者。常用的减压手术主要包括常规椎管减压术，以及小切口椎板开窗减压术。对于以神经根管狭窄为主的患者，小切口椎板开窗减压术常可取得满意疗效且创伤很小。当选择常规椎管减压术时，切记尽可能减少对脊柱的稳定性的干扰和破坏，使畸形和症状加重。应注意在减压时尽可能保留关节突的完整性。

（2）神经减压 + 后路短节段固定及融合术：尽管目前对于 ADS 合并椎管狭窄应选择长节段还是短节段固定融合尚有争议，但在临床实践中，此术式适用于大多数 ADS 合并椎管狭窄患者。而若进行短节段固定融合，明确责任节段就显得尤其重要，单纯依靠影像学检查判定责任节段是存在很大风险的。责任节段的判定必须综合考虑、症状、体征、影像学检查等因素。对于影像学检查显示多节段椎管狭窄者，笔者推荐常规进行选择性神经根阻滞术，以辅助判定责任节段，临床应用效果较为确切。需要注意的是，进行选择性神经根阻滞术时，给药剂量必须精准，在阻滞针到达目标靶点诱发出相应根性症状后，局麻药的给药剂量应小于 1mL，否则发生局麻药弥散的概率将大大增加，从而影响责任节段的判定。有学者认为，对于以下肢疼痛为主，Cobb 角 < 20°，椎体侧方滑移 < 2mm，脊柱稳定的退变性脊柱侧凸患者可行局部有限减压及短节段固定。对退变性脊柱侧凸分型中的 I 型即椎体无或很小的旋转畸形，有学者建议选择短节段内固定融合。手术方式的选择必须综合患者的全身情况、主要症状及神经功能状态来做出决定，

对于以椎管狭窄症状为主，责任节段明确且局限在一至两个节段、畸形较轻，同时脊柱无失衡者，建议短节段减压、融合固定，以达到在保证手术效果的前提下手术创伤最小化的目的（图14-19）。

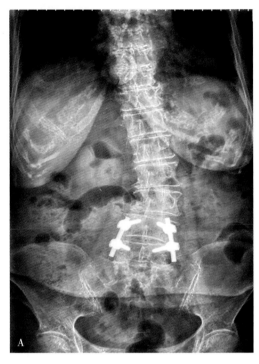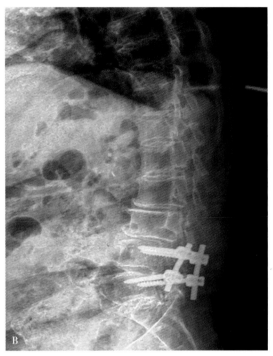

图 14-19 神经减压 + 侧后方融合固定术

女性，65岁，ADS合并椎管狭窄，选择性神经根阻滞术。明确责任节段为L4/5后，行单位节段减压 + 侧后方融合固定

（3）减压、后路长节段固定及融合术：主要适用于侧凸畸形严重且进行性加重、椎间隙高度下降明显、椎体旋转严重、椎体侧方滑移、脊柱整体存在明显失衡时，需考虑在减压的同时，进行相对长节段融合固定。

4. 融合节段的选择　脊柱外科手术的基本原则是尽可能地减少融合节段。当根据患者病情做出需行长节段固定时，融合节段的选择极其重要，通常融合节段的选择应遵循以下基本原则：融合不应止于顶椎；融合不应止于后凸区域；融合不应止于后柱结构不完整的椎体及滑脱移位或旋转半脱位的椎体；融合范围应包括严重侧方滑移或半脱位的椎体；融合范围应包括滑脱的椎体。

（1）近端融合椎的选择：近端融合椎的选择仍存在争议，通常认为近端融合椎的选择应满足以下条件：①在稳定区，椎体上终板及相邻的上方椎间盘在冠状面上应该是水平的；②能够允许在内固定区域内恢复脊柱的矢状面序列；③邻近未融合节段的椎间盘或小关节退变较轻或无明显椎间盘突出；④无明显旋转；⑤该节段稳定，且后柱结构完整的。通常满足这些条件后，近端融合椎多位于T10-L2，而这一区域正是胸腰段（T10-L2），由于其生物力学特性，融合止于T10-L2将可能使近端邻近节段的应力集中。因此，Suk等认为在ADS中，近端融合延长至T10或其以上节段将使脊柱稳定性更好、手术效果和脊柱功能维持更长久。有学者也提出近端融合椎在全脊柱 X 线侧位上应该被骶骨正中线平分，而不应止于胸腰段。但亦有学者认为，目前还无足够高循证医学等级研究表明近端融合至 T10 及以上节段可以提高长期疗效。笔者认为，若将近端融合椎选择在 T10 或 T10 以上节段，必然导致出血增加、手术时间延长、麻醉风险增加、感染风险增加、内固定及融合相关风险增加，且直接损失多个正常脊柱运动节段，同时考虑 ADS 患者多为老年人，过长的融合节段可能反而弊大于利。

（2）远端融合椎的选择：ADS 远端融合椎的选择，一直存在较大的争议，主要争议点聚集于是否需要保留 L5-S1 节段的活动，以及在什么情况下可以保留。目前，较为广泛认可的观点是：若 L5-S1 椎间隙高度相对正常，且无明显退变，同时患者的腰椎前凸角度基本正常，整体的矢状面平衡，可以考虑远端融合止于 L5 以保留 L5-S1 的运动功能。但如果 L5-S1 只有轻度退变时，是否融合 S1 争议就比较大了。

很显然，保留 L5-S1 节段有诸多益处：①保留腰骶部的活动，减轻 S1 应力和骶髂关节的应力，减少内固定失败率。②减少手术时间，降低手术风险；③降低假关节发生率；④减少融合节段，降低了与内固定相关的并发症发生率。

多数学者认为，融合至骶骨的绝对指征为：① L5-S1 椎间盘严重退变；② L5-S1 滑脱；③ L5-S1 椎板切除手术史，后方结构不完整；④ L5-S1 椎管或椎间孔狭窄，需要进行椎管减压；⑤ L5 椎体倾斜，如果不融合至骶骨，很难重建脊柱平衡；⑥矢状面不平衡与 L5-S1 的退变有关。

与融合止于 L5 相比，远端融合至骶骨手术暴露范围增大、时间延长、相关的并发症增加，可能引起骶髂关节退变，骶骨螺钉松动风险较高，L5-S1 假关节发生率较高。为了降低假关节发生率，除了可应用双皮质骶骨钉、严格处理植骨床外，目前主张在 L5-S1 椎体间应用 Cage 支撑、做椎体间融合。有时也可考虑加用双侧髂骨固定或 S2 骶骨螺钉固定。

5.ADS 畸形矫正　ADS 畸形是否需要矫正，争议一直存在。ADS 手术治疗的主要目的是解除疼痛、防止侧凸进展、重建脊柱的平衡、恢复正常的功能，手术是为了获得一个平衡非常好的脊柱而不是一个直的脊柱，同时进行神经的减压。对于老年患者而言，外形美观不是手术的主要目的，手术主要是为了解决患者的神经功能障碍及疼痛问题，所以，侧凸角度大小与手术效果没有明显的相关性。因此，手术最重要的是要重建脊柱的整体平衡，尤其是矢状面的平衡，而不是单纯局限于侧凸角度和局部外形的矫正。而且，过度矫形会明显增加内固定失效的可能性。也有学者认为，如果矢状面上没有异常失衡，且冠状面上已有代偿性平衡，则可行原位融合固定。在脊柱生理前凸完全消失、椎体倾斜和侧方滑移严重者，则需要结合患者具体情况进行矫形，以恢复腰椎生理前凸，但手术以重建脊柱的整体平衡、稳定脊柱为原则，而不是过分强调侧凸角度的改善。当然，亦有学者支持 ADS 应行矫形，有学者认为手术尽可能矫形，以恢复脊柱序列平衡，并指出对于腰椎生理前凸消失或后凸的患者，重建腰椎生理前凸比矫正侧正畸形更为重要。

北京大学第三医院的观点认为，当患者术前矢状面及冠状面力线平衡时，术中无须做矫形。此外，还要充分考虑患者的全身情况，如果患者年龄较大，一般状况不佳，症状来源主要为侧凸引起的不稳定，整个脊柱平衡状况尚好，则可单纯固定融合，如果患者年龄不大，手术耐受力较好，腰痛明显与脊柱失平衡有关，则应行矫形固定融合。对于畸形不太重、柔韧性较好的侧凸畸形，术中由于麻醉后的肌肉松弛、神经减压过程中的部分松解，以及钉棒连接过程中的提拉、加压、转棒等操作，通常会使侧凸得到部分矫正。也就是说，通过器械操作就可以达到较满意的矫形效果，满足临床缓解症状的要求。

有学者认为，对于严重的僵硬性侧凸，需要加做前路松解的前后路联合手术才能达到良好的矫形。然而有学者比较了前路松解后路固定与单纯后路手术的矫形效果，发现单纯后路组与前后联合入路组在矢状面及冠状面曲度和平衡改善率方面均无显著性差异。将患者分为退变性侧凸组及成人特发性侧凸组进行比较，两者术式对畸形的矫正效果也无显著性差异。而前后路联合手术的围术期并发症率却明显高于单纯后路。笔者认为，综合考虑 ADS 患者大多为老年人，对手术的耐受性较差，前后路联合手术创伤大，因此，在实际应用中能用后路手术解决的问题，尽量不考虑再行前路松解或矫形。对于一些非常僵硬的侧凸畸形，如患者一般情况可，能耐受较大手术，则可考虑加做截骨矫形。目前常用于 ADS 的截骨方法主要有三种：包括 SPO（Smith-Petersen osteotomy），Ponte 截骨和 PSO（pedicle substraction osteotomy）。即 Frank Schwab 6 级截骨分类法中的前 3 种（图 14-20），通常可以满足 ADS 的松解、矫形要求。SPO 切除棘突及下关节突，但不切除椎板及黄韧带和上关节突，主要适用于腰椎，而不适用于胸椎。Ponte 截骨是将关节突关节完全切除、并切除部分椎板及黄韧带，可用于胸椎。PSO 则是经椎弓根楔形切除部分椎体及部分脊椎后柱结构。

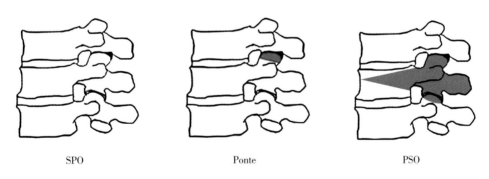

SPO　　　　　　　　　　Ponte　　　　　　　　　　PSO

图 14-20 常用于 ADS 的截骨方法

（引自 Schwab et al，2014）

6. 融合方式的选择　目前常用的植骨融合方式包括椎体间植骨融合、后外侧植骨融合、椎板间植骨融合术。

椎体间融合可以更多地矫正矢状位力线，增加融合率。当行包括骶骨的长节段融合时，椎体间融合可以增加稳定性，减轻内固定在腰骶段的应力。此外，椎间融合器的使用可以改善载荷分布，可以在一定程度上增加椎间隙高度，恢复椎间孔大小并有利于畸形的矫正，改善脊柱稳定性。但过多节段的椎体间融合操作势必延长时间、增加出血量、增加手术风险，同时也会大大增加患者的费用。故笔者认为，并无必要在所有节段都做椎体间融合。通常建议在以下两个区域进行椎间融合操作：①主弯顶椎区；②远端融合至 L5-S1 时的 L5-S1 节段。而其他固定融合节段多可采用后外侧融合，只要植骨床处理得当，植骨量充足，后外侧融合仍然适合于大多数患者。

7. 手术并发症　退变性脊柱侧凸手术的并发症主要有神经及硬膜损伤、假关节及内固定失败、矢状面失衡、邻近节段退变，以及伤口感染等。

（1）神经损伤：退变性脊柱侧凸术中神经损伤包括减压过程中的神经损伤，安放椎弓根螺钉及椎间融合器过程中的损伤，以及矫形过程中的神经损伤。由于畸形的存在，在椎弓根螺钉的置钉过程中易造成神经损伤。防止该并发症的要点主要是：①术前仔细阅片，充分了解椎体倾斜、旋转等解剖特点；②术中再次准确辨清进钉点；③准确掌握进钉方向及角度。徒手阻力导航置钉法可以准确感知椎弓根完整性，置钉前必须确认椎弓根五壁的完整性，并配合术中 X 线透视确认。若术中进行了撑开或加压操作，神经根可能会被牵引或受压，建议在撑开加压操作后，常规探查神经根。术中推荐使用神经电生理监测。

（2）感染：AIS（青少年特发性脊柱侧凸）术后伤口感染的发生率介于 1%-2%，ADS 术后感染的概率文献报道为约 3%，与手术时间长、内固定的使用、患者年龄较大、合并全身其他疾病等均有关。术前预防性使用全身抗生素、术中彻底冲洗伤口，有助于降低感染率。

（3）假关节形成：成人畸形的治疗中，假关节一直是手术失败的主要原因。不仅它本身可作为一种并发症单独存在，还可诱发或加重其他并发症如矢状面失衡、畸形进展及内固定失败。假关节的形成主要与植骨床准备不充分、植骨量不足及植骨材料材质有关，同时亦与患者的自身条件有关。获得坚固融合的关键在于仔细去皮质和充足的骨量及好的植骨材料。自体髂骨仍为首选的骨移植材料，当自体骨量不足时，可辅助使用同种异体骨或人工骨。此外，假关节经常无症状且常规影像学检查难以发现，其特征是畸形进展、固定失败及持续疼痛。X 线片发现假关节的概率为 70%，CT-3D 重建、CT 薄层扫描、骨扫描是诊断假关节最可靠的影像学检查手段。

（4）邻椎病：邻近节段退变是指原融合节段的上方或下方出现椎间盘以及椎间小关节的退变。大多数人认为系由于融合术后，相邻的可运动节段出现过度活动，导致应力增加。从而更易继发不稳和退变，出现新的症状。通常融合节段越长，相邻运动节段应力越集中，更易出现退变。退变性侧凸远端止于 L5 最常见的远期并发症，就是 L5-S1 椎间盘的继发性退变。因为腰骶部比较僵硬，一旦该节段上方进行长节段的矫形融合之后，L5-S1 椎间盘、小关节将会承担更大的应力，可能导致退变加速并出现相应的临床症状。近端未融合的邻近节段除可能出现退变加速外，还可能出现交界性后凸，这通常与融合节段选择不当有关。为预防这些并发症，有学者认为，所有与侧凸和矢状面畸形有关的脊椎都应包含在融合范围之内，如果旋转的椎节未被融合，侧凸可能进展。

八、治疗结果评估

ADS 治疗结果评估是一个综合评估过程，通常有几种结果评估指标用于比较各种治疗方法在退行性脊柱侧凸中的作用。有些测试只测量一个变量，而另一些测试则试图测量多个变量，例如某一特定条件对患者健康相关的生活质量（health-related quality of life，HRQOL）的影响。HRQOL 是多方面的，包括身体、情感、心理和社会功能等多个领域。SF-36 是最常用的 HRQOL 测量方法，并试图量化患者的一般健康状况。为脊柱疾病治疗的患者开发的一种类似的测量方法是 SRS 问卷，除上述领域外，还添加了与患者自我形象相关的成分（最初用于 AIS 患者）以及患者对治疗或手术的满意度。其他用于功能障碍改善的评估主要包括 Oswestry 功能障碍指数（Oswestry disability index，ODI）评估和 Rowland-Morris（R-M）功能障碍问卷。虽然 ODI 和 R-M 评分之间存在相关性，但与轻度残疾相比，ODI 在检测更严重症状的变化方面更为敏感。与 ODI 相比，SRS-22 对检测手术所引起的变化更为敏感。此外，在 SRS-22R 总分和每一领域的改善指标中，都提出了大量临床改善值的阈值，以提高文献中数据解读的质量。SRS-22R 是目前在成人脊柱畸形人群中被证明是反应灵敏、可靠和有效的版本。SRS-30 是以 SRS-22R 为基础，增加了 8 个问题后形成的版本，旨在确定术后对疼痛、外观和活动的看法。在疼痛方面，尝试测量患者疼痛程度的最直接的方法之一是要求他们将疼痛程度量化，如视觉模拟量表（VAS）或数字评定量表（NRS）。一个更简单的形式是询问患者是否没有疼痛、轻微疼痛、一些疼痛、很多疼痛或最严重的疼痛，也就是所谓的语言评估量表（VDS）。

（汪振宇 吉林大学白求恩第一医院）

参考文献

中华外科杂志编辑部. 颈椎病的分型、诊断及非手术治疗专家共识 (2018)[J]. 中华外科杂志，2018,56(6):401-402.

AILON T,SHAFFFFREY CI,LENKE LG,et al.Progressive spinal kyphosis in the aging population[J].Neurosurgery,2015,77(4):S164-S172.

AMMENDOLIA C,STUBER K,BRUIN LK,et al.Nonoperativetreatment of lumbar spinal stenosis with neurogenic claudication:A systematic review[J].Spine,2012,37(10): 609-616.

BOOS N,WEISSBACH S,ROHRBACH H,et al.Classification of age-related changes in lumbar intervertebral discs: 2002 Volvo Award in basic science[J].Spine,2002,27(23):2631-2644.

BROOKS NP,STRAYER AL.Spine surgery in an aging population[m]. New York:Thieme, 2019.

BURTSEV AV,RYABYKH SO,KOTELNIKOV AO,et al.Clinical issues of the sagittal balance in adults[J]. Genij ortopedii,2017,23(2):228-235.

CRAWFORD CH,GLASSMAN SD,BRIDWELL KH,et al.The minimum clinically important difference in SRS-22R total score, appearance, activity and pain domains after surgical treatment of adult spinal deformity[J].Spine,2015,40(6):377-381.

DIEBO BG,SHAH NV,BOACHIE-ADJEI O,et al.Adult spinal deformity[J].Lancet,2019,394(10193):160-172.

DREISCHARF M,ALBIOL L,ROHLMANN A,et al.Age-related loss of lumbar spinal lordosis and mobility-a study of 323 asymptomatic volunteers[J].PLoS One,2014,9(12):e116186.

FEHLINGS MG,SANTAGUIDA C,TETREAULT L,et al.Laminectomy and fusion versus laminoplasty for the treatment of degenerative cervical myelopathy: results from the AOSpine North America and International prospective multicenter studies[J].Spine J,2017,17(1):102-108.

HANGAI M,KANEOKA K,KUNO S,et al.Factors associated with lumbar intervertebral disc degeneration in the elderly[J].Spine,2008,18:732-740.

INUI T,MURAKAMI M,NAGAO N,et al.Lumbar Degenerative spondylolisthesis: Changes in surgical indications and comparison of instrumented fusion with two surgical decompression procedures[J]. Spine,2017,42(1):e15-e24.

KADO DM,PRENOVOST K,CRANDALL C.Narrative review:hyperkyphosis in older persons[J].Ann Intern Med,2007,47(5):330-338.

KEITH H,BRIDWELL RLD.The Textbook of Spinal Surgery(3rd ed)[M]. Philadelphia:Lippincott Williams & Wilkins,2011.

MANCHIKANTI L,KNEZEVIC NN,BOSWELL MV,et al.Epidural injections for lumbar radiculopathy and spinal stenosis: a comparative systematic review and meta-analysis[J].Pain Physician,2016;19:E365-E410.

NAKASHIMA H,YUKAWA Y,SUDA K,et al. Abnormal findings on magnetic resonance images of the cervical spines in 1211 asymptomatic subjects[J].Spine,2015,40(6):392-398.

NATIONAL GUIDELINE CENTRE.National institute for health and care excellence: Clinical guidelines. // Low back pain and sciatica in over 16s: Assessment and management[R]. London: National Institute for Health and Care Excellence; 2016.

OKUDA T,BABA I,FUJIMOTO Y,et al.The pathology of ligamentum flavum in degenerative lumbar disease[J].Spine,2004,29(15):1689-1697.

RJ,MOBBS,PHAN K,MALHAM G.Lumbar interbody fusion: techniques, indications and comparison of interbody fusion options including PLIF, TLIF, MI-TLIF, OLIF/ATP, LLIF and ALIF[J].Spine Surg,2015,1(1):2.

SCHWAB F,BLONDEL B,CHAY E,et al.The comprehensive anatomical spinal osteotomy classification[J]. Neurosurgery,2014,74(1)112-120.

SILVA FE,LENKE LG.Adult degenerative scoliosis:Evaluation and management[J].Neurosurg Focus,2010, 28(3):E1.

TETREAULT L,KOPJAR B,NOURI A,et al.The modified Japanese orthopaedic association scale:Establishing criteria for mild, moderate and severe impairment in patients with degenerative cervical myelopathy[J]. Eur Spine J,2017,26(1):78-84.

XU L,SUN X,HUANG S,et al.Degenerative lumbar scoliosis in Chinese Han population: prevalence and relationship to age, gender, bone mineral density, and body mass index[J].Eur Spine J,2013,22(6):1326-1331.

YOON ST,HASHIMOTO RE,RAICH AS,et al.Outcomes after laminoplasty compared with laminectomy and fusion in patients with cervical myelopathy:A systematic review[J].Spine,2013,38(22):S183-S194.

第十五章
股骨头坏死

第一节 股骨头坏死病因

股骨头坏死（Osteonecrosis of femoral head，ONFH）又称为股骨头无菌坏死、股骨头缺血坏死，是一种由于股骨头血供受损引起骨细胞及骨髓成分破坏、结构改变、关节疼痛和功能障碍的疾病。

多年来，股骨头坏死给患者带来巨大的生活、经济负担，股骨头坏死病因和流行病学特征一直为学界关注。研究统计世界范围内股骨头坏死患者约 2000 多万例，中国为 500 万至 750 万例。股骨头坏死常见于广大非城市地区，约占总数的 70%。其他一些流行病学特征包括：男性比例高于女性、40-50 岁高发、60% 以上为双侧。有研究统计我国 4453 例股骨头坏死患者中 60 岁以上占 583 例，占 13.09%，不同地区的小样本统计老年人在股骨头坏死中占比在 10%-25%。

股骨头坏死的发病机制至今仍未完全明确，国内外学者在股骨头坏死的发病机制研究上做了大量工作，但目前仍未取得突破性进展。发病机制的理论主要包括以下学说：血运受损、脂代谢紊乱、骨内压增高、骨细胞凋亡、基因多态性、免疫因素等。

一般认为股骨头坏死的病因大体分为两大类。

一、创伤性因素

创伤是股骨头坏死的常见病因。股骨颈骨折、髋关节外伤性脱位及股骨头骨折均可导致股骨头坏死。股骨头血供主要来自于围绕股骨颈的旋股前动脉、旋股后动脉与股骨头韧带动脉，骨折发生时容易受损，导致股骨头缺血性坏死。

二、非创伤性因素

1. 糖皮质激素 临床上较多见。可能与激素导致的脂肪栓塞、血液高凝状态及血管炎症、骨质疏松等骨小梁强度下降容易塌陷原因有关。

2. 酗酒 过度酒精摄入是股骨头坏死的一个明确危险因素，可能与酒精引起的肝内脂肪代谢紊乱有关。导致股骨头坏死发生的酒精饮用量与个体差异有关，并无明确标准。

3. 减压病 指人体所处环境的气压骤然下降时，血液中释放的氮气在血管中形成栓塞而造成的疾病。氮气在富脂肪的骨髓中大量聚集而引起股骨头坏死。

4.镰刀细胞样贫血　镰刀细胞样贫血可致血液黏稠性增高，血流速度减慢而形成血栓，造成局部血供障碍引起骨坏死。

5.特发性股骨头坏死　在排除了以上已知的因素后仍不能明确病因的股骨头坏死统称为特发性股骨头坏死。

造成股骨头坏死的常见病因见表15-1。

表15-1　股骨头坏死的常见病因

股骨颈骨折	镰状细胞样贫血
创伤性髋关节脱位	各种血红蛋白及凝血异常疾病
酗酒	胰腺炎
长期或大量应用激素	高脂血症
慢性肝病	痛风
肾移植	放射病
红斑狼疮和其他胶原血管疾病	动脉硬化和其他血管堵塞疾病
减压病	特发性坏死

第二节　病理学分期

无论何种原因引起的股骨头缺血性骨坏死，基本病理变化均为血液循环障碍而导致骨组织缺血性坏死，继发修复的动态连续变化（图15-1）。

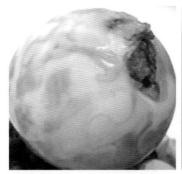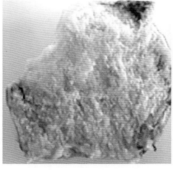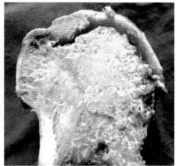

图15-1　股骨头坏死

股骨头坏死按病理分期如下：

1.早期或滑膜炎期　X线片上可见滑膜炎存在的软组织肿胀阴影，这种表现可持续数周。股骨头骨骺内化中心呈现轻度骨质疏松，股骨头轻度向外移位（2~5mm），表现为泪滴或颈唇距离（亦称头臼距）增大、关节间隙稍宽。髋关节造影显示关节囊肿胀，股骨头仍保持其圆球形外形。

2.缺血坏死期 X线表现为骨骺骨化中心呈现局限性或一致性轻度密度增高，骨纹理紊乱或消失，少数病例骨质密度不均匀。因负重导致骨化中心外上部压缩而稍变扁平，股骨颈变短而宽，骨骺线宽而不规则，附近骨质可见囊状缺损区。当早期压缩局限于骨化中心的前外侧部时，X线正位上由于密度增高部分与骨化中心的其余部分重叠，可呈现整个骨骺骨化中心受累的影像。但在蛙式侧位X线片上观察时，均匀的密度增高部分局限于骨化中心的上前外侧。若骨化中心主部受累，则整个内化中心变扁而常呈蕈状。渐进多次检查可确定骨化中心为部分或全部坏死，前者预后好于后者。本期髋关节造影可显示股骨头仍保持见圆球状外形。

3.碎裂或修复期 骨化中心的坏死与修复并存而以修复为主。X线显示骨化中心坏死加重，因受压而变扁平，呈不均匀的浓密影，甚至破碎形成多数小致密骨块。致密骨块间的稀疏区代表骨吸收区被成骨的血管组织长入所代替。本期股骨颈更加短粗，局部骨质疏松及囊性变也更显著，骨骺线仍宽而不规则，有的可提关闭合。关节造影显示股骨头开始与变形的骨化中心的形状相一致，而有轻度变形。

4.愈合或畸形残存期 股骨头骨骺骨心和稀疏区为正常骨小梁所填充，骨化中心的外形从圆形到扁平形状不一。股骨头缩入短而粗的股骨颈内或偏于前下方，致使大转子相对升高，颈干角变小而形成髋内翻。关节造影显示股骨头变大（巨髋型），其形状包括圆形、卵圆形、扁平形、杯形蕈形，并在前外侧增大，超过髋臼边缘。髋臼也相应地变扁、变浅和增大，有的形成半脱位。关节间隙特别在其内下侧增宽。到成年后，往往有明显的退行性骨关节病表现。

第三节 临床表现

股骨头坏死早期临床症状常不明显，最早出现的症状为髋部疼痛，腹股沟区或者臀部疼痛出现较早。疼痛时间可呈持续性或间歇性，多为钝痛，部分患者在受到轻微外伤后疼痛骤然加剧双侧股骨头坏死患者可呈交替性疼痛。需要注意的是一些患者的首发症状不在髋部，甚至有股骨头坏死的患者被误认为腰椎间盘突出而接受腰椎手术。疼痛经保守治疗暂时缓解，但会再度发作。疾病进展后可出现跛行，甚至行走困难。股骨头坏死的典型体征为腹股沟区深压痛，"4"字试验（patrick's sign）阳性。体格检查早期有髋关节活动受限，以内旋和外展活动受限最为明显，但随疾病的发展可出现内收肌压痛。

第四节 影像学诊断

一、影像学技术

1.X线 X线作为影像学常规检查手段，在股骨头坏死诊断中有不可替代的作用。股骨头血液供应中断 12 小时即出现骨细胞坏死，但在 X 线上至少需要 8 周或更长时间才能看到股骨头密度改变。X 线体位主要包括正位及蛙式位，蛙式位可以补充显示正位片的重叠部分。X 线表现下股骨头坏死病程可分为 4 期（图 15-2）。

Ⅰ期：股骨头外形完整，关节间隙正常，X 线表现无异常。

Ⅱ期：股骨头外形完整，关节间隙正常，在股骨头负重区关节软骨下骨密度增高，周围可见点状、斑片状密度减低区，可有囊性变。

Ⅲ期：股骨头负重区的软骨下骨质呈不同程度的变平、碎裂、塌陷，呈"新月征"，股骨头外形明显变扁。

Ⅵ期：股骨头负重区严重塌陷，股骨头变成扁平，周缘增生，股骨头内下方骨质一般无塌陷。严重者股骨头可向外上方移位，关节间隙变窄，髋臼底部可增厚，外缘常有骨赘形成。

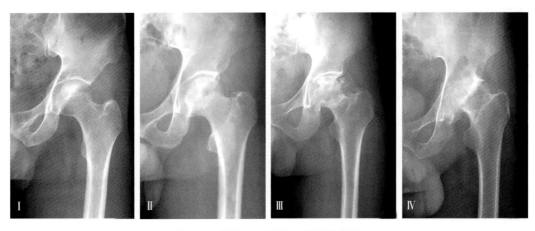

图 15-2 股骨头坏死的 X 线平片分期

2.CT 检查 在显示股骨头坏死方面 CT 较 X 线更为敏感，可发现股骨头坏死早期骨质的改变（图 15-3），能够确定微小骨质塌陷、显示股骨头坏死病变的范围、明确股骨头坏死分期，为后续治疗方案的选择提供帮助。

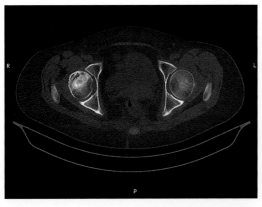
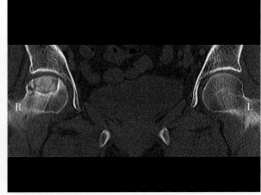

图 15-3 股骨头坏死的 CT 表现

3.MRI 检查 核磁共振是一种非创伤性诊断早期股骨头坏死的有效方法，灵敏度可达到 90% 以上，MRI 平扫时，股骨头坏死区在 T1WI 上股骨头负重区显示带状低信号，T2WI 上出现典型的双线征。值得注意的是，信号强度的改变虽然是骨坏死早期且敏感的征象，但缺乏特异性，需要与骨肿瘤、骨髓水肿相鉴别（图 15-4）。

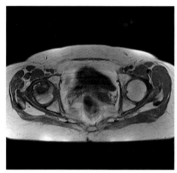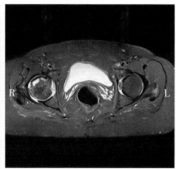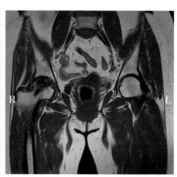

图 15-4 股骨头坏死的 MRI 表现及鉴别

4.核素骨扫描（ECT） 股骨头坏死早期病变区呈灌注缺损（冷区），周围无凝聚反应；坏死修复期病变区周围有凝聚反应（热区），形成"面包圈样"改变。ECT 对早期股骨头坏死高度敏感，但缺乏特异性。一般优先选用 MRI。

5.骨的血流动力学 通常认为对于 X 线片表现正常或仅有轻度骨质疏松，临床上无症状或有轻度疼痛、髋关节活动受限者，骨血流动力学检查可以帮助股骨头缺血性坏死早期诊断，其准确率高达 99%。

6.动脉造影 目前多数学者认为股骨头缺血性坏死的原因是供应股骨头的血管网受损所致。动脉造影中所发现的动脉的异常改变，可以为早期诊断股骨头坏死提供证据。

二、影像学分期

股骨头坏死的分期有助于明确诊断，评估病情及选择治疗方案。自 1980 年以来，国内外学者在文献中报道了多种方法，但目前尚无国际上统一的标准方法。

1.Ficat&Arlet 分期（表 15-2） 该分期是根据股骨头坏死时 X 线上的征象来进行分期的，MRI 应用于临床后对这一分期方法进行了改良。该方法简单易记，临床上常用，但缺点是未对坏死区进行量化。

表 15-2 Ficat & Arlet 分期

分期	X 线表现
I	无特殊征象（MRI 骨坏死表现）
II	外形正常，广泛硬化，囊性改变
III	软骨下骨折，出现新月征，可有股骨头塌陷
VI	髋关节间隙变窄，髋臼受累，骨性关节炎

2.Steinberg 分期 该分期将股骨头坏死分为 7 期，并首次将骨坏死范围进行了量化。

0期：X线、骨扫描、MRI均正常；

Ⅰ期：X线、骨扫描和（或）MRI异常。

轻度，MRI示股骨头受累＜15%；中度，股骨头受累15%-30%；重度，股骨头受累＞30%。

Ⅱ期：股骨头出现囊性改变及骨硬化。

轻度，X线示股骨头受累＜15%；中度，股骨头受累15%-30%；重度，股骨头受累＞30%。

Ⅲ期：软骨下塌陷，出现新月征，不伴有股骨头变扁。

轻度，关节软骨面受累＜15%；中度，关节软骨面受累15%-30%；重度，关节软骨面受累＞30%。

Ⅳ期：股骨头塌陷变扁。

轻度，关节软骨面塌陷范围受累＜15%，或塌陷＜2mm；中度，关节软骨面塌陷范围受累15%-30%，或塌陷2-4mm；重度，关节软骨面塌陷范围受累＞30%，或塌陷＞4mm。

Ⅴ期：关节间隙变窄，无论髋臼是否受损。

Ⅵ期：破坏性变化进一步加重。

3.ARCO分期　20世纪90年代，国际骨循环研究协会（Association Research Circulation Osseous，ARCO）提出该分期，经过数次改良后这一分期被广泛地用于临床研究中，2019年最新ARCO分期去除了0期定义。

Ⅰ期：X线和CT未见明显骨坏死征象，ECT和（或）MRI结果异常。根据股骨头受累的区域又可分为内侧、中间及外侧区。

ⅠA：股骨头受累＜15%，ⅠB：15%-30%，ⅠC：＞30%。

Ⅱ期：出现放射线异常，表现为骨坏死区囊性变和骨硬化，但无股骨头塌陷征象，根据股骨头受累的区域又可分为内侧、中间及外侧区。

ⅡA：股骨头受累＜15%，ⅡB：15%-30%，ⅡC：＞30%。

Ⅲ期：股骨头塌陷，可见新月征，但髋关节间隙正常。根据股骨头受累的区域又可分为内侧、中间及外侧区。

ⅢA：股骨头塌陷＜2mm。

ⅢB：股骨头塌陷＞2mm。

Ⅳ期：髋关节间隙变窄，髋臼受累，可见骨性关节炎改变。

第五节　治疗原则

在股骨头坏死的治疗中首先应明确诊断、病因、分期等因素，选择治疗方案应根据老年患者的一般状况、单/双髋病变、日常活动水平等因素全面考虑，为患者制定个体化治疗方案。

对于非创伤性股骨头坏死的老年病例，一侧确诊，应高度怀疑对侧，应进行双侧核磁共振检查，并且建议每 3~6 个月随访。

对于症状不明显的 ONFH 治疗：坏死体积较小，坏死位于非负重区的患者，可进行观察或保守治疗，对坏死体积较大（＞30%）、坏死位于负重区的 ONFH 应积极治疗，不应等待症状出现，建议联合应用非手术治疗方法或行髓芯减压术。

ARCO Ⅰ期：症状不明显、坏死位于非负重区、病灶体积＜15%，可进行严密观察，密切随访；有症状或病灶体积＞15% 的患者，可扶拐部分负重或行下肢牵引及药物等非手术治疗，也可以进行保髋手术治疗，建议采用髓芯减压术，髓芯减压可联合干细胞移植或浓集自体骨髓单个核细胞移植，目前也有学者采用髓芯减压联合注入富血小板血浆治疗。

ARCO Ⅱ期：股骨头尚未塌陷，建议采用药物治疗联合髓芯减压术。对于年龄超过55 岁的患者，不建议进行带血运或不带血运的植骨术。高龄患者疼痛症状明显，可选择人工关节置换。

ARCO Ⅲ、Ⅳ期：对于关节功能差、疼痛较重者，应选择人工关节置换术。

第六节 治疗方法

一、非手术治疗

主要应用于股骨头坏死早期患者。

1.保护性负重 使用拐杖可有效减轻股骨头负重区的压力，可以降低患者疼痛程度，延缓疾病的进展，建议使用双侧腋杖。轮椅、长期卧床可能会加重老年患者的废用性骨质疏松，不利于骨坏死修复，近来学界一般不提倡。

2. 药物治疗 股骨头坏死的发病与脂肪栓塞、股骨头微循环高凝及低纤溶状态以及血管炎有关，临床上采用降脂药如阿托伐他汀、抗凝药如低分子肝素，以及非甾体抗炎药及扩血管药物有一定疗效。双膦酸盐类药物能够抑制破骨细胞活性，多用于老年患者抗骨质疏松治疗，对抑制股骨头坏死塌陷有部分效果。

3.中医治疗 以中医整体观为指导，遵循"动静结合、筋骨并重、内外兼治、医患合作"基本原则，对亚临床期老年患者采用活血化瘀为主，辅以祛痰化湿、补肾健骨等中药，能够促进坏死修复、预防或减轻塌陷的作用，对于塌陷前出现疼痛等症状的老年患者，在保护性负重的基础上，应用活血化瘀、祛痰化湿类中药，能减轻疼痛，改善关节功能。

4. 物理治疗 包括射频、冲击波、高频电场、高压氧、磁疗等，对于缓解疼痛和促进骨修复有一定益处。

二、手术治疗

手术包括保髋手术和人工关节置换术两大类。保髋手术如果使用适当，可避免或推迟人工关节置换治疗的时间。

（一）保髋手术

保髋手术包括髓芯减压或联合自体骨髓单核细胞植入、病灶清除、带或不带血运的骨移植。

1. 髓芯减压术 对减轻疼痛有效，建议应用细钻（3.5mm），股骨头内多方向减压。

2. 自体骨髓单核细胞植入术 应用髂骨骨髓血液，分离出单核细胞后单纯注入或由载体植入。

3. 坏死病灶清除、带或不带血运的骨移植 病灶清除的入路有经大转子下，前路经股骨头、颈交界处开窗及经股骨头软骨瓣。带血运移植骨包括带旋髂深、浅动静脉髂骨，带旋股外侧分支大转子骨，带臀中肌支大转子骨、带血管游离腓骨，不带血运的骨制品包括同种异体或自体腓骨、自体或异体骨粒、人工骨制品。

（二）人工关节置换术

随着人工关节设计、材料、工艺改进和手术技术的提高，人工髋关节置换术的适用范围在逐渐扩大。

1. 双极股骨头置换术 其优点为手术时间短、对患者创伤小及恢复速度快，但易引起髋部疼痛及髋臼磨损，仅限于一般条件较差、合并症复杂（如癌症、器官衰竭移植术后）预计寿命不长或对于术后活动度要求不高的高龄患者（>70岁）。

2. 全髋关节置换术 这是成熟、效果肯定的终末期干预手段，适用于大部分 ARCO 分期Ⅲ、Ⅵ期的患者。按关节承重面分类主要包括陶瓷对陶瓷、陶瓷对高交链聚乙烯、金属对高交链聚乙烯三类，按股骨柄固定类型分为生物型及骨水泥型。

老年患者行人工全髋关节置换需要注意的问题：①骨质疏松症患者股骨近端若为烟囱型，宜选用骨水泥型或者加长型生物股骨柄。②老年患者髋臼骨质疏松时，宜加用髋臼螺钉以达到更好的初始稳定以及骨长入。③老年患者需进行个体化术后早期康复指导，因患者肌肉力量及协调性下降，扶拐时间宜适当延长，或者终生扶拐。④围术期及术后注重抗骨质疏松治疗，预防假体松动及假体周围骨折。

（李会杰 河北医科大学第三医院）

参考文献

陈圣宝, 张长青, 金余明, 等. 成人缺血性股骨头坏死影像学特征分析 [J]. 中华关节外科杂志 (电子版),2008,2:17–23.

李子荣. 股骨头坏死临床诊疗规范 (2015 年版)[J]. 中华关节外科杂志 (电子版), 2015(1):97–100.

李子荣. 股骨头坏死诊断与治疗的专家建议 [J]. 中华骨科杂志 ,2007,27(2):146–148.

李子荣. 骨坏死 [M]. 北京人民卫生出版社 ,2012:112–163.

中国医师学会骨科医师分会. 中国成人股骨头坏死临床诊疗指南 (2020)[J]. 中华骨科杂志 ,2020,40(20): 1365–1376.

CHEN CH,CHANG JK,LAI KA,et al.Alendronate in the prevention of collapse of the femoral head in nontraumatic osteonecrosis: a two-year multicenter, prospective, randomized, double-blind, placebo-controlled study[J].Arthritis Rheum,2012,64:1572–1578.

JOHN WILEY & SONS AUSTRALIA.Chinese guideline for the diagnosis and treatment of osteonecrosis of the femoral head in adults[J].Orthopaedic Surgery,2017,9(1):3-12.

KAUSHIK AP,DAS A,CUI QJ.Osteonecrosis of the femoral head: An update in year 2012[J].World Journal Orthopedics,2012,3(5):49-57.

MARK D,CATHERINE C,JENNY T,et al.ACR appropriateness criteria osteonecrosis of the hip[J]. Journal of the American College of Radiology,2016,13(2):147-155.

MONT MA,JONES LC,HUNGERFORD DS.Nontraumatic osteonecrosis of the femoral head: ten years later[J].J Bone Joint Surg Am,2006,88:1117-1132.

MONT MA,ZYWIEL MG,MARKER DR,et al.The natural history of untreated asymptomatic osteonecrosis of the femoral head:A systematic literature review[J].J Bone Joint Surg Am,2010,92:2165–2170.

NAKAMURA J,HARADA Y,OINUMA K,et al.Spontaneous repair of asymptomatic osteonecrosis associated with corticosteroid therapy in systemic lupus erythematosus:10-year minimum follow-up with MRI[J]. Lupus,2010,19:1307-1314.

POWELL C,CHANG C,GERSHWIN ME.Current concepts on the pathogenesis and natural history of steroid-induced osteonecrosis[J].Clin Rev Allergy Immunol,2011,41:102-113.

WEINSTEIN RS.Glucocorticoid-induced osteonecrosis[J].Endocrine,2012,41:183-190.

ZHAO DW,HU YC.Chinese experts'consensus on the diagnosis and treatmentof osteonecrosis of the femoral head in adults[J]. Orthop Surg, 2012, 4: 125-130.

ZHAO DW.To strengthen the understanding of the pathophysiology in osteonecrosis of femoral head[J]. Chinese Journal of Joint Surgery (Electronic Version), 2014, 8(5): 560-562.

第十六章
骨与关节感染性疾病

第一节　化脓性骨髓炎

骨髓炎（osteomyelitis）在临床工作中颇为常见，它通常是指由感染性致病菌引起的不同部位骨质的炎症，该感染通常是由单一病原微生物所引起的，但多种病菌混合感染的情况也时有发生，尤其是在患者合并糖尿病足时。骨髓炎发病部位也不尽相同，可以仅局限于骨的某一特定部位，也可以同时累及骨的多个不同区域，如骨膜、骨髓、骨皮质，甚至骨周围的软组织等。随着现代治疗技术的提高、更高级抗生素的问世与应用，以及外科手术的适时干预，目前骨髓炎的病死率和致残率已显著降低。成功治疗骨髓炎需要做到早期诊断、选择合适的手术时机与方式，以及敏感抗生素的应用。通常骨髓炎治疗需要多学科相互配合，包括骨科、感染科、整形科等多学科的共同努力，配合施治，才能收获最佳疗效。

一、分类

骨髓炎的分类方法有很多种，如依据感染的病程的时间、发病的机制的不同，以及宿主对感染的不同反应类型等。根据病程可将骨髓炎可分为急性、亚急性、慢性3类，但是它们时间节点的划分是具有争议的。根据感染机制的不同，可将骨髓炎可分为外源性和血源性两类。通常外源性骨髓炎是指由开放性伤口（骨折等）、手术（医源性或非医源性）及邻近组织感染逐渐蔓延所引起的；而血源性骨髓炎则通常继发于菌血症。除此之外，骨髓炎还可以根据宿主对感染的不同反应类型，分为化脓性骨髓炎和非化脓性骨髓炎。Cierny 和 Mader 两位学者曾根据宿主反应类型的不同和解剖结构的特点，提出了多种骨髓炎的分类方法。本章则依据病程的分类法和感染机制的分类法进行阐述。

二、感染途径

化脓性骨髓炎（suppurative osteomyelitis）通常是指由化脓性细菌感染所引起的感染性病变，包括骨髓组织、骨皮质、骨松质及骨膜等不同部位。感染常见有以下3种途径：①血源性感染：通常致病菌由上呼吸道感染、皮肤疖肿、毛囊炎、泌尿生殖系统感染等身体其他部位的感染性病灶所引起，经血液循环播散至骨骼，这样的骨髓炎称血源性骨髓炎；②创伤后感染：常见于开放性伤口，如骨折等，或骨折术后出现了局部感染，这样的骨髓炎称为创伤后骨髓炎；③邻近感染灶：邻近软组织感染直接蔓延至骨骼，如糖尿病引起的足部骨髓炎，慢性下肢溃疡引起胫骨骨髓炎，手部脓性指头炎引起指骨骨髓炎，这样的骨髓炎称为外源性骨髓炎。

三、急性血源性骨髓炎

急性血源性骨髓炎常见于儿童及青少年，疾病特点以骨质破坏和吸收为主。以胫骨近端和股骨远端最为多见，其次为肱骨与髂骨，同时脊柱或其他四肢骨骼也都可以发病，但肋骨和颅骨相对少见。

（一）病因

溶血性金黄色葡萄球菌是最常见的条件致病菌，其次是乙型链球菌，其他少见的致病菌有大肠杆菌、产气荚膜梭菌和流感嗜血杆菌等，此外肺炎球菌和白色葡萄球菌亦可引起急性骨髓炎的产生。菌栓在进入骨的营养动脉后，往往受限于长骨的干骺端毛细血管内部，因为该处血流较为缓慢，容易使细菌停滞。长骨干骺端因为骨骺板附近的终末动脉与毛细血管往往更为弯曲，从而形成血管襻，故为其好发部位，特别是儿童，该处的血流较为丰富，但流动缓慢，导致细菌更容易沉积。此类患者发病前往往有创伤史，在局部受创伤后致组织受损和出血，则是本病的诱因。

（二）病理

本病的病理变化为骨质的破坏和死骨的形成，晚期有新生骨的形成，成为骨性包壳。通常大量的菌栓留滞在长骨的干骺端附近，不同程度地阻塞局部小血管的血供，逐步导致骨质发生坏死，同时伴随充血、渗出与白细胞浸润。在致病期间，白细胞持续释放出的纤维蛋白溶解酶破坏了细菌、骨坏死组织，以及比邻的骨髓。渗出物和碎屑形成局部脓肿，并呈逐渐增大的趋势，致使骨腔内的压力不断升高。随着脓肿的不断扩大，它们会与邻近脓肿合为新的更大的脓肿，同时扩大的脓肿会向不同方向延伸，周而复始形成一种恶性循环。具体过程如下：

（1）脓肿向长骨的两端不断蔓延，由于小儿的骨骺板抗感染力通常较强，细菌不易通过，所以脓液多向骨髓腔内流入，从而累及骨髓腔。随着髓腔内脓液压力增高后，可再沿着哈弗斯管至骨膜的下层，并导致骨膜下脓肿的形成。

（2）脓液突破干骺端的皮质骨，此时脓液因为压力较高，可以沿着哈弗斯管蔓延至骨膜下间隙，从而将骨膜掀起形成骨膜下脓肿。如压力进一步增高，则脓肿可穿破骨膜、皮下各层软组织，乃至皮肤，并最终排出体外，这就是窦道形成的过程。骨质因为长期浸泡在脓液中逐渐失去了血供，势必会导致大片死骨的形成。在此过程中，因炎性充血和周围脓液的刺激，病灶周围的骨膜产生新生骨质，会包围在骨干的外层，形成新的"骨性包壳"。该包壳上有诸多小型孔洞与皮肤窦道互通。包壳内常常有炎性肉芽组织、脓液和死骨，它们往往引流不畅，成为骨性死腔。这些小片死骨可以被肉芽组织逐渐吸收，或是被巨噬细胞吞噬清除，也可以经皮肤窦道排出体外。但是如果死骨较大或堆积较多，则难以被吸收或排出体外,它们长期留存体内,导致皮肤窦道经长时间难以愈合,从而进入慢性骨髓炎阶段(图16-1)。

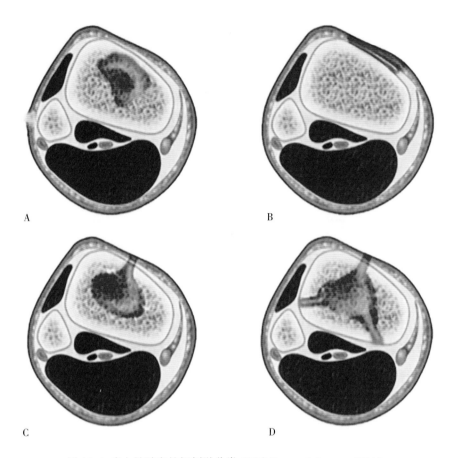

图16-1 成人骨髓炎的解剖学分类(引自 Parsons & Strauss,2004)

A. Ⅰ型,髓腔内骨髓炎,骨内膜病变;B. Ⅱ型,浅表性骨髓炎,局限于骨表面;C. Ⅲ型,局限性骨髓炎,骨皮质全层受累;D. Ⅳ型,弥漫型骨髓炎,整个骨环境受累

(3)穿入关节:通常小儿骨骺板对感染的抵抗力较强,具有屏蔽细菌和感染的作用,因此通过直接蔓延而发生关节炎性改变的机会罕见,但小儿股骨头的骺板位于髋关节的囊内,脓肿可以直接穿破干骺端的骨密质,进入关节内部,从而引起化脓性关节炎。相比较而言,成人的骺板已经融合,脓肿可直接进入关节腔内部,从而形成髋关节的化脓性关节炎(图16-2)。

(三)临床表现

急性骨髓炎患者的全身症状和局部症状都较为明显。最典型的全身症状:高热、恶寒、呕吐等。患者发病前可伴有创伤病史,但通常难以找到明确感染灶。本病起病急,患者大多伴有寒战,继而高热,体温可达39℃以上,并伴有明显的脓毒血症症状。儿童还可有烦躁、不宁、呕吐与惊厥等表现。重者有致昏迷与感染性休克,危及生命。

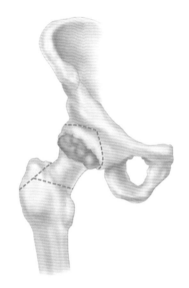

图 16-2 化脓性关节炎形成示意图（引自 Frederick et al，2019）

局部症状：早期患病区域剧烈疼痛，患侧肢体呈半屈曲状，周围肌肉痉挛，因疼痛通常会抗拒主动活动与被动活动。局部皮温增高，有局限性的压痛感，但肿胀可不明显。数天后局部可出现水肿，压痛持续性加重，说明局部已形成骨膜下脓肿，穿破后成为软组织的深部脓肿。患者此时疼痛反而有所减轻，但局部症状（红、肿、热、痛）却更为明显，所以不能认为骨髓炎症状缓解。如果病灶邻近关节，则可有代偿性性关节积液。如脓液沿着髓腔逐渐播散，则疼痛与肿胀范围将更为严重，甚至在整个骨干都存在着骨质破坏后，会导致病理性骨折的发生。急性骨髓炎的自然病程通常为 3-4 周。脓肿穿破骨膜后，患者疼痛通常即刻缓解，体温也会逐渐下降，并形成窦道，此时急性骨髓炎病变转入慢性阶段。部分患者因致病菌毒性较低，特别是白色葡萄球菌所致的急性骨髓炎，临床表现很不典型，缺乏高热与全身中毒性症状，局部体征也较轻，通常诊断较困难。

（四）辅助检查

（1）血液中白细胞明显增高，一般都在 10×10^9/L 以上，中性粒细胞可占 90% 以上，符合呈典型的细菌感染表现。

（2）血液中红细胞沉降率（erythrocyte sedimentation rate，ESR），即血沉明显加快。

（3）血液中 C 反应蛋白（C-reactive protein，CRP）明显增高，同时 CRP 水平在急性骨髓炎的诊断中比 ESR 更有价值，因其敏感度更高，特别是早期症状不典型的病例中有更广泛的应用价值。

（4）血培养可以准确获得致病菌，但并非每次培养都能够获得阳性结果，特别是对于已经用过抗生素的患者，其血培养的阳性率更低。此外，血培养的时机也很关键：在寒战高热期抽血培养，或在得病初期每隔 2h 培养一次，共 3 次，可以大大提高血培养的阳性率。所获致病菌均应行药物敏感性试验，以便及时调整抗生素的使用类别和强度。

（5）局部脓肿分层穿刺：通常选用有针芯的穿刺针，在压痛最明显的干骺端经皮刺入到病灶局部，边抽吸边深入，不要一次性穿入骨内，以免将软组织内的细菌带入骨质内，同时可将抽出的液体作细菌涂片检查与细菌培养。如涂片中发现脓细胞或细菌，即可明确诊断。任何性质穿刺液都应作细菌培养与药物敏感性试验，以指导抗生素的使用。

（6）X线检查：急性骨髓炎在起病后的14d内行X线检查往往无异常表现，特别是使用抗生素的患者出现X线的异常表现需要1个月左右的时间。具体影像学表现：①软组织肿胀：在骨髓炎发病的7~10d内，骨质变化通常不明显，主要以软组织肿胀为主，可表现为各层肌肉间的间隙模糊，甚至消失，皮下组织与肌肉间的界限不清，皮下脂肪层内可出现致密的网状或条纹状阴影改变。②骨质破坏：在发病早期，长骨干骺端由于血液循环增加，可出现局限性的骨质疏松表现。约在发病半个月后，可形成多数不规则形态的骨质破坏区域，伴骨小梁模糊，甚至消失，骨质破坏区域边缘模糊。随后骨质破坏逐渐向骨干发展，范围扩大，可达大部或全部骨干。小的骨破坏区逐渐融合成大的骨破坏区，骨皮质也遭受破坏。在骨破坏的同时会出现骨质增生的情况，表现为骨破坏周围的骨密度增高，干骺区域出现散在性虫蛀样骨破坏。但骨破坏很少跨过骺板，故很少累及骨骺或穿过关节软骨侵入关节。③死骨：因为死骨代谢停止而不被吸收，但周围骨质正常，故对比之下死骨更为致密，X线表现为小片状或者长条状的高密度致密影。同时少数患者的大部分骨干逐渐成为死骨，经常并发病理性骨折。④骨膜增生：在骨皮质表面逐渐形成花边样或放射状、葱样致密影，都是由于骨膜下脓肿刺激骨膜所形成的。病变早期骨膜增生量相对较少，密度相对较小，但随着病变的发展，逐渐变厚及密度的逐渐增大，骨膜新生骨围绕全部或大部的骨干，这就是包壳的形成过程。

（7）CT检查：CT与X线片相比，可以提前发现骨膜下脓肿的形成，但对小的骨脓肿却依旧显示不明显。

（8）MRI检查：MRI对于急性骨髓炎的早期诊断具有独特优势，根据其影像的异常信号改变，可以尽早发现局限于骨质内的炎性病灶，并能测量病灶的大小范围，有无脓肿形成的特点和病灶内炎性水肿的程度和，具有早期诊断的临床价值。

（五）诊断

在骨髓炎的诊断方面应重视两个问题，即疾病的诊断与病因的诊断，越早越好。因骨髓炎患者X线表现有相当程度的延迟，故不能将X线检查结果作为早期诊断的依据。所以，凡有下列表现的患者均应想到有急性骨髓炎的可能：①有全身中毒症状，如高热寒战，局部持续性剧烈疼痛，特别是长骨干骺端疼痛剧烈而不能够活动肢体，局部深压痛阳性者；②血液中白细胞增高，中性粒细胞增高，血沉、C反应蛋白增高，血培养阳性者；③分层穿刺见脓液和炎性分泌物者；④影像学X线片上，2周左右有异常变化；③MRI检查有骨质感染异常提示者。

（六）鉴别诊断

急性血源性骨髓炎应与下列疾病鉴别诊断：

1. 蜂窝织炎和深部脓肿　早期的急性血源性骨髓炎与蜂窝织炎和深部脓肿鉴别有一定困难。可以从下列几方面进行考虑：①两者全身症状不同：急性骨髓炎脓毒症状相对较重；②两者发病部位不一致：急性骨髓炎好发于干骺端，而蜂窝织炎与脓肿则少见于此处；③两者体征不一样：急性骨髓炎局部疼痛剧烈，但压痛部位较深，表面却红肿不明显，出现症状与体征分离的现象。而软组织感染则局部炎性反应明显，如果鉴别有困难，建议行 MRI 检查，以明确诊断。

2. 风湿病与化脓性关节炎　对于儿童患风湿关节炎，也可以出现高热的表现。但儿童类风湿关节炎发热通常与一过性斑丘疹和多形红斑同时发生和消退，并且肝、脾、淋巴结多肿大，此处为重要的鉴别要点。

3. 骨肉瘤和尤因肉瘤　部分恶性骨肿瘤也可以有肿瘤性发热。但起病并不急骤，骨干是其好发部位，代表性的是尤因肉瘤，而且早期邻近关节的活动大多不受影响，同时表面血管曲张，并可以摸到肿块。部分病例与不典型的骨髓炎混淆不清，必要时需做活组织检查。

（七）治疗

由于诊断的不及时，急性骨髓炎会演变为慢性骨髓炎，因此早期诊断与治疗是十分必要的。

本病的致病菌系主要经血源性传播，即患者周身先有其他部位的感染，通常可位于皮肤或黏膜等处，如疖、痈、扁桃体炎和中耳炎等。当患者的原发病灶没有得到系统根治或当患者身体免疫力下降、极度疲劳、营养不良等情况下，细菌容易进入全身血液循环，发生菌血症，甚至诱发脓毒症。急性骨髓炎的治疗有以下几种不同方法：

1. 保守治疗　应用抗生素抗炎治疗有骨髓炎者应本着早期、足量、联合的原则，通常在发病 5d 内应用敏感的抗生素，往往可以有效控制炎症，而超过 5d 后再使用或当细菌对抗生素耐受时，治疗效果会大打折扣。鉴于致病菌多为溶血性金黄色葡萄球菌，抗生素要联合多种共同使用，通常需要一种针对革兰氏阳性球菌的抗生素，而另一种则为广谱的抗生素，待检出致病菌后，根据药敏结果再予以调整。近年来，由于耐药菌株的日渐增多，选择合适的手术时机就显得很有必要。急性骨髓炎经抗炎治疗后，将会出现以下几种结果：

（1）在 X 线片改变出现前全身及局部的症状均已消失。这是最理想的结果，说明炎症在骨脓肿形成前已经控制。

（2）在出现 X 线片改变后全身及局部症状才消失，这说明此时骨脓肿已被控制，可能随后被有被吸收。

（3）患者的全身症状消退，但局部症状却加重，这说明抗所选生素不能消灭骨脓肿，则需要性手术引流出脓肿。

（4）患者的全身症状和局部症状均不消退，这是最差的结果，说明：①致病菌对所用抗生素已经耐药；②骨脓肿已经形成；③同时迁徙性脓肿已产生，为保证患者的生命安全，有必要择期行切开引流术。

以上第（1）（2）种情况均不需要手术治疗，但仍需要连续应用抗生素治疗 3-6 周。

2.手术治疗 骨髓炎手术治疗的目的：①通过引流脓液以减少脓毒症状；②力求阻止急性骨髓炎转变为慢性骨髓炎。手术治疗应该尽早开始，最好是在抗生素应用48-72h后仍不能有效控制局部症状时能行手术治疗。也有学者主张提前到36h，因为延迟手术只能达到引流脓肿的目的，却不能阻止急性骨髓炎向慢性骨髓炎的演变过程。

手术的方式包括钻孔引流术或开窗减压等方式。通常选取患者干骺端压痛最明显处，做一纵形切口，切开骨膜，排出具有较高压力的骨膜下脓液。如果没有脓液，可向两端各剥离骨膜2cm，但范围不宜太大，在干骺端钻数个小孔，或将各个钻孔连成一体，后用骨刀小心去除一部分骨密质，称为"骨开窗"术。在操作过程中应避免使用刮匙刮髓腔。

伤口的处理：

（1）闭式灌洗引流术：在骨髓腔内留置两根引流管做持续冲洗与吸引后关闭切口。将置于高处的引流管每天以1500-2000mL抗生素溶液作连续24h持续滴注；将置于低处的引流管连接负压引流瓶。通常引流管留置需至少3周，或当患者体温下降，同时满足引流液连续培养3次，结果均是阴性，即可考虑拔除引流管。

（2）单纯闭式引流术：对于脓液不多者，可留置单根引流管，并连接负压吸引瓶，每天可经引流管注入适量高浓度抗生素冲洗液，予以引流冲洗。

（3）伤口一期不做缝合处理，而应用碘伏纱条填充刀口深部，待5-10d脓肿控制满意后，再做二期缝合。

3.其他治疗 全身辅助治疗也是十分必要的，在患者高热时需要及时降温与补液，维持患者内环境稳定。化脓性感染时，患者通常会伴有贫血，可以每隔1-2d少量输入新鲜血液或代替药品，以增加患者的抵抗力。

局部辅助治疗患肢可行石膏托固定，作用包括：①制动止痛；②防止关节挛缩，预防畸形产生；③有效防止病理性骨折。如果包壳不足够坚固，可改用管型石膏固定8-12周，并在窦道所在的石膏上开床，方便换药操作。

四、慢性血源性骨髓炎

慢性血源性骨髓炎通常是因为急性化脓性骨髓炎未能在疾病早期彻底控制，脓肿反复发作，逐步演变造成的结果。患者的全身症状大多已消失，但在局部引流不通畅时，会有全身症状的出现。通常一般症状只限于局部，但往往难以根治，病程可长达数年或数十年，以死骨形成和新生骨的形成为主要特点。

（一）病理

由于死骨的形成及较大的死骨不能被及时吸收，它们逐渐成为异物及细菌繁殖的病灶，进而引起周围炎性反应及新骨的进一步增生，形成包壳，骨质也厚粗糙。如有皮肤窦道形成，则通常常年难以愈合，加之如引流不畅，可引起全身中毒症状。

外周的骨膜在感染进程中不断形成新骨而逐渐成为骨壳。少数患者整段骨干脱落成为死骨，并逐渐被新生的骨壳包围，使骨壳逐渐变厚而致密。骨壳通常会有多个孔道，脓液及死骨碎屑经孔道排出至皮肤表面。软组织因毁损较为严重而形成瘢痕，致使皮肤表面变得薄弱而极易破损，窦道通常经久不愈，伴有表皮内陷深陷窦道内。随着窦道长期排出感染性液体，窦道口皮肤受到刺激，使部分表皮组织恶变成鳞状上皮癌。

随着坏死的骨组织慢慢排净后，窦道口逐渐闭合，小的腔隙可以被新生骨质或瘢痕组织充填；致病菌会残留到患者腔隙内，在任何时候都可能继发感染。致病菌多以金黄色葡萄球菌为主要，然而临床上绝大部分病例为多种细菌所致的混合感染，最常检出的是 A 型与非 A 型链球菌、变形杆菌和大肠杆菌、铜绿假单胞菌。近年来革兰氏阴性菌所引起的骨髓炎日益增多，患者还可能伴有流感嗜血杆菌所致的骨感染。

（二）临床表现

当骨髓炎进入慢性炎症期时，在病变非活动阶段可以无明细临床症状，可有局部肿胀，骨质的增厚，表面皮肤粗糙，肢体增粗及形变出现。如果有窦道形成，伤口会长期不愈，偶有小块死骨随脓液排出。有时伤口虽暂时愈合，但由于感染病灶的长期潜伏，炎症扩散会逐渐扩散，便可引起炎症的急性发作，表现为疼痛及炎症改变（皮肤红、肿、热、痛）。体温可升高 1~2℃，并伴有全身中毒症状，如发热、寒战等。当全身健康状况较差时，也容易引起慢性骨髓炎的急性发作。由于炎症的反复发作，伴有多处窦道形成，肢体功能会受到较大影响，会出现肌肉萎缩；如果发生了病理性骨折，可有患侧肢体短缩或成角畸形，亦多出现关节僵硬或挛缩。

（三）辅助检查

影像学变化：X 线片可见骨小梁稀疏与虫蛀状骨破坏，并逐渐出现骨皮质硬化区域。表现为骨质浓白致密，边缘不规则，伴有孤立的死骨及大量较为致密的新鲜骨形成，骨膜反应为层状，部分呈三角状，类似骨肿瘤的表现。Brodi 脓肿时，X 线片显示长骨干骺端有圆形的骨稀疏区域，脓肿周围则骨质较为致密。在 CT 检查时，可以显示出脓腔与小型死骨的典型表现。部分患者可以经窦道插管注入碘水造影剂，用以显示脓腔的大小。

（四）诊断

根据患者的病史和临床表现，诊断并不困难。特别是患者有经窦道排出过死骨，更便于确诊。拍摄 X 线片时，可以证实有无死骨的形成，同时可以了解死骨的大小和部位形状和数量，以及附近包壳生长情况。如因骨质显影呈浓白色，难以清晰显示死骨者，可行 CT 检查。

（五）治疗

慢性骨髓炎的治疗以手术治疗为主，原则上是清除坏死骨组织、炎性肉芽组织和彻底消灭死腔，避免复发。

1.手术适应证 有死骨形成、有死腔及有窦道流脓者。

2.手术禁忌证 ①慢性骨髓炎急性发作时，暂不适宜行病灶清除术，取而代之的是应以抗炎治疗为主，脓液聚集明显时宜切开引流。②有大块死骨形成，但包壳尚未生成充分者，过早去除大块死骨易造成长段的骨缺损，该类病例不适合手术取出死骨，应等到包壳生成后再行手术治疗。但近年已有学者在感染环境下，通过植入带抗生素的人工骨的方法而成功治疗慢性骨髓炎的报告，因此此条标准可视为相对禁忌证。

3. 手术方法 术前需取窦道渗出液做细菌培养和相应的药物敏感性试验，最好在术前 2d 即开始全身应用敏感抗生素，使手术部位组织有足够的抗生素浓度予以保护。常见的手术有下列几种方式：

（1）碟形手术：又名奥尔（Orr）开放手术，该手术的目的是清除病灶、消除死腔、充分引流，有助于愈合。也就是术者力求彻底去除感染的窦道、死骨、瘢痕组织，刮除死腔中的肉芽组织，切除不正常的骨质及四周空腔边缘，在清除病灶后再仔细用骨刀将骨腔边缘部分去除，使其呈平坦的碟形。该手术适用于死腔不大、需要去除骨量不多的患者。同时此法有一定的缺点：一是伤口长期不愈合，需多次更换外固定石膏；二是邻近关节通常长时间被固定，引起临近关节的僵硬和肌肉萎缩，手术瘢痕也较大。但如软组织缺损过多，或不能缝合皮肤时，该手术仍有临床应用价值。

（2）肌瓣填塞：对于死腔较大的患者，在做碟形手术时需要去除骨骼较多，会导致病理性骨折的发生。为了避免此类问题的发生，可将骨腔边缘修整后，将附近的肌肉组织做带蒂肌瓣填塞，用以消灭死腔。操作过程中应避免损伤该肌瓣的血管神经，移取的肌瓣也不宜太大。

（3）闭式灌洗：在彻底清除病灶、死腔碟形化后，应大量冲洗伤口，建议定点缝合皮肤，不必要分层缝合。可以在伤口内留置 2 根直径适合的塑料引流管：一根为注水管，滴入抗生素溶液（根据药物敏感性试验结果决定抗生素的选择种类），另一根为吸引管。术后 24h 内为防止异物堵塞引流管口，应提早滴入冲洗液进行冲洗治疗。通常冲洗持续时间为 2-4 周，待引流液转为清亮时，即可停止冲洗并拔出引流管。伤口经过充分地滴注冲洗和引流，感染容易得到控制，骨髓腔凝血机化后逐渐形成骨化效应。大多数患者便能获得愈合。

（4）病骨整段切除或截肢：对于非重要部位的慢性骨髓炎，如肋骨、髂骨翼、腓骨等处，可将病骨整段切除，行伤口的一期缝合。部分患者窦道口皮肤已癌变或足部广泛骨髓炎，骨质损毁严重者不能彻底清除病灶者，可考虑行患肢截肢术。

（5）缺损骨修复：对于慢性骨髓炎患者病灶清除后遗留的骨缺损，在过去通常采用皮瓣、肌骨皮瓣、肌皮瓣填充等方式，存在手术复杂、取材有限、死腔残留、供区损伤等问题。目前的新方法是采用抗生素磷酸钙人工骨植骨，一方面可以有局部抗生素缓释作用，其自固化的性能可及时充填并修补病灶清除后遗留的死腔和骨缺损；另一方面，其微孔结构可诱导新生骨质的生成，增加周围骨质的生物力学性能，进而预防病理性骨折。其降解速率与局部血管的长入、新骨形成的速度相对较一致，故具有良好的组织生物学相容性、生物降解性和骨传导的作用，是一种具有临床广泛应用前景的新型生物材料。

（6）伤口的闭合：伤口力争一期缝合，并留置负压吸引管行术后抽吸治疗。并配合外固定管形石膏，并留置开窗换药的位置。如果骨缺损修复后，患者仍有皮肤缺损，需再行皮瓣覆盖术。这里推荐肌皮瓣覆盖，不仅可以改善局部血液循环，增加局部组织抗感染的能力，而且在炎症消退后还可以促进骨组织的愈合。

五、局限性骨脓肿

如果致病菌毒力较小，或者机体抵抗力较强时，脓肿被包围在骨质内，就会呈局限性骨内脓肿，称局限性骨脓肿，又称布罗迪脓肿（Brodie abscess）。通常发生于长骨的干骺端，多见于股骨、肱骨、胫骨等处。局限性骨脓肿形成的主要原因是细胞的毒力较弱而机体抵抗力较强。脓肿的内容物初期为炎性分泌物，中期为炎性肉芽组织，晚期则为感染性的瘢痕组织。

此类患者通常无急性血源性骨髓炎的病史。起病时一般无明显的症状，仅于数月或数年前第 1 次发作时才有局部红肿和疼痛等异常感觉。该病病程通常呈迁延性，可持续数年之久。当患者劳累后或轻微创伤后，局部可有疼痛及皮温升高的表现，但皮肤发红者罕见。使用抗生素后炎症表现会迅速消退。当少数病例炎症不能控制时，可出现穿破流脓的情况。X 线片可见骨的囊性病变，周围有硬化骨质包绕。

治疗时，对于偶尔发作的患者时可以应用抗生素治疗。对于反复急性发作的患者则需手术治疗。手术时间应在两次急性发作的间歇期。在手术的前后都需要使用敏感抗生素（依据药物敏感性试验选取）。手术方法为彻底刮除病灶内的炎性异常组织，在冲洗干净后取自体髂骨的松质骨，磨成细小颗粒，与抗生素粉剂调和后填充骨髓腔内。伤口缝合时尽量做到一期愈合。也有部分患者需要分期植骨的，在骨腔填充庆大霉素 – 骨水泥珠链，大约 2 周后取出，再植以自体松质骨粒，达到最终愈合的目的。

六、硬化性骨髓炎

如病变部位骨质有较广泛的增生，使骨髓腔减小甚至消失，会导致局部血液循环较差，发生坚实性弥散硬化性骨髓炎，又名加雷骨髓炎（Garré osteomyelitis），最常发生的部位是股骨和胫骨，患者以间歇性疼痛为主。病因尚未完全确定，通常认为是骨组织的低毒性感染，伴有强烈的成骨反应，亦有学者认为和骨组织内存在多个小脓肿有关，导致局部张力增高。本病多发生在长管状骨的骨干，以胫骨最为常见。

硬化性骨髓炎通常起病时较为缓慢，局部常有疼痛和皮肤温度高的表现，很少有红肿，皮肤破溃者更为罕见。应用敏感抗生素后症状可以缓解，但多次发作后骨干会代偿性增粗。

X 线片上可见大量骨密质的增生，大片浓白阴影分层，配合 CT 检查可以发现 X 线片难以辨出的较小的透亮区域（图 16-3）。

治疗时，敏感的抗生素可以缓解急性发作所引起的疼痛，由于病灶部位的硬化骨通常较多，药物难以通过血液循环进入病灶区域，因此部分患者使用抗生素难以取得良好效果，故而需行手术治疗。

常见的手术方法有：

（1）凿开增厚的骨密质，寻找小脓腔，将其中的炎性肉芽组织及脓液彻底清除后，疼痛大多会即刻缓解。

（2）如果找不到脓腔的患者，可在骨密质上开窗，然后一期缝合皮肤，使骨髓腔内有张力的渗液引流至软组织内，疼痛也可以得到缓解。

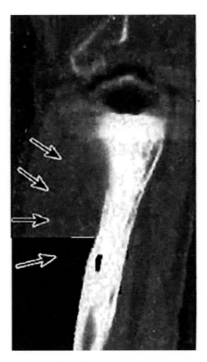

图 16-3　硬化性骨髓炎患者 X 线表现（引自陈孝平等，2018）

（3）如因手术时找不到小脓腔，或在手术时难以全部发现的多个小脓腔者，手则术后效果欠佳。因此可以先在骨密质上钻孔开窗，再从干骺端开孔，进行行髓腔扩大术，再反复清创及冲洗创腔，清除全部的脓腔，可在脓腔内置入庆大霉素－骨水泥珠链，术后大约 2 周内逐渐取出，可以一期愈合伤口，并解除疼痛的症状。

七、创伤后骨髓炎

创伤后骨髓炎最常见的原因是开放性骨折术后出现的感染，其次为骨折切开复位或其他骨关节手术后出现的感染。可为急性或慢性起病，病变大都在骨折端附近，对于急性期的感染，髓腔内感染最为严重，患者可有高热、寒战等脓毒血症表现，与急性血源性骨髓炎相似；还有因为骨折附近的皮肤肌肉出现坏死感染，使失去血供的骨折段暴露于空气中逐渐坏死，进而转入慢性病程，往往还伴有感染性骨缺损或骨不连等情况出现。

治疗原则：①对于急性期的患者，应立即敞开伤口引流，以免脓液进入骨髓腔内。②需要全身应用敏感的抗生素，并及时按细菌培养及药物敏感试验的结果调整药物使用。③分次清创，力求清除伤口内异物、坏死组织与感染的游离碎骨片。④应用管型石固定，并留置开窗换药的空间；或用外固定支架固定，这样方便换药。⑤慢性期时往往有骨质外露，骨密质暴露于空气中会干燥坏死，使邻近肉芽组织难以生长。可采用的方法是在骨密质上钻孔，使孔内生长肉芽组织，覆盖于骨面，但生长的肉芽组织通常伴有感染；也可用骨刀将暴露于空气中的死骨去表层化，直至创面有新鲜渗血为止，有渗血的骨面通常会迅速生长出肉芽组织，可根据创面的大小决定是否需要植皮手术。⑥有骨缺损者一般在伤口愈合后 6 个月内没有复发才可以行手术植骨，也可在抗生素保护下提前移植自体的骨松质。⑦植骨方法有很多，但建议植入自体骨，包括松质的骨粒和整块骨两大类。有带血管的和不带血管的整段植骨，但是在感染的环境下做带血管的骨移植，需要慎重考虑。⑧创伤后的骨髓炎往往伴有皮肤缺损，通常需植皮手术。⑨对于开放性骨折有大段骨坏死的患者，在取出坏死骨后需要在短期内安装上外固定器，以防肢体出现短缩，并在合适的时间内做二期植骨手术。

（王岩松 姜运锋 哈尔滨医科大学附属第一医院）

第二节 化脓性关节炎

一、概述

化脓性关节炎为骨关节内化脓性感染。急性化脓性关节炎可发生于任何年龄，尤其是老年人和幼儿。任何原因或疾病如糖尿病、肿瘤、尿毒症、酒精中毒、肝硬化等导致的免疫功能降低都会增加患化脓性关节炎的危险，而且有上述易患因素时常会感染特定的病原微生物，也可能会感染两种以上的病原微生物。化脓性关节炎最常发生在髋、膝关节，通常以单关节发病为主；如果老年人既往有关节疾病，如类风湿关节炎，则有可能导致多关节感染。

二、病因及发病机制

金黄色葡萄球菌是最常见的致病菌，其他致病菌如链球菌、白色葡萄球菌、肠道杆菌等也可引起。致病菌可以通过如下途径进入关节。①血源性传播：体内其他部位存在化脓性病灶，其内的细菌可通过血液循环进入到关节内；②直接蔓延：关节附近存在化脓性感染灶，可直接蔓延至关节腔内，如股骨髁骨髓炎蔓延至膝关节；③外源性感染：关节的开放性损伤引起；④医源性感染：关节手术或者关节注射操作后发生的感染。

血源性播散感染发病机制：首先出现全身性的菌血症，细菌经血管侵及滑膜与软骨结合区，然后经滑膜和滑液播散到关节内。滑膜被感染后充血水肿，多核白细胞浸润，随后几天内充血和白细胞浸润迅速加重。单核细胞和淋巴细胞开始增加，到3周左右时这两种细胞成为主要的炎症细胞。关节软骨破坏一般在感染后4-6d发生，是由于急性炎性反应相关酶的活化、细菌产生的酶及毒素以及迟发免疫反应过程中T淋巴细胞的刺激，使软骨中的胶原暴露于胶原酶，导致关节软骨的力学性能发生改变，4周左右关节软骨完全破坏，此时可导致受累关节的脱位、半脱位和骨髓炎。

三、病理

化脓性关节炎的病变过程可以分为3个阶段。3个阶段之间没有明显的界线，病变发展的速度也快慢不同。

（一）浆液性渗出期

细菌进入关节腔，导致滑膜明显充血、水肿，白细胞浸润，此阶段渗出液呈浆液性，其内含多量白细胞。发病 2~3d 内骨髓广泛炎性浸润，静脉窦被破坏有少量脓血。本阶段的关节软骨尚未被破坏，如及时治疗，渗出液可完全吸收，关节功能也不会受到任何影响。本期的病理变化为可逆性。

（二）浆液纤维素性渗出期

如果未得到及时的治疗，病变进一步发展，则渗出物转为混浊，渗液量增多，炎性细胞亦增加。渗液内的白细胞释出大量溶酶体，对软骨基质造成破坏；关节滑膜由于严重的炎症反应，导致血管通透性增加，纤维蛋白大量渗出到关节液中，并沉积在关节软骨表面，而影响软骨的代谢。这些因素综合作用，导致软骨出现剥脱、断裂与塌陷，从而会残留关节粘连与功能障碍。发病 3~4d，骨髓腔内形成较多的脓液，经皮质骨哈弗斯管达骨膜下，形成骨膜下脓肿；骨膜被剥离，骨膜血管进入骨内的分支完全中断。本期由于存在不同程度的关节软骨破坏，因此导致被破坏部分的病理变化已成为不可逆性。

（三）脓性渗出期

如炎症继续进展，可侵犯软骨下骨，从而导致关节软骨完全被破坏，关节周围亦有软组织的炎性改变。在发病 5~6d 后，骨膜破裂，脓液蔓延，此时即发生广泛的骨与软组织坏死，也极易引起脓毒症。渗出物呈明显的脓性改变，即便予以彻底治疗，也会由于关节重度粘连而造成关节的纤维性或骨性强直，遗留严重的关节功能障碍。此阶段的病理改变为不可逆性。

四、临床表现

原发化脓性病灶表现轻重不一，也可无原发感染灶，但往往有创伤等诱发病史。急骤起病，可伴随寒战、高热，体温可达 39℃ 以上，有的甚至出现谵妄与昏迷。病变关节常有皮温增高、压痛、关节活动受限，并在 2 周内迅速进展。常见于大关节，如膝关节或髋关节，通常为单关节感染，偶有多关节感染。受累关节迅速出现疼痛及功能障碍，对于如膝、肘和踝这些浅表的关节，局部可呈红、肿、热、痛，并且关节处于半屈曲位，以使关节腔容量最大，从而松弛关节囊以减少疼痛。对于如髋关节这样深部的关节，由于肌肉覆盖较厚，局部红、肿、热往往都不明显，关节常处于屈曲、外旋、外展位，并因剧烈疼痛而拒绝任何检查。深部脓肿穿破皮肤后会成为窦道，此时全身与局部症状往往迅速缓解，病变转入慢性阶段。

五、临床检查

1. 实验室检查

血白细胞计数增高可至 10×10^9/L 以上，以中性粒白细胞为主，血沉增快，C 反应蛋白及降钙素原（procalcitonin，PCT）指标增高。关节腔穿刺液外观依据不同的病理阶段可表现为浆液性（清的）、纤维蛋白性（混的）或脓性（黄白色）渗出液，镜检可见大量脓细胞，常为革兰氏阳性球菌。寒战期抽血培养可提高病原菌的检出率。有研究发现，Presepsin（可溶性 CD14 亚型）主要是在 CD14 被单核细胞分解时产生的酶，化脓性关节炎患者血液和滑膜液的 Presepsin 均升高，Presepsin 可能是化脓性关节炎的一种新的潜在生物标志物，有助于早期诊断。

2.影像学检查

影像学技术可以有助于发现关节感染，并为诊断提供帮助，但都不能确诊。在感染的前几天，影像学检查一般为正常表现。但是早期可发现有局部软组织肿胀、脂肪垫移位、关节间隙由于积液而增宽。随着感染的持续加重，由于关节软骨的破坏，关节间隙逐渐出现狭窄（图 16-4）。X 线检查过去常用于观察治疗效果和判断疾病治疗的阶段，如广泛的关节破坏、骨髓炎、骨性关节炎、关节融合、骨质疏松等。

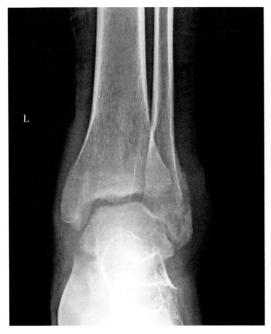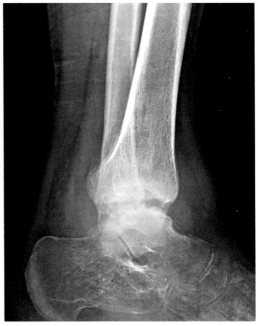

图 16-4 踝关节化脓性关节炎 X 线片

相比 X 线检查，超声检查主要用于检查关节积液的深度。超声检查可用于引导关节腔穿刺和排脓，并可监测关节内部结构、关节囊、骨表面和邻近软组织情况。超声检查的优点是无创、价格便宜、使用方便，缺点是依赖于操作者的经验。

CT、MRI 和骨扫描也能获得化脓性关节炎的诊断依据，但这些检查并非必不可少。CT 比 X 线更加灵敏，可用于早期感染的诊断：它能显示软组织肿胀、关节渗出、脓肿形成，并能指导关节穿刺、帮助选择手术入路。MRI（图 16-5）比 CT 有更高的分辨率，并且比骨扫描更能清楚地显示关节的细微解剖结构变化，在区分骨和软组织感染及显示关节渗出方面可以有很大的帮助，而且患者免受放射性辐射。MRI 的缺点是价格昂贵、有金属置入物的患者不能使用，在显示硬化的骨皮质和结构方面不如 CT 敏感。和其他影像技术一样，对于关节炎症来说，MRI 具有非特异性，并且不能区分感染性和非感染性。

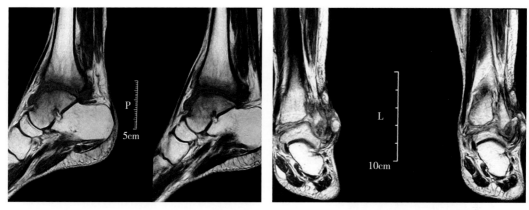

图 16-5 MRI 提示踝关节骨质及周围软组织异常信号，考虑感染性病变

放射性核素骨扫描能早期发现感染的区域。骨扫描能显示在成骨活跃和血供丰富组织中放射性核素吸收增加，它们仍然不能较好地显示骨和关节的细微区别，很难区分感染究竟来自骨、关节还是软组织。

六、诊断及鉴别诊断

根据全身与局部症状和体征，一般诊断不难。X 线表现出现较迟，不能作为诊断依据。CT 及 MRI 可以为诊断提供帮助。关节穿刺及关节液检查对早期诊断很有帮助，可行细胞计数、分类、革兰染色、细菌培养和药物敏感试验等检测。

本病需与下列疾病作鉴别：

（1）风湿性关节炎：起病急，多有高热；全身多关节对称性游走性发病；常累及大关节；有急性炎症；白细胞升高、血沉高；穿刺液清、少量白细胞。

（2）类风湿性关节炎：起病不急，偶有高热；全身关节多发性对称性发病；全身大小关节均可累及；有急性炎症、伴小关节病变，白细胞可升高、血沉高，穿刺液中类风湿因子阳性。

（3）关节结核：起病缓慢，低热；多发病于单关节；膝、髋关节好发；急性炎症不明显；白细胞正常，血沉增高；关节穿刺液中可找到抗酸杆菌。

（4）痛风性关节炎：起病急，夜间发病；可有中、低热；多发关节肿痛；常累及足跖趾关节；局部红肿显著；血尿酸增高；血沉增高；关节液中可有尿酸盐结晶。

（5）创伤性关节炎：起病缓慢，无发热；发病单关节；膝、踝、髋关节好发；血沉、白细胞多正常；关节液检查不能发现细菌，X 线表现关节间隙变窄、骨硬化。

七、治疗

1. 早期足量全身性使用抗生素　抗生素治疗原则：可疑患者，在行关节液和血培养后给予经验性抗感染治疗，随后根据培养结果选择合适的抗感染药物。疗程 4~6 周，至少静脉用药 2 周，之后若病情好转可改口服抗生素。经验性治疗的药物选择：在无高危因素时可给予头孢唑啉、钠氨苄西林 / 舒巴坦；有抗甲氧西林金黄色葡萄球菌（methicillin resistant staphylococcus aureus，MRSA）感染高危因素则给予万古霉素或替考拉宁；革兰氏阴性菌或淋球菌感染高危患者给予头孢曲松。有研究表明，全身性应用糖皮质激素和抗生素可能对化脓性关节炎的治疗有益。化脓性关节炎经过抗生素治疗关节感染被根除，但炎症过程也会产生残留的关节损伤和后遗症，皮质类固醇被认为在治疗细胞因子和白细胞介素介导的炎症反应以及避免后遗症或并发症（即关节活动受限、关节功能障碍）方面具有治疗作用。

2.关节腔内注射抗生素（图16-6） 每天1次关节穿刺，抽出关节液，然后注入敏感抗生素（通常为万古霉素）。如果关节液逐渐变清并伴有局部症状和体征的缓解，说明治疗有效，可继续使用，直至关节积液消失，体温正常。如果关节液变混浊甚至脓性，说明治疗无效，应改为灌洗或切开引流。

3.关节镜下灌洗引流（图16-7） 通过关节镜手术冲洗关节腔，清除脓性渗出液及坏死组织，并留置敏感抗生素，以减轻症状。

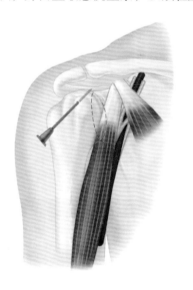

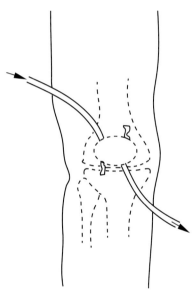

图16-6 关节腔穿刺注射   图16-7 膝关节腔灌洗引流示意图

4.关节腔持续性灌洗 适用于表浅的大关节，如膝关节。经关节穿刺放入两根胶管，一根为入水管，另一根为引流管。每日滴入抗生素溶液2000~3000mL，待引流液转清，培养无细菌生长后可停止灌洗。引流管仍需继续留置，直至无引流液引出，局部症状、体征都已消退，则可拔出引流管。

5.关节切开引流 若闭式灌洗疗效不佳，则应及时行切开引流。切开后应彻底冲洗，去除脓液及坏死组织，并放入敏感抗生素，术后将关节固定在功能位，也可在此基础上继续行关节腔持续性灌洗。

6.持续性关节被动活动（continuous passive motion，CPM） 目的是防止关节粘连，尽可能保留关节功能。在对病变关节进行局部治疗后即可进行持续性被动运动。若急性炎症消退（一般在3周后），即鼓励患者主动运动。如无相关器械，则可用石膏托或皮牵引固定，以防止或纠正关节挛缩。如果拖延到3周后开始康复锻炼，关节功能恢复往往不理想。

7.关节矫形手术 对于关节非功能位强直或伴有病理性脱位者，须行关节融合术或截骨术等矫形手术。术前、术中和术后都须使用抗生素，以防止感染复发。此类患者行人工关节置换术感染率高，须慎重行该术式。在具有关节严重退行性改变的老年人群中若行人工关节置换，可以考虑分两期手术治疗：一期行病灶清除、抗生素骨水泥占位术，二期再行人工关节置换术。

（荣杰生 齐宝昶 哈尔滨医科大学附属第二医院）

第三节 骨与关节结核

一、概述

近年来，由于结核杆菌耐药性的提高、人口流动性的增加、艾滋病的流行等原因，使骨与关节结核的发病率在个别人群中有所回升。骨与关节结核的发生与生活贫困有着直接的关系，因此在贫穷落后地区，这一疾病仍然是比较常见的。随着抗结核药物的广泛使用、生活条件的逐步好转以及预防接种的普及，在全球范围内，骨与关节结核的发生率目前呈现下降的趋势。

结核病的致病菌为结核分枝杆菌（简称为结核杆菌），其生物学特点：抗酸染色呈红色阳性，无芽胞与鞭毛，适合生长在37℃的环境下，环境温度低于30℃以下不会生长，适宜的 pH 为 6.5-6.8。由于结核杆菌的细胞壁结构包括较多的脂质成分，因此对某些理化因素拥有较强的抵抗力。在干燥的痰液中存活时间可达到 6-8 个月，在飞沫中的传染性可维持 8-10d，并对寒冷有较强的耐受性。对于湿热、酒精、紫外线等的抵抗力较差，日光直接照射数小时可杀死结核杆菌。

由于骨质及关节滑膜不与空气接触，结核杆菌不易直接侵袭，故骨与关节结核均为继发性结核，都是体内其他系统的结核菌通过血行途径传播而来。虽然非结核分枝杆菌（non-tuberculosis mycobacteria，NTM）骨骼感染非常罕见，但是 NTM 类感染常为医源性感染，如髋关节或膝关节置换术后可以发生。此外，还有接种卡介苗后导致牛分枝杆菌骨感染的报道。目前常用的异烟肼、利福平、链霉素等抗结核病药物对结核杆菌较为敏感，但长时间用药后容易出现耐药性。

二、流行病学

骨与关节结核是肺外结核的一种。骨与关节结核目前占欧洲和美国所有结核病例的 2.2%-4.7%，约占肺外结核病例的 10%-15%。在英格兰、威尔士和北爱尔兰，在一项为期 7 年的研究中（1999-2006 年），骨和关节结核占儿童结核病例总数的 2.4%。骨与关节结核病的发病有双峰型年龄分布的特点：在发达国家，结核病通常发生在 55 岁以上的人群中，而在移民中，结核病更多发生在年轻人（20-35 岁）。骨结核患者中，6.9%-29% 的患者被诊断时亦发生肺部受累。

在我国，绝大多数的骨与关节结核继发于肺结核，既可以出现在原发性结核的活动期,也可以发生于原发病灶已经静止,甚至痊愈多年以后,并且后一种情况更为多见。结核杆菌到达骨与关节部位后,不一定会立刻发病,它可在骨与关节内潜伏多年,待机体抵抗力下降,如创伤、过度劳累、营养不良、糖尿病、大手术等条件下,诱发潜伏的结核分枝杆菌活跃,从而出现临床症状。

三、病理

骨关节结核的早期,由于机体抵抗力低下,以渗出为主,主要表现为浆液性或浆液纤维素性炎。机体反应力较强时,发生以增生为主的变化,形成具有诊断价值的结核结节。在增生和渗出的基础上可继发坏死,导致死骨形成。若病变累及周围软组织,引起的坏死物由于酷似干酪,而称为干酪样坏死和结核肉芽肿形成。

骨与关节结核按照发病部位不同可以有不同的表现形式。位于四肢的可分为单纯性骨结核、单纯性滑膜结核和全关节结核(图16-8),以单纯性骨结核最多见。脊柱结核可分为中心型和边缘型两种,并可以有寒性脓肿,其成分主要由结核性肉芽组织、脓液、死骨和干酪样物组成,由于缺乏红热等表现,因此称为寒性脓肿。寒性脓肿分为椎旁脓肿和流注脓肿两种表现形式。在关节结核的早期,病灶尚局限于骨或滑膜,关节面软骨无明显破坏,此时关节功能多完好,则在此阶段病变被控制最为理想。若病变进展,结核病灶穿破关节面进入关节腔,则关节软骨不同程度地被破坏,此时转变为全关节结核,会导致不同程度的关节功能障碍。

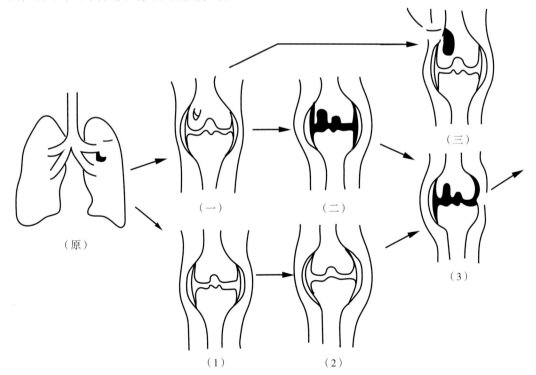

图 16-8 骨关节结核病理发展示意图(引用陈孝平,2018)

(原)原发灶;(一)单纯性骨结核;(二)由骨结核引起的全关节结核;(三)单纯骨结核穿破皮肤形成窦道;(1)单纯性滑膜结核;(2)由滑膜结核引起的全关节结核;(3)全关节结核穿破皮肤形成窦道

四、临床表现

1.结核中毒症状　多数病例起病缓慢，伴有低热、盗汗、乏力、消瘦、食欲不振及贫血等，偶有急骤起病者，往往伴有高热及毒血症状。

2.好发部位　关节结核好发于膝、髋等关节，与易受损伤有关。多为单发性，少数为多发性，但对称性罕见。脊柱结核好发于腰椎和胸腰段，胸椎次之，颈椎再次之，单纯累及骶尾椎者少见。

3.疼痛　病变部位可有程度不等的疼痛，活动后加重。有部分患者由于病变进展较快，形成的脓液较多，关节腔或者髓腔内压力较大，致使疼痛剧烈。

4.局部肿胀或积液　浅表关节结核可以有肿胀与积液，并有压痛和活动受限。脊柱结核形成的椎旁脓肿不易触及，但脓肿流注后可以出现在腰三角、胸壁、腹股沟、大腿等部位的皮下，并是部分患者就诊的原因。

5.压迫　脓肿可以压迫周围的血管和神经，脊柱结核可以压迫脊髓。

6.窦道或瘘管形成　病灶部位积聚的脓液可以在组织间隙内流动，也可向体表溃破形成窦道，如果与空腔内脏器官沟通则成为瘘管。

7.混合性感染　窦道瘘管经久不愈，会使细菌逆行进入而合并混合性感染，导致局部炎症加重，病变迁延不易治疗，进一步加重病情。

8.病变静止后遗症　病变后期随着肌肉萎缩，关节呈梭形肿胀，并由于纤维性强直而挛缩于非功能位，最常见的畸形为屈曲挛缩；椎体破坏可形成脊柱后凸畸形（驼背）。

五、辅助检查

（一）实验室检查

白细胞通常正常，合并混合感染的白细胞会升高。血沉和 C 反应蛋白浓度常常升高，但是低于化脓性椎体感染的血沉。血沉是用来检测病变是否静止和有无复发的重要指标。结核菌素皮肤试验通常是阳性的。

（二）影像学检查

1.X 线　可见关节间隙变窄，周围骨质密度降低、软组织肿胀。全关节结核则可见关节间隙明显狭窄或消失，伴有关节面下的骨质破坏、周围软组织密度增高及废用性的骨质疏松。

2.MRI　具有早期诊断的优点，对脊柱结核患者脊髓状况的评估及寒性脓肿的观察非常有帮助。

3.CT　最大的优势是可以发现死骨，此外还可以通过 CT 引导下穿刺对深部病变进行病原学检查。

4.超声　对浅表部位的寒性脓肿，可以进行超声检查并进行穿刺化验。

六、治疗

1. 支持治疗 注意休息，增强营养及提高机体的免疫力，对结核病的治疗是不可缺少的基本措施。

2. 药物治疗 是结核治疗的主要手段，并按照早期、联合、适量、规律、全程用药的原则进行使用。

根据药物的给药途径和抗菌效力的不同，抗结核药可以进行如下的分组：第一组为一线口服抗结核药物：异烟肼（H）、利福平（R）、乙胺丁醇（E）、吡嗪酰胺（Z）、利福布丁（Rfb）；第二组为注射用抗结核药物：链霉素（S）、卡那霉素（Km）、阿米卡星（Am）、卷曲霉素（Cm）；第三组为氟喹诺酮类药物：莫西沙星（Mfx）、氧氟沙星（Ofx）、左氧氟沙星（Lfx）、加替沙星（Gfx）；第四组为口服抑菌二线抗结核药物：乙硫异烟胺（Eto）、丙硫异烟胺（Pto）、环丝氨酸（Cs）、特立齐酮（Trd）、对氨基水杨酸（PAS）。

对于单部位骨关节结核，病程在 6 个月内，无窦道、不合并巨大脓肿且临床未发现肺结核征象者推荐 1 年方案：3HRSE/9HRE；除此之外，以 1.5 年方案为佳：6HREZ/12HRE。对于复治患者，无耐药者使用 1.5 年方案，药物敏感试验回报后及时调整。若患者为多次治疗或治疗失败者，可根据患者既往治疗史及药物敏感试验制订经验性治疗方案。静脉用药宜住院治疗，便于观察和处理药物的不良反应。用药满 1~1.5 年后能否停药的标准为：①全身情况良好、体温正常、食欲良好；②局部症状消失，无疼痛，窦道闭合；③X 线表现脓肿缩小乃至消失，或已经钙化，无死骨或仅有少量死骨，病灶边缘轮廓清晰；④每次间隔 1 个月以上、连续 3 次血沉检查结果都在正常范围；⑤患者起床活动已 1 年，仍能保持上述 4 项指标。符合标准者可以停止抗结核药物治疗，但仍需定期复查。

单纯滑膜结核可以在关节腔内注射抗结核药物。对于老年骨关节结核患者，由于老年人机体各器官功能退化，药物代谢速度减慢，相应地减少抗结核药物的用量，并注意减少对肝肾功能的影响，尽量联合用药，同时注意与治疗其他疾病药物的配伍禁忌，防止发生毒性反应。

3. 手术治疗

（1）脓肿引流：寒性脓肿继发混合感染、体温高、中毒症状明显、全身状况无法耐受病灶清除术，可以作脓肿的穿刺或者切开引流，待情况好转后再行病灶清除术。

（2）病灶清除术：是治疗骨与关节结核最主要的手段。所谓病灶清除术，是指通过合适的手术入路，进入病灶部位，将脓液、死骨、结核性肉芽组织与干酪样物彻底清除，并放入抗结核药物。为提高手术的安全性，术前根据病情提前应用全身性抗结核药物 4~6 周，至少 3 周，以达到提高疗效、缩短疗程、减少复发的效果。

适应证：①有明显的死骨及较大的脓肿；②窦道流脓经久不愈；③单纯性骨结核髓腔内积脓压力过高；④单纯性滑膜结核经药物治疗效果不佳，即将发展为全关节结核者；⑤脊柱结核有脊髓、神经根受压。

禁忌证：①合并严重的结核性脑膜炎或血行播散型肺结核危及生命者；②有混合性

感染、中毒症状明显无法耐受手术者；③患者合并有其他重要疾病难以耐受手术者。

相对禁忌证：①体内有其他活动期结核病变，但经过一段时间治疗，全身情况好转，仍可接受手术；②有混合性感染、体温高但不超过 38.5℃，病灶清除术后有可能改善患者一般状况，有利于控制结核病情者。

（3）其他手术治疗：对于晚期关节功能不满意者，可以根据情况行关节融合术或人工关节置换术。人工关节置换术后有可能会诱发结核病灶活动，需要严格地预防关节置换术后感染的发生，因此需要长期随访观察，并辅以系统的术前、术后抗结核治疗。

（荣杰生　李超　哈尔滨医科大学附属第二医院）

第四节　脊柱结核

脊柱结核发病率占骨与关节结核的第一位，绝大多数发生于椎体，附件发病率仅为 1%-2%。椎体主要由松质骨组成，而终末动脉为椎体的滋养动脉，因此椎体为结核杆菌容易停留的部位。与其他椎体相比，腰椎在脊柱中活动度最大，因此结核发生率在腰椎也最高，其次依次是胸椎、颈椎，而发生在骶、尾椎结核甚为罕见。

一、病理及分型

脊柱结核可分为椎体结核及附件结核，因椎体主要由松质骨组成，而终末动脉为椎体的滋养动脉，因此椎体为结核分枝杆菌容易停留的部位，所以脊柱结核绝大部分发生在椎体，而附件结核少见。

（一）按病变部位分型

1.中心型椎体结核　10 岁以下的儿童多见，胸椎为好发部位。结核杆菌通过 Batson 静脉丛或椎体后部动脉分支到达椎体内，破坏椎体中央骨性结构，病变进展迅速，将整个椎体压缩为楔形。一般来说只侵犯一个椎体，早期多不累及邻近椎间盘，也可通过穿透椎间盘而累及邻近椎体。

2.边缘型椎体结核　成人多见，也是最常见的成人脊柱结核类型，好发于腰椎。典型 X 线片表现为相邻椎体上、下缘模糊不规则，密度减低，进而椎体前部塌陷，早期椎体的上下缘为病变局限部位，但很快累及至相邻的椎间盘及椎体。本病的特征是椎间盘破坏，进而椎间隙变窄。

3.韧带下型椎体结核　或称骨膜下型，表现为椎体前缘凹陷状骨质破坏，形成扇形的椎体前缘，与主动脉瘤的压蚀相似，此型较少单独出现，多见上位或下位椎体结核引起的结核性脓肿沿骨膜向下或向上侵蚀所致，多见于胸椎。

4.附件结核　结核所致附件破坏有两种情况：一种是椎旁脓肿侵蚀横突、关节突或椎板等后方结构，即前、后方结核均有破坏，Narlawar 统计发生率约为 21%；另一种指单纯的脊椎附件结核，约占所有脊柱结核的 3%。

（二）按影像学表现分型

1. 硬化型 本型占 70%，CT 相比于 X 线显示更清晰，表现为骨破坏周围有环形或半环形明亮的硬化带，是机体对结核病灶的骨性包裹，限制了结核病灶的进一步发展，但同时也使抗结核药物难以进入结核病灶，Kim 等研究表明已经骨化的结核病灶中结核菌多年后仍可存活，导致复发，故术中应切除病灶边缘的硬化骨。

2. 非硬化型 在影像学中表现为单纯的骨破坏，大片骨溶解，呈圆形、类圆形低密度灶，位于椎体中央或边缘。也可为虫蚀样不规则改变，可伴有局灶强化，此时可见大量残留的小碎骨片（死骨），类似的碎骨片可见于椎体附件和肋骨破坏区。

二、临床表现

（一）结核全身中毒症状

起病缓慢，全身症状表现为午后低热、疲倦、消瘦、盗汗、食欲差与贫血等。少数病例可无全身症状。

（二）局部症状

骨结核 90% 以上为单发病灶，少见多发病灶，更少见对称性病灶。主要有疼痛、肌肉痉挛、神经功能障碍等。疼痛是最先出现的症状。初期疼痛多较轻，痛点也不局限，随病变进展，痛点多固定在脊柱病变平面的棘突或棘突旁，患者主诉的疼痛部位有时和病变部位并不一致，如胸腰段病变患者常诉腰骶部疼痛，如只拍摄腰骶部 X 线片可能会遗漏真正的病变部位。有时可伴有相应神经节段支配区的放射性疼痛、功能障碍、肿胀、脓肿、窦道、疼痛、畸形等，病情侵袭进展缓慢，患者对起病时间多记忆不清。功能障碍比局部疼痛出现更早，位置表浅的，如膝关节肿胀容易发现；位置深的，如脊柱、髋、脓肿不易发现。

1. 颈椎结核 颈椎结核除表现为颈部疼痛外，还有神经根受刺激的表现，如上肢麻木等，出现咽后壁脓肿者可影响呼吸与吞咽。后期可在颈部摸到肿块，即寒性脓肿。

2. 胸椎结核 胸椎结核主要表现为背痛症状，下胸椎病变有时可表现为腰骶部疼痛。常见的并发症为脊柱后凸畸形。

3. 腰椎结核 腰椎结核患者不能弯腰从地上拾物，取物时需挺腰、屈膝、屈髋、下蹲，称为拾物试验阳性。腰大肌脓肿形成于病变后期，腰三角、髂窝或腹股沟处可看到或摸到脓肿。脊柱后凸在患者中通常不严重，少数患者是发现寒性脓肿到医院就诊。

4. 脊柱结核并发瘫痪 脊柱结核中，有资料显示截瘫发生率约为 10%，最多见为胸椎结核，其次为颈椎、腰椎。瘫痪可分为早期瘫痪和迟发型瘫痪，早期瘫痪是指活动期病灶中的病变组织进入椎管压迫脊髓所致，如结核性肉芽肿、干酪样坏死物质、脓液等，此时及时手术减压效果良好。迟发型瘫痪指的是在病变已静止的后期，甚至治愈多年后，主要是脊髓被瘢痕组织压迫变性，或椎体破坏引起的脊柱后凸畸形、椎体病理性脱位对脊髓的压迫。除了全身症状和局部表现外，有脊髓受压的临床表现，如运动障碍、感觉障碍、大小便功能障碍等。

5.寒性脓肿　椎体破坏后形成的寒性脓肿一般有两种表现：①椎旁脓肿：在椎体旁积聚脓液，在前方、后方或两侧都可积聚。在两侧和前方积聚脓液比较多见。脓液掀起骨膜，沿韧带间隙可以向上和向下蔓延，进而数个椎体的边缘都出现骨侵蚀。它还可以向后方进入椎管内，进而脊髓和神经根受压。②流注脓肿：在椎体旁积聚脓液至一定量后，压力增高，可能会将骨膜穿破，沿肌筋膜间隙流动，使脓肿出现在远离病灶的部位。C4以上病变的脓肿大部分位于咽腔后方，称为咽后壁脓肿；C5以下病变脓肿大部分位于食管后方，称食管后壁脓肿。颈胸段结核可沿颈长肌向下至纵隔两侧，类似纵隔肿瘤。上段胸椎结核常局限于椎旁，下段胸椎及腰椎结核所致的椎旁脓肿将骨膜穿破后，在腰大肌鞘内积聚，形成腰大肌脓肿。髂窝脓肿是由位于腰大肌前方的筋膜下的浅层腰大肌脓肿向下流动积聚在髂窝内形成。腰三角脓肿可以由深层的腰大肌脓肿穿越腰筋膜到腰三角形成。腰三角是一个潜在的间隙，它的边缘是髂嵴后缘、骶棘肌的外缘与腹内斜肌的后缘。腹股沟处深部脓肿由腰大肌脓肿沿腰大肌流注至股骨小转子处形成。腰大肌脓肿还能绕过股骨上端的后方，流注至大腿外侧，甚至沿阔筋膜向下流至膝上部位。骶椎脓汁则常常汇集在骶椎前方，称为骶前脓肿。

三、检验检查

患者多有轻度贫血，血沉和C反应蛋白升高，但不具有特异性，虽然血沉不是反应结核的特异性指标，但却是反应结核活动与否的极为敏感的指标之一。结核菌素试验由于我国广泛开展卡介苗接种，已不足以作为诊断结核病的主要方法。吴启秋等认为，结核分枝杆菌培养阳性率为50%，痰涂片抗酸染色阳性率仅11%-20%，但培养阴性、涂片阴性均不能除外骨关节结核。病理检查的结果和取材部位直接相关，滑膜组织活检，推荐在滑膜上取肉芽组织，对骨骺端或椎体等部位的，X线片显示骨骼囊样破坏区，应在囊样病变边缘骨骼处取材，而不是囊样病变中心处。通过培养或组织学检查，70%-90%病例可以确诊，但混合感染时结核分枝杆菌培养阳性率极低。近年来结核抗体和T-SPOT检测也被用来辅助诊断。

四、影像学检查

X线是首选的影像学检查方法，经济、快捷，方便了解脊柱病变的整体。但对早期脊柱结核，特别是当椎体和椎间盘破坏不明显时，诊断意义不大。表现以椎体及附件骨质破坏和椎间隙变窄为主。在侧位片上比较清楚看见中心型的骨质破坏集中在椎体中央。中心型的骨质破坏很快将椎体压缩成楔形，呈现为前窄后宽的形态。边缘型的骨质破坏集中在椎体的上缘或下缘，并累及邻近两个椎体，可见脊柱侧弯或后凸畸形，椎旁软组织阴影增宽。

CT无论是软组织还是骨性结构成像都比X线片更细致清晰，同MRI相比，CT在显示死骨、椎体骨质硬化及软组织钙化方面更加清楚，但对软组织的分辨率较MRI低。脊柱结核最基本的CT表现为溶骨性或虫蚀状骨破坏，可见斑片状或蜂窝状低密度灶。骨质可有硬化，多数病例有死骨形成，表现为骨破坏区小片状或点状高密度灶（图16-9）。

MRI能清楚显示早期的椎体炎症和软组织的肿胀。由于结核破坏的椎体内既有死骨、炎性肉芽组织，又有骨髓水肿和少量脓液，因此病变椎体 T1 和 T2 均为混杂信号。死骨在 T1 和 T2 像上均呈低信号，脓液在 T1 像呈低信号，T2 像呈高信号（图 16-10）。

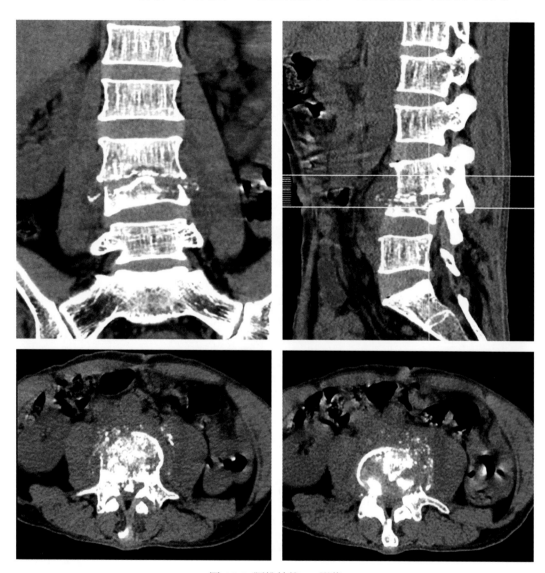

图 16-9 腰椎结核 CT 影像

五、鉴别诊断

（一）强直性脊柱炎

本病多发生在青春期或 20 岁前后，多数有骶髂关节炎症，临床表现多为双侧骶髂关节痛，下腰僵直，逐渐向上发展，晨起明显，X 线检查骨破坏与死骨少见，血清 HLA-B27 阳性有助于本病的诊断。

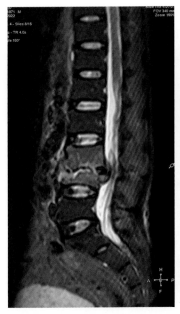
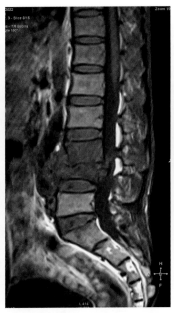
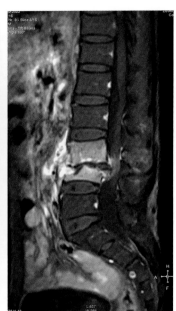

图 16-10 腰椎结核 MRI 影像

（二）化脓性脊椎炎

本病多由金黄色葡萄球菌、链球菌经血源或局部感染而来，发病急骤，常有持续高热及明显疼痛等中毒症状，白细胞升高，血沉增快，血培养可检出致病菌。

（三）脊柱肿瘤

脊柱肿瘤多为转移性肿瘤，常可发现原发灶，疼痛较结核重，夜间尤甚。CT 或 MRI 检查时脊柱转移瘤多累及附件，尤其是椎弓根而非椎体，一般不侵犯椎间盘，椎间隙高度一般正常，MRI 可表现为多个不相邻或不同部位的椎体受累，即"跳跃征"，信号较结核均匀，边界相对清晰，T2 上无脓液的高信号。

（四）布鲁氏菌性脊柱炎

常简称为脊柱布病感染（spine brucellosis），是由布鲁氏菌（brucella）感染所致。患者多有牛羊接触史，发病症状为脊柱后方区域疼痛。在影像学方面，早期的 X 线片和 CT 无明显改变，MRI 可以早期发现椎体异常信号改变。后期椎体可以形成破坏性塌陷以及椎体周围稀薄样脓汁，与椎体结核影像学方面极其相似。实验室布鲁氏菌血清学检查阳性，可以和椎体结核相鉴别。经抗菌药物治疗后效果良好，必要时可以取病理或手术治疗。

六、治疗

脊柱结核治疗的目的：彻底清除病灶，解除神经压迫，重建脊柱稳定性，矫正脊柱畸形。

（一）全身治疗

1.支持治疗 避免劳累，注意休息。加强营养，每日补充足够的维生素和蛋白质。有贫血者纠正贫血。

2.抗结核药物治疗 结核药物治疗需遵循"早期、联合、全程、规律、适量"原则。一线抗结核药物：异烟肼（INH，H）、利福平（RFP，R）、乙胺丁醇（EMB，E）、吡嗪酰胺（PZA，Z）、链霉素（SM，S）。目前多采用短程化疗的方案治疗，异烟肼和利福平是最基础药物，不可或缺，再加吡嗪酰胺等药物联用，如2HRZS（E）/10HRE，即强化期：异烟肼、利福平、吡嗪酰胺、链霉素（或乙胺丁醇）每日1次，共2个月；巩固期：异烟肼、利福平、乙胺丁醇每日1次，共10个月。也有疗程更短的4SHRE/2HRE方案等。

（二）局部治疗

1.局部制动 躯干支具可局部制动，减轻疼痛，保护病变部位免受进一步损坏，预防、矫正畸形以利于病灶修复。

2.脓肿穿刺或引流 适用于脓肿较大者，可穿刺引流并局部注入抗结核药物加强局部治疗。

3.手术治疗

手术适应证主要有：①经非手术治疗效果不佳且病情仍有进展；②病灶内有较大的死骨及寒性脓肿存在；③窦道经久不愈；④骨质破坏严重，脊柱不稳定；⑤出现脊髓和马尾神经压迫症状或瘫痪；⑥严重畸形；⑦穿刺活检无法确诊，不能除外肿瘤者。

手术治疗原则：①术前4-6周规范抗结核治疗；②术中彻底清除病灶，解除神经及脊髓压迫，重建脊柱稳定性；③术后继续规范抗结核治疗。

手术时机的选择：患者全身状况好转，能够耐受麻醉和手术，手术能够有效地切除病灶，需要注意的是，ESR不能作为选择手术时机的指标，只可作为评价结核转归的指标。对于脊柱结核，有学者主张同期行彻底的病灶清除、植骨和脊柱融合术，尽管需要切除更多骨组织，但手术死亡率较低。脊柱结核手术方式很多，包括病灶处理、减压、植骨融合、器械内固定等，国内外大量临床资料均证实在脊柱结核手术中使用内固定是十分安全且必不可少的。

（陈世杰 中南大学湘雅三医院 赵松 吉林大学白求恩第一医院）

第五节 髋、膝关节结核

一、髋关节结核

（一）概述

髋关节结核的发病率仅次于脊柱结核，约占全身骨关节结核的15%。髋关节结核可表现为单纯骨结核或者单纯滑膜结核。单纯骨结核病灶可以位于关节内也可以位于关节外。而髋关节单纯滑膜结核的临床表现在早期与髋关节的滑膜炎、类风湿性关节炎、骨关节炎及股骨头缺血性坏死等疾病相似，因此需要仔细加以鉴别。如果得到及时诊断和治疗，该病90%~95%的患者都可治愈，关节功能也接近正常。

（二）病理

和其他关节结核一样，髋关节结核也分为单纯骨结核、单纯滑膜结核和全关节结核。其中单纯滑膜结核较多，单纯骨结核较少。在全关节结核中来自滑膜结核的较少，来自骨结核的较多，这是因为单纯骨结核症状轻微，患者就医较晚，就医时多已发展为全关节结核。骨结核中，以髋臼结核最多，股骨颈结核次之，股骨头结核最少。单纯滑膜结核形成脓肿的少见，形成窦道的更少见，而髋关节骨结核比较容易形成脓肿。髋臼结核所产生的脓液可穿破软骨面而侵入髋臼后缘，导致脓液聚集在臀大肌的深层；有时脓液穿破髋臼的底部而形成骨盆内脓肿。股骨头结核的脓液多在早期就穿破关节面而侵入关节腔。股骨颈结核的脓液可穿破包绕股骨颈的骨膜和滑膜而侵入关节腔，或流注到大转子部和大腿外侧。晚期关节结核的脓肿常出现在髋关节的前、内侧，因该处关节囊较薄弱，且常与髂腰肌滑囊相通。脓肿破溃后形成窦道，20%的患者就诊时已有窦道形成。髋臼、股骨头或关节囊破坏严重者，股骨头发生脱位，一般均为后脱位。晚期，关节发生纤维性或骨性强直，或者股骨头破坏消失。

（三）症状和体征

髋关节结核的发病年龄通常在20~39岁，而在经济条件较好的人群中则以老年人发病为主。该病发病隐匿，单关节受累，病变关节疼痛，个别患者疼痛剧烈甚至可在夜间痛醒；髋关节活动受限及跛行，单纯骨结核患者跛行较轻，单纯滑膜结核患者跛行稍重，全关节结核跛行最明显；此外还伴有潮热、乏力、消瘦、盗汗、食欲不振及贫血等。由于髋关节与膝关节的感觉神经都有闭孔神经的分支支配，因此有些髋关节结核患者主诉膝关节部位疼痛。如果病变进一步发展，可以出现寒性脓肿，偶有窦道形成，髋关节固定于畸形位，甚至出现髋关节病理性脱位。儿童的髋关节结核常主诉膝关节疼痛，并有夜啼现象。因此对于儿童患者应该注意对髋关节的检查，避免延误诊断和治疗。

检查时先请患者仰卧，尽量将两下肢放在相同位置。注意观察患侧股三角是否膨隆，患肢是否短缩，有无屈曲、内收或外展、外旋畸形。再行触诊，触摸患侧股三角是否饱满，有无压痛。有脓肿的可用双手触诊，确定有无波动，并应与脂肪瘤或肌肉的假性舒缩相鉴别。检查关节活动时，先屈曲后伸直两侧关节，观察患侧活动范围是否减少。再检查内收、外展和内旋、外旋活动，并与健侧比较。轻度的屈曲畸形可检查托马斯试验，如为阳性，证明存在髋关节的屈曲畸形。

（四）影像学表现

可以出现关节积液、关节间隙进行性狭窄、关节面不规则、骨破坏、死骨及骨膜新骨形成。

1.X 线表现 X 线检查对早期病变的诊断帮助不大。随着疾病的进展，可以出现软组织肿胀、关节面显示不清，并出现 Phemister 三联征，即关节周围骨质疏松、骨质破坏及进行性的关节间隙狭窄（图 16-11），但这些表现并非特异性。晚期髋关节结核可以出现骨质硬化、纤维强直甚至半脱位或脱位。

2.CT 表现 可显示髋关节轻度的间隙狭窄及积液，尤其有助于对死骨的判断（图 16-12）。

3.MRI 表现 对滑膜结核的诊断具有优势，可以早期发现滑膜、软骨、骨质的信号异常及脓肿的情况。

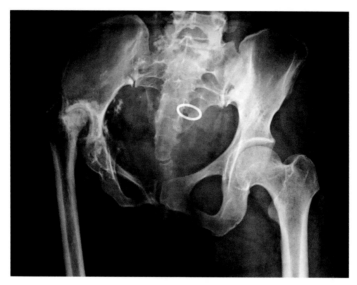

图 16-11 右侧陈旧性髋关节结核
示关节间隙狭窄伴有股骨头骨质破坏

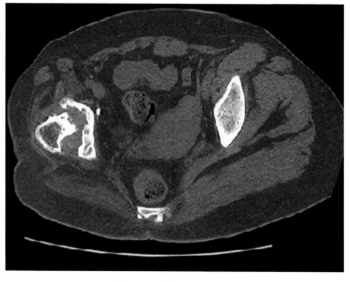

图 16-12 右侧髋关节结核

（五）诊断

根据病史、症状、体征及影像学所见，一般即可确诊。当诊断有困难时，可行下列检查。

1.结核菌素试验　结核菌素是结核杆菌的菌体成分，通过皮内注射（一般为前臂屈侧）结核菌素，经过48~72h观察注射部位是否有红晕和硬结，并根据大小进行结果的判读。结核菌素阳性反应越强，说明结核菌感染可能性越大，但不能确诊结核病，还应结合其他检查确认；阴性反应则结核的可能性较小，但对于老年人、严重或全身播散性结核病、免疫缺陷及使用免疫抑制剂者、营养不良、合并支原体肺炎、病毒感染、肿瘤等情况，有时即使是结核病也可以阴性。

2.血液学检查　在结核的活动期，会有血沉增快及淋巴细胞比例增高、血红蛋白减低。血沉作为一种非特异性检测方法，最主要的作用是有助于了解病情的变化。而血清结核抗体检测由于其敏感度可达92.5%，特异性可达95%，因此有助于结核病的确定诊断。酶联免疫斑点试验法（enzyme linked immune spot，ELISPOT）是近年开展的判断是否感染结核杆菌的方法，具有简便快速的优点，但是无法鉴别是否为活动性结核。

3.细菌学检查　包括涂片抗酸染色和结核杆菌培养。临床最常用的方法是结核杆菌涂片进行抗酸染色镜检，简便快速，但敏感性及特异性均低。结核杆菌培养相对困难，对培养的条件要求较高，时间长，且只能检测活的结核杆菌，易受抗结核药物治疗的影响，敏感性和阳性率低，近年来的应用逐渐减少，而转为使用聚合酶链式反应（PCR）等技术对病原菌进行快速检测。

4.病理组织学　如果患者依靠上述方法仍不能确诊时，需进行组织病理学检查进行确诊。因髋关节位置较深，因此切开活检应用不多，目前更多地是进行病灶清除术后对标本进行检测。术前活检方法主要是细针穿刺抽吸，应注意取材的位置、标本量，避免影响检查结果和形成窦道。关节镜检查可以用于滑膜结核的诊断。

（六）鉴别诊断

1.髋关节周围病变　腰大肌寒性脓肿、大结节滑囊结核、深部脓肿等均应与本病鉴别。这些疾病的肿胀部位和压痛点仅限于关节一侧，功能受限也仅限于关节活动的某一方面。

2.髋关节内病变

（1）化脓性关节炎：急性化脓性关节炎一般均为急性发病，患者高热、寒战、白细胞增高，中性粒细胞显著增加。下肢常呈外展、外旋畸形，因为在此位置上，关节囊的容积最大，可以减轻囊内压力，使疼痛减轻。

（2）强直性脊柱炎：强直性脊柱炎侵犯关节相当常见。X线片所见和关节滑膜结核完全相似，即关节囊肿胀、关节间隙狭窄和局部骨质疏松，但强直性脊柱炎可以有腰椎活动受限、呈板状及骶髂关节炎表现，可资鉴别。

（3）股骨头缺血性坏死：患者多有创伤性髋关节脱位、股骨颈骨折或者应用大量激素的病史。X线片见股骨头上部密度增高、变扁，以后碎裂，而血沉往往不快。

（4）髋关节骨性关节炎：本病在我国比较常见。患者多为老年人，可见于单侧或双侧。临床表现为髋关节疼痛，活动受限。但血沉不快。X线片可见及髋关节骨质明显增生，关节间隙变窄。

（5）肿瘤：髋臼或粗隆部软骨肉瘤的钙化区应与寒性脓肿钙化鉴别。骨髓瘤、纤维肉瘤、网状细胞肉瘤、巨细胞瘤、转移癌等应与没有死骨的骨结核相鉴别。

（七）治疗

1. 非手术治疗 髋关节结核口服用药原则、种类与疗程与前述的骨与关节结核部分是相同的，关节腔内注射抗结核药物可以用于滑膜结核的治疗。使用支具或者皮肤牵引将髋关节固定在功能位可以防止畸形的发生。为防止长时间制动引起的关节强直，应鼓励患者在肌肉痉挛缓解后每天间断进行关节主被动运动以保护关节功能。待症状进一步改善后可离床活动，从部分负重在数月内逐渐过渡到完全负重。

2. 手术治疗 非手术治疗效果欠佳的患者，应及时进行病灶清除术。应尽可能地保护关节软骨，并通过旋转关节以充分切除病变滑膜，尽量避免导致髋关节脱位的操作，以保护关节周围的血管，减少缺血性坏死。髋关节镜技术由于创伤较小，在治疗髋关节结核方面有其优势。

对于后遗关节功能障碍的处理方法，可以采用如下的方法：

（1）关节融合：会造成关节功能不满意。但如果患者对日后的功能要求不高，可以采用该方法，达到治愈疾病，减少后续医疗支出的优点。

（2）关节切除成形术：去除关节内的病变，对残余股骨头进行修整，达到无痛、可动的目的，但一般会短缩大约1.5cm，而且伴有髋关节不稳。

全髋关节置换术：对髋关节结核患者是否应该进行人工髋关节置换术仍有争论，而争论焦点主要是手术时机问题。有学者建议二期手术，认为可以增加手术的安全性，降低感染风险；也有学者采用一期手术，认为结核杆菌对金属内置物的黏附能力差，不会形成生物膜而影响后续的药物治疗，同时还可以减少患者的住院负担。无论采用哪种方法，最主要的是要术中彻底地清除病灶，并进行规范的抗结核药物治疗。

二、膝关节结核

膝关节结核在关节的发病率仅次于髋关节结核，约占骨与关节结核的10%。

（一）病理

膝关节滑膜组织丰富，故滑膜结核的患病率较高。由于临床上滑膜结核常不易与其他如类风湿性关节炎等慢性滑膜炎区别，因此应注意鉴别。骨结核多发生在股骨远端或干骺端，分为中心型和边缘型两种。中心型病变多有死骨形成，边缘型病变好发于干骺端，较少有死骨形成，该型病变更易侵入关节腔而形成全关节结核。骨结核病灶向前方发展，产生的脓液可进入髌上囊；向后方或两侧发展，可形成腘窝或膝关节两侧脓肿，并可向下流注到达小腿中、下部。胫骨上端骨结核多见于内外侧髁，胫骨结节结核比较少见，也分为中心型和边缘型两种，其局部病理变化和股骨下端骨结核相同。产生的脓液也有侵入关节腔的可能，由于重力的影响，脓液常向小腿中部或下部流注。偶尔能见到腓骨头结核。

单纯滑膜结核进一步发展，病变累及软骨和软骨下骨板，就发展成全关节结核。早期的全关节结核，软骨和软骨下骨板的破坏只限于边缘，大部分软骨面尚保持完整。上述早期全关节病变进一步发展，软骨面和软骨下骨板大部分破坏，病变就进入晚期全关节结核阶段。以后软骨和骨质破坏加重，半月板和前交叉韧带也很难保存，后交叉韧带由于部分位于滑膜外有时能够幸免。由于软骨和骨质的大量破坏，关节囊和侧副韧带变得相对松弛，加上腘绳肌和髂胫束的牵拉作用，胫骨可向后外侧脱位。股骨下端或胫骨上端骺板在儿童期破坏，可引起患肢严重短缩。脓肿破溃后长期流脓，可引起严重的混合感染，使窦道经久不愈。若病灶逐渐吸收，则后遗纤维性或骨性强直。

（二）症状和体征

1.疼痛和压痛　无论是单纯骨结核还是单纯滑膜结核，在转变为全关节结核以前，局部疼痛多不明显。单纯骨结核可以仅表现为某一部位有局限性压痛。单纯滑膜结核压痛部位不局限，其疼痛具有劳累时加重，休息后减轻的特点。转变为全关节结核后，可以出现剧烈的疼痛，尤其是骨结核转变为全关节结核之际，此时大量结核性物质溃破到关节里面，引起滑膜急性充血和肿胀。脓肿破溃后，关节内压力减轻，疼痛可暂时缓解。病灶吸收好转后，疼痛也逐渐减轻，甚至完全消失。

2.跛行　单纯骨结核的患者跛行不多见，单纯滑膜结核则有轻度跛行。全关节结核患者患腿一般不能负重，必须靠助行器行走或卧床。结核治愈后患者的跛行程度和膝关节畸形的程度有关。膝关节屈曲畸形达90°时，患者走路时必须扶拐或用足尖着地。

3.肿胀　单纯骨结核的肿胀多局限于关节一侧，滑膜结核或全关节结核的肿胀范围较广泛，在髌上囊区、髌骨两侧或两膝眼部都能看到，后者在膝关节屈曲90°时最明显。

4.脓肿或窦道　脓肿常见于腘窝、膝关节两侧、小腿周围等处，表现为局限性隆起和波动感，作诊断性穿刺有助于与其他疾病相区别。脓肿破溃后形成窦道（图16-13），

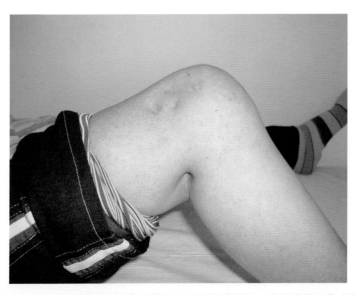

图16-13 已治愈膝关节结核皮肤表面可见窦道痕迹，残留关节屈曲畸形

由窦道口可流出米汤样脓液、干酪样坏死物质或死骨碎片。膝关节附近的窦道常引起股骨下端和胫骨上端严重的混合感染，长期混合感染使局部骨质硬化，瘢痕形成，皮肤变薄，色素沉着。

（三）影像学表现

1.X线表现　由于膝关节结核病程一般进展比较缓慢，因此一般出现关节软骨及骨质的破坏往往要经过数月甚至数年的时间，故出现X线改变的时间较长，不利于早期诊断。根据病变的不同阶段，在膝关节结核患者的X线检查中可出现关节周围软组织肿胀、继发骨质疏松及可疑的关节间隙变窄，疾病晚期可出现关节间隙非对称性变窄或消失、关节骨质虫蚀样破坏（图16-14）、死骨及脓肿壁钙化等。

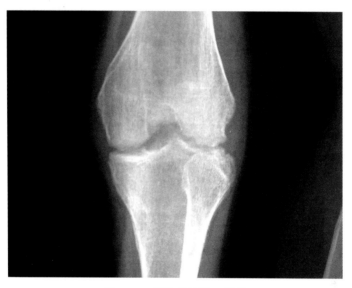

图16-14　膝关节结核X线片

2.CT表现　与X线检查相比，CT对早期病变的诊断具有优势，能清晰地显示关节囊增厚、脓肿、周围软组织肿胀，以及骨破坏的程度、范围、是否存在死骨等表现。

3.MRI表现　MRI检查对软组织的显示分辨率高，能显示出膝关节周围软组织的情况及脓肿的分布；可以清晰地显示关节软骨，对关节软骨破坏的程度和范围可以做出准确的评估。

（四）诊断和鉴别诊断

根据患者的年龄、病史、X线表现等，骨结核和全关节结核的诊断一般没有困难。

1.类风湿性关节炎　类风湿性关节炎如仅侵犯膝关节，则往往不易与膝关节的单纯滑膜结核区分，因两者的患病年龄、体征、血沉和X线表现都很类似，常需结合CT、MRI及滑膜活检，或者进行关节液结核菌培养等方可确诊。

2.化脓性关节炎　急性化脓性膝关节炎一般不易误诊。慢性化脓性膝关节炎比较少见但必须与单纯滑膜结核鉴别。慢性化脓性关节炎常发生在疖、皮肤感染、中耳炎、扁桃体炎或脓毒败血症之后，确诊需依赖关节穿刺液的细菌学检查。

3.夏科关节病　膝关节为夏科关节病的好发部位。临床上患膝肿胀，有积液，穿刺为血性液体。X线片可见骨质致密、破坏、常有碎骨片存在。关节肿胀和骨质破坏虽十分严重，但疼痛和功能受限却比较少。患者深部感觉和腱反射常减弱或消失。

4.色素沉着绒毛结节性滑膜炎　本病好发于膝关节和踝关节。病程一般较长，最长可达十余年。患膝关节肿胀明显，但功能障碍却不显著，血沉不快，病变滑膜呈褐色，穿刺可见血性或咖色液体。病程长的在X线片上可见股骨和胫骨内外边缘有溶骨性破坏，病理检查可以确诊。

5.血友病性关节炎　患者有出血倾向，多见于男孩。关节穿刺为血液，可有凝血指标异常。反复发作后X线片可见血肿钙化，并常见股骨髁间窝变宽加深。

（五）治疗

1.非手术治疗　与其他骨与关节结核一样，药物治疗仍然是治疗膝关节结核最主要的方法。用药的原则和方案与前述一致，对耐药性患者用药方案需进行个体化的制定，并将疗程延长到18~24个月。关节穿刺局部注射药物亦有一定疗效，可提高局部药物浓度高，但应注意无菌操作原则，避免造成医源性的混合感染和窦道形成。

2.手术治疗　主要是针对于膝关节畸形或活动障碍的患者。

（1）关节切开病灶清除术：是最基本的手术治疗方法，疗效较为确切，复发率较低。术中应注意尽量保存关节软骨，以利于术后关节功能的恢复。术后需留置引流。近年来逐渐被关节镜下的微创手术所取代。

（2）膝关节镜下病灶清除术：膝关节镜手术具有创伤小、恢复快、镜下清理滑膜更为彻底、并发症较少的优点，并且可以诊断与治疗同步进行，对于早期膝关节结核的诊治更具有优势。

（3）病灶清除关节融合术（图16-15）：对于晚期膝关节结核，由于关节功能已严重受损的，单纯的病灶清除术已不能有效缓解患者的疼痛，因此行病灶清除加关节融合术就成为了一项可选的治疗方法。固定的方式有多种，包括外固定、髓内钉、钢板内固定等。虽然膝关节融合术牺牲了患肢的膝关节功能，但可保证基本的日常生活需要，且其费用较低，对终末期膝关节结核患者是有效的治疗手段之一。

（4）全膝关节置换术：人工膝关节置换术是治疗终末期膝关节炎患者的有效手段，但是对于活动期膝关节结核是否进行膝关节置换，仍存在大量争论。有医师将活动期结核列为关节置换手术的禁忌证，认为手术的打击可使患者的免疫能力下降，并且由于有假体植入，会影响抗结核药物的治疗效果，从而容易导致手术失败。也有医师认为脊柱结核内固定植入手术已有成功的报道，并且关节假体材料为钴铬钼合金、钛合金等，结核杆菌对其黏附能力较差，因此对活动期膝关节结核行人工关节置换术有一定的可行性。目前，对于活动期结核患者在行人工膝关节置换术的手术时机、方式、假体选择、围术期抗结核治疗方案等方面还未达成共识。我们仍然推荐采用两阶段治疗，即先进行结核病的治疗，待结核符合治愈标准以后，再行膝关节置换术。

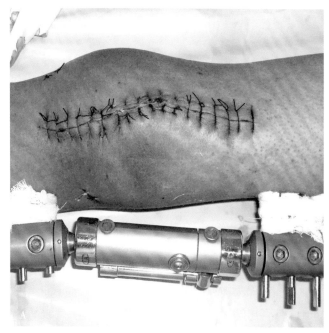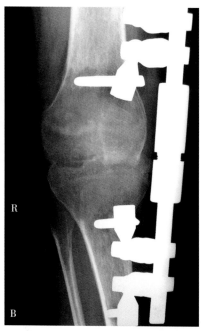

图 16-15 膝关节结核膝关节融合术

A. 膝关节结核膝关节融合术后外观；B. 膝关节融合术 X 线片

（荣杰生 王声雨 哈尔滨医科大学附属第二医院）

参考文献

陈孝平，汪建平，赵继宗 . 外科学 (第九版)[M]. 北京 : 人民卫生出版社 ,2018.

程鸿鑫，陈何 . 关节镜治疗早、中期膝关节结核与切开病灶清除术治疗的疗效对比 [J]. 中国伤残医学 ,2017,25(18):34-5.

胡胜平，石仕元，费骏，等 . 全膝关节表面置换术治疗结核性膝关节强直或僵硬 [J]. 中国防痨杂志 , 2018, 40(8): 884-889.

金格勒，魏继虎，李君莲，等 . 临床诊断骨与关节结核患者病原菌的培养鉴定及耐药分析 [J]. 中国脊柱脊髓杂志 ,2010,20(10):801-805.

王惠秋 . 脊柱结核的 CT、MRI 表现对比分析 [C] // 中华医学会，中华医学会结核病学分会 . 中华医学会结核病学分会 2019 年全国结核病学术大会论文汇编 ,2019:362.

王黎霞，成诗明，陈明亭，等 .2010 年全国第五次结核病流行病学抽样调查报告 [J]. 中国防痨杂志 ,2012, 34(8):485-508.

吴启秋，林羽 . 骨与关节结核 [M]. 北京 : 人民卫生出版社 ,2006.

杨大志，盛伟 . 脊柱结核误诊脊柱肿瘤 19 例临床分析 [J]. 中国医师杂志 ,2006(09):1217.

杨睿，沈慧勇，宋斌，等 . 关节镜清理联合术中一次性大剂量冲洗治疗早期膝关节化脓性关节炎 [J]. 中华外科杂志 ,2010,(12):952-953.

张光铂，吴启秋，关骅 . 脊柱结核病学 . 北京 : 人民军医出版社 .2007

张俊艳，张延红，张延军，等 .MRI 在脊柱肿瘤、结核鉴别诊断中的价值 [J]. 影像研究与医学应用 ,2017,

1(16):71–72.

AZAR FM,BEATY JH,CANALE ST. 坎贝尔骨科手术学 (第 13 版)[M]. 北京：北京大学医学出版社，2019.

AYTAC S,SCHNETZKE M,SWARTMAN B,et al.Posttraumatic and postoperative osteomyelitis: surgical revision strategy with persisting fistula[J].Arch Orthop Trauma Surg,2014,159:134.

BEENKEN KE,BRADNEY L,BELLAMY W,et al.Use of xylitol to enhance the therapeutic efficacy of polymethylmethracrylate-based antibiotic therapy in treatment of chronic osteomyelitis[J].Antimicrob Agents Chemother,2012,56:5839.

CHASTEL C.When the Egyptian mummies are speaking about the infections that have made them ill[J].Hist Sci Med,2004,38:147-155.

ERGYS GJIKA,JEAN-YVES BEAULIEU,KONSTANTINOS.Two weeks versus four weeks of antibiotic therapy after surgical drainage for native joint bacterial arthritis: a prospective, randomised, non-inferiority trialVakalopoulos[J].Ann Rheum Dis,2019,78(8):1114-1121.

FUTTERMAN O,LIEBER SB,NASRULLAH K,et al.Clinical characteristics of patients with polymicrobial septic arthritis[J].Eur J Clin Microbiol Infect Dis, 2019,38(7):1327-1332.

GARDAM M,SUE L.Mycobacterial osteomyelitis and arthritis[J]. Infect Dis Clin N Am, 2005,19:819-830.

GOLDEN MP,VIKRAM HR. Extrapulmonary tuberculosis: an overview[J]. Am Fam Physician, 2005,72:1761-1768.

GOOD RC,SNIDER DE.Isolation of nontuberculous mycobacteria in the United States 1980[J]. J Infect Dis,1982,146(6):829-833.

GOPAL K,RAJ A,RAJESH MR,et al.Sternal tuberculosis after sternotomy for coronary artery bypass surgery:a case report and review of the literature[J]. J Thorac Cardiovasc Surg,2007,133:1365-1366.

GUNAL S,YANG Z,AGARWAL M,et al.Demographic and microbial characteristics of extrapulmonary tuberculosis cases diagnosed in Malatya, Turkey,2001-2007[J]. BMC Public Health,2011,11:154-161.

HASSAN AS,RAO A,MANADAN AM,et al.Peripheral Bacterial Septic Arthritis: Review of Diagnosis and Management[J].J Clin Rheumatol,2017,23(8):435-442.

HOLLAND TS,SANGSTER MJ,PATON RW,et al.Bone and join tuberculosis in children in the Blackburn area since 2006: a case series[J].J Child Orthop,2010,4:67-71.

HOUSHIAN S,POULSEN S,RIEGELS-NIELSEN P.Bone and joint tuberculosis in Denmark: Increase due to immigration[J].Acta Orthop Scand,2000,71:312–315.

JARZEMBOWSKI JA,YOUNG MB.Nontuberculous mycobacterial infections[J].Arch Pathol Lab Med,2008,132:1333-1341.

KIM SJ,POSTIGO R,KOO S,et al.Total hip replacement for patients with active tuberculosis of the hip: a systematic review and pooled analysis[J].J Bone Joint Surg(Br),2013,95(5):578-582.

LESIC AR,PESULT DP,MARKOVIC-DENIC L,et al.The challenge of osteo-articular tuberculosis in the twenty -first century:a 15 -year population -based study [J]. Int J Tuberc Lung Dis,2010,14(9):1181-1186.

MATHEWS CJ,KINGSLEY G,FIELD M,et al.Management of septic arthritis: a systematic review[J]. Ann Rheum Dis,2007,66(4):440-445.

MATHEWS CJ,WESTON VC,JONES A,et al.Bacterial septic arthritis in adults[J]. Lancet, 2010,6,375(9717):846-855.

MCBRIDE S,MOWBRAY J,CAUGHEY W,et al. Epidemiology,management,and outcomes of large and small native joint septic arthritis in adults[J].Clin Infect Dis,2020,70(2):271-279.

MEARS SC,EDWARDS PK.Bone and Joint Infections in Older Adults[J].Clin Geriatr Med,2016,32(3):555-570.

NAIR R,SCHWEIZER ML,SINGH N.Septic arthritis and prosthetic joint infections in older adults[J].Infect Dis Clin N Am,2017,31:715-729.

NIKAIDO T,ISHIBASHI K,OTANI K,et al.Mycobacterium bovis BCG vertebral osteomyelitis after intravesical BCG therapy, diagnosed by PCR-based genomic deletion analysis[J]. J Clin Microbiol,2007,45:4085-4087.

PARSONS B,STRAUSS E.Surgical management of chronicosteomyelitis[J].Am J Surg , 2004,188:57.

PETO HM,PRATT RH, HARRINGTON TA,et al.Epidemiology of extrapulmonary tuberculosis in the United States,1993-1996[J]. Clin Infect Dis,2009,49:1350-1357.

PRING M,ECKHOFF DG.Mycobacterium chelonae infection following a total knee arthroplasty[J].J Arthroplast,1996,11:115-116.

RAJASEKARAN S.The natural history of post-tubercular kyphosis in children: radiological signs which predict late increase in deformity[J].J Bone Joint Surg (Br),2001,83:954–962.

SANGHVI DA,IYER VR,DESHMUKH T,et al.MRI features of tuberculosis of the knee[J].Skeletal Radiol,2009,38(3):267-273.

SAWLANI V,CHANDRA T,MISHRA RN,et al.MRI features of tuberculosis of peripheral joints[J].Clin Radiol,2003,58(10):755-762.

SULTAN AA,CANTRELL WA,ROSE E,et al.Total knee arthroplasty in the face of a previous tuberculosis infection of the knee: what do we know in 2018? [J]. Expert Rev Med Devices,2018,15(10):717-724.

YOON HJ,SONG YG,PARK WI,et al.Clinical manifestations and diagnosis of extrapulmonary tuberculosis[J]. Yonsei Med J,2004,45:453-461.

ZENG M,XIE J,WANG L,et al.Total knee arthroplasty in advanced tuberculous arthritis of the knee[J].Int Orthop,2016,40(7):1433-1439.

ZHAO Y,XU S,WANG L,et al.National survey of drug resistant tuberculosis in China[J].N Engl J Med,2012,366(23):2161-2170.

第十七章
非化脓性关节炎

第一节　骨关节炎

一、流行病学

骨关节炎（osteoarthritis，OA）是一种以关节软骨退行性变和继发性骨质增生为特征的慢性疾病，病变多累及关节软骨或整个关节，由于软骨细胞的再生能力有限，导致软骨退行性改变是不可逆转且很难修复。覆盖关节的软骨光滑而薄透，其主要由软骨细胞（5%）和细胞外基质（95%）组成。虽然软骨细胞只占透明软骨组织的5%，但它是维持软骨功能的基础，因为软骨缺乏血管和相对较低的细胞密集度，所以软骨细胞的自我修复能力很有限。其病因尚不明确，发生多与年龄、肥胖、炎症、创伤及遗传因素有关，随着人口老龄化的不断发展，骨关节炎未来将成为第四大致残性疾病，给患者、家庭和社会造成巨大的经济负担。

二、危险度预测

骨关节炎的发展是一个长期、慢性、渐进的病理过程，好发于老年人群，65岁以上的人群保持着高发病率，有50%以上为骨关节炎患者，所以年龄是其主要的高危因素。OA早期致关节肿胀疼痛，晚期可致使关节畸形与活动功能障碍。有研究表明，骨关节炎的发生可增加合并心血管疾病的老年患者死亡率，尤其是老年膝关节骨关节炎。另外，性别、肥胖和关节损伤与膝关节OA发病有关；年龄、性别及某些特殊职业是手部OA发病的危险因素；年龄、性别是髋关节OA发病的相关因素。髋、膝关节OA的发病率均随着年龄而增高，且女性发病率高于男性。随着我国人口老龄化的不断进展，OA的发病率呈逐年上升的趋势，所以对骨关节炎的预防及治疗显得尤为重要。

三、发病机制

国内外有很多学者在细胞、组织、细胞因子和生物力学等诸多方面对OA的发病机制进行了研究，但是骨关节炎的发病机制目前还不十分明确。研究发现不论是原发性还是继发性骨关节炎，其病变的部位都集中于关节软骨。关节软骨的退行性改变是引起原发性骨关节炎的关键，而引起继发性骨关节炎的关节软骨病变机制更为复杂，往往有以下几种原因：①关节软骨先天发育不良导致关节畸形，进而引起骨关节炎的发生；②创伤对关节的影响大大提高了创伤性骨关节炎的发生率；③免疫系统疾病引起的关节病变，如风湿或类风湿性骨关节炎、红斑狼疮性骨关节炎等；④医源性因素的影响。

引起 OA 发生的另一个重要机制是生物力学因素，其作为外源性因素直接引起关节的损伤，机械性因素加快了软骨细胞的凋亡。另外，在微观层次上分析，参与骨代谢的细胞因子之间平衡的紊乱也是关节损伤的催化剂，如白细胞介素 -1（IL-1）、IL-6、IL-17、IL-18、肿瘤坏死因子（TNF-α）等炎性因子促进了软骨的分解代谢。炎性因子中 IL-1 是 OA 中起主导作用的因子，它通过抑制软骨细胞的代谢活性、促进炎性介质如 NO、PGE_2 的产生而改变软骨细胞的代谢平衡，目前有研究证实 IL-1 受体拮抗剂（IL-1Ra）对 OA 的炎症及关节破坏有保护作用。另外，TNF-α 通过阻断软骨细胞合成胶原蛋白并激活 Jun N 末端激酶、p-38 丝裂原激酶激活 NF-κB 通路来促进软骨细胞肥大、凋亡。

遗传因素也能够引发关节软骨代谢的异常，造成关节软骨的损伤，如软骨发育缺陷的患者，其 OA 的发病率高出正常人的 3 倍。目前已发现的与 OA 发生相关的 miRNA 有 miR-125、miR-127b、miR-21、miR-148a 等，它们在调节软骨细胞基因表达中起到重要的作用。另外，某些遗传疾病亦可导致 OA 危险因素的发生，如肥胖等，进而间接促进关节软骨的退变。

四、病理特点

骨关节炎最早、最主要的病理变化发生在关节软骨。首先是关节软骨局部发生软化变为淡黄色、失去光泽，糜烂使软骨表面粗糙、失去弹性。关节活动时发生磨损，软骨可碎裂、剥脱形成关节内游离体，导致软骨下骨外露（图 17-1）。随后继发骨膜、关

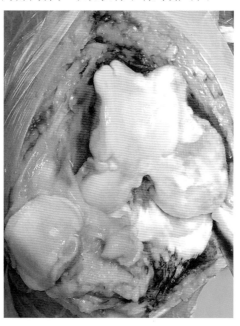

图 17-1 关节软骨碎裂、软骨下骨的外露

节囊及关节周围肌肉的改变，使关节面上生物应力平衡失调，形成恶性循环，不断加重病变。最终关节面完全破坏、畸形。

骨关节炎的病理特点为关节软骨变性破坏、软骨下骨硬化或囊性变、关节边缘骨质增生、剥脱的软骨片及骨质增生刺激滑膜，引起滑膜病变包括增殖型滑膜炎和纤维型滑膜炎，导致关节囊挛缩、韧带松弛或挛缩、肌肉萎缩无力。由于增厚和纤维变性的滑膜限制关节活动，以及关节周围肌肉因疼痛产生的保护性痉挛致使关节出现屈曲畸形及脱位。

五、临床表现

（一）关节疼痛及压痛

关节疼痛及压痛是 OA 最为常见的临床表现，发生率为 36.8%~60.7%，疼痛可出现在各个关节，其中以髋、膝及指间关节最为常见。初期为轻微钝痛，以后逐步加剧，疼痛休息后好转，活动后加重，常感关节活动不灵，上下楼困难，晨起时可出现关节僵硬，可于活动后减轻，关节活动时有各种不同的响声，可出现关节交锁，疼痛常与天气变化有关，寒冷、潮湿环境均可加重疼痛。

（二）关节活动受限

常见于髋、膝关节。晨起时关节僵硬及发紧感，俗称晨僵，活动后可缓解。关节僵硬持续时间一般较短，常为几至十几分钟，很少超过 30min。由于关节疼痛、活动度下降、肌肉萎缩和软组织挛缩可引起关节无力或不能完全伸直。

（三）关节畸形

手部关节肿大明显，可出现赫伯登结节（Heberden node）和布夏尔结节（Bouchard node）。膝关节因骨赘形成或滑膜炎症积液也可以造成关节畸形（图 17-2）。

（四）骨摩擦音（感）

常见于膝关节 OA，由于关节软骨破坏，关节面不平整，活动时可以出现骨摩擦音（感）。

六、诊断

OA 的诊断可根据患者的病史、临床表现、实验室检查、影像学检查来做出临床诊断，伴有滑膜炎的患者可有 C 反应蛋白（CRP）和红细胞沉降率（ESR）轻度升高，其他的检验指标一般均在正常范围之内。

影像学检查：X 线检查为 OA 明确临床诊断的"金标准"，是首选的影像学检查。在 X 线片上 OA 的三大典型表现为受累关节非对称性关节间隙变窄、软骨下骨硬化和（或）囊性变、关节边缘增生和骨赘形成或伴有不同程度的关节积液，严重者可出现关节畸形（图 17-3）。

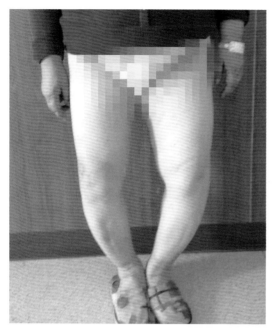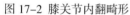

图 17-2 膝关节内翻畸形

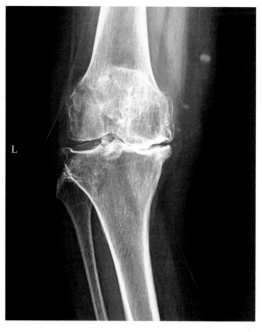

图 17-3 膝关节间隙严重狭窄、骨赘形成

临床上 X 线对于骨关节炎的治疗具有很强的指导作用，能准确地对骨关节炎进行分期以选择治疗方式，临床上多用的膝关节炎的 Kellgren-Lawrence（K-L）分级标准：0 级膝关节无明显改变；Ⅰ级膝关节有轻微的骨赘形成；Ⅱ级膝关节有明显的骨赘，但未累及关节间隙；Ⅲ级关节间隙中度狭窄；Ⅳ级关节间隙明显变窄，软骨下骨硬化。K-L 分级标准有助于对病情严重程度进行评估。

MRI 表现为受累关节的软骨厚度变薄、缺损，骨髓水肿、半月板损伤及变性、关节积液及腘窝囊肿。MRI 对于临床诊断早期 OA 有一定价值，目前多用于 OA 的鉴别诊断或临床研究。

CT 常表现为受累关节间隙狭窄、软骨下骨硬化、囊性变和骨赘等，多用于 OA 的鉴别诊断。

七、治疗

由于年龄的增长，骨关节炎的病理改变不可逆转，所以 OA 的治疗目的是缓解或解除症状，延缓疾病进展，矫正畸形，改善或恢复关节功能，提高患者生活质量。OA 的总体治疗原则是依据患者年龄、性别、体重、自身危险因素、病变部位及程度等选择阶梯化及个体化治疗。OA 在治疗上分保守治疗和手术治疗。

（一）保守治疗

病变早期症状不重的患者，保守治疗是首选的治疗方式，应对患者进行宣传教育，使患者能够很好地认识到疾病的性质和预后。此外，保守治疗还包括物理治疗、行动支持、改变负重力线等方式。在骨关节炎的发病及预防阶段采取运动疗法也可以有效的对关节进行保护性治疗。运动疗法包括有肌力训练、有氧训练等。肌力训练：若为急性期患者，其关节肿胀疼痛较为明显，采用股四头肌静力性收缩练习，嘱患者取仰卧位，膝关节伸直，反复绷紧股四头肌；另外，患肢直腿抬高练习也可提高股四头肌力量，从而加强关节稳定性。若是慢性期患者，可指导患者适度屈伸关节练习。有氧训练：若急性期患者的关节疼痛肿胀明显需要减少运动，在炎症消失后可进行适当的游泳、散步、打太极拳等活动，但不可快步行走。

药物治疗包括非甾体类抗炎药、镇痛药、营养软骨药物、关节腔注射药物、干细胞疗法等。根据患者病变部位及病变程度，内外结合，进行个体化、阶梯化的药物治疗。

1. 非甾体抗炎药物（NSAIDs）　NSAIDs 也是 OA 患者缓解疼痛、改善关节功能最常用的药物，包括局部应用及全身应用。NSAIDs 通过抑制环氧化酶（COX-1、COX-2）的活性进而减少前列腺素 H_2（PGH_2）的产生，PGH_2 可转化为具有致痛作用的前列腺素，如 PGE_1、PGE_2、$PGF_{2\alpha}$，另外，它可以抑制白细胞的聚集进而发挥消炎镇痛的作用。

由于 NSAIDs 对上消化道、脑、肾、心血管疾病有一定的影响，所以应遵循骨关节诊疗指南中的用药原则：用药前进行危险因素评估，关注潜在内科疾病风险；根据患者个体情况使剂量个体化；尽量使用最低有效剂量，避免过量用药及同类药物重复或叠加使用；用药 3 个月后，根据病情选择相应的实验室检查。

2. 氨基葡萄糖（GL）和软骨素（CH）　作为软骨营养保护剂，目前在治疗 OA 上已得到广泛的应用。氨基葡萄糖作为软骨基质合成蛋白聚糖的重要成分，能够促进软骨基质胶原蛋白的合成，维持软骨代谢平衡，减少软骨损伤。氨基葡萄糖作为软骨细胞外基质重要组成成分，可以通过调节基质渗透压协助胶原蛋白的产生及传播。但目前对于两者在治疗 OA 上的疗效存在争议，目前认为氨基葡萄糖和软骨素可作为辅助型药物用于有症状的 OA 患者。

3. 糖皮质激素　作为双刃剑在治疗 OA 中起到一定的效果，积极方面是其能够通过降低血管通透性减轻关节局部肿胀，抑制炎性因子的释放起到一定的抗炎作用；消极方面是糖皮质激素可以破坏软骨细胞代谢平衡，促进软骨细胞凋亡、影响软骨基质动态平衡而导致关节损伤。故在治疗 OA 上应慎用糖皮质激素类药物。

4. 关节腔注射药物　可有效缓解症状，改善关节活动度，但该方法为有创方法，有很高的风险会引起局部感染。临床常用注射药物包括糖皮质激素、玻璃酸钠、医用几丁糖、生长因子和富血小板血浆（platelet-rich plasma，PRP）。作为近年来临床的研究热点，PRP 在治疗 OA，尤其是膝关节 OA 上具有稳定的疗效，PRP 为人体全血经过分离制备得到的富含血小板的血液，含有多种内源性生长因子，具有抗炎、调节机体免疫功能的作用。关节腔内注射 PRP 后，能够促进血管内皮生长因子、转化生长因子等多种有益生长因子的表达，发挥保护软骨细胞和抑制炎性反应的作用，可在有症状的 OA 患者选择性应用。

5. 干细胞疗法　随着干细胞技术的不断发展，在治疗 OA 中出现了新型疗法，即干细胞疗法，间充质干细胞在骨关节炎治疗中可以达到一定的修复软骨，延缓退行性改变的疗效。间充质干细胞具有多向分化能力、可塑性强、免疫原性低、可旁分泌多种生物活性因子等生物学特点，在骨关节炎和软骨缺损的治疗中具有重要意义。间充质干细胞可以从脐带、骨髓、滑膜、脂肪等多种组织中分离得到。虽然干细胞在 OA 治疗的应用中取得准确可靠的临床实验数据，尤其是脐带间充质干细胞在治疗 OA 上的巨大潜力，但是它们的安全性和有效性还需要进一步评估调查。

（二）手术治疗

手术的目的是减轻或消除患者疼痛症状、改善关节功能和矫正畸形。OA 的外科手术治疗包括：

1. 关节软骨修复术 采用组织工程及外科手段修复关节表面损伤的透明软骨，包括微骨折、关节清理、自体骨软骨移植、自体软骨细胞移植术等。由于再生的组织生物力学性能较差并阻碍软骨基质产生，从而与周围关节软骨组织的融合较差，所以仅能在较小损伤的 OA 患者身上可以起到短期的治疗效果。

2. 关节镜清理术 一种介于关节置换与保守治疗之间的微创手术，兼具诊断和治疗的作用，具有创伤小、恢复快的特点。虽然未从根本上解决关节炎的发生，但是能够对症解决患者疼痛、肿胀、功能衰退等症状。但也有研究认为其远期疗效与保守治疗相当。

3. 截骨术 多用于膝关节 OA，能最大限度地保留关节，通过改变力线来改变关节面的接触面积及改变膝关节组织张力，达到纠正下肢力线的作用。临床上常用的如胫骨高位截骨术，可以通过改善膝关节生物力学环境，使关节软骨再生达到治疗膝关节内侧骨关节炎的作用。

4. 关节融合术 实施关节融合术后会造成关节功能障碍，现已不作为大关节 OA 的常规治疗手段。但对于严重的慢性踝关节、指或趾间关节 OA 且非手术治疗无效者，融合术成功率较高（图 17-4）。

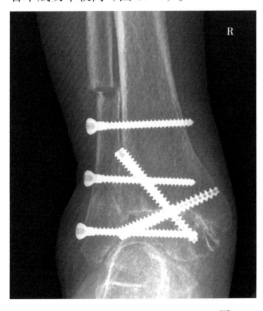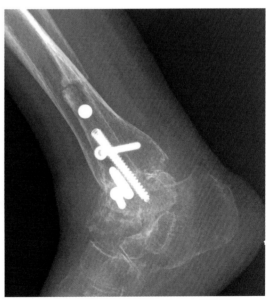

图 17-4 踝关节融合

5.人工关节置换术 目前治疗终末期骨关节炎最有效的治疗方法是人工关节置换术，包括肩关节、肘关节、踝关节置换术，临床多见髋、膝关节置换术。

（1）人工髋关节置换术：对于大多数非手术治疗无效的终末期髋关节 OA 患者，人工全髋关节置换术往往能达到比较好的治疗效果；人工髋关节表面置换术主要适用于年轻的 OA 患者，但由于假体的翻修率及术后并发症发生率比较高，目前临床应用较少。另外，需要根据患者的年龄及活动量来选择髋关节骨水泥型假体或非骨水泥型假体，骨水泥型假体短期内可获得更优秀的稳定性，但从长期来看，尤其对于年轻或活动量大的患者，骨水泥型假体会带来更高的并发症及松动率，目前临床多采用生物型人工髋关节假体（图 17-5）。

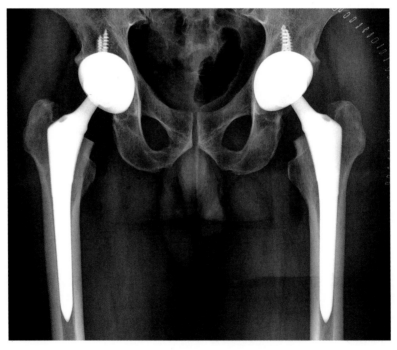

图 17-5 人工全髋关节置换术后

（2）人工膝关节置换术：根据患者膝关节 OA 病变程度、部位来选择置换的方式。人工全膝关节置换术适用于严重的膝关节 OA，尤其伴有各种畸形时其远期效果确切（图 17-6）。据统计人工全膝关节置换术后 10~15 年假体生存率可达 90% 以上；单髁置换术主要适用于下肢力线改变小，畸形平均 < 7°、膝关节周围韧带完整、屈曲挛缩不超过 15° 的膝关节 OA 患者；髌股关节置换术主要适用于单纯髌股关节 OA 患者。

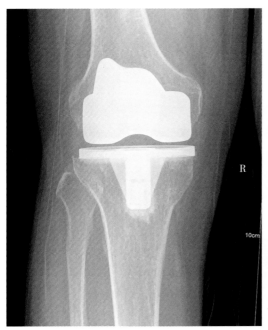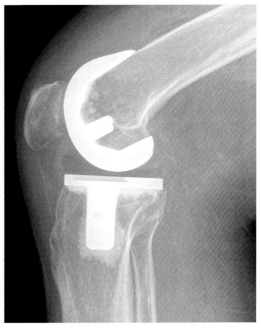

图 17-6 人工膝关节置换术后

（冯卫 吉林大学白求恩第一医院）

第二节 强直性脊柱炎

一、流行病学

强直性脊柱炎（ankylosing spondylitis，AS）是一种慢性免疫介导的风湿性疾病，其特征是中轴骨的炎症反应和新骨形成。主要临床表现为慢性背痛和进展性脊柱僵硬。AS的患者通常在 40 岁以下发病，我国人群的发病率约为 0.3%，男性发病率明显高于女性。45 岁以后发病的患者只占 5%，约 80% 的患者第 1 次出现症状是在 30 岁以前。老年发病的患者较为少见，老年 AS 患者多为年轻时期发病演变而来，病程通常较长，治疗过程复杂。

二、病因与病理改变

（一）病因

关于 AS 的病因目前尚不明确，遗传被认为是 AS 的一个主要致病因素。90% 以上的AS 患者的人类白细胞抗原（HLA）-B27 检查结果呈阳性，其直系亲属 HLA-B27 的阳性率也高达 50% 以上，而普通人阳性率仅在 5% 以下。其他致病因素包括自身免疫异常、感染等。AS 患者的血清中 IgA、C4 等水平均有增高，多数 AS 患者都有肠道及泌尿系统感染病史。

（二）病理改变

AS 的特征性病理改变是慢性血管破坏性炎症反应，病变一般自骶髂关节逐渐向上发展。病变早期，关节囊、韧带等附着的部位发生炎症，破坏局部的关节和骨质。继而发生修复，韧带骨化，椎体变形，骨化的韧带连接相邻的椎体形成骨桥。病变至晚期，椎体骨质疏松，脊柱出现后凸畸形，关节发生骨性强直。病变亦可向下发展，累及髋、膝等关节。除此之外，病变还可侵犯心、肺等脏器。老年 AS 患者病变多为晚期，脊柱畸形非常明显。

三、临床表现

AS 好发于年轻人，发病隐匿、缓慢，早期主要表现为腰骶部疼痛不适、晨僵症状，可伴有全身乏力、低热等症状。初期疼痛的特点为间歇性，逐渐转变为持续性。晚期由于椎体融合，脊柱强直、后凸畸形，疼痛反而消失。老年 AS 患者多为进展至晚期的表现，表现为脊柱严重的后凸畸形、椎体骨折，以及胸廓畸形导致呼吸循环等功能受限。

（一）骶髂关节

早期 AS 表现为骶髂关节炎，局部疼痛，可向髂嵴、大腿后侧放射，部分患者症状与腰椎间盘突出症相似，但神经系统检查无阳性体征。初期症状体征可局限于单或双侧骶髂部，通常数月后变为双侧。后期因关节融合、强直，疼痛消失，此期为老年 AS 患者常见表现。

（二）脊柱

病变主要由腰椎向颈椎方向蔓延，早期脊柱表现为腰椎的不适，活动可有受限。随疾病进展，脊柱融合、强直。对于老年 AS 患者，往往经历漫长的疾病演变，疾病基本为晚期表现。躯干和髋关节屈曲明显，驼背畸形，重者可达 90°，患者胸椎后凸，头部前伸，脊柱活动受限，头部难以抬起，不能平视前方，视野局限足下区域（图 17-7）。

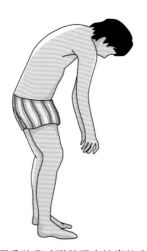

图 17-7　严重驼背畸形的强直性脊柱炎体征

由于脊柱强直，颈部、腰部不能正常旋转，需全身整体转动方可进行侧视动作。脊柱的过度后凸畸形，胸廓扩张受限，肺通气功能显著下降。老年 AS 容易发生脊柱多发性骨折，因患者脊柱畸形严重，X 线检查较难确诊，需要 CT 等检查辅助。

（三）周围关节

老年 AS 患者髋、膝等关节通常受累，发生屈曲挛缩和强直。

（四）其他病变

部分患者心血管、肺部受累，出现瓣膜关闭不全、大动脉炎、肺纤维化等表现。

四、辅助检查

（一）实验室检查

活动期的患者可有 ESR、CRP 升高，亦可出现 IgG、IgM、IgA 增高。90% 以上患者出现 HLA-B27 阳性。需注意的是，虽然对于 AS 患者来说，HLA-B27 阳性率较高，但是目前 HLA-B27 并没有被视作 AS 诊断的依据，临床仅作为对可疑或不典型病例的初步筛查。

（二）影像学检查

影像学检查包括骶髂关节、脊柱等部位的 X 线、CT 等。

1.骶髂关节 X 线检查　AS 的骶髂关节炎在 X 线片上分为 5 级。0 级为正常，无病变；Ⅰ级为可疑骶髂关节炎；Ⅱ级骶髂关节周缘模糊，有硬化、微侵蚀改变，关节间隙轻度狭窄；Ⅲ级关节周围硬化，边缘模糊不清，侵蚀病变明显，关节间隙消失。Ⅳ级关节完全融合、强直。老年 AS 患者的骶髂关节 X 线征象表现多为Ⅳ级。

2.脊柱 X 线检查　早期的 AS 患者的脊柱 X 线上一般无特殊改变，随着疾病的进展，逐渐出现椎体小关节模糊，椎体骨质疏松，椎体形态变化，腰椎生理曲度改变。病情渐进，全部椎体受累，韧带和纤维环发生骨化和钙化，最终所有椎体完全融合，形如"竹节"（图 17-8）。老年 AS 患者通常表现为后期改变，除此之外，多数患者还伴有严重的骨质疏松。

3.其他关节 X 线检查　病变进展到后期，诸多大关节如髋、膝关节发生改变，X 线上表现为关节间隙变窄甚至融合。此亦为老年 AS 患者的常见表现。

4.骶髂关节 CT 及 MR 检查　CT 检查对于 AS 的早期诊断有一定价值，但并非所有患者均需进行 CT 检查，对于Ⅲ、Ⅳ级骶髂关节炎，通常 X 线即可确诊，CT 检查适用于早期 X 线难以确诊的病例。虽然老年 AS 患者，骶髂关节炎多为Ⅳ级，X 线即可确诊，但是由于脊柱融合、后凸畸形，伴骨质疏松性骨折后 X 线难以明确诊断，CT 可帮助明确椎体骨折的情况。骶髂关节 MRI 检查对于 AS 患者极早期的诊断有一定价值，一些极早期的 AS 患者骶髂关节病变在 CT 上不能诊断，MRI 可反映出异常信号。但目前对于老年 AS 患者来说，进行骶髂关节 MRI 检查的意义不大。

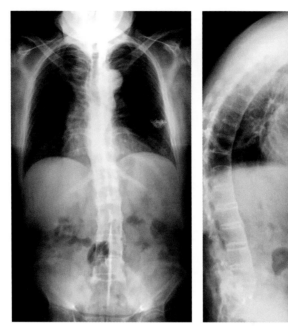

图 17-8 强直性脊柱炎后期 X 线片上脊柱呈"竹节样"改变

五、诊断

目前 AS 诊断标准多采用 1984 年修订的纽约诊断标准。该诊断标准包含临床表现和放射影像表现两部分。临床表现：①下腰痛、晨僵大于 3 个月，活动后症状改善，休息时无缓解；②腰椎在矢状面和冠状面活动受限；③胸廓活动度低于性别相同、年龄相仿的正常人。放射标准：双侧骶髂关节炎 ≥ Ⅱ 级或单侧骶髂关节炎Ⅲ、Ⅳ级。临床上达到放射标准和至少一条临床表现即可确诊为 AS。应强调的是，AS 多为年轻发病，老年发病的 AS 极少，临床常见的老年 AS 多为年轻时期已经确诊，病程较长，治疗过程复杂，根据相关病史和表现，确诊并不困难。

六、鉴别诊断

（一）类风湿性关节炎

类风湿性关节炎以女性发病居多，四肢小关节如指间关节受累，出现晨僵、肿痛、畸形，可见类风湿结节，多数患者血清类风湿因子阳性，对椎体的侵犯集中于颈椎。而 AS 对脊柱的损害一般自腰椎向颈椎发展，整个脊柱受累，呈"竹节样"改变。根据两种疾病的特点和影像学检查，鉴别并不困难，但极少数 AS 患者可合并类风湿关节炎，需加以鉴别。

（二）椎间盘突出症

椎间盘突出压迫神经表现为腰背部局部疼痛和神经支配区域酸胀、麻木不适等。老年 AS 患者常合并严重的骨质疏松，容易发生椎体骨折，引起疼痛，两者症状类似，但椎间盘突出症患者神经检查可有阳性体征表现，CT、MRI 检查见突出的椎间盘，AS 有典型椎体改变，鉴别相对容易。

七、治疗

本病强调早诊断，早治疗。早期病情较轻，椎体尚未发生融合，脊柱畸形不明显，可通过非手术的方法进行治疗，如定期运动、姿势训练和物理治疗。药物治疗可采用非甾体抗炎药，如果非甾体抗炎药不能缓解病情，可以联合或单用肿瘤坏死因子（tumor necrosis factor，TNF）抑制剂替代，如阿达木单抗等。不建议使用全身性糖皮质激素，但可考虑局部注射类固醇。

需要强调的是老年发病的 AS 较少，绝大多数的老年 AS 患者都是年轻时期发病，治疗经过漫长且复杂，疾病已处于晚期，脊柱畸形严重，身体状态差，生活质量较低。对于这类 AS 患者的诊疗主要倾向于改善生活质量。对于身体状况较差不能耐受手术的老年 AS 患者，可采取保守治疗。对于身体条件尚可，脊柱后凸畸形严重，髋关节强直，严重影响患者生活质量，包括行走困难、视野受限、呼吸困难等，可行手术矫治。常采用的手术包括髋关节置换、脊柱截骨矫形等。

（一）全髋关节置换术

全髋关节置换术是 AS 最常用的手术治疗方法。老年 AS 患者的髋关节发生强直，活动受限，行走困难，人工假体可以改善症状。进行手术治疗前除了常规的实验室检查，全面的体格检查极其重要。评估肢体长度差异、髋关节的运动范围等。手术前应仔细评估股神经和坐骨神经的完整性以及血管状况。还应进行心血管、肺功能评估，因为该病本身常伴有循环、呼吸系统受累。

（二）脊柱截骨矫形术

脊柱截骨矫形术是改善 AS 后凸畸形的主要方法。截骨的方式较多，常用的包括开张型截骨、闭合型截骨和闭合-开张型截骨。截骨的平面多选择在腰椎，因腰椎截骨具有不受肋骨、胸廓的影响，同样的截骨方式可获得更大的角度，减少脊髓和神经的损伤等优点。但对于截骨以哪一节腰椎为最佳，尚无统一标准。截骨前应进行详细的术前规划，不可根据术者经验盲目进行截骨矫形，亦不能仅仅依靠后凸畸形 Cobb 角来确定截骨角度，应考虑患者的职业和生活习惯，个性化手术方案，以满足其生活和工作需求。

八、预后及并发症

AS 发病早，病程长，多数人在确诊后经过合理的治疗，症状较轻，能胜任日常的工作。部分老年 AS 患者，脊柱后凸明显，髋膝关节强直，伴严重的骨质疏松，日常生活质量较差。尤其是合并心血管、肺部损害的老年患者，预后较差。常见的并发症包括椎体骨折，手术矫形损伤神经导致截瘫等。

（陈雁西 强敏菲 复旦大学附属中山医院）

第三节 类风湿关节炎

类风湿关节炎（rheumatoid arthritis，RA）是一种慢性进行性自身免疫性疾病，病因不明，好发于中年女性。RA病变部位以关节滑膜为主，同时也可侵犯关节外的其他脏器及系统。典型手部类风湿关节炎如图17-9。

RA主要分为老年（60岁及以上）发病的RA、非老年（60岁以内）发病的RA。

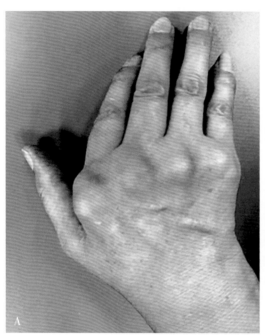
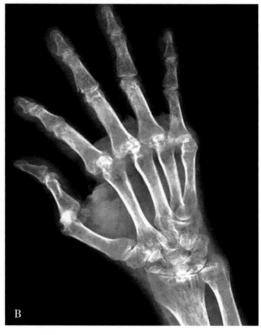

图17-9 手部类风湿关节炎

A. 类风湿性关节炎手部典型表现，掌指关节多发肿胀、畸形；B. 类风湿性关节炎手部X线片上可呈多发掌指关节半脱位畸形

一、流行病学

RA可发生在所有的年龄段，最多发的是30~50岁。其患病率随着年纪增加而增加。伴随着我国逐渐步入老龄化社会，对老年RA的认识也越来越多。中国RA的发病率为0.32%~0.36%，而老年RA的发病率更高（2%），近年来有明显的增长趋势。

二、病因及病理改变

（一）病因

目前已知除了环境因素之外，还存在遗传倾向。其相关基因分布在HLA-DRβ1位点的五肽上。免疫异常是导致关节液细胞和血管炎中免疫复合物形成的主要原因。浆细胞可以制造诸如类风湿性关节炎等的抗体，以帮助生成免疫复合体。浸润滑膜组织的淋巴细胞是 T 辅助细胞，其作用机制是产生引起炎症的细胞因子。巨噬细胞及其有关的细胞因子，如 TNF、GM-CSF，在病变的滑膜中也大量存在。黏附性分子的增多会促使炎症细胞向滑膜迁移和滞留。在发病初期，由巨噬细胞所形成的内衬细胞增多，并伴有某些淋巴细胞及血管变化。

（二）病理改变

1. 关节改变

（1）滑膜的改变：滑膜是关节改变中最先受累的部分，以充血和水肿为主要表现，在接近软骨边缘处的滑膜更为显著。滑膜上可有纤维蛋白渗出物、淋巴细胞、浆细胞及少数多核细胞。滑膜上皮细胞增生呈栅栏样结构，表皮上有大量的绒毛。到了后期，多数浸润细胞是以浆细胞为主，关节腔中有渗出物。

（2）肉芽肿形成：当急性发炎症状消退后，这些分泌液就会慢慢地被吸收。在受侵的区域，毛细血管内的纤维细胞增生明显。滑膜上皮组合呈圆柱状、栅栏状，滑膜壁增厚显著，并有清楚的绒毛现象。滑膜中的血管因增生而增多，从而产生与软骨连接的肉芽肿，最终逐渐对软骨产生侵袭。在动脉中有溶酶体囊，四周环绕着浆液，并可见集聚的"类风湿性细胞"。

（3）关节软骨及软骨下骨的改变：由于滑膜上的肉芽组织血管覆盖并侵入到软骨中央，使其无法从滑液中吸取养分，从而使软骨逐渐被吸收。同时，溶酶体中大量的蛋白降解酶和胶原酶会破坏和溶解，造成关节软骨大量破坏，关节间隙狭窄，关节表面凹凸不平，血管硬化，纤维组织增生，在关节腔中形成纤维性强直。当大部分的软骨表面被完全吸收后，软骨下骨出现了大量的成骨反应，并在骨骼连接处形成新的骨组织，从而引起了关节的骨性强直。

关节囊和周围韧带因关节内反复长期积液而被拉长；同时，由于关节面、骨端的损伤，使得关节间隙狭窄，韧带更加松弛。患者因关节发炎和软骨表面的损伤而经常处于强迫体位，故在关节附近的肌肉会发生保护性肌肉痉挛。关节附近的肌肉、肌腱、韧带和筋膜也会受到破坏，从而造成关节脱位或畸形。

2. 关节外改变

（1）类风湿皮下结节：类风湿皮下结节呈肉芽肿性质，是诊断类风湿因子（rheumatoid factor，RF）的可靠临床证据，中心坏死区域包含 IgG 和 RF 免疫复合体，外周有纤维细胞、淋巴细胞和单核细胞，最终形成密集的结缔组织。

（2）肌腱及腱鞘、滑囊炎症：多见于手、足部位。严重时，可触及到腱膜上的结节，肌腱可能会发生断裂和粘连，从而造成周围关节的畸形。跟腱滑囊炎是最常见的一种，在肌腱附着的部位，经常会出现局限性的滑膜炎。在腘窝位置也会出现滑囊炎，形成腘窝囊肿。

三、临床表现

RA 一般隐匿发病，逐渐累及关节，但也可以是急性发病，并同时侵犯多个关节。老年 RA 的病程从中年到老年，也有少数 60 岁以上的患者，急性期更多，男性比女性多。

老年患者 RA 主要的症状和体征包括：

1.关节疼痛和肿胀　老年人 RA 患者以手、足肿胀、大关节疼痛为特征。大关节疼痛多见于肩、膝关节，而在跖趾和趾间关节较少见。关节疼痛一开始可能是酸痛，会逐渐加重。关节局部有积液，皮温会升高。病变的轻重常与关节压痛程度相关。患者的主要症状是在活动时出现明显的疼痛，而在运动后疼痛和运动能力都得到了改善。气候、气压和温度变化与关节疼痛有相关性。

2.晨僵现象　老年 RA 患者早上醒来后会感觉到关节僵硬、全身不适感，一般在起身活动一段时间后上述症状就会减轻或者消失，一般持续 30min 以上。RA 与其他关节疾病的晨僵的不同之处在于 RA 是典型、频繁和持久的。

3.多个关节受累　最常发病的依次为掌指关节、指间关节及膝关节。发病时常累及 1~3 个关节，后期可发展至 3 个或更多。病变的关节往往是对称的。但是，也有一些患者表现为不对称受累，病变关节在首次发生 1~3 个月时会出现关节肿胀、疼痛等现象，之后会出现重复的情况。这些关节的病症可能会延续数月、数年甚至数十年。有些患者的许多大关节都会受到影响。

4.关节活动受限或畸形　晚期患者的活动受到限制，出现不同程度的畸形。指间、掌指关节多有纺锤状肿胀等，腕关节呈尺偏强直，腕关节融合。膝关节有内翻和外翻的畸形。髋关节在屈曲内收位强直。

5.关节外表现　RA 患者中 10%~30% 有类风湿性结节，多见于皮下较容易摩擦的地方（如鹰嘴附近和前臂伸侧），而在其他身体容易受压的部位也会出现。尽管皮下小结节不能被认为是一种具有特征性的表现，但是它可以帮助确诊。老年人 RA 最常见的关节外症状是疲倦、肺纹理增多和肺间质病变，可伴有心血管病变，但很少发生皮下结节。

四、辅助检查

1.实验室检查

（1）一般检查：主要包括血尿常规、ESR、CRP、免疫球蛋白、蛋白电泳、补体等。80% 的患者会出现正色素性正细胞贫血，一般 Hb > 100g/L，极少数患者会有 NEUT 减少，常伴脾肿大。90% 患者 ESR 加速。

（2）自身抗体：目前临床常用的自身抗体包括 RF-IgM、CCP 抗体、RF-IgG、RF-IgA 等。RF 在老年人 RA 中的检出率为 32%~58%。抗瓜氨酸蛋白抗体是一种能够在发病初期发生并具有高度敏感性和特异性的新的血清学标记。

（3）遗传标记：如 HLA-DR1 及 HLA-DR4 亚型。

2.影像学检查

（1）X 线检查：一般将类风湿关节炎的 X 线分为 4 期（表 17-1）。

表 17-1 类风湿关节炎的 X 线进展的分期

分期	X 线表现
Ⅰ期（早期）	（1）X 线检查无破坏性改变
	（2）可见骨质疏松
Ⅱ期（中期）	（1）骨质疏松，可有轻度的软骨破坏；有或没有轻度的软骨下骨骨质破坏*
	（2）可见关节活动受限，但无关节畸形*
	（3）邻近肌肉萎缩
	（4）有关节外软组织病损，如结节和腱鞘炎
Ⅲ期（严重期）	（1）骨质疏松加上软骨或骨质破坏
	（2）关节畸形，如半脱位，尺侧偏斜，无纤维性或骨性强直*
	（3）广泛的肌萎缩
	（4）有关节外软组织病损，如结节或腱鞘炎
Ⅳ期（末期）	（1）纤维性或骨性强直*
	（2）Ⅲ期标准内各条

注：标准前*号为病期分类的必备条件

（2）CT 及 MRI 检查：胸部 CT 可进一步提示肺部病变，特别是在老年 RA 患者中，高分辨率 CT（high resolution CT，HRCT）表现更灵敏。MRI 能发现早期的滑膜炎，对 RA 患者关节损害的早期诊断具有重要意义。

（3）超声检查：关节超声是一种简单、无创的检查方法，可用于诊断滑膜炎、关节积液和关节损伤。研究认为其与 MRI 有较好的一致性。

3.特殊检查

（1）关节穿刺术：关节液培养、RF 检测、抗 CCP 抗体检测、抗核抗体等检测是关节液检查的重要内容。还可以用偏振光对痛风患者尿中的尿酸结晶进行鉴别。

（2）关节镜及关节滑膜活检：对 RA 的诊断及鉴别诊断具有重要意义，对难治性 RA 也有一定的辅助治疗作用。

五、诊断

（一）诊断标准

1. 关于 RA 新的分类标准　2010 年 ACR/EULAR 分类（表 17-2）。

表 17-2 2010 年 ACR/EULAR 关于类风湿关节炎新的分类标准

关节受累	得分 （0-5分）	血清学（至少需要 1 条）	得分 （0-3分）
1 个大关节	0	RF 和 ACPA 均阴性	0
2-10 个大关节	1	RF 和 / 或 ACPA 低滴度阳性	2
1-3 个小关节（伴或不伴大关节受累）	2	RF 和 / 或 ACPA 高滴度（超过正常值	3
4-10 个小关节（伴或不伴大关节受累）	3	3 倍以上）阳性	
> 10 个关节（至少一个小关节受累）	5		

（续表）

急性时相反应物（至少需要1条）	得分 （0-1分）	症状持续时间	得分 （0-1分）
CRP 和 ESR 均正常	0	< 6 周	0
CRP 或 ESR 增高	1	≥ 6 周	1

注：总得分6分以上可确诊 RA

2.2012 年早期 RA 分类诊断标准　大于下述三条即可诊断 RA：①晨僵 ≥ 30min；②大于 3 个关节区的关节炎；③手关节炎；④ RF(+)；⑤抗 CCP 抗体阳性。

（二）RA 病情评估

RA 的情况评价需要配合临床及其他辅助检测，以确定 RA 的活动程度，如急性炎症反应指标、关节肿胀程度、关节压痛、肿胀、关节功能受限程度、疲倦程度等。

六、鉴别诊断

1.骨性关节炎（osteoarthritis，OA）　OA 是老年骨病中最普遍的一种类型，它与老年 RA 的鉴别并不难。OA 患者极少数出现手指间和腕关节的反复炎性反应，很难与老年 RA 鉴别。RA 患者早上僵直的持续期通常比 OA 长；RA 的关节病变较 OA 多，RF 阳性率较 OA 高；RA 表现为全身症状，OA 的临床表现局限于受累关节。此外，79% 的老年人 RA 伴有退行性关节炎，以膝关节为特征的患者更易被诊断为 OA。因此，如果老年患者在经过休息和 NSAIDs 的药物治疗后仍然没有改善，则应该考虑为 RA。

2.风湿性多肌痛（polymyalgia rheumatica，PMR）　PMR 和老年 RA 往往难以区分。因为老年 RA 患者可有 PMR 的表现，如肩、臀部疼痛，晨僵，低热，体重下降，ESR 升高，RF（－）等。PMR 也有可能发生滑膜炎性病变，使其难以进行鉴别。部分 RA 患者有类 PMR 症状，常发展为典型的 RA，所以在诊断之前必须进行仔细的临床观察。

3.痛风　痛风多发生在单个关节，但多个关节受累的痛风多发生在老年人身上，且易与老年 RA 相混淆。此外，由于年龄在 75 以上的老人中，有 16% 的有高尿酸，因此，当老人出现关节疼痛和血尿酸升高时，不一定是痛风，也有可能是老年 RA。如果患者相关组织中发现尿结晶，则可诊断为痛风。

七、治疗

RA 治疗的目标：控制滑膜炎，缓解症状，加强患者的自我管理，改善身体机能，增强社会心理能力，监测药物副作用，治疗和筛选并发症。

（一）一般支持疗法

关节肿痛明显者，需制动及良肢位摆放，关节肿胀减轻后可行关节功能的锻炼。康复训练对老年人 RA 的治疗起到了一定的辅助效果，其功能主要是运动疗法、物理疗法、矫形器等。由于其费用低、安全、灵活的时间安排，因此得到了老年 RA 患者的普遍认同。

此外，适量的功能锻炼能够在较短时间里缓解炎症，缓解关节的不适，而长时间的锻炼则可以减缓类风湿关节炎的发展。老年类风湿关节炎患者往往患有多方面的疾病，因此，运动疗法可以降低心血管、糖尿病和癌症的发病率，降低病死率。

（二）内科治疗

RA 是全身性疾病，除需注意一般支持疗法外，应以药物治疗为主。

1.NSAIDs　NSAIDs 是老年 RA 患者的首选药物，主要用于缓解急性期关节疼痛，而老年人使用 NSAIDs 时应选用半衰期较短的 NSAIDs。主要禁忌证：有心力衰竭或心肌梗死病史、既往使用 NSAIDs 出现溃疡穿孔或出血、消化道出血等。对于年龄较大的肾衰患者或正在接受 ACEI 治疗的患者也应禁止使用 NSAIDs。NSAIDs 具有快速止痛效果，早期使用可提高老年人的遵从性，并具有消炎作用。

NSAIDs 的不良反应表现在消化系统、心血管及肾功能方面。COX-2 抑制剂是胃肠道溃疡患者的首选药物。高血压患者应避免使用 NSAIDs；如果没有服用阿司匹林的心血管危险较低的患者，可以选择萘普生；若有较高的冠心病风险，应选用 COX-2 抑制剂。NSAIDs 的使用要注意是否有胃肠道溃疡、胃出血、心肌梗死、高血压病史，是否正在服用糖皮质激素、抗凝剂等（表 17-3）。

表 17-3 NSAIDs 在老年 RA 中的应用

项目	胃肠道低危险的患者	胃肠道高危险的患者
心血管低危险患者 （不需服用阿司匹林）	非选择性 NSAIDs	COX-2 抑制剂（不需服用阿司匹林）+ 质子泵抑制剂
心血管高危患者 （需服用阿司匹林）	萘普生 + 质子泵抑制剂	心血管危险因素 > 胃肠道危险因素（萘普生 + 质子泵抑制剂） 胃肠道危险因素（有胃肠道出血病史）> 心血管危险因素（COX-2 抑制剂 + 质子泵抑制剂）

2.糖皮质激素　在老年 RA 患者的治疗中，糖皮质激素被用作一线药物，可用于过度治疗。适应证：低疾病活动度或中、高疾病活动度单用或联用改善病情抗风湿药后仍不能控制病情导致复发、开始新的改善病情抗风湿药治疗。

禁忌证包括：既往心力衰竭、心肌梗死、胃十二指肠溃疡等疾病。糖皮质激素具有快速改善关节疼痛、僵硬症状和延缓关节损伤发展的优势。但是，老年 RA 患者是否使用激素仍有争论，临床上应尽量减少使用剂量（最多 10mg/d），并尽量缩短疗程。

3.病症缓解性抗风湿药（disease-modifying antirheumatic drug, DMARDs）　DMARDs 的早期使用不仅可以获得较好的疗效，而且不会加重其毒性。一旦 RA 被诊断，就应该进行 DMARDs 的联合治疗。DMARDs 家族成员主要有：甲氨蝶呤、来氟米特、羟氯喹等。

（1）甲氨蝶呤（methotrexate, MTX）：MTX 为治疗类风湿性关节炎的一线药物。MTX 适用于确诊 RA 后的几乎所有患者。MTX 可以延缓关节的病变发展，并能治疗少数患者的骨质侵蚀。然而，单纯的 MTX 治疗难以根除，一般与 DMARDs 药物结合。MTX 主要不良反应发生于肺、胃肠、肾脏、中枢神经、血液等。

（2）来氟米特（leflunomide，LEF）：LEF 适合用于不能耐受 MTX 的老年 RA，可以作为 MTX 的替代品，但 LEF 不适合用于肝、肾损害较大的患者。LEF 的优点在于其具有类似 MTX 的指征和疗效，并能缓解症状。副反应是可能导致肝脏损害，但一般可自行痊愈，无须药物治疗。

（3）羟氯喹（hydroxychloroquine，HCQ）：HCQ 单剂适合于病程小于 24 个月或病情活动度较低的患者。HCQ 禁用于合并有黄斑病变的老年患者。HCQ 毒性低，耐受性好。由于 HCQ 的毒性低于其他 DMARDs，因此 HCQ 仅需按季度进行一次肝脏和肾脏的检查。HCQ 的副作用是引起黄斑性眼底损害。

（4）柳氮磺吡啶（sulfasalazine，SSZ）：SSZ 适应证与 LEF 相似，可替代 MTX，适用于不同病程和不同疾病活动度的 RA 患者。SSZ 禁用于对磺胺类药物过敏者。它的优势是它的疗效和 LEF 一样，但毒性比 LEF 低。SSZ 起效时间早于 HCQ，而且其治疗效果比 HCQ 好。其缺点是见效较慢，一般需要 4-6 周。SSZ 能减轻老年 RA 患者病变的活动度。SSZ 的副作用包括恶心、腹泻、皮肤光敏感等。

（5）联合治疗：对处于疾病活动期的老年 RA 患者，可采用联合治疗。MTX 常作为联合治疗方案中的药物，如 MTX+（HCQ/SSZ）联合治疗方案，能提高 HCQ 的生物利用率，适合于绝大多数的中、高程度疾病活动度的患者。三联治疗（SSZ + HCQ + MTX）对预后较差患者的疗效好。对于难以治愈的老年 RA，在无新的放射学变化或处于低中活动度病变时，可以使用 DMARDs 药物进行控制。无论开始联合哪种治疗方案，后续的治疗应该针对患者的自身反应进行个性化的治疗。

4. 生物制剂　目前临床上常用的药物有 TNF、IL-1 受体阻抗剂、IL-6 受体单抗等。目前，使用 DMARDs 方案不符合临床要求，且预后因子不佳的患者，最好选择使用生物制剂。严重感染或活动性肺结核的患者应禁止使用生物制剂。

生物制剂的优势在于部分药物起效早于常规 DMARDs，且对肝脏和肾脏的副作用较少，能改善临床症状控制骨质侵蚀，并能减少糖皮质激素的使用量，但其最大的缺点在于其价格较高。

（二）外科治疗

1. 滑膜切除术　RA 的早期手术治疗为滑膜切除术，它可以在软骨面血管翳形成的前或后阻断以后可能发生的病理变化而能够保留关节组织。主要适应证：①急性炎症得到了有效的控制，患者的身体状况相对稳定；②出现了亚急性、反复发作、多次非手术治疗均无明显疗效的滑膜炎；③在关节处有较多的渗出液，在 3 个多月的时间里，出现了骨性破坏，关节活动受到限制；④ X 线显示，关节的骨质有早期侵蚀。

2. 关节清理术　多用于慢性期病变。清除损伤软骨和增殖的骨质，术后要做一些有利于关节活动的锻炼。

3. 截骨术　对于有成角畸形且病灶已稳定的患者，治疗的主要目的是纠正畸形、改变关节负重力线。如果膝关节仍有一定的活动范围，但属于内、外翻畸形，则可用股骨下端或胫骨上段截骨。由于大多数患者都是全关节软骨损伤，仅一侧关节间隙受损的患者极少，因此胫骨截骨术的适应证较少，疗效也较差。

4.人工假体置换术　对于髋关节损伤较大，疼痛及功能丧失者，应选择人工髋关节置换。采用金属杯置换和双杯置换技术，可以使疼痛在短时间内得到缓解，但手术远期效果并不理想。对于部分采用人工股骨头置换手术后出现合并症的患者，可应用全髋置换技术恢复关节功能，但禁止双侧髋关节融合。

对于 RA 的患者，可行人工膝关节置换。晚期类风湿性膝关节炎患者经常出现屈曲畸形或内翻畸形，术后疗效不佳且术后并发症多。

八、预后与并发症

近几年，因联合应用一些新型抗风湿药物，大大改善了 RA 患者的预后。多数 RA 患者可以获得较好的治疗或彻底的改善。

老年人 RA 易出现骨性关节炎、骨质疏松症、肢体凹陷水肿、肺间质损害、干燥综合征等。重症或长期躺在病床上的高龄 RA 患者，因感染、消化道出血、心肺肾损伤而危及其生命。

（陈雁西　强敏菲　复旦大学附属中山医院）

第四节　痛风性关节炎

一、流行病学

痛风性关节炎是嘌呤代谢障碍及 / 或尿酸排泄降低引起的一系列的症状，尿酸盐晶体沉积在关节、皮下引起的一组临床综合征，是痛风最常见的首发症状。本病多发于中老年患者，初次发病平均年龄为 40 岁，伴随年龄增长，发病率愈高。在发病的患者中，男性患者占绝大多数（约占 95%），女性患者多发生于绝经之后，约占 5%。

二、病因与发病机制

目前关于痛风的病因和发病机制不清。临床研究发现，高尿酸血症可导致痛风的发生。流行病学研究显示，痛风具有家族遗传性，已发现多种基因缺陷与痛风有关。痛风常见的临床表现为急慢性非特异性关节炎症，为关节腔内沉积大量尿酸盐结晶引起。在此阶段，多核白细胞先将从关节腔处分离出来的尿酸盐晶体吞噬，再形成第二阶段的溶酶体（第一阶段溶酶体与吞噬体的结合），从而导到更多的中性粒细胞进入关节腔；同时，吞噬体与溶酶体相互作用使细胞器穿孔，释放各种水解酶等，从而使白细胞溶解后释放出胞浆酶，此酶连同水解酶、尿酸盐晶体在周边组织聚集产生炎症。此后，晶体再次被吞噬进一步引起并加剧了炎症的形成。

三、诱发因素

传统上认为痛风性关节炎的发作与大量摄入高嘌呤类膳食相关，如肉类、海鲜等。近代研究表明素食人群患此病的亦有增多的趋势。由此可见，膳食因素并非诱发此病的主要原因。目前认为痛风关节炎的发作与乙醇的摄入，胰岛素、青霉素的使用，利尿剂的长期使用，以及患者长途步行、关节扭伤或过度活动相关。此外，痛风性关节炎常与糖尿病、高血压、冠心病等慢性病一起发生，故老年人更易患此病。

四、临床表现

（一）急性痛风性关节炎

急性痛风性关节炎常夜间发作，发作迅速，常突然发生关节的红、肿、热、痛及功能紊乱。发病时，以第一跖趾关节最多见。病程初期累及单个关节常见。该病呈自限性，可自行缓解。

（二）慢性痛风性关节炎

伴随每次痛风关节炎的急性发作，尿酸盐形成增多，逐渐沉积于关节内外及软组织，关节持续性的不均匀的疼痛、无规律的肿胀、持续性的僵硬、关节骨质破坏、周围组织纤维化、大面积的皮下结节，最终导致关节畸形和功能紊乱，是关节发炎向慢性期发展的信号。从急性关节炎向慢性关节炎过渡的过程一般需要 10 年左右。极个别患者在早期出现慢性潜行性病变。

（三）痛风结节

痛风结节亦称痛风石，为尿酸盐沉积于组织所致，耳郭是皮下痛风石的多发处，关节周边、尺骨鹰嘴、跟腱等部位也常发痛风结石。痛风结石是一种表面隆起、大小不一、呈黄白色的肿块，容易破裂，白色浆液是尿酸盐晶体，不易治愈，但极少数发生继发性感染（图 17-10）。

五、辅助检查

（一）血、尿常规和血沉

外周血白细胞在发病初期呈上升趋势，但正常情况下不大于 20×10^9/L。肾衰竭患者会出现贫血，出现血沉加速的情况。肾损害的急性期可出现血尿、脓尿和蛋白尿等症状；并发肾结石者可见血尿或尿石排出。

（二）血尿酸测定

急性期大部分患者的血尿酸值上升。经尿酸酶测定女性 > 357 μmol/L，男性 > 416 μmol/L，可作为确诊界值。绝经后女性应参考男性确诊界值。

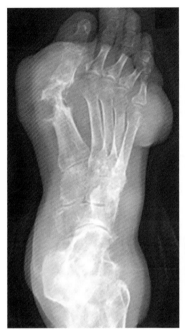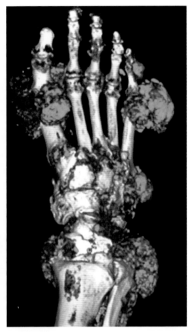

图 17-10 足部痛风性关节炎

（三）尿中尿酸测定

尿中尿酸生成增多的标准：禁嘌呤饮食 5d 之后，尿酸清除量仍超过 3.57mmol/d。

（四）关节腔穿刺或痛风石内容物检查

偏正光显微镜下可见尿酸盐结晶物形成。

（五）X 线检查

急性炎症期 X 线上主要表现为软组织肿胀较明显，呈非特异性；慢性期 X 线上可见关节面不规则，出现圆弧形的骨质透亮缺损等特征性改变。

（六）高频超声

关节、肌腱及腱鞘内出现强回声，即提示尿酸盐晶体沉积；关节液内沉积的尿酸盐晶体在超声镜头下可形成"暴雪征"；关节软骨表面与软骨下皮质沉积的尿酸盐晶体可形成"双轨征"。

（七）CT 和 MRI 检查

CT 是临床上常见的痛风"金标准"，可清晰地反映出尿酸结晶，而 MRI 则表现为T1 低信号，T2 信号变化不定。

六、诊断

（一）急性痛风性关节炎的诊断

目前仍以 1977 年美国风湿性疾病协会制定的标准作为诊断急性痛风性关节炎的诊断标准（表 17-4）。

表 17-4 急性痛风性关节炎的诊断标准

诊断项目
（1）急性关节炎发作一次以上，在一天内即达到发作高峰
（2）急性关节炎局限于个别关节。整个关节呈暗红色。第一拇指关节肿痛
（3）单侧跗骨关节炎急性发作
（4）有痛风结石
（5）高尿酸血症
（6）非对称性关节肿痛
（7）发作可自行停止

注：上述分类标准对于慢性痛风性关节炎诊断效力不佳

（二）急、慢性痛风性关节炎的诊断

2015 年美国风湿病协会和欧洲抗风湿病联盟制定了新的痛风分类标准（表 17-5），该标准采用评分制，痛风确诊界值为 ≥ 8 分。这项新的分类标准对急、慢性痛风性关节炎均适用。

表 17-5 2015 年 ACR/EULAR 痛风分类标准 [a]

项目	分类	评分
第一步：纳入标准 （只在符合本条件情况下，采用下列的评分体系）	至少 1 次外周关节或滑囊发作性肿胀，疼痛或有症状的关节或滑囊中存在单钠尿酸盐晶体（如在滑液中）或痛风结石	
第二步：充分标准 （如果具备，则可直接分类为痛风而无须下列其他"要素"）		
第三步：标准 （不符合"充分标准"情况下使用）	踝关节或中足（作为单关节或寡关节的一部分发作而没有累及第一跖趾关节）	1
临床症状发作 [b] 曾累及的关节/滑囊	累及第一跖趾关节（作为单关节或寡关节发作的一部分）	2
关节炎发作特点（包括以往的发作）		
受累关节"发红"（患者自述或医生观察到）	符合左栏 1 个特点	1
受累关节不能忍受触摸、按压	符合左栏 2 个特点	2
受累关节严重影响行走或无法活动	符合左栏 3 个特点	3
发作或者曾经发作的时序特征 　无论是否抗炎治疗，符合下列 2 项或 2 项以上为一次典型发作	一次典型的发作	1

（续表）

项目	分类	评分
到达疼痛高峰的时间 < 24h 症状缓解 ≤ 14d 发作间期症状完全消退（恢复至基线水平）	典型症状复发（即 2 次或 2 次以上）	2
痛风石的临床证据 　透明皮肤下的皮下结节有浆液或粉笔灰样物质，常伴有表面血管覆盖，位于典型的部位：关节、耳郭、鹰嘴黏液囊、指腹、肌腱（如跟腱）	存在	4
实验室检查 　血尿酸：通过尿酸酶方法测定 　理想情况下，应该在患者没有接受降尿酸治疗的时候和症状发生 4 周后进行评分(如发作间期)，如果可行，在这些条件下进行复测，并以最高的数值为准	< 40mg/L（< 0.24mmol/L） 60– < 80mg/L（0.36– < 0.48mmol/L） 80– < 100mg/L（0.48– < 0.60mmol/L） ≥ 100mg/L（≥ 0.60mmol/L）	–4 2 3 4
有症状关节或滑囊进行滑液分析（需要由有经验的检查者进行检测）[c]	单钠尿酸盐阴性	–2
影像学 [d] 　尿酸盐沉积在（曾）有症状的关节或滑囊中的影像学证据：超声中"双轨征"的 [e] 或双能 CT 显示有尿酸盐沉积 [f]	存在（任何 1 个）	4
痛风相关关节损害的影像学证据：双手和（或）足在传统影像学表现有至少 1 处骨侵蚀 [g]	存在	4

注：a 网站上有计算器可供使用 http://goutclassificationcalculator.auckland.ac.nz，也可在 ACR/EULAR 的网站找到；

　b 症状发作是指包括外周关节（或滑囊）的肿胀，疼痛和 / 或压痛在内的有症状的时期；

　c 如果血尿酸水平 < 40mg/L（< 0.24mmol/L），减去 4 分；如果血尿酸水平为 ≥ 4mg/dL– < 6mg/dL（≥ 0.24– < 0.36mmol/L），项目评分为 0；

　d 如果（曾）有症状的关节或滑囊的滑液经有经验的检查者在偏振光显微镜下检查没有发现单钠尿酸盐晶体，减去 2 分；如果没有进行滑液检测，项目评分为 0；如果没有进行影像学检查，项目评分为 0；

　e 透明软骨表面不规则的回声增强，且与超声波束的声波作用角度相独立（注意事项：假阳性的"双轨征"可能出现在软骨表面，但改变超声波束的声波作用角度时会消失）；

　f 在关节或关节周围的位置存在颜色标记的尿酸盐。使用双能 CT 扫描获取影像，在 80kV 和 140kV 扫描能量下获取数据，使用痛风特异性软件应用 2 个材料分解算法分析颜色标记的尿酸盐。阳性结果被定为在关节或关节周围的位置存在颜色标记的尿酸盐。应该排除甲床、亚毫米波、皮肤、运动、射束硬化和血管伪影造成的假阳性；

　g 侵蚀被定义为骨皮质的破坏伴边界硬化和边缘悬挂突出，不包括远端指间关节侵蚀性改变和鸥翼样表现

七、鉴别诊断

（一）急性期

1.急性风湿性关节炎　发病之前多有 A 族溶血性链球菌感染史，多发生在十几岁的年轻人；病灶表现为游走性和对称性，主要侵害心脏、踝、膝等关节。实验室检查血尿酸含量正常、抗溶血性链球菌抗体升高。

2.假性痛风　为焦磷酸钙盐沉积在关节处导致，老年人多见；病变侵犯以大关节为主，如膝、髋等；滑液中可见焦磷酸盐晶体但血清尿酸含量往往正常；X 线片示无骨质破坏改变。

3.化脓性关节炎　多有原发感染灶，为金黄色葡萄球菌所致，常伴寒战、高热等症状；主要发病部位为膝、髋等负重大关节；关节腔内未发现有尿酸盐晶体，并可通过细菌培养确认为金黄色葡萄球菌；抗痛风药物治疗该病无效。

4.外伤性关节炎　有关节外伤病史且仅累及受伤关节，受累关节滑液中无尿酸盐结晶且血清尿酸含量正常。

（二）慢性期

1.类风湿性关节炎　其临床特征为对称性、侵袭性多关节性关节炎，是一种系统性的自身免疫病。活动期 RF 阳性，关节滑液中尿酸盐晶体未见。

2.银屑病关节炎　多见于男性，病变常起于银屑病后且症状随皮损情况起伏；该病多侵犯远端指趾关节；X 线显示关节面破坏明显、关节间隙增宽、骨质吸收。

八、治疗

非药物治疗、药物治疗和手术治疗是痛风性关节炎的主要治疗方式。针对急性期、间歇期及慢性期的各治疗方式需相辅相成、综合治疗。

（一）非药物治疗

对患者进行低嘌呤饮食，禁饮酒，每日饮水 > 2000mL，避免劳累，注意休息等健康宣教。对患有与痛风相关疾病如高血脂、高血压、冠心病及糖尿病等慢性疾病的患者还需积极进行干预治疗。

（二）药物治疗

1.急性期的治疗　尽早使用抗炎止痛药物（24h 内开始使用最好），注意休息，维持低嘌呤饮食方案，无须进行降尿酸治疗。

（1）以卧床制动为主，注意良肢位摆放。

（2）抗炎止痛：秋水仙碱副作用大，现已少用。NSAIDs 类药物目前为一线用药。常用的药品如双氯芬酸、依托考昔、吲哚美辛等。无论服用哪种 NSAIDs 药物均需用至急性症状消失，通常为开始治疗后 1 周左右，多数患者疗程不超过 2 周。NSAIDs 应慎重用于肾衰竭和消化性溃疡患者。如果患者不能忍受 NSAIDs 或有肾衰竭，可以考虑口服强的松类药物。如果需要，可以选择塞来昔布等 COX-2 抑制剂，以减少胃肠道反应。

2.发作间歇期及慢性期的治疗 这一阶段的治疗目标是降低体内尿酸盐晶体水平（维持在 6 mg/dl 以下）。如果这时候还出现痛风的情况，可以将血中的尿酸水平降到 5 mg/dl 以下。临床表现为反复发作、痛风结石、多个关节病变、影像学改变、尿酸型肾结石病等表现的可使用降尿酸药物。降血尿酸的药物有以下两种：

（1）促尿酸排泄药：常用代表药物为丙磺舒。通过抑制肾小管再吸收尿酸，可以提高肾内的尿酸清除能力，从而减少尿酸含量。需要说明的是，如果内生肌酐清除率 < 30 mL/min，则口服此药物无效；对于已经有尿酸盐结石的患者，在服药过程中要多喝水，同时口服碳酸氢钠以减少尿石病的发病率。部分患者服药后可出现不良反应，如皮疹、发热及胃肠道不适等，需予以预防。

（2）抑制尿酸生成药：通常是黄嘌呤氧化酶的抑制剂，如黄嘌呤氧化酶，可以降低尿酸的产生。此种药物的副作用主要是发热和皮疹，肾脏病患者的用量要减少一半。

（三）手术治疗

手术适合于巨大痛风结石压迫周边组织或影响关节正常功能的患者。对于已形成窦道的痛风石应该进行手术切除。如果有严重的关节表面损伤，可以采用关节融合或人工关节置换。

九、预后

痛风是终身性的一种慢性疾患，会使患者丧失行动能力，从而对患者的生存造成极大的损害；对于老年患者常伴有高血压、糖尿病等基础疾病，使患肾功能不全的风险增加，若出现肾功能损害常预后不佳，严重时可危及生命。

（陈雁西 强敏菲 复旦大学附属中山医院）

第五节 血友病性关节炎

一、流行病学

血友病是一种由凝血因子（主要是Ⅷ、Ⅸ、Ⅺ）缺少引起的遗传性凝血功能障碍出血性疾病，其关节内出血的发生率为 70%-80%。关节内反复出血，处理不当会引起滑膜增生、滑膜炎、关节软骨破坏、周围组织纤维化等病变，最后导致关节疼痛、畸形、功能障碍，即血友病性关节炎（haemophilic arthritis，HA）。其中男性患病率明显高于女性，好发于 10-20 岁人群，5 岁以下幼童少见，30 岁以后发病率逐渐降低。老年患者 HA 不多见，多由治疗不当、慢性病程反复迁延所致。

二、HA 的病理变化

HA 的发病机制尚不清楚，多数学者认为滑膜炎、关节软骨退变、骨代谢异常可能与 HA 的发病相关。关节腔内出血，红细胞被吞噬细胞分解后释放出含铁血黄素沉积于胞质、滑膜表面和深层组织中，如此反复刺激使滑膜增生，增生组织进一步与淋巴细胞浸润产生炎症反应，使得关节软骨发生坏死脱落。同时，积血中的血浆素溶解软骨，进一步加重软骨破坏，软骨下骨裸露、硬化，并出现骨囊性变、骨质疏松等。

三、临床表现

关节内出血是 HA 最为常见的临床表现，膝关节为最常累及的关节，继而为踝、肘、髋关节等。患者常感关节区不适，此后关节随出血量的增多迅速肿大，伴波动感和活动障碍。部分患者因积血吸收可出现低热，症状随积血吸收逐渐消失。关节内出血反复、多次发作，可导致关节运动功能障碍、肌肉萎缩等。老年 HA 患者多由治疗不当、慢性病程反复迁延所致，关节退变严重，功能活动受限。

四、诊断

HA 首次发作不易诊断，当伴随关节不明原因出血与受伤程度不一致时，应怀疑血友病可能，并追问既往病史。实验室阳性指标包括凝血时间延长、凝血因子（主要为Ⅷ、Ⅸ、Ⅺ）水平下降。

影像学检查并非诊断血友病性关节炎的金标准，其主要目的为明确骨质破坏和关节受累的严重程度。

1.X 线检查　根据关节周围骨质的破坏程度、关节间隙狭窄情况等表现分为五期：Ⅰ期：关节周围软组织肿胀，无骨质异常。Ⅱ期：骨质疏松，关节间隙无明显狭窄，无软骨下囊肿形成。Ⅲ期：可见与关节相通的软骨下囊腔，膝关节髁间窝及尺骨滑车切迹增宽，关节间隙无明显狭窄，关节软骨尚完整。Ⅸ期：关节软骨破坏，可见关节间隙狭窄。Ⅴ期：关节间隙消失（无关节软骨），关节结构极度紊乱。

2.MRI 检查　根据不同的信号变化来判断 HA 的严重程度。病程早期，关节出血在 T1WI 为低信号或等信号，在 T2WI 为高信号，可见关节囊或周围软组织肿大。病程中期，关节内的血肿在 T1WI 表现为微高或混杂信号，在 T2WI 则呈高信号及混杂信号，可见血肿侵蚀和压迫、周围关节结构的破坏，滑膜增生、关节囊肿胀。病程晚期，因关节内血肿存在较多的含铁血黄素，在 T1WI、T2WI 均以低信号为主的混杂信号出现，此时关节肿胀较前逐渐减轻，滑膜和肌肉萎缩、退化，可出现关节畸形。

五、HA 治疗

早期正确的诊断和及时有效的治疗，可有效延缓关节病变程度，避免病程反复迁延，导致关节活动障碍加重，影响生活质量。

（一）保守治疗

HA 患者要注意保护自己，避免外伤。发病时可对关节局部进行加压包扎，注意卧床休息、抬高患肢及适当冷敷。若关节肿胀程度加重并出现持续性疼痛时，在有效恢复凝血功能后，采用关节穿刺减压术，需注意关节腔内血块沉积，穿刺抽血困难及穿刺部位出血等问题。需对明确血友病诊断的患者行积极有效的内科治疗。

（二）手术治疗

如保守支持治疗无效、关节退变症状严重、慢性病程迁延的 HA 患者，可采用手术治疗。常用的手术治疗方式如下：

1.滑膜切除术 当 HA 患者经过半年保守治疗，症状无明显改善时，可行滑膜切除术，有效控制反复的关节内出血，滑膜切除术可延缓关节退变的程度。可通过开放性、经关节镜及放射性切除等方式行滑膜切除术。

2.人工关节置换术 对于 HA 晚期病变或病程迁延的老年患者，关节退变、畸形，活动明显受限。此时可采用人工关节置换术，目的是减轻患者的疼痛，改善受累关节功能。

对 HA 患者来说，早发现、早诊断、多学科联合诊疗、个性化和及时有效的治疗，可改善症状，延缓关节退变程度，恢复关节功能运动。

（陈雁西 强敏菲 复旦大学附属中山医院）

参考文献

王文革,李仕臣,赵艳东,等.腓骨近端截骨术和胫骨高位截骨术治疗早期膝关节骨关节炎的短期疗效比较 [J].中华老年骨科与康复电子杂志,2017,3(2):91-96.

胥少汀,葛宝丰,徐印坎.实用骨科学（第 4 版）[M].北京:人民军医出版社,2012:985-987.

杨雪,刘磊,朱小霞,等. 2015 年美国风湿病学会 / 欧洲抗风湿病联盟痛风分类标准评述 [J] 中华风湿病学,2016,20(2):141-143.

郑刘杰.血友病性关节炎发病机制的研究进展 [J].中国骨与关节杂志,2019,8(7):520-524.

中华医学会骨科学分会关节外科学组,中国医师协会骨科医师分会骨关节炎学组,国家老年疾病临床医学研究中心（湘雅医院）,等.中国骨关节炎诊疗指南（2021 年版）[J].中华骨科杂志,2021,41(18):1291-1314.

APARICIO IJ,LEE JS.Connective tissue disease associated interstitial lung diseases:unresolved issues[J]. Semin Respir Crit Care Med,2016,37(3):468-476.

BANGJIAN H,PEIJIAN T,JU L.Bilateral synchronous total hip arthroplasty for ankylosed hips[J].Int Orthop,2012;36:697-701.

BRAUN J,BARALIAKOS X.Imaging of axial spondyloarthritis including ankylosing spondylitis[J].Ann Rheum Dis,2011,1:97-103.

CHUNG HY,MACHADO P,VAN DER HEIJDE D, et al. HLA-B27 positive patients differ from HLA-B27 negative patients in clinical presentation and imaging: Results from the DESIR cohort of patients with recent onset axial spondyloarthritis[J].Ann Rheum Dis,2011,70:1930-1936.

CORBETT MS,RICE SJ,MADURASINGHE V,et a1.Acupuncture and other physical treatments for the relief of pain due to osteoarthritis of the knee:network meta analysis[J].Osteoarthritis Cartilage,2013,2l(9):1290-1298.

DE ALMEIDA AM,DE REZENDE MU,CORDEIRO FG,et al.Arthroscopic partial anterior synovectomy of the knee on patients with haemophilia[J].Knee Surg Sports Traumatol Arthrosc,2015,23(3):785-791.

DE BARI C,ROELOFS AJ.Stem cell-based therapeutic strategies for cartilage defects and osteoarthritis[J].

Current opinion in pharmacology,2018,40:74-80.

DOYLE EC,WRAGG NM,WILSON SL.Intraarticular injection of bone marrow-derived mesenchymal stem cells enhances regeneration in knee osteoarthritis [J].Knee Surg Sports Traumatol Arthrosc,2020,28(12):3827-3842.

FRAVEL MA,ERNST ME,CLARK EC.Gout and hyperuricemia[M] ∥ Dipiro JT,Talbert RL,Yee GC,et al.Pharmacotherapy:a pathophysiologic approach,9th ed.NewYork:McGraw-Hill Education,2014:1505-1524.

HAROON N,INMAN RD,LEARCH TJ,et al.The impact of tumor necrosis factor alpha inhibitors on radiographic progression in ankylosing spondylitis[J].Arthritis Rheum,2013,65:2645-2654.

HE C,HE X,TONG W,et al.The effect of total hip replacement on employment in patients with ankylosing spondylitis[J].Clin Rheumatol,2016,35:2975-2981.

HUNTER DJ,BIERMA-ZEINSTRA S.Osteoarthritis [J].Lancet,2019,393:1745-1759.

JIN XM,LEE J,CHOI NK,et al.Utilization patterns of disease modifying antirheumatic drugs in elderly rheumatoid arthritis patients[J].J Korean Med Sci,2014,29(2):210-216.

LAHAYE C,TATAR Z,DUBOST JJ,et al.Overview of biologic treatments in the elderly[J].Joint Bone Spine,2015,82(3):154-160.

BARIA MR,VASILEFF WK,BORCHERS J,et al.Treating knee osteoarthritis with platelet-rich plasma and hyaluronic acid combination therapy: A systematic review [J].Am J Sports Med,2022,50(1):273-281.

QUINN RH,MURRAY JN,PEZOLD R,et al.Surgical management of osteoarthritis of the knee [J].J Am Acad Orthop Surg,2018,26(9):e191-e193.

RAHMAN MU,BUCHANAN J,DOYLE MK,et al.Changes in patient characteristics in anti-tumour necrosis factor clinical trails for rheumatoid arthritis; results of an analysis of the literature over the past 16 years[J].ANN Rheum Dis,2011,70 (9):1631-1640.

REES HW,BARBA M.AAOS clinical practice guideline:Management of osteoarthritis of the hip [J].J Am Acad Orthop Surg,2020,28(7):e292-e294.

SANTOS A.Genetic and immunologic aspects related to the development of inhibitiors in haemophilia A and B [M].Campina,2011;1-189.

THOMBURG CD.Treatment adherence in hemophilia[J].Patient Preference and Adherence,2017,11:1677-1686.

WANG R,WARD MM.Epidemiology of axial spondyloarthritis:An update[J].Curr Opin Rheumatol,2018,30: 137-143.

WEBER KL,JEVSEVARDS,MCGRORY BJ.AAOS clinical practice guideline: surgical management of osteoarthritis of the knee:Evidence-based guideline[J].J Am Acad Orthop Surg,2016,24(8):e94-96.

第十八章
足踝疾病

第一节 内翻性踝关节炎

一、流行病学

踝关节骨关节炎是一种好发于中老年人的疾病，流行病学研究表明随着年龄的增长，踝关节不可避免发生退行性改变，且足踝部的病变可引起近端髋膝关节或脊柱的病变。踝关节骨性关节炎发病率相对于髋膝关节低，大概只有1%，约占全身骨性关节炎的13%。踝关节骨性关节炎疼痛较轻、功能受限不明显，中老年患者普遍对其引起的踝关节不适更为耐受，保守治疗效果相对较好，因此通常不选择手术治疗。踝关节原发性骨关节炎发病率低，继发于骨折和韧带损伤的创伤性踝关节炎约占70%。由于国人胫骨平台内翻和生活习惯等原因，大约55%踝关节炎合并内翻畸形，被称为内翻性踝关节炎。

二、危险度预测

可引起内翻性踝关节炎的因素有很多。不同于髋膝关节，原发性踝骨关节炎相对少见，其主要发病机制为踝关节不匹配、不稳定、软骨薄且硬、踝关节接触应力高，因此产生的不适得以积累和加重最终导致踝关节骨性关节炎。此外，神经源性病变和引起关节面不匹配的距骨坏死可迅速引发踝关节退行性改变。在继发性骨关节炎病因中，内外踝骨折（39%）、韧带损伤（16%）和Pilon骨折（14%）是最常见的，其中中老年人发病更为常见；其他继发因素包括类风湿性疾病、血友病和痛风等。1项由1411名成年人参与的流行病学研究表明，无论何种病因，肥胖是最重要的发病危险因素。年龄也是危险因素之一，随着年龄增长，关节过度活动或者匹配不佳，也易形成骨关节炎。

三、应用解剖

踝关节是由胫腓骨远端关节面、距骨顶构成的屈戌关节，其主要的功能就是矢状面上的屈伸运动，即背屈和跖屈，正常活动范围应不小于跖屈30°至背伸15°。踝关节周围附着诸多肌腱韧带等软组织，主要有下胫腓联合、内侧三角韧带复合体和外侧副韧带。腓浅神经在关节镜术中较易被损伤，尤其是在前外侧入路手术时，这与腓浅神经走行于小腿外侧至足背侧有关。

在内翻性踝关节炎中，胫骨关节面角（tibial articular surface angle，TAS，正常98°）、距骨倾斜角（talar tilt angle，TT，正常0°）、胫骨踝穴角（tibiocruralangle，TC）、胫骨侧位关节面角（tibial lateral surface angle，TLS，正常82°）是临床上常用的评估疾病进展和预后的影像学指标（图18-1）。

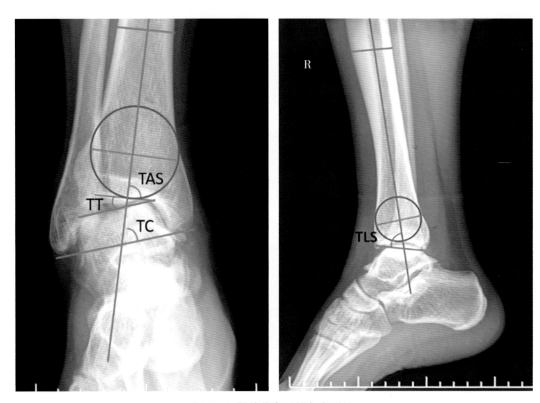

图 18-1 踝关节常用的角度测量

四、内翻性踝关节炎分期

内翻性踝关节炎临床分期常采用基于踝关节正位 X 线的改良的 Takakura 分期（图18-2）。1 期，仅有早期硬化和骨赘形成，无关节间隙狭窄。此类患者临床表现尚不明显，一般无须特殊治疗，如有特别需求，可以行关节镜下骨赘清理、药物治疗以及减少活动量。2 期，踝关节内侧间隙变窄。此期胫骨和距骨并未接触，在临床上可行保守治疗或踝关节周围截骨等保关节手术。3a 期，关节间隙变窄及倾斜，内侧有软骨下骨接触。此期适合行踝关节周围截骨及踝关节牵张等保关节手术，辅以药物治疗。3b 期，关节间隙变窄及倾斜，整个距骨穹隆有软骨下骨接触；此期部分患者仍可尝试保关节手术，较为严重的患者只能行踝关节融合或置换。4 期，关节间隙闭塞，踝关节骨性接触；此期只能做牺牲踝关节的手术。

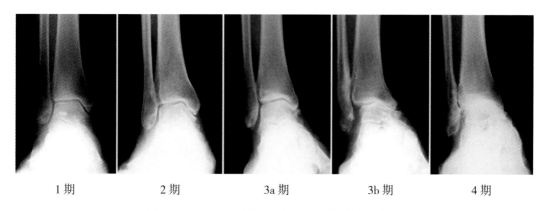

1 期　　　　2 期　　　　3a 期　　　　3b 期　　　　4 期

图 18-2 Takakura 分期示意图（正位踝关节 X 线）

五、临床表现和诊断

患者常因踝关节进行性加重的疼痛就诊，患者常描述为胫距关节深部疼痛，可定位较为精确，也可表现为后足复合疼痛。早期患者疼痛与负重活动有关，中晚期患者可能发生静息痛或夜间痛。内翻性踝关节炎患者从大体上看，可见明显后足内翻（图 18-3）。除了疼痛，还可出现踝关节僵硬和活动度下降。

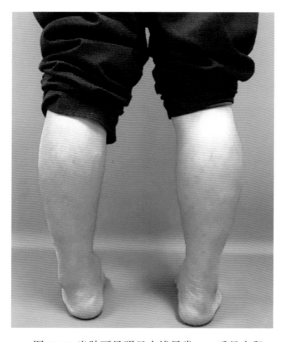

图 18-3 患肢可见明显力线异常——后足内翻

在问诊时应特别注意患者有无创伤史，明确是否有骨折、扭伤史，以及血友病、类风湿或者痛风等疾病史。查体时常伴有踝关节周围肿胀压痛。确诊踝关节炎依赖于踝关节 X 线及 CT 检查，如有条件还应当拍摄双下肢负重全长片，可以判断下肢机械轴线是否正常，而 CT 可以更加详细了解踝关节退变情况及软骨磨损，是术前必备的检查。SPECT/CT 在踝关节退行性病变的活动性评估上准确而直观，因此越来越受到足踝外科医生的重视，术前应完善此项检查。

六、治疗

根据患者疾病的进展程度妥善选择治疗手段。总体原则是先保守，后手术；先微创，后切开；先保踝，后融合或置换。保守治疗包括减少活动、理疗和冲击波治疗、非甾体类抗炎药（NSAIDs）、激素封闭治疗、玻璃酸钠或者富血小板血浆（platelet rich plasma，PRP）关节腔内注射，均可使症状得以减轻，患者生活水平得以提高。无法通过保守治疗改善症状的患者可选择在关节镜下行骨赘清理软骨刺激术、踝关节周围截骨术、踝关节牵开成形术、全踝关节置换术或踝关节融合术等手术治疗，痛风性或者血友病性关节炎也可以通过手术方式获得改善，不过应有强大的多学科支撑。

（一）保守治疗

与其他部位骨性关节炎相同，保守治疗主要针对症状较轻、畸形不严重，或一般情况差不适宜手术的患者，其目的主要是缓解症状、改善生活、延缓关节退变的进展，但是可逆性修复软骨或矫正力线可能性微乎其微。

1. 物理治疗　减少过多行走和负重以减轻踝关节压力，体重指数（body mass index，BMI）过高患者还应考虑减轻体重。康复科的一些理疗措施也可减轻患者不适，如果联合冲击波治疗，还可改善踝关节活动范围及最大步行距离。

2. 口服药物治疗　出现疼痛症状的患者可服用 NSAIDs。如果是类风湿性、痛风性、血友病性骨关节炎，则需同时治疗相应原发疾病。还可以服用硫酸氨基葡萄糖等药物。

3. 关节腔注射治疗　激素封闭治疗是十分常用的方法，激素可以有效抑制炎症反应，但应注意注射剂量及频次，一年内不应超过 3 次。玻璃酸钠在骨关节炎治疗上具有润滑关节、抗感染和改善软骨损伤等作用，也可以尝试用在治疗轻中度骨关节炎上。另外，近年来，随着 PRP 制作工艺的进步和理论研究的深入，其在踝关节炎治疗上也凸显出作用，然而 PRP 制备工艺仍较复杂，且费用居高不下，目前尚未得到大规模推广。

（二）保踝手术治疗

1. 关节镜下微创治疗　关节镜适用于轻中度踝关节炎，可在镜下直视操作下处理增生的骨赘、滑膜软组织、游离体撞击，也可通过松解挛缩的韧带来改善踝关节活动度（图18-4）。如果合同软骨缺损，还可行微骨折手术以修复。关节镜手术对于改善患者症状有明确的效果，术中如果联用关节腔注射治疗，效果更佳。

2. 踝关节牵开成形术　适用于年纪轻而踝关节软骨损伤范围大的患者，用支架解除踝关节应力，可有助于关节软骨的修复，但对于有内翻或外翻畸形患者来说，单纯牵开并不能解决力线问题，且术后 3 个月带支架生活对患者生活质量影响较大，一般少单独用于治疗内翻性踝关节炎（图18-5）。

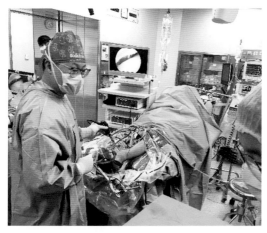

图 18-4 踝关节镜下微创治疗

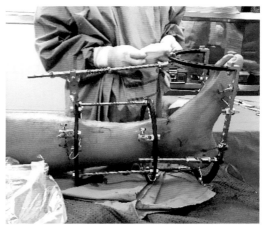

图 18-5 外固定支架牵开踝关节

3. 踝上截骨术　踝上截骨是治疗内翻性踝关节炎重要的保踝术式。负重力线的改变是造成踝关节退变的重要原因。该术式通过内侧撑开或外侧闭合的截骨方式达到恢复力线的目的，通常用于 Takakura 分级 Ⅱ 期、Ⅲa 期和部分 Ⅲb 期患者。随着人们对踝上截骨研究的深入，又有许多新的截骨方式，如斜行截骨术、关节内截骨等。截骨后又可以用钢板内固定或者支架外固定，这主要取决于患肢软组织条件。有的学者针对内翻角度过大的患者采取内固定联合外固定的方式，获得了不错的预后。传统的踝上截骨常合并腓骨截骨，这样可获得更好的负重力线外移，重建踝穴。踝上截骨因可以恢复下肢力线并保留踝关节功能而在临床上越来越被重视（图 18-6、图 18-7）。

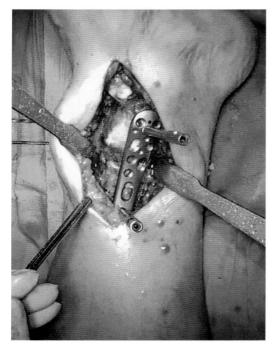

图 18-6 踝上截骨术中置入钢板

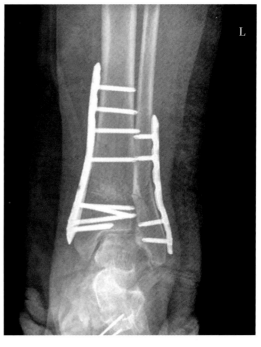

图 18-7 踝上截骨术后 X 线片（合并腓骨截骨）

（三）踝关节融合术

踝关节融合术是治疗终末期踝关节炎的最终方法。以踝关节融合的方式将踝关节固定于中立位，可以纠正畸形，恢复力线，最终做到消除疼痛。尽管牺牲了踝关节的活动度，但经过正规术后康复锻炼后，患者的基本生活并不会受影响。其主要的术后并发症是切口愈合不良和骨不连，随着内固定逐渐发展，这种情况发生的概率在逐渐减少。胫骨远端外侧植入钢板时，可常规行腓骨截骨术（图18-8）。如果皮肤条件差，可用外固定的方式，避免植入钢板可能引起的排异或者感染。如果不伴有严重踝关节畸形，还可借助关节镜辅助融合，可以预见的优点就是较短的恢复时间、较小的手术创口。但是对于伴有内外翻畸形的患者，采用传统的开放入路可以更大程度矫正力线。有些踝关节内翻的患者还可能出现距下关节代偿部分畸形，

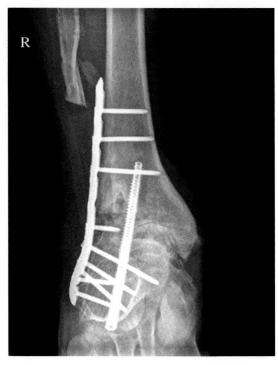

图 18-8 踝关节融合钢板内固定（合并腓骨截骨和距下关节融合）

如果因此发生距下关节炎或者距下关节本身就有骨性关节炎，可加做距下关节融合术。

（四）踝关节置换术

全踝关节置换可以解决踝关节融合引起的关节活动受限、周围关节退变加快问题，临床效果良好，但多数报道仅为短中期疗效分析，且并发症相对较多，有些并发症甚至非常严重，如深部感染、无菌性假体松动乃至手术失败。因此，了解可能的并发症并进行充分的术前谈话可有效避免医患纠纷。伤口愈合不良、假体松动下沉、力线异常、骨折、韧带联合不愈合、感染、深静脉血栓、异位骨化等都是常见的并发症。因此，行踝关节置换手术时应考虑如下问题：患者自身因素方面，年龄大、一般情况差、超重肥胖等情况势必会造成手术效果差；工作性质对负重要求高的患者预后较差；术前软组织挛缩导致活动度差、骨质疏松、踝关节周围肌力差等情况的患者预后相对较差；患者经济情况差可能无法支撑置换费用和后续融合等治疗费用；术者的水平直接决定了手术效果；伴有严重内外翻畸形的患者，置换可能无法矫正力线，因此手术效果较差。

充分把握踝关节置换手术指征，充分考虑患者实际情况及需求，充分进行完整术前谈话并记录，是临床中一定要注意的问题。

内翻性踝关节炎经积极保守或手术治疗，短期内患者症状可得到明显减轻，患者

生活水平提高。长期来看，退行性改变是不可逆的，随着生命的延长，踝关节必将继续退化，尤其是有相关疾病的患者。针对不同时期踝关节炎的处置办法差异较大，治疗时应考虑患者客观的病情严重情况及主观上对活动的需求，准确找到最适合的治疗办法。

第二节　踇外翻

一、流行病学

老年人足部会发生解剖学、生理学和病理学改变，其中一些在老年男性和女性都有发生，另一些则具有性别特异性。踇外翻是老年女性最常见的足部畸形，特征是第一跖列向内侧移位，踇趾向外侧移位。这种疾病在 18~64 岁患者中发病率 23%，超过 65 岁患者中发病率 35%。尽管踇外翻不是老年女性特异性改变，但是它随着年龄增加更常见，而且在 65 岁以上女性中比绝经前妇女更常见。

二、危险度预测

踇外翻在老年患者中常见，尤其在穿着高跟鞋的老年女性中更多见，但是在高弓足的老年女性中较少见。无论老年男性还是女性，踇外翻常常伴有足部疼痛，其发生率与体重指数（BMI）相关。基因遗传因素在踇外翻的发生中也有一定作用。穿不合适的鞋子也是造成踇外翻发展的重要原因，如二战后西式鞋子传入日本的后，其踇外翻发生率显著增高。

第一跖列负担很大部分的体重，因为它要维持内侧足弓的位置。Morton 和 Lapidus 最早提出第一跖楔关节不稳导致第一跖列活动度过大是造成踇外翻的原因，稳定第一跖楔关节可以使其活动正常，并纠正踇外翻畸形。许多因素表明，第一跖列的完整性破坏，如鞋子限制，足部畸形和平底足，可能导致踇外翻的发生。踇外翻的女性发生率更高可能与穿着过紧的鞋子或高跟鞋有关。而且，女性韧带松弛的发生率更高，这将破坏第一跖列的完整性。这可能是导致男女踇外翻发生率差异的原因。

三、踇外翻的病理变化

踇外翻发生时，除了踇跖趾关节外翻变化外，足部常常发生一系列的改变，如踇趾伴旋转、第一跖骨内翻、部分伴旋前，第一跖骨头内侧骨赘、部分形成踇囊炎，腓侧籽骨外移，外侧关节囊挛缩，内侧关节囊松弛，其他变化还包括第二趾向背侧骑跨，跖侧变化如胼胝体形成，炎症反应等。在 X 线片上，有许多参数可以用来表示踇外翻的严重程度（表 18-1）。

表 18-1　踇外翻的 X 线测量

中文名	英文名	缩写	正常值	测量方法
踇外翻角	hallux valgus angle hallux abductus angle	HVA HAA	< 20°	
跖间角	intermetatarsal angle	IMA	6°–11°	
趾间角	interphalangeal angle	IPA	11°–18°	
跖骨远端关节面固定角	distal metatarsal articular angle	DMAA	< 10°	
远侧关节固定角	distal articular set angle	DASA	1°–7°	
跖楔角	metatarsal cuneiform angle	MCA	6°–10°	

另外，踇外翻时常常发生踇籽骨脱位，踇外翻越严重时，籽骨移位也越明显。X 线片检查时仔细观察籽骨位置，根据籽骨不同位置用 1-7 来表示籽骨自跖骨下方的半脱位，术中矫正籽骨的半脱位很重要（图 18-9）。

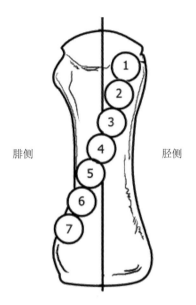

图 18-9 不同程度的籽骨脱位
根据籽骨不同位置用 1-7 来表示籽骨自跖骨下方的半脱位

四、踇外翻分型和分期

1. 按物理检查分型　Ⅰ度：外翻的踇趾与其他的足趾不发生挤压；Ⅱ度外翻的踇趾与其他的足趾发生挤压；Ⅲ度：外翻的踇趾与第二趾相互重叠。

2. X 线测量分类　Mann 分类法，①轻度：HAA < 30°，跖趾关节适合，IMA < 13°，籽骨位置 4。②中度：HAA 30°-40°，IMA 13°-16°，籽骨位置 6、7，跖趾关节不适合。③重度：HAA > 40°，IMA > 16°，胫侧籽骨脱位，踇趾外偏挤压第 2 趾形成骑跨趾。

3. 按严重程度分期　Palladino 将踇外翻分为 4 期。Ⅰ期：HAA 正常，IMA 正常，第一跖趾关节关系正常。Ⅱ期：HAA 不正常，IMA 正常，第一跖趾关节偏斜。Ⅲ期：HAA 不正常，IMA 不正常，第一跖趾关节偏斜。Ⅳ期：HAA 不正常，IMA 不正常，第一跖趾关节半脱位。

五、临床表现与诊断

当踇外翻角（第一跖骨干和踇趾近节跖骨轴线夹角）超过 15°，患者就可以诊断踇外翻。踇外翻可以分为轻度（15°-20°），中度（21°-39°）和中度 ≥ 40°。严重病例中，可以发生第一跖趾关节的半脱位。第一跖趾关节疼痛在踇外翻患者中常见，尤其负重时。

足部是身体仅有的持续与负重面接触的部位，因此在负重方面发挥重要作用。足部在震动吸收，不平表面的调节和产生向前的动能中发挥作用。随着年龄增加，足部的肌肉骨骼以及神经性改变经常发生，包括足部和足趾畸形，活动范围减少，力量下降和足底触觉减退。所有这些问题可以改变足部负重方式，导致平衡问题，影响步态，增加摔倒的概率。足部疼痛可以降低平衡，导致患者活动时更小心，更缓慢。有足部疼痛和僵硬的患者往往有活动受限的表现。与年轻女性比较，老年女性往往表现平足或者旋前足，踝关节和第一跖趾关节活动下降，出现踇外翻、足趾畸形和足趾跖屈减弱及跖面触觉减退等表现。

足负重与非负重位 X 线片检测对于踇外翻诊断很重要，受力情况下可以发现潜在的踇外翻症状，一般应在负重状态下进行测量。除 HVA 外，负重位 IMA 等均大于非负重位。

六、治疗

踇外翻治疗的目的：解除疼痛，矫正畸形。在进行治疗前，应当了解踇外翻是一种进行性发展的畸形，保守治疗往往只能在畸形刚刚出现时，在一定程度上缓解症状，无法起到根本性的治疗作用。

（一）保守治疗

在手术矫正前，可以尝试保守治疗。患者应避免穿着过紧的鞋子或高跟鞋，而应当穿着柔软、宽头鞋子。踇外翻推荐使用分趾垫、踇夹板和踇囊垫来治疗（图 18-10）。分趾垫可以将踇趾与第二趾分开，并且减轻踇囊引起的疼痛，减少跖骨头的突出。许多预制的分趾垫可以用于踇外翻患者。2008 年，有学者研究了一种泡沫板和硬质全接触鞋垫制成的分趾垫的效果，并与踇夹板进行比较。经过 3 个月后，使用分趾垫的 15 名患者的疼痛程度显著缓解，而另外 15 名使用踇夹板的患者则没有显著好转。另外，踇外翻角度在两组中都没有显著减少。预制的分趾垫并不能适合每个患者趾间间隙，足趾轴线不能完全矫正。2018 年，有学者采用 3D 扫描和打印技术制成的分趾垫成功应用于 8 名踇外翻患者。理疗与应用非甾体类消炎止痛药对于缓解患者足部疼痛等症状也是很有效的方法。

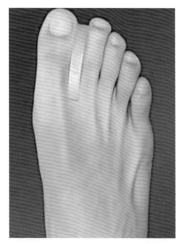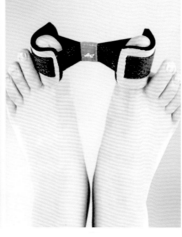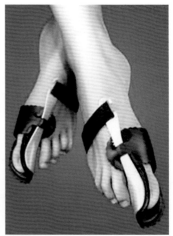

图 18-10 踇外翻的保守治疗与支具

（二）手术治疗

如果考虑手术治疗，术前谈话很重要。除了一般手术和麻醉的风险，还必须告知患者术后持续疼痛、长久穿戴矫形鞋，以及复发的可能。文献描述了 140 种手术方法用于踇外翻的矫正，但是没有单一某种手术可以产生很好的效果。可以将不同手术方法进行分类，每种方法的应用均要考虑疾病的严重程度，可以参考放射学检查，有无第一跖趾关节退变，以及畸形能否通过手法进行纠正等。一般手术方法可被分为远端软组织手术、第一跖骨截骨、近节趾骨截骨、关节融合，以及关节置换。通常也会将以上不同方法相结合来治疗患者。

在制定手术方案前，首先需要确定跖趾关节的匹配程度，关节匹配度衡量的是第一跖骨头关节面与近节趾骨关节面之间的关系（图 18-11），如果该关节是匹配的，手术方法应保持关节的对应关系；如果关节不匹配，则应采用合适的方法，重建一个匹配的关节。必须强调的是，缓解患者症状远比矫正畸形更重要。同时应充分考虑患者年龄、每天活动量等情况。

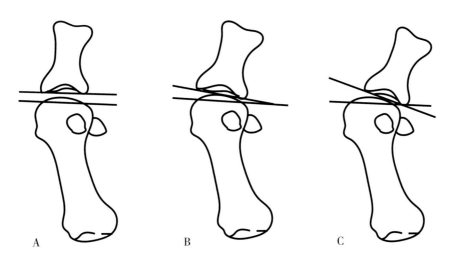

图 18-11 关节匹配度的测量

A. 两条线平行，称为关节匹配；B. 两条线不平行，但交点交于关节之外，称为关节倾斜，不匹配；C. 两条线不平行，但交点交于关节内，称为关节半脱位

1. 软组织手术　无论进行何种跖骨截骨术，第一跖趾关节外侧松解是基本操作。松解软组织时，要确保关节周围软组织的平衡。需要松解的部分是第一跖趾关节外侧的关节囊，以及近节趾骨的基底部踇收肌腱止点。操作时要注意不要损伤近节趾骨基底部与腓侧籽骨之间的跖板。切断腓侧籽骨与跖骨间韧带使籽骨复位。进一步向近端松解跖板使外侧软组织松解。

2. 骨性手术　软组织松解术后，一般仍需要进行骨性手术矫正第一跖骨内翻。骨性手术可以在第一跖骨的远端、骨干和近端进行操作。一般来说，截骨部位越是靠近近端，畸形的矫正能力越大。以下介绍几种常用的跖骨截骨手术。

双平面的远端 Chevron 截骨术可以用于治疗大多数的踇外翻畸形（图 18-12）。该技术创伤较小，操作简单，通常用于矫正轻度至中度踇外翻畸形。对于严重踇外翻畸形，尤其是 IMA 角大于 15°，Chevron 手术的矫正能力有限。Chevron 手术主要矫正增大的 DMAA 角度，并且通过旋转和调整跖骨头的位置，矫正第一跖骨旋前。如果踇复位仍有困难，那么截骨时适当短缩可以帮助复位。

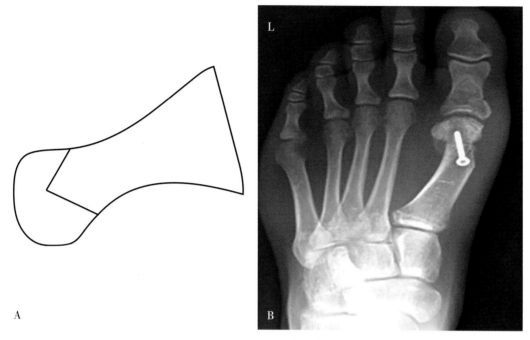

图 18-12 Chevron 截骨术
A 为示意图，在跖骨远端水平的 V 形截骨；B 为 Chevron 截骨内固定后 X 线片

Scarf 截骨术是另一种常用的跖骨截骨手术用于矫正 IMA 角（图 18-13）。由于 Scarf 截骨术的截骨接触面较大，理论上它的愈合率要快于其他截骨术。但是其矫正第一跖骨旋前较为困难。另外，Scarf 截骨对于手术者的要求较高，如果手术者经验不足，可能会发生矫正不足，踇内翻，甚至第一跖骨头缺血性坏死等。由于老年患者往往合并骨质疏松，在使用 Scarf 截骨时，应避免发生沟槽效应影响手术效果。

跖骨近端（基底部）截骨矫正 IMA 角的能力最强，通常用于中度、重度畸形的矫正（图 18-14）。第一跖骨近端截骨有多种方法，截骨线通常靠近第一跖骨基底部，截骨矫形的同时还可以纠正第一跖骨旋前。另外，跖骨近端开放截骨后，第一跖骨的长度会稍有增加，适合第一跖骨较短的病例。

第一跖楔关节融合术在过去数十年广泛使用，因为第一跖楔关节的活动增加被认为是踇外翻畸形的原因并可以促进踇外翻发展。研究表明，采用关节外截骨术后，第一跖楔关节稳定性显著地恢复了，表明第一跖楔关节不稳定也可能是继发于踇外翻而非其原因。目前的观点认为，对于严重的踇外翻畸形，尤其是有显著的第一跖楔关节松弛和扁平足患者，第一跖楔关节融合仍有指征。

第一跖趾关节融合术适合治疗严重的踇外翻畸形（HVA > 50°）、类风湿性踇外翻

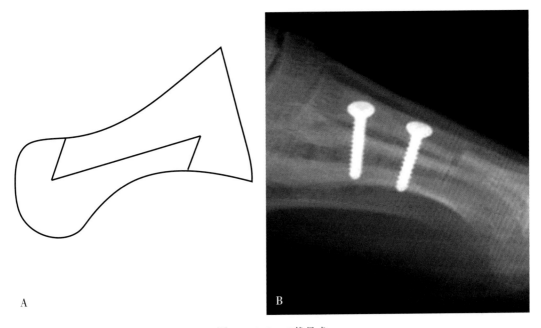

图 18-13 Scarf 截骨术

A 为示意图：近端截骨处在第一跖楔关节远侧 2cm，远端截骨在跖趾关节近端 5mm；B 为截骨内固定后 X 线片

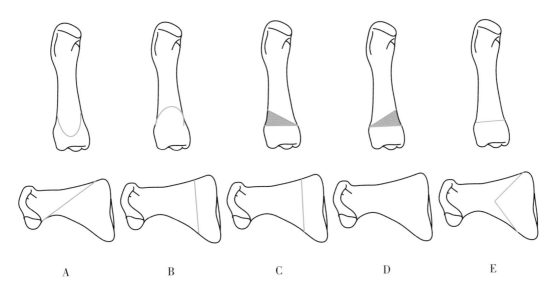

图 18-14 不同的第一跖骨近端截骨方法

A.Ludloff 截骨；B. 近端新月形截骨；C. 近端开放楔形截骨；D. 近端闭合楔形截骨；E. 近端 Chevron 截骨

畸形、神经病变继发的踇外翻伴第一跖趾关节退变等病例。也可用于踇外翻术失败，需要进行翻修的病例。在背侧使用加压螺钉可以获得最佳的生物力学强度和愈合率。

其他手术方式包括第一趾近节趾骨基底楔形截骨术（Akin 术）可以用于矫正踇旋前及趾间关节外翻。Weil 截骨术可以用于治疗胼胝体形成、跖痛及跖趾关节脱位。

手术禁忌证包括绝对禁忌证与相对禁忌证。绝对禁忌证：跖趾关节活动性感染，血运差，诊断不明确的病例。相对禁忌证：轻度关节炎或关节纤维化，不切实际的手术期望等。手术并发症主要包括：疼痛、感染、截骨不愈合、踇内翻、踇外翻复发、内固定失败等。

老年患者的踇外翻的治疗比较复杂，没有一种治疗方法是完美的，每种方法都有其各自的优点和缺点。足踝外科医师需要根据患者不同的病理变化，同时充分考虑患者的期望，因人制宜，制定个性化的治疗方法，其中术前的准确评估是手术成功的关键。

第三节　糖尿病足

一、流行病学

足部疾病影响约 6% 糖尿病患者，包括感染、溃疡或足部组织破坏。它会降低患者的生活质量，并影响社会生活和家庭生活。0.05%-1.5% 的糖尿病足患者需要截肢。多数足部溃疡可以进行足部并发症筛查，并通过足部保健来预防。

二、糖尿病足的病理生理改变

糖尿病引起的感觉运动神经性病变很常见（20%-30%）。许多因素会造成糖尿病性神经病变，如血糖浓度、血脂、髓鞘的结构和通透性、外周神经的轴流，大、小血管病变等。控制不佳的糖尿病可以通过复杂的代谢通路导致神经性病变和外周动脉疾病。外周神经性病变导致感觉丧失，外周血管病变导致缺血，这些因素单独或共同作用导致足部溃疡。一篇系统回顾报道了糖尿病相关的外周神经性病变的发病率 0.003%-2.8%，糖尿病相关的外周血管疾病的发病率为 0.01%-0.4%。

糖尿病足常发生夏科特关节病（Charcot arthropathy），它表现为骨、关节、软组织的进行性破坏，最常见的部位是踝关节和足。据报道，糖尿病相关的夏科特关节病的发病率为 0.08%-13%。神经性病变、足部异常负重、反复微损伤，以及骨代谢异常等病变会导致炎症激活，进而导致骨溶解、骨折、关节脱位和畸形。赤足行走，缺乏重视，治疗延误，缺乏有效治疗及足部保健都是增加足部疾病负担的常见因素。

三、临床表现与诊断

半数的糖尿病性感觉运动神经病性患者是无症状的。需要通过仔细的，定期足部检查才能诊断。每次随访检查足部有无活动性病变如溃疡或坏疽。查找真菌感染、皮肤裂隙、趾甲变形、浸渍、老茧、畸形（如锤状趾、爪形趾、高弓足），以上会增加溃疡的风险。用手背感觉足部温度。足部温度低表明缺血，温度升高发红肿胀表明炎症，如急性夏科特足或蜂窝性组织炎。如果出现单侧的发热和肿胀，要考虑急性夏科特神经病变。下肢血管不良表现为跛行、静息痛、无脉、萎缩、潮红、毛发脱落和肢体苍白。

发生感染的患者的主诉包括从局部的感染到系统性感染等不同表现。患者可有一般情况改变，如不适感，行为变化，循环、呼吸异常，有无发热等。局部感染的标志可以包括疼痛/压痛、出血、肿胀、化脓和恶臭。系统性感染的标志包括食欲不振、恶心、呕吐、发热、寒战、盗汗、精神状态改变和近来血糖控制不佳等。

从实用的角度，糖尿病足可以分为两种主要类型：①非缺血性神经病理性糖尿病足；②缺血性糖尿病足。外周神经病变和外周血管病变筛查可以帮助确定有足部溃疡风险的患者。

（一）外周神经病变

检查的目的是发现足部保护性感觉丧失的患者。多数人推荐用10g纤维丝进行糖尿患者的神经病变评估。这种单纤维可以弯曲时产生10g压力。如果无法感知10g压力是目前公认的保护性感觉丧失的标准。这种检测简便、廉价。尽管单纤维测试被广泛使用，它在诊断神经病变时的准确性仍存在争议。这种测试可以同另一种检查一起进行神经病变的筛查，以提高诊断准确率，如应用生物震感阈测量器或刻度音叉来评估震动感知阈。

（二）外周血管病变

询问患者间歇性跛行和静息痛，有助于发现外周血管疾病。双足胫后动脉和足背动脉触诊，记录有无脉搏。踝肱指数也是一个诊断周围动脉疾病的重要辅助方法，它采用多普勒设备检测踝部（足背动脉或胫后动脉）的最高收缩压与上臂收缩压的比值。测量踝肱指数能够对不同患者进行特异性评估，是非常有价值的反映下肢血管状态的指标（图18-15），正常值为1.0-1.4，< 0.9为轻度缺血，0.5-0.7为中度缺血，< 0.5

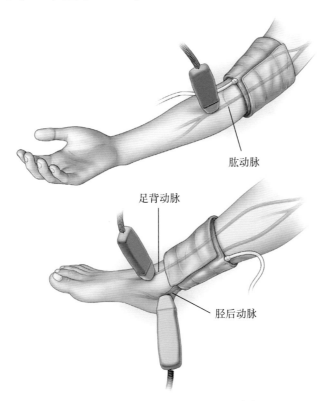

肱动脉

足背动脉

胫后动脉

图18-15 踝肱指数（ABI）的测量

为重度缺血。糖尿病患者经常有异常升高的踝肱指数,这是由于钙化动脉壁弹性减弱所致。目前,设备要求、时间限制、缺乏应用培训是基层医疗开展踝肱指数测量的主要障碍。

四、糖尿病足的分级

基于以上体格检查和指标,可以对患者的糖尿病足风险进行大致评估。Wagner 分级是糖尿病足使用最广和最为广泛接受的分级系统,它包括 6 个用以评估溃疡深度的简化的伤口分级。这种分级的局限在于所有级别中没有将缺血和感染作为独立的危险因素(表 18-2、图 18-16)。

表 18-2 糖尿病足的 Wagner 分级

分级	伤口深度
0	存在有发生溃疡的危险因素者,尚未发生溃疡
1	皮肤表面溃疡,但无感染表现
2	较深的溃疡,常合并软组织炎,无脓肿或骨的感染
3	深度感染,伴有骨组织病变或脓肿
4	局限性坏疽
5	全足坏疽

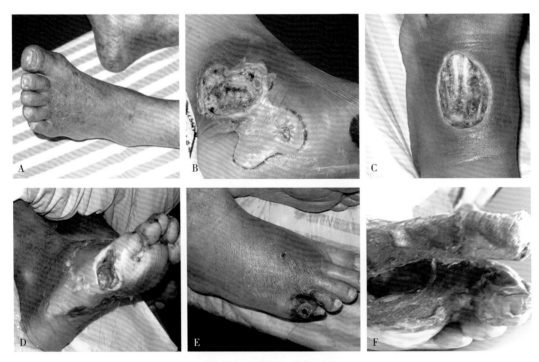

图 18-16 Wagner 分级系统

A-F 分别表示 Wagner 分级 0-6 级

一种近年来更流行的糖尿病足的分级方法是美国德州大学健康科学中心的圣安东伊奥分型系统。这个系统在 4 个级别的伤口深度的基础上结合了亚组以指明合并感染、缺血的情况。伤口流脓及其他局部炎症表现，如发热、出血、淋巴管炎、淋巴病变、肿胀、疼痛和功能障碍可以归为感染（表 18-3）。如 1 级 A 期表示有足部溃疡病史，但没有感染和缺血情况；2 级 C 期表示足部发生了深达肌腱的溃疡，同时存在足部缺血，以此类推。

表 18-3 美国德州大学糖尿病足分级系统

	0 级	1 级	2 级	3 级
A 期	无创面	浅表创面	肌腱 / 关节囊	骨 / 关节
B 期	合并感染	合并感染	合并感染	合并感染
C 期	缺血	缺血	缺血	缺血
D 期	感染伴缺血	感染伴缺血	感染伴缺血	感染伴缺血

五、糖尿病足的治疗

（一）糖尿病足部溃疡的治疗

足部溃疡治疗的三大原则：①及时适度地去除胼胝体；②控制感染；③减少负重。Delbridge 和 Lequesne 等证明了胼胝体的形成是糖尿病足的神经病性溃疡发展的核心。去除胼胝体后，可以从溃疡底部获取细菌样本进行培养，指导抗生素使用。促进愈合最重要的方面是去除溃疡部位的压应力，使得应力再分布。新近研究表明，应用定制的合适鞋垫可以防止糖尿病足溃疡，但是多数研究证据不足，尚无定论。目前鞋垫设计主要着重于减少足部垂直压力。

（二）神经性疼痛的治疗

一些随机临床研究支持使用三环类药物缓解神经性疼痛。选择性 5- 羟色胺抑制剂可以抑制 5- 羟色胺重吸收，从而缓解神经性疼痛。研究表明，帕罗西汀可以有效缓解疼痛；同样，西酞普兰也可以用于缓解神经性疼痛，丙米嗪效果更强。抗痉挛药用于治疗神经性疼痛多年。 加巴喷丁是一种辅助的抗痉挛药物，逐渐成为治疗痛性神经病变的一线药物。度洛西汀是一种 5- 羟色胺和去甲肾上腺素重吸收抑制剂，近来 FDA 批准用于治疗神经病理性疼痛。

（三）缺血性糖尿病足的治疗

缺血性糖尿病足的治疗包括药物治疗、开放手术治疗，以及狭窄阻塞下肢动脉经皮腔内成形术。药物治疗：可以给予抗血小板、抗凝血因子等药物改善微循环，主要用于溃疡小、新发，或者不适合接受重建手术的患者。开放手术治疗包括动脉重建、交感神经切除术和截肢。动脉重建的指征包括难治性静息痛、跛行、久治不愈的溃疡。腰交感神经切除术对于减轻缺血性静息痛有重要作用。经皮腔内成形术是一种新近发展起来的微创介入性手术，对于具有开放手术禁忌证的高风险患者非常有效。最适合血管成形术的病变是狭窄小于 4cm、阻塞小于 10cm 的血管病变。对于足部组织已经发生不可逆坏死的患者，应考虑手术截肢。

（四）敷料的使用

伤口覆盖材料有多种，如抗菌剂、银离子敷料、清创用的酶制剂、负压吸引装置、高级伤口敷料、皮肤替代物、生长因子和生物伤口产品等。伤口敷料包括天然、半合成、合成的聚合物制成的薄膜、泡沫、凝胶、水凝胶。而且，伤口敷料可以用作药物介质，用于促进愈合的药物和其他治疗物质（如生长因子、多肽、干细胞和其他生物活性物质）的给药。

（五）血糖管理

选择一种长效胰岛素很重要，要熟悉它，并且坚持使用。有些糖尿病足病例经过血糖控制，以及每天换药和伤口处理、去除坏死组织、植皮等治疗，得到良好的治疗效果。

（六）伤口处理

用无菌水或生理盐水清洗溃疡，应用无菌消毒敷料，如盐水纱布等控制渗出和维持温暖的、潮湿的环境促进愈合。避免使用杀菌性药物，如过氧化氢、聚维酮碘或氯己定进行清洗、覆盖伤口，因为它们有细胞毒性；也不推荐昂贵的抗菌性敷料。调整敷料、鞋子及活动避免溃疡足部受压，加上早期积极的抗菌治疗对糖尿病足治疗很重要，尤其是出现了溃疡后。从伤口底部获取组织，或拭子进行培养和药敏，根据细菌培养的药敏结果使用抗菌治疗。如果出现静息痛、简单的溃疡、或者急性夏科特足，请专科医师会诊；如果出现静息痛、间歇性跛行，可以进一步完善血管超声检查，请血管外科会诊，考虑再血管化手术。

（七）截肢手术

当患者肢体发生坏疽，或者深部组织感染时，往往表现为足部肿胀、皮肤发亮、色斑等症状，开放性伤口中用探针检查时有沙粒感。当出现危及肢体的问题，如足部溃疡伴发热，或任何败血症表现时，要及时处理，转诊至专门的糖尿病足诊治中心，甚至进行多学科会诊。当肢体病变可能危及生命时，应积极进行术前准备和术前评估，准备截肢手术，此时应将挽救生命放在第一位。

六、预防

截肢病史和血糖控制不良增加足部溃疡的风险，详细的足部检查对于早期发现疾病很重要。常规足部检查的频率，对于低风险患者需要每年进行，因为他们可能会发展为中度或高风险患者。尤其应强调足部保健及血糖水平监测的重要性。对于中度或重度风险患者，以及那些有足部畸形，或者诊断为周围神经病变或周围动脉疾病的患者，建议更高频率的随访。没有研究表明神经病变能逆转，如果先前已经诊断，一般不需要重复检查神经性病变。

应强调基础足部保健的重要性。无症状的外周动脉疾病患者可以在基层医疗机构随访，并按照外周动脉疾病的诊疗原则进行处理。对于有胼胝、足趾畸形的患者可以去预防性足踝医师处就医，接受基本的趾甲和皮肤护理，包括去除胼胝体。对于有足部糖尿病的患者，及时接受足部保护治疗可以防止感染、坏疽、截肢或死亡的发生，并且减少住院率和住院费用。

血糖控制对于糖尿病足的预防很重要。早期、良好的血糖控制对于预防神经性病变是有效的，但是尚没有研究表明血糖控制可以逆转神经病变。将血糖和糖化血红蛋白控制在最佳水平是糖尿病治疗中可以有效预防或减缓外周神经病变进程的准则。

在糖尿病足治疗中应进行必要的患者宣教，包括血糖控制的重要性，以及饮食、锻炼、体重控制的重要性等。但是目前给予患者足部健康教育能否预防足部溃疡的发生尚不确定，一般认为给予适当的教育可以短期内改善患者的知识水平和行为，但是对于长期预防糖尿病足缺乏有效性。推荐有组织地、重复地进行教育，结合预防性措施进行足部问题的预防。

应穿着合适的鞋子。狭小的鞋子导致出汗，使足部发生真菌感染。糖尿病患者的鞋子最好足趾部分有宽敞空间和柔软的鞋垫。如果使用其他鞋垫，鞋子要有足够的深度。鞋子还应有方便调节的鞋带或搭扣。新的鞋子先每天短时间穿着，直到完全舒适再考虑日常穿着。在前足跖面或足跟部溃疡的患者可以给予减压鞋以促进溃疡愈合，防止复发（图 18-17）。

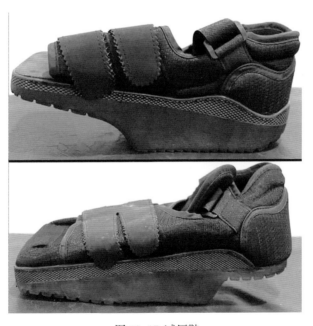

图 18-17 减压鞋
上图和下图分别降低前足和后跟的压力

总而言之，糖尿病足是一种致残、致死率较高的疾病，严重影响糖尿病患者的生活质量，并给社会医疗保障体系带来沉重的负担。该疾病的治疗目前尚缺乏有效的手段，积极的血糖控制和定期的足部保健是预防糖尿病足发生发展的有效方法。

（施忠民 张雄良 上海交通大学附属第六人民医院）

参考文献

BARG A,PAGENSTERT GI,HÜGLE T,et al.Ankle osteoarthritis: Etiology, diagnostics, and classification[J]. Foot Ankle Clinics,2013,18(3):411-426.

BARP EA,ERICKSON JG,HALL JL.Arthroscopic treatment of ankle arthritis[J].Clin Podiatr Med Surg,2017,34(4):433-444.

DOTY JF,HARRIS WT.Hallux valgus deformity and treatment:A three-dimensional approach[J].Foot Ankle Clin,2018,23(2):271-280.

FOOT AND ANKLE WORKING COMMITTEE,CHINESE ASSOCIATION OF ORTHOPAEDIC SURGEONS ORTHOPAEDIC BRANCH,CHINESE ASSOCIATION OF ORTHOPAEDIC SURGEONS. Consensus on surgical management of hallux valgus from China[J].Orthop Surg,2015,7(4):291-296.

GUIDOZZI F.Foot problems in older women[J].Climacteric,2017,20(6):518-521.

GUO J,ZHANG L,QIN D,et al.Changes in ankle joint alignment after proximal fibular osteotomy[J].PLoS One,2019,14(3):e0214002.

HAN SH,PARK DY,KIM TH.Prognostic factors after intra-articular hyaluronic acid injection in ankle osteoarthritis[J].Yonsei Med J,2014,55(4):1080-1086.

HECHT PJ,LIN TJ.Hallux valgus[J]. MED CLIN N AM,2014,98(2):227-232.

JEFFCOATE W,BAKKER K.World diabetes day:Footing the bill[J].Lancet, 2005,365(9470):1527.

KRÄHENBÜHL N,SIEGLER L,DEFORTH M,et al.Subtalar joint alignment in ankle osteoarthritis[J].Foot Ankle Surg,2019,25(2):143-149.

LAZZARINI PA,HURN SE,FERNANDO ME,et al.Prevalence of foot disease and risk factors in general inpatient populations:A systematic review and meta-analysis[J].BMJ Open,2015,5(11):e008544.

MENZ HB,HARRISON C,BRITT H,et al.Management of hallux valgus in general practice in Australia[J]. Arthritis Care Res,2020,72(11):1536-1542.

MISHRA SC,CHHATBAR KC,KASHIKAR A,et al.Diabetic foot[J].BMJ,2017,359:j5064.

NIX S,SMITH M,VICENZINO B.Prevalence of hallux valgus in the general population: a systematic review and meta-analysis[J].J Foot Ankle Res,2010,3:21.

PARK CH,CHANG MC.Forefoot disorders and conservative treatment[J].Yeungnam Univ J Med,2019,36(2):92-98.

SCHAPER NC,APELQVIST J,BAKKER K.The international consensus and practical guidelines on the management and prevention of the diabetic foot[J].Curr Diab Rep,2003,3(6):475-479.

SCHMID T,KRAUSE FG.Conservative treatment of asymmetric ankle osteoarthritis[J]. Foot Ankle Clin,2013,18(3):437-448.

SINGH N,ARMSTRONG DG,LIPSKY BA.Preventing foot ulcers in patients with diabetes[J]. JAMA,2005, 293(2):217-228.

TANAKA Y.The concept of ankle joint preserving surgery: Why does supramalleolar osteotomy work and how to decide when to do an osteotomy or joint replacement[J].Foot Ankle Clin,2012,17(4):545-553.

VALDERRABANO V,PAUL J,MONIKA H,et al.Joint-preserving surgery of valgus ankle osteoarthritis[J].Foot

Ankle Clin,2013,18(3):481-502.

WĄSIK J,STOŁTNY T,LEKSOWSKA-PAWLICZEK M,et al.Ankle osteoarthritis arthroplasty or arthrodesis?[J]. Ortop Traumatol Rehabil,2018,20(5):361-370.

YU JJ,SHESKIER S.Total ankle replacement evolution of the technology and future applications[J].Bull Hosp Jt Dis,2014,72(1):120-128.

ZHANG P,LU J,JING Y,et al.Global epidemiology of diabetic foot ulceration: A systematic review and meta-analysis (dagger)[J].Ann Med,2017,49(2):106-116.

ZHAO H,QU W,LI Y,et al.Functional analysis of distraction arthroplasty in the treatment of ankle osteoarthritis[J].J Orthop Surg Res,2017,12(1):18.

ZHAO HM,LIANG XJ,LI Y,et al.Supramalleolar osteotomy with distraction arthroplasty in treatment of varus ankle osteoarthritis with large talar tilt angle:A case report and literature review[J].J Foot Ankle Surg,2017,56(5):1125-1128.

第十九章
老年骨肿瘤

随着老龄化社会的到来，人均寿命延长，老年人骨肿瘤发病日益增多，其中以骨转移癌尤为显著。这就要求我们适应新情况，研究老年骨肿瘤疾病发病的特点、规律以及系统的诊疗手段，更好地为老年人服务。

第一节 脊柱肿瘤

脊柱肿瘤在骨肿瘤中并不少见，各种类型的骨肿瘤几乎皆可发生于脊柱，一般将其分成原发性和转移性两大类。原发性脊柱肿瘤又分为良性肿瘤、瘤样病变、临界性及恶性肿瘤。常见的原发良性肿瘤是骨血管瘤、骨样骨瘤和神经鞘瘤。常见的瘤样病变是嗜酸性肉芽肿和动脉瘤样骨囊肿。常见的临界性肿瘤是骨巨细胞瘤和骨母细胞瘤。常见的恶性肿瘤是骨髓瘤、脊索瘤和骨恶性淋巴瘤。转移性肿瘤占脊柱肿瘤的 70% 以上，且老年人多发，常见的原发瘤是肺癌、乳腺癌、前列腺癌、甲状腺癌和胃肠癌。若按肿瘤的生物学特性，也可将脊柱肿瘤分为良性、临界性和恶性三大类，恶性包括原发恶性和转移性，占脊柱肿瘤的 80% 以上，足以引起大家重视。

一、诊断

脊柱肿瘤的诊断原则是结合了临床表现、影像学检查和病理检查三方面的综合分析，首先根据症状、体征、实验室检查及影像学表现进行分析，提出初步诊断，作为骨科、放射科与病理科三科共同研究的基础，而后经病理结果证实，才能得出正确的诊断。

（一）临床表现

1. 病程　良性肿瘤发展慢，病程长，一般为 1~2 年。恶性肿瘤发展快，病程短，一般为 2~10 个月，而转移瘤一般为 1~2 个月。早期的症状轻微，缺乏特异性，常造成诊断困难，当典型的症状、体征出现时，已是后期的临床表现。

2. 疼痛与叩痛　疼痛是脊柱肿瘤的主要症状，由轻到重，由间歇性到持续性，夜间为甚，休息无缓解。恶性肿瘤疼痛呈渐进性，开始为钝痛，局限于肿瘤部位，当压迫或侵袭神经根或神经丛时则表现为严重的烧灼痛或锐痛，沿神经走行放射，在神经根或神经丛分布区可出现麻木或痛觉过敏。

3.活动受限 早期由于疼痛和肌肉痉挛常使脊柱活动受限，晚期由于肿块、病理骨折和畸形使脊柱活动受限加重。

4.神经功能障碍 晚期肿瘤压迫或侵袭脊髓、神经根或神经丛，产生不同程度的神经功能障碍。由神经麻痹、不完全截瘫到完全截瘫。短期、轻度压迫，受压的脊髓可以产生局部脱髓鞘作用或水肿，解除压迫后可以逐渐恢复；长期、重度压迫或侵袭脊髓，受损的轴突不能完全恢复，甚至脊髓或神经发生缺血坏死，瘫痪将是不可逆的。

5.肿块 由于脊柱的解剖部位深在，颈、背、腰出现肿块已是脊柱肿瘤的晚期表现。

6.畸形 脊柱肿瘤晚期椎体破坏或发生病理骨折后常出现后凸畸形，严重的后凸畸形可导致脊髓受压；另一些肿瘤常因疼痛和肌肉痉挛造成脊柱侧弯和后凸畸形，如骨样骨瘤和骨母细胞瘤，侧弯畸形的发生率可高达70%。

（二）实验室检查

良性和发展缓慢的低度恶性脊柱肿瘤的血、尿常规，血沉，肝肾功能，血清钙、磷及酶学定量检查都基本正常；碱性磷酸酶是成骨活跃程度的反应，恶性肿瘤对骨广泛破坏时常升高。

（三）影像学检查

1.X线 这是骨肿瘤最常规的检查手段，能发现大部分脊柱肿瘤。良性肿瘤或瘤样病变多表现为囊状膨胀性破坏，边界整齐、轮廓清楚，无骨膜反应，椎间隙完整，椎旁多无软组织肿块影。

2.CT 由于CT检查没有相邻解剖结构的重叠，对比分辨率高，更有利于区别是肿瘤还是非肿瘤，是良性肿瘤还是恶性肿瘤。

3.放射性核素骨显像（ECT） 一般而言，活跃而血运丰富的病变和成骨的过程都表现为积聚的显影，即热结节，而发展缓慢或静止、血运差的病变和无明显成骨的过程都表现为疏松或无显影，即冷结节，这两种异常的阴影在诊断脊柱肿瘤中无特异性，但它获得的阳性病变的时间比X线检查早3~5个月，可以早期发现脊柱肿瘤，并可用于脊柱多发性肿瘤和转移瘤的定位。

4.磁共振（MRI） MRI除显示椎骨形态的改变外，更重要的是可准确反映骨髓内细胞密度和脂肪含量，利用病灶在骨髓内的空间占位，使正常骨髓信号消失而产生不正常信号，因此，只要骨髓脂肪受到侵犯，即可表现出TWI信号显著降低，易于早期发现3mm以上的微小病灶，对脊柱肿瘤的早期诊断很有帮助。另外，对椎体压缩骨折导致老年腰背痛患者，当X线片发现椎体压缩时，MRI可以帮助鉴别其病因是单纯骨质疏松还是肿瘤，前者虽有椎体高度的改变，但骨髓脂肪信号保存，而后者骨髓脂肪信号降低。

（四）活体组织检查

活体组织检查是脊柱肿瘤最确切的诊断方法，也是脊柱肿瘤的诊断依据，只有靠组织活检来证实或否定临床诊断。

随着穿刺活检成功率的不断提高，适应证也逐渐扩大，成功的关键是适应证正确、穿刺部位准确，病理科医生的技术及操作者的个人经验。穿刺针的选择取决于肿瘤是溶骨性、成骨性还是混合性，是骨组织还是软组织，当穿刺针需通过较厚的皮质骨时，可用环钻开窗，然后吸取或夹取肿瘤组织。对于部位深在或邻近重要器官者可在 CT 导向下安全到达常规手段难以到达的椎体部位，若后外侧入路困难，可经椎弓根进入椎体取活检。

活检非常重要。一方面是到目前为止，显微镜仍以组织形态为基础，对未分化的细胞来说有时难以判断来源和种类，诊断难免有出入。另一方面，活检仅局限于取出的一小块组织，不一定代表肿瘤全貌。

二、治疗

对于脊柱转移肿瘤，原发灶不明者，要在处理转移灶的同时寻找原发灶，对找到的原发处实行根治性切除或姑息性切除，不能手术切除者可根治性放疗、介入治疗或选择性动脉栓塞治疗。去除原发灶，避免原发肿瘤继续向全身转移。

第二节　骨转移瘤

骨转移瘤是指原发于某器官的恶性肿瘤细胞（大部分为癌，少部分为肉瘤）自某器官分离，通过血液循环或淋巴系统进入脉管，被送至远处，出脉管，最后停留到某骨骼重新获得血供，肿瘤细胞生长繁殖所产生的继发性肿瘤。它不包括在骨骼附近生长的肿瘤直接侵犯到骨骼的病例，也不包括血液或淋巴系统的全身性或多发性肿瘤同时侵犯骨骼的病例，如多发性骨髓瘤、多灶性骨肉瘤、恶性淋巴瘤和白血病等。发病年龄以 40-60 岁最多，60-70 岁次之，小于 40 岁少见。10 岁以下儿童也可发生骨转移瘤，主要来源是肾上腺或交感神经节的神经细胞瘤。

在临床上有 33%-50% 的病例找不到原发瘤，而以骨转移瘤为首发病，有的尸检亦未发现原发瘤，估计原发瘤很小而不易找到或原发瘤已消失，而转移瘤发展为主要病理。

一、性别与部位

从一般统计上看，总体上男性患者多于女性，不过有资料表明在脊柱的转移瘤中，男女性别无明显差异。骨转移部位按次序排列最多是躯干骨，常在盆骨、腰椎、胸椎、颈椎、胸骨、肩胛骨、锁骨和肋骨；其次是四肢骨。

二、症状和体征

病史及全面的物理检查可以早期发现骨转移瘤，从症状出现到确诊，一般为数月。部分或大部分患者有原发瘤的病史或症状，在治疗期间或治疗后数月或数年出现骨转移症状。33%~50% 患者无原发瘤症状，骨转移瘤的症状和体征成为首发。这类患者的原发瘤常为肾癌、甲状腺癌、肝癌等。骨转移瘤常见的症状和体征如下。

（一）疼痛

这是最常见的症状，程度不等，多为深层钝痛、间歇性，与活动无关，初起时因疼痛轻微常被忽略，待到疼痛逐渐加重，呈持续性恒定的疼痛时才引起注意。当肿瘤压迫或侵袭神经根或神经丛时，表现为剧痛，沿神经放射夜间为甚，制动和一般止痛剂无效。由于半数的转移瘤在骨盆和胸腰椎，所以胸腰背痛、束带感、肋间神经痛或坐骨神经痛常为首发症状。

（二）压痛和叩痛

在病变区多有恒定而局限的压痛和叩击痛。

（三）活动受限

活动受限是骨转移瘤常有的症状和体征。患部癌性疼痛、肌肉痉挛、肿胀和肿块、病理骨折等，均使患部活动受限。

（四）病理骨折

由于肿瘤造成溶骨性破坏，出现骨缺损，导致骨的强度下降，无外力或轻微外力即造成病理性骨折。部分患者平时无任何症状，偶尔轻微创伤即发生骨折，拍摄 X 线片后才发现是骨肿瘤，再经病理证实是骨转移瘤，而以病理骨折作为首发症状就诊。

（五）瘫痪

脊柱转移瘤压迫和侵犯脊髓，引起脊髓该节段平面以下的截瘫；压迫马尾神经，引起下肢或鞍区神经痛、感觉减退、肌力减弱、括约肌功能障碍致大小便困难或失禁、肢体不灵；压迫和侵犯脊神经，可引起该神经支配区域的感觉减退、肌力减弱以至麻痹。

（六）全身症状

因原发瘤而全身情况较差所致的全身症状，可有消瘦、贫血、低热、乏力、食欲减退等。无原发瘤症状者，一般情况尚好，但也可逐渐出现上述全身症状，且随骨转移瘤的发展而加重。并发高钙血症者，可出现胃肠功能紊乱和神经系统失常。

（七）肿胀和肿块

肿胀和肿块为晚期表现，位于深部的转移瘤，物理学检查不易发现肿胀和肿块。位于表浅部位常可发现患部肿胀，可触及肿块，一般较硬，有明显界限，与深部组织固定不活动。

三、实验室检查

骨转移瘤的患者多有贫血，白细胞略增高，血沉增快，血浆蛋白下降，白、球蛋白比例可倒置。约 10% 的乳腺癌、肺癌、肾癌和肝癌骨转移的血钙升高，血磷下降。在成骨型的转移瘤中，血清碱性磷酸酶可增高。前列腺癌骨转移瘤中，酸性磷酸酶增高。免疫学检查有时可发现血清抗体滴度的变化。

四、影像学检查

（一）X 线

X 线是最常用和最基本的诊断方法。骨转移瘤在 X 线片上表现为溶骨型、成骨型和混合型 3 种类型，其中以溶骨型最多见（图 19-1）。

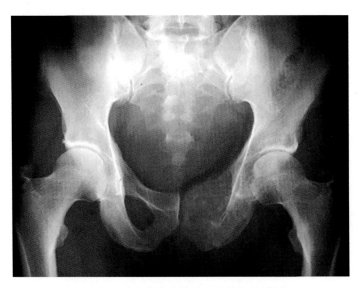

图 19-1 前列腺癌骨转移，耻骨坐骨受累

（二）CT 与 MRI

一般 X 线片很难清晰显示某些部位，如肩胛骨、脊柱和骨盆的肿瘤侵犯范围，而 CT 与 MRI 可清楚显示这些部位中较小的病灶范围，肿瘤内部结构，与周围软组织的关系，特别是 MRI，只要骨髓脂肪受到侵犯，即可反映出转移瘤在 T1 加权像呈低信号，T2 加权像呈高信号，有利于对脊柱转移瘤的早期诊断（图 19-2）。

（三）放射性核素骨显像

放射性核素骨显像对骨转移瘤的诊断价值较大，是早期发现骨转移瘤的有效方法。全身放射性核素骨显像一般可较单纯 X 线片早 8-15 个月发现和确定转移灶的多少、部位和范围，表现为异常的放射性浓集，但缺乏特异性。

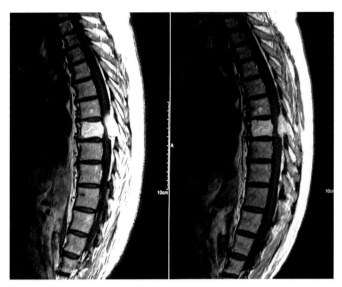

图 19-2 肾癌脊柱转移

五、骨穿刺活检

病理检查是转移瘤必不可少的诊断手段和依据，是明确有无转移瘤及其类型的唯一方法。对溶骨性病灶，可局部穿刺活检以明确诊断。骨转移瘤多为腺癌，而鳞癌很少。

六、诊断和鉴别诊断

凡有过肿瘤病史或正在治疗期间，躯干或四肢近端某处疼痛短期内不缓解，即应高度怀疑肿瘤骨转移；对中年以上患者，虽无原发瘤病史或症状，因某处疼痛经综合治疗不愈时，应注意疼痛的持续性和夜间加重的特点，应随时想到骨转移瘤的可能；X 线片在早期常需动态观察 1~3 个月才能明确，MRI 和放射性核素骨显像可早期发现骨转移瘤，可作早期的定位诊断。对已有 X 线变化的溶骨性病变，可作穿刺活检以明确病理诊断。综合骨转移瘤的临床与影像学表现时，需要同一些原发性骨肿瘤或骨疾病相鉴别。

在老年患者，需与骨质疏松症鉴别。老年人原发性骨质疏松，常并发脊柱压缩性骨折，且病程较长，症状可缓解，X 线片动态观察变化不大，无进行性骨破坏，ECT 无核素浓集，MRI 的 T1 和 T2 加权图像无信号改变，且经骨质疏松药物治疗后逐渐好转。

七、骨转移瘤的治疗

骨转移瘤的治疗原则，包括原发灶、转移灶和并发症的治疗。要根据原发灶的性质和种类，对药物和放射线的敏感程度，转移灶的数量、部位和大小，有无其他脏器的转移以及全身情况，有无病理骨折和截瘫等，采用不同的方法进行综合治疗，以缓解症状，延长生命。

（一）寻找原发灶，积极治疗原发瘤

曾有过肿瘤病史或正在治疗某器官的肿瘤患者，肿瘤的性质已经病检确诊，原发灶比较肯定，已经处理或正在处理原发灶，临床上很大一部分是以转移瘤症状就诊，手术病检才证实为转移瘤，而原发灶不清楚，需要在处理转移灶的同时，寻找原发灶。对找到的原发灶实行根治性切除或姑息性切除，不能手术切除者可根治性放疗、放射介入治疗或选择性动脉栓塞治疗，去除转移瘤的原发灶，避免原发瘤继续向全身转移。也只有找到原发灶，进一步明确转移瘤的来源，才能根据原发瘤的病理分类，选择进一步个体化的放疗或化疗方案。

（二）综合治疗转移瘤

1. 全身治疗

（1）化疗：各种不同类型肿瘤有其各自敏感的化疗药物。不管原发瘤是否切除或复发，均可联合运用对原发瘤有效的化学药物，以消灭亚临床病灶及微小转移灶，降低转移率。

（2）激素治疗：部分肿瘤对激素敏感，能起到一定的抑制作用。

（3）骨溶解的治疗：瘤细胞一方面破坏骨的矿物性基质，另一方面间接刺激破骨细胞，增强骨溶解，使破骨细胞的骨溶解和成骨细胞的新骨形成的动态平衡受到破坏。因此，需采用能抑制破骨细胞活性的药物，如二磷酸盐和降钙素等。目前国内常用的是唑来膦酸，每月一次，4mg缓慢静脉滴入，其80%通过泌尿系统排泄，肾功能不良者慎用。另一常用药物是降钙素，它能抑制骨吸收，抑制骨转移瘤引起的高钙血症，阻止癌痛诱导因子的释放，可作为晚期骨转移瘤的一种止痛措施。降钙素能抑制肠道钙的吸收，故在使用降钙素时应酌情加用钙和维生素D。

2. 局部治疗 放疗为骨转移瘤重要的姑息治疗手段。根据原发瘤对射线的敏感程度可作为单独的治疗措施，也可作为化疗或手术的辅助治疗，脊柱转移瘤放疗时，应防止脊髓放射性损伤；肋骨转移瘤放疗时，应避免肺的放射性损伤。

（三）手术治疗

脊柱转移瘤的手术治疗：瘤细胞破坏椎骨，造成病理性骨折、脊柱不稳、脊髓受压甚至完全截瘫，严重影响患者的生活质量和危及生命。在全身治疗的同时常需手术治疗，其目的：①切除肿瘤，明确病理诊断，特别是原发灶不明者，能指导进一步检查和治疗；②重建脊柱稳定性，缓解疼痛，提高生活质量；③去除肿瘤或骨折块对脊髓的压迫，改善瘫痪。

手术适应证：①原发灶不明，肿瘤性质待定，宜在冰冻活检的同时实施手术者；②椎骨破坏，病理性骨折致脊柱不稳定，有顽固性疼痛者；③肿瘤或骨折块压迫脊髓或神经根致神经功能受损者；④放疗、化疗不敏感的单发转移瘤，疼痛加重、病灶扩大、估计存活能超过6个月者。

（四）对症支持治疗

骨转移瘤已是全身各种恶性肿瘤的晚期，全身情况直接关系到对治疗的接受程度和预后。多数患者疼痛消瘦、贫血、食欲不振，不论综合治疗有无效果，在一段时间内存在的一些症状，均需积极对症治疗，包括输血输液，纠正贫血和电解质紊乱，补充营养和各种维生素，增强免疫能力，运用中西药物以促进食欲、止痛、降血钙、改善全身情况和各器官的功能。

第三节 软组织肿瘤

一、纤维组织肿瘤

（一）纤维瘤

其组织来源为间质组织与实质组织，老年人多见。

1.诊断

（1）临床表现：软组织中的纤维瘤多在表浅软组织中，系硬性纤维结构，在青年期即出现，开始生长活跃，形成纤维组织肿瘤后则静止，多无任何症状。故肿物生长的大小有限，多由触摸发现。X线上为软组织影，无钙化（图19-3）。

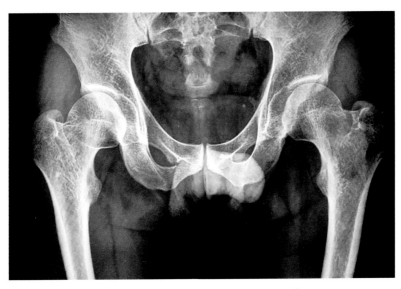

图 19-3 股骨近端恶性纤维组织细胞瘤

（2）分期：多数纤维瘤被发现时即成熟为潜伏状态 I 期肿块，即使是生长在骨干骨膜旁，也不会引起骨吸收的增加，动脉造影显示肿瘤周围为正常血管影，除非是肿瘤位置靠近一个大血管，一般也不引起新生血管增加。如肿瘤突入到脂肪组织层中，则可在 CT 片上显出。

2.治疗　囊外边缘切除，一般较少复发。但囊内切除则易复发。在手掌部纤维瘤，于囊内切除后，则都将复发。虽然复发的肿瘤一般不会超过原来肿瘤的大小，但在瘢痕组织中，肿瘤边缘与瘢痕更难区分，使再切除更困难。因此在第一次手术时，应在肿瘤包膜之外带一层健康组织（如脂肪组织）切除，以减少复发。

（二）恶性纤维组织细胞瘤

好发于中老年患者。

1.诊断

（1）临床表现：此肿瘤可发生于浅层及深层组织，在四肢的浅层 MFH 起源于皮下组织，生长成为表浅而突出的肿块，至晚期则侵及深层组织，可持续数年，称为隆凸性纤维肉瘤。可侵犯皮肤，甚者表面如炎症表现，并不常出现区域淋巴结转移及远隔转移。

（2）分期：大多数表浅 MFH，发现时尚在间隙之内的属 I 期肿瘤，而深部 MFH 则于检出时已是扩张到间隙之外的 II 期肿瘤。行放射性核素扫描显示肿瘤吸收增加。如肿瘤靠近骨骼，则在 X 线片上显示出骨骼被破坏之前，放射性核素扫描即出现骨吸收的增加，表示 MFH 已侵犯至骨。

2.治疗　对于 II 期表浅 MFH 肯定的治疗是行广泛切除。其复发率很低，不需要放疗与化疗。深部 II 期 MFH，大多数需要行彻底切除以防复发。此肿瘤对于放射治疗较其他软组织肉瘤为敏感些。术后为防止微小转移灶，亦可用化疗。因此，联合外科、放疗、化疗的综合治疗方案，即术前进行放疗，然后手术行彻底切除，术后进行化疗。

二、滑膜组织肿瘤

（一）腱鞘巨细胞瘤

1.临床表现　腱鞘巨细胞瘤（giant cell tumor of tendon sheath）起于小关节及腱鞘的滑膜层。常见于手与足部，为慢性长大的软结节，无压痛，生长自限，一般不大于 2cm。除非生长在大关节附近者，不伴有关节积液，常无功能障碍，不能压缩，照光不透亮。靠近骨骼者，可产生对骨的压迹，但无浸润至骨，一般无外科分期，放射性核素扫描无吸收增加，动脉造影正常。可见于中老年患者。

2.治疗　多选择手术治疗。

（二）滑膜肉瘤

外科分期：生长在肢体近端的滑膜肉瘤，总是 IIB 期才发现，因其生长于无限制的筋膜层面。肿瘤周围有很活跃的反应区，如靠近骨骼，则肿瘤常侵及骨。断层 X 线检查帮助不大，而放射性核素扫描则对手术计划帮助很大。

（三）腱鞘囊肿

1.临床表现　腱鞘囊肿（ganglion）常见于手及足部，腕骨、手背、桡侧腕部、内踝等是好发部位，系自限性囊肿，多无症状，少有疼痛，可稍移动，质不硬，针穿刺可证明其囊性以与实质性肿物鉴别，腱鞘囊肿亦可生长于骨内称骨内腱鞘囊肿。

2.治疗　囊外切除很少复发，对于复发之囊肿，应进行更彻底地切除。

三、脂肪组织肿瘤

（一）脂肪瘤

包膜外边缘切除完整的脂肪瘤，其复发率几乎等于零。脂肪瘤不转变为脂肪肉瘤，故不需要预防性切除。

（二）脂肪肉瘤

需要手术切除。一般是彻底切除。特殊情况，对彻底切除的一个变通办法是，术前附加放疗，然后行广泛边缘切除，特别是需要近侧关节离断者可以采取这个方法。

（黄晨 烟台市烟台山医院）

参考文献

郭卫.中国骨科肿瘤专业的发展与展望 [J]. 中华外科杂志,2019,57(1):23-28.

郭卫.肿瘤型人工关节的发展与临床应用 [J]. 中国骨与关节杂志,2019,8(05):6-12.

李建民,黄勇兄,杨强.软组织肉瘤的现状与研究进展 [J]. 中华临床医师杂志(电子版),2012(17):4997-5000

李建民,李振峰.中国脊柱肿瘤外科治疗存在问题及面临的挑战 [J]. 中华骨科杂志,2018, 38(10):577-579.

牛晓辉,刘巍峰.骨肿瘤诊疗原则与方法的若干问题 [J]. 骨科,2019,10(4):257-260.

牛晓辉.骨肿瘤的外科边界 [J]. 中华医学杂志,2019,99(37):2881-2884.

张闻力,毕文志,董扬,等.中国骨肿瘤大手术加速康复围手术期管理专家共识 [J]. 中华骨与关节外科杂志,2019,12(5):321-327.

FUCHS B,HOEKZEMA N,LARSON DR,et al.Osteosarcoma of the pelvis: Outcome analysis of surgical treatment[J].Clinical Orthopaedics and Related Research, 2009, 467:510-518.

TOY PC,WHITE JR,SCARBOROUGH MT,et al.Distal Femoral Osteoarticular Allografts: Long-term Survival, But Frequent Complications[J].Clinical Orthopaedics and Related Research,2010,468(11):2914-2923.

第二十章
生物材料与老年骨科疾病

第一节 生物材料概述

一、生物材料定义

生物材料（biomaterials），又称生物医用材料（biomedical materials），指用以对生物体进行诊断、治疗、修复或替换其病损组织、器官或增进其功能的材料，即用于人工器官、外科修复、理疗康复、诊断、治疗疾患，而对人体组织不会产生不良影响的材料，其制品已经被广泛地应用于临床和科研。

二、生物材料发展历程

生物材料的历史与人类历史一样漫长。自从有了人类，人们就不断地与各种疾病作斗争，生物材料是人类同疾病作斗争的有效工具之一。据记载，公元前约 3500 年古埃及人就利用棉花纤维、马鬃作为缝合线缝合伤口。这些天然的材料可以称为原始的生物材料。公元前 2500 年前，中国、埃及的墓葬中发现了假牙、假鼻、假耳。1588 年人们用黄金板修复颚骨。1775 年，就有金属固定体内骨折的记载，1800 年有大量有关应用金属板固定骨折的报道。1809 年有人用黄金制成种植牙齿。1851 年有人使用硫化天然橡胶制成的人工牙托和颚骨。20 世纪初开发的高分子新材料促成了人工器官系统研究的开始，人工器官的临床应用则始于 1940 年。人工器官的临床应用，拯救了成千上万患者的生命，减轻了病魔给患者及其家属带来的痛苦与折磨，引起了医学界的广泛重视，加快了人工器官的研究步伐。

依据生物材料的发展历史及材料本身的特点，可以将其分为三代。

第一代生物材料：20 世纪初以前所使用的医用材料，主要有石膏、各种金属、橡胶以及棉花等物品，这一代材料多为生物惰性材料。

第二代生物材料：20 世纪初至 20 世纪末所研发使用的医用材料，代表材料有羟基磷灰石、磷酸三钙、聚羟基乙酸、聚甲基丙烯酸甲酯、胶原、多肽、纤维蛋白等。其发展是建立在医学、材料科学、生物化学、物理学及大型物理测试技术的基础之上的。研究工作者也多由材料学家或主要由材料学家与医生合作来承担。这类材料与第一代生物医用材料一样，研究的思路仍然是努力改善材料本身的力学、生化性能，以使其能够在生理环境下有长期的替代、模拟生物组织的功能。

第三代生物材料：20世纪末至今所研发使用的医用材料，代表材料有骨形态发生蛋白（bone morphogenetic protein，BMP）等。其是一类具有促进人体自修复和再生作用的生物医学复合材料，它们一般是由具有生物活性的组元及控制载体的非活性组元所构成，具有比较理想的修复再生效果。其基本思想是通过材料之间的复合，材料与活细胞的融合，活体材料和人工材料的杂交等手段，赋予材料具有特异的靶向修复、治疗和促进作用，从而达到病变组织主要甚至全部由健康的再生组织所取代。

在不同的历史时期，生物材料被赋予了不同的意义，其定义是随着生命科学和材料科学的不断发展而演变的。但是，他们都有一些共同的特征，即生物材料是一类人工或天然的材料，可以单独或与药物一起制成部件、器械用于组织或器官的治疗、增强或替代，并在有效试用期内不会对宿主引起急性或慢性危害。

第二节　生物材料在老年骨科疾病中的应用

一、生物医用金属材料在老年骨科疾病中的应用

生物医用金属材料是用于生物医学材料的金属或合金，又称外科用金属材料。此类材料具有高机械强度、抗疲劳和易加工等优良性能，是临床应用最广泛的承力植入材料。

生物医用金属材料的使用可以追溯到公元前2500年，古罗马人利用黄金修复牙齿。据《新修本草》记载，在我国古代隋末唐初时期，人们便已用银膏来补牙，其中银膏的主要成分为金属银、锡、汞、铜、锌等。近代最先应用于临床的金属材料是金、银、铂等贵金属（良好的化学稳定性和易加工性）。1588年，人们用黄金板修复颌骨。1755年，用金属固定体内骨折。1829年，发现金属铂对机体组织刺激性最小。

现代生物医用金属材料的发展始于20世纪20年代，至今已涌现出了多种可供临床应用的金属材料。

1. 不锈钢　1926年，含18%铬和8%镍的不锈钢，首先问世并应用于骨科治疗，随后应用于口腔科；1934年，研制出高铬低镍单相组织的AISI302和304不锈钢，在体内生理环境下其耐腐蚀性显著提高；1952年，开发出耐蚀性更好的AISI316不锈钢，逐步取代了AISI302；20世纪60年代，为解决不锈钢晶间腐蚀的问题，研制出了超低碳不锈钢AISI316L和317L，极大地提高了其体内耐腐蚀性。目前，不锈钢主要用于髓内针、齿冠、三棱钉等器件和人工假体，还用于制作各种手术器械。

2. 钴合金　20世纪30年代，铸造钴镍合金首先在口腔领域得到应用，随后应用于制作接骨板、骨钉等内固定器械；50年代，应用到人工髋关节；60年代，力学性能更优异的钴铬钨镍合金和钴铬钼合金，应用于临床；70年代，抗疲劳性能更优异的钴铬钼钨铁合金和具有多相组织的MP35N钴铬钼镍合金，应用于临床。钴合金主要用于人工关节（特别是人体中受载荷最大的髋关节）、人工骨及骨科内外固定器件的制造、齿科

修复中的义齿、各种铸造冠、嵌体及固定桥的制造等。

3. 钛合金　钛由于具有优异的耐蚀性、生物相容性、高比强度等特点，在20世纪40年代，被用作外科植入体；50年代，临床用纯钛制作接骨板和骨钉；70年代，拥有更好的综合力学性能（比强度更高、弹性模量更低）的Ti6Al4V及TiSAl12.5Sn等钛合金问世，并在临床获得广泛应用，使得钛及其合金成为继不锈钢和钴合金之后又一类重要的医用金属材料。70年代至今，NiTi系为代表的形状记忆合金问世，并逐步在骨科和口腔科得到广泛应用，并成为医用金属材料的重要组成部分。钛合金主要用于修补颅骨、制成钛网或钛箔修复人工骨、关节、牙和矫形物、口腔颌面矫形颌修补、手术器械、医疗仪器和人工假肢等。

4. 镁合金　早于1808年，英国戴维使用钾还原氧化镁制得了金属镁，但直到20世纪初镁及其合金才开始陆续在临床应用。首先是1907年，Lambotte首次使用纯镁内固定板来固定骨折，但由于纯镁化学活性较活泼，在体内分解过快，最终手术失败。直到20世纪中期，镁合金在生物领域的应用再次开启。1944年，Troitskii用镁合金固定骨折，由此开启了镁合金在临床上的应用。与前述3大类金属材料不同，镁合金最大的特点是可降解性，植入体内后可以在一定时间内实现完全降解。钛合金主要用来做可降解骨螺钉、骨板等。

目前，不锈钢、钴合金以及钛合金的临床应用已经比较成熟，镁合金的临床应用仍存在改进之处。如镁合金最大的临床问题是降解速率过快，因此，镁合金基体或表面改性以获得理想的降解速率是镁合金临床前研究的一大热点。此外，还有其他金属材料在临床也得到了广泛应用，比如金属钽，具有良好的抗生理腐蚀性和可塑性、优良的抗血栓性能和生物相容性以及抗缺口裂纹能力高等特性，正被广泛应用于接骨板、颅骨板、骨螺钉、种植牙根、颌面修复体和义齿等。

二、生物医用陶瓷材料在老年骨科疾病中的应用

生物陶瓷（bioceramics）是指用作特定的生物或生理功能的一类陶瓷材料，即直接用于人体或与人体相关的生物、医用、生物化学等的陶瓷材料。

生物陶瓷材料最早被正式用于医学领域可追溯到18世纪，1788年法国人Nicholas成功地完成了瓷全口及瓷牙修复，并于1792年获得专利。1894年，H.Dreeman报道使用熟石膏作为骨替换材料。然而生物陶瓷在医学上真正受到重视并广泛开展研究的历史还不长，较系统的基础研究和临床应用研究还只是近30年来的事。1969年，美国Florida大学的Hench发明了生物玻璃，这种材料在当时以其最优良的骨相容性受到人们重视。以后世界各国都相继研究开发了各种生物玻璃材料。1970年，法国的Boutin用单一氧化铝陶瓷制成人工髋关节，开创了陶瓷用作人工骨、人工关节的先例。日本大阪齿科大学的川原春幸开发了单晶氧化铝牙根用于人工种植，从1977-1987年10年间临床应用病例达到了10万例。1971年，德国开发了与骨、牙的无机组成相近的磷酸三钙（tricalcium phosphate，TCP），动物实验证实TCP多孔体是优良的骨置换材料。1974年前后，日本的青木秀希和美国的Jarcho相继发明了与人体骨、牙的无机组成极为相似的羟基磷灰石材料。这种材料具有与自体骨相仿的生物相容性和骨结合性，是目前世界

公认的较理想的人工骨材料，已在临床许多领域得到广泛应用。

生物陶瓷的应用范围也正在逐步扩大，现可应用于人工骨、人工关节、人工齿根、骨充填材料、骨置换材料、骨结合材料等。下面介绍几种临床主要的生物医用陶瓷材料。

1. 生物惰性陶瓷 生物惰性陶瓷指在生物体内不会发生生理反应的一类生物陶瓷材料。这类陶瓷化学性能稳定，力学性能高，耐磨性强，生物相容性好，但不具有生物活性，主要包括氧化铝、氧化锆陶瓷等。

（1）氧化锆陶瓷：氧化锆是常见的惰性生物陶瓷，由高纯二氧化锆经高温烧结制备得到。主要用于人体关节、牙种植体等硬组织的修复和替换。氧化锆陶瓷在假牙方面技术已经十分成熟。而在人工关节方面氧化锆陶瓷主要是作为人工髋关节。

（2）氧化铝陶瓷：氧化铝生物陶瓷是由高纯度氧化铝构成的一种惰性的生物陶瓷，亦称纯刚玉生物陶瓷材料。它在生物环境中不易被腐蚀或溶解，它还可用作牙种植体、耳听骨修复体和药物释放载体等，因其弹性模量远高于自然骨，拉伸强度低，易发生老化和疲劳破坏，故不直接用作承受复杂应力的骨替换材料。但氧化铝陶瓷具有优异的耐磨性以及较高的硬度，使之在骨科髋关节置换术领域有着广泛的应用。20世纪70年代氧化铝陶瓷开始应用于人工髋关节置换技术。

2. 生物活性陶瓷

生物活性陶瓷是指在植入生物体的过程中能够与人体骨细胞发生相互作用或者直接通过化学键与骨组织结合的材料。常见的生物活性陶瓷材料有羟基磷灰石、生物活性玻璃、硫酸钙等。

（1）羟基磷灰石：羟基磷灰石是骨组织的主要无机成分。人工合成的羟基磷灰石化学成分、晶体结构与人体骨骼中的无机盐十分相似，在体内不存在免疫和干扰免疫系统的问题，材料本身无毒副作用，耐腐蚀强度高，表面带有极性，能与细胞膜表层的多糖和糖蛋白等通过氢键相结合，并有高度的生物相容性。合成的 HA 通常作为多孔植入物、粉状以及金属植入物的涂层，从而达到生物活性固定。比如，刘昌胜院士团队研发的可注射骨水泥及可填充多孔人工骨，主要的成分即为羟基磷灰石，在获得Ⅲ类医疗器械注册证后，现已在 500 多家医院推广使用，已治疗数十万例临床骨疾病患者。

（2）生物活性玻璃：生物活性玻璃（Bioactive glass）是一类能对机体组织进行修复、替代与再生、具有能使组织和材料之间形成键合作用的材料，它是由 SiO_2、Na_2O、CaO 和 P_2O_5 等基本成分组成的硅酸盐玻璃。1971 年，由 Hench 首次提出生物活性概念，并研制出目前世界上唯一"同时对软组织与骨组织具有修复和键合作用的"生物活性材料——生物活性玻璃。由于其具有良好的降解性、生物相容性和生物活性，人体可以用其降解产物来刺激新骨生长。自此，生物活性玻璃引起了相关业界的广泛关注，作为医疗器械在牙科、骨科骨缺损修复以及软组织损伤愈合临床上得到全世界范围广泛使用，在安全性和临床有效性上已得到美国 FDA、欧共体以及中国国家药品监督管理局的认可，作为骨缺损修复材料，生物活性玻璃已经临床使用数十年。

（3）硫酸钙。早在 1892 年，Dressman 就用硫酸钙填充治疗 18 例骨缺损病例并获成功。经过不断的研究和临床应用证实了它在骨缺损修复治疗方面的效果，对其作用机制也有了进一步的认识。硫酸钙由于具有较好的降解速率，因此其较钙磷盐类材料，具有更好的骨传导性，也是目前唯一通过美国 FDA 认证具有骨传导作用的人工骨。目前，硫酸钙作为医用骨水泥材料，在临床上取得了广泛的应用。

生物活性陶瓷的应用尽管解决了惰性问题，但其仍不能满足临床的需求。在复杂病理情况下，如骨质疏松、炎症区域等，单纯的生物活性陶瓷并不能很好地满足患者的需求，因此，往往需要配合其他材料以达到理想的效果。比如刘昌胜院士团队研发的具有强诱导成骨活性的人骨形态发生蛋白（rhBMP-2）生长因子，与传统的植入材料结合，可以对难再生的骨质疏松性骨缺损进行很好的修复，与抗炎药物的组合可以对炎症区域的骨缺损有很好的疗效。

三、生物医用高分子材料在老年骨科疾病中的应用

医用高分子材料是指用以制造人体内脏、体外器官、药物剂型及医疗器械的聚合物材料，其来源包括天然生物高分子材料和合成生物高分子材料。

早在公元前 3500 年，埃及人就用棉花纤维、马鬃缝合伤口。墨西哥印地安人用木片修补受伤的颅骨。公元前 500 年的中国和埃及墓葬中发现假牙、假鼻、假耳。这是被动地使用天然高分子材料阶段。这一时期的高分子材料有，大漆及其制品、蚕丝及织物、麻、棉、羊皮、羊毛、纸、桐油等。

从 19 世纪中叶到 20 世纪 20 年代，是对天然高分子材料进行化学改性，从而研制新材料阶段。在此阶段，人类首次研制出合成高分子材料（酚醛树脂）。这一时期的高分子材料有，硫化橡胶、硝基纤维素脂、人造丝、纤维素黏胶丝、酚醛树脂等。

20 世纪 30 年代至今，是人类大量研制新合成高分子材料阶段。在这一阶段，"高分子科学"概念诞生，大批高分子化学家投入到新聚合物的合成和新材料的开发中，从而诞生了大批沿用至今的高分子材料，如顺丁、丁苯、丁纳等合成橡胶的出现；尼龙66、聚酯（PET）、聚丙烯腈等合成纤维的出现；聚氯乙烯、聚乙烯、聚丙烯、聚苯乙烯、聚碳酸酯、聚酰亚胺、有机硅、杂化高分子等塑料和树脂的出现。随着人类对高分子材料的大普及、大扩展，高分子材料渗透到国民经济及人类生活的各个方面，使高分子材料成为了人类社会继金属材料、无机材料之后的第 3 大材料。

目前，骨科临床常用的生物医用高分子材料有以下几种：

1. 透明质酸 又称玻尿酸，是一种酸性黏多糖，1934 年美国哥伦比亚大学眼科教授 Meyer 等首先从牛眼玻璃体中分离出该物质。透明质酸具有生物相容性好、不易引起抗体产生、无刺激性、无毒性反应、能促进细胞增殖、加快创口愈合并具有可降解性、可被人体吸收、降解产物也无毒副作用等优点，在骨科中常被用作关节润滑剂，缓解骨关节炎病痛症状。

2. 环氧树脂 环氧树脂于 1891 年由德国科学家合成报道，而后的几十年，随着技术的不断进步，衍生出了多种制备工艺和合成品。环氧树脂的特点主要有生物相容性良好、密实、抗水、抗渗漏好、黏结强度高、收缩率低等，因此常用于骨折的开放性复位和固定、粘合骨头加强氧化铝的髋关节髁、牙科充填材料等。

3. 聚乳酸 又称聚丙交酯，是以乳酸为主要原料聚合得到的聚酯类聚合物，是一种新型的生物降解材料。早在 20 世纪初，法国人便利用合成技术制备出了聚乳酸，但由

于技术受限，制备的聚乳酸力学性能太差，无法使用。直到20世纪中叶，美国杜邦公司才生产了高性能的聚乳酸，得以普及。聚乳酸具有生物相容性与可降解性好、热稳定性、机械性能及物理性能良好、易加工等特点，在骨科临床中常被用于骨折内固定材料（骨板、骨螺钉）、骨组织修复材料等。目前，我国聚乳酸的研究和开发尚处于实验研究阶段，虽已取得一定进展，但距工业化生产还有很大的距离。

4. 聚甲基丙烯酸甲酯（polymethyl methacrylate，PMMA），是一种高分子聚合物，又称作亚克力或有机玻璃。20世纪初，PMMA由德国化学家首先合成用于黏合剂。后来，被作为玻璃替代材料大规模生产。由于其具有生物相容性良好、韧性强、加工性及耐候性佳、透明度高、耐热性好、密度低、机械强度高等特点，PMMA在骨科临床中被用于骨缺损的填充支撑材料、增补面部的软和硬组织的爆裂骨折、颅骨缺损时的替代骨片、听小骨部分的替代物和脊椎鼓节段的固定、牙科某些直接充填树脂的基础等。

第三节　生物材料在老年骨科应用中的发展趋势

生物材料的发展经历了从惰性生物材料到活性生物材料的发展过程。尽管已有了很大进步，但目前的大多数材料临床应用仍暴露不少问题。其主要原因在于：现有材料大多缺乏生物活性，并且与天然组织仍存在较大差异，只能起到简单地填充，无法成为人体组织的一部分并参与正常的新陈代谢活动，因而难以满足临床治疗的需求，这也是目前生物材料普遍面临的严峻挑战。以硬组织修复材料为例，尽管大多数以无机材料为主体的硬组织修复材料具有仿生天然骨组织的钙、磷、硅等成分，并可在生理环境中与骨和软组织形成牢固的化学键结合，但对于极为复杂的人体组织、器官而言，材料仍显得活性不足，并且组成和结构都比较单一，与人体组织相差甚远，因而导致修复效果不理想。此外，目前的研究大多集中在对最终修复效果的评价以及对材料表观状态的表征，而对于材料植入后在体内微环境中如何参与组织再生的过程缺乏系统、深入和精细的认识，缺少有效的表征和检测手段。

在生物材料的基础理论方面，经典的生物相容性理论正在受到挑战。植入体内的生物材料，通过与细胞的相互作用，影响和改变了局部微环境，进而对周围组织及相关生命活动产生影响。材料在体内已不仅是静态存在的外物，而是参与生命活动的元素之一。尽管目前对材料与细胞的相互作用研究取得了一定进展，并发现了材料的骨诱导特性等一些新的生物学效应，但对材料生物学效应的研究大多停留在单一因素分析，缺乏系统研究。对于材料生物学功能的产生机制尚不知晓，对于如何调控材料的生物学效应也不清楚。这些认识上的盲区直接制约着新型材料的设计、构建以及对材料功能的调控。因此亟待建立新的材料生物学理论体系，揭示材料的生物学效应及其产生和调控机制，更好地指导材料的构建。

在生物材料的制造技术方面，借助现代材料制备技术、纳米技术、表面图案化和微流控等技术构建新型生物材料，从分子和细胞水平深层次、多角度地探索材料与细胞和组织之间的相互作用将成为今后生物医用材料科学发展的方向。从宏观到微米尺度，再到纳米尺度是药物输送系统研究的发展趋势。自组装高分子纳米胶束、纳米凝胶、脂质体、无机纳米颗粒等纳米药物输送体系在临床研究和应用上取得了较大的成功，主动靶向、表面控制、多功能、智能化、仿生化代表着纳米药物输送体系目前和未来的研究热点。

生物医用材料植入体内与机体的反应首先发生于植入材料的表面／界面。控制材料表面／界面对蛋白的吸附／黏附、进而影响细胞行为，是控制和引导其生物学反应的关键。因此，深入研究生物材料的表面／界面，发展表面改性技术及表面改性植入器械，是现阶段改进和提高传统材料的主要途径，也是发展新一代生物医用材料的基础。

生物医用材料是研究人工器官和医疗器械的基础，人类生命质量因此而得到提高，随着生物技术的蓬勃发展和重大突破，生物医用材料已成为各国科学家竞相进行研究和开发的热点。目前，针对生物医用材料的开发工作还在持续进行，而在生物医用材料开发中的第三代生物医用材料以及组织工程技术结合开发的材料值得期待。

（耿振　上海大学）

参考文献

李祖浩，王辰宇，王中汉，等.骨质疏松性骨缺损的治疗进展：支架植入与局部药物递送[J].中国组织工程研究 2018,22(18):2939-2945.

孙自力.人膝骨关节炎治疗现状及方案研究[J].中国现代医生,2015,53:15.

奚廷斐.生物医用材料现状和发展趋势[J].中国医疗器械信息,2006,12:1-4.

奚廷斐.我国生物医用材料现状和发展趋势[J].中国医疗器械信息,2013,8:1-5.

张永涛，刘汉源，王昌，等.生物医用金属材料的研究应用现状及发展趋势[J].热加工工艺,2017,46:21-26.

中华医学会骨科学分会骨质疏松学组.骨质疏松性骨折诊疗指南[J].中华骨科杂志,2017,37(1):1-10.

BALLANE G,CAULEY JA,LUCKEY MM,et al.Worldwide prevalence and incidence of osteoporotic vertebral fractures[J].Osteoporosis International,2017,28:1531-1542.

MEHDI SS,MOHAMMAD TK,EHSAN DK,et al.Synthesis methods for nanosized hydroxyapatite with diverse structures[J].Acta Biomaterialia,2013,9:7591-7621.

PARK J,LAKES RS.Biomaterials: an introduction[M].Springer,2007.

RATNER BD.Biomaterials science:An introduction to materials in medicine[M].New York:Academic press,2004.

SI L,WINZENBERG T,JIANG Q,et al.Projection of osteoporosisrelated fractures and costs in China:2010-2050[J].Osteoporosis International,2015,26(7):1929-1937.

WILLIAMS DF.On the nature of biomaterials[J].Biomaterials,2009,30(30):5897-5909.

附录一
中国骨质疏松性骨折围手术期处理专家共识（2018）

文献来源：中华医学会骨科学分会青年骨质疏松学组，中国医师协会急救复苏专业委员会创伤骨科与多发伤学组，上海市中西医结合学会骨质疏松专业委员会. 中国骨质疏松性骨折围手术期处理专家共识（2018）[J]. 中国临床医学，2018,25(5):860-867. DOI:10.12025/j.issn.1008-6358.2018.20181053.

骨质疏松性骨折是继发于骨质疏松症、低能量暴力导致的骨折。伴随我国进入老年社会，骨质疏松性骨折发病率逐年快速升高，逐渐成为骨质疏松症患者的首发症状和就诊原因。骨质疏松性骨折多为高龄老年患者，合并内科基础疾病较多，病情复杂，手术风险显著增加；患者骨量下降，多为粉碎性骨折，内固定失败率相对较高；骨质疏松性骨折愈合缓慢，甚至不愈合，容易再发骨折。围手术期处理是骨质疏松性骨折手术治疗的最重要环节，决定着治疗的成败，其处理原则、处理方法与一般常见骨折有共同之处，但也有特殊要点，推动骨质疏松性骨折标准化、规范化治疗是当下亟待解决的问题。因此，中华医学会骨科学分会青年骨质疏松学组召集了国内骨质疏松性骨折相关研究领域的专家，结合国内外最新的循证医学证据和临床经验，撰写了本共识，旨在为骨质疏松性骨折围手术期的处理提供一个适合国情且规范标准、容易操作的治疗方案，有效提升我国骨质疏松性骨折的治疗效果，改善患者预后。

1 概述

骨质疏松性骨折是骨质疏松症最严重的后果之一。患者发生骨质疏松时骨密度和骨质量下降、骨强度减低，受到轻微暴力即可发生骨折，故属于脆性骨折。常见的骨折部位包括脊柱、髋部、桡骨远端和肱骨近端，其中最常见的是椎体骨折，最严重的是髋部骨折。据估计，全世界每 3s 就发生 1 次骨质疏松性骨折，50 岁以后约 1/3 的女性和 1/5 的男性将会罹患 1 次骨质疏松骨折。国内基于影像学的流行病学调查显示：50 岁以前女性椎体骨折患病率约为 15%，50 岁以后椎体骨折的患病率随年龄而渐增，80 岁以上女性椎体骨折患病率可高达 36.6%。2015 年我国主要骨质疏松性骨折（腕部、椎体和髋部）约为 269 万例，预计 2035 年约为 483 万例，到 2050 年约达 599 万例。女性一生发生骨质疏松性骨折的危险性（40%）高于乳腺癌、子宫内膜癌和卵巢癌的总和，男性一生发生骨质疏松性骨折的危险性（13%）高于前列腺癌。

骨质疏松性骨折临床诊治的特点及难点：（1）患者多为老年人，常合并其他疾病，易发生并发症；（2）多为粉碎性骨折，内固定治疗稳定性差，内置物易松动、脱出，植骨易被吸收；（3）骨形成迟缓，易发生骨折延迟愈合，甚至不愈合；（4）卧床制动期将发生快速骨丢失，再骨折的风险明显增大；（5）致残率、致死率较高；（6）再骨折发生率高，髋部骨折患者 1 年内再次发生骨折概率达 20%。

治疗原则：骨质疏松性骨折的治疗基本原则是复位、固定、功能锻炼和抗骨质疏松。骨质疏松性骨折患者，尤其老年患者，必须对其全身状况、器官功能、风险及预后做全面评估，实施手术或非手术的综合处理。重视围手术期抗骨质疏松治疗，包括药物治疗，物理治疗，康复训练，运动疗法等。绝经后骨质疏松症的骨质吸收迅速，骨代谢转换率高，为高转换型，治疗可考虑应用骨吸收抑制剂；老年性骨质疏松症为低转换型，可考虑联合应用骨形成促进剂，以改善骨微结构及促进骨量形成，降低再骨折风险。

2 诊断与鉴别诊断

2.1 诊断　骨质疏松性骨折的诊断应结合患者的年龄、性别、绝经史、脆性骨折史、临床表现、影像学检查、骨密度检查、实验室检查等结果进行综合分析后作出诊断。

2.1.1 临床表现　无外伤或轻微外伤后，四肢长管状骨可伴疼痛、肿胀、功能障碍等症状，查体可有畸形、骨擦感、异常活动等，脊柱可有局部疼痛，查体有局部深压痛、叩击痛等。

2.1.2 影像学检查　X线平片：四肢骨可看到骨折线，椎体可表现为压缩变形、终板凹陷。CT检查可以明确是否存在关节内骨折或椎管内占位。MRI检查可用于四肢隐匿性骨折、轻度椎体压缩骨折、椎体新鲜与陈旧骨折的鉴别等。骨扫描（SPECT/ECT）有助于与转移瘤、多发性骨髓瘤等鉴别诊断时采用。

2.1.3 骨密度检查　双能X线吸收测定法（dual energy X-ray absorptionmetry，DXA）是目前国际公认的骨密度检查方法，通常采用T值进行诊断。T值 ≥ –1.0 为骨量正常，–1.0 < T值 < –2.5 为骨量减少，T ≤ –2.5 为骨质疏松，T ≤ –2.5 同时伴有一处或多处脆性骨折时为严重骨质疏松。

2.1.4 实验室检查　常规术前检查，必要时进行骨代谢检查。国际骨质疏松基金会推荐Ⅰ型前胶原N端前肽（P1NP）和血清Ⅰ型胶原交联C末端肽（S-CTX），是分别代表骨形成和骨吸收标志的敏感性相对较好的2个骨转换生化标志物。

2.2 鉴别诊断　需要进行鉴别诊断的疾病有：内分泌代谢疾病；弥漫性结缔组织疾病；胃肠道疾病；血液系统疾病；神经系统疾病；药物及毒物；转移瘤；脊柱结核。

3 手术治疗

3.1 手术时机选择　骨质疏松性骨折的治疗有别于一般的外伤性骨折，由于患者在骨折围手术期需要制动，骨量易快速出现丢失，加重患者骨质疏松，易导致患者出现二次骨折，其严重程度取决于制动的时间和方式，20%的髋部骨折患者将在1年内再次骨折。因此骨折后需要迅速有效地止痛，尽快恢复患者活动能力，避免长时间的制动造成持续性骨丢失。

美国骨科医师学会（AmericanAcademy of Orthopaedic Surgeons，AAOS）等各指南均强调尽量早期手术，老年人髋部骨折应当进行急诊手术处理。但老年骨质疏松性骨折患者骨强度差，且常具有体弱多病、骨修复能力弱、手术安全性较差、内固定稳定性差、骨痂形成和成熟迟缓、再骨折风险高以及致残率、致死率高等特点。因此，术前应积极完善相关检查，对患者全身状况、基础疾病、器官功能、风险及预后做全面评估，快速干预限制手术开展的老年人相关合并症，而不是等待所有检查指标均恢复正常才进行手术。术后使用 DXA 评估骨密度，个体化补充钙剂、维生素 D、双膦酸盐等。加强宣教，防止骨折术后跌倒引起再次骨折。

3.2 治疗方案选择

3.2.1 髋部骨折：60 岁以下股骨颈骨折首选松质骨螺钉或动力髋螺钉内固定，严重骨质疏松患者建议关节置换。60 岁以上稳定型股骨颈骨折推荐内固定，关节置换作为内固定失败的备选方案。60 岁以上低能量损伤、或疲劳引起不稳定型股骨颈骨折强烈推荐关节置换。移位股骨颈骨折推荐全髋关节置换；术前认知功能障碍，肌肉力量下降，活动量较少，高龄股骨颈骨折的患者可选择半髋关节置换。股骨颈骨折拟行关节置换时，推荐使用无骨水泥生物柄固定。稳定型股骨转子间骨折推荐选用股骨近端髓内钉或动力髋螺钉。不稳定型股骨转子间骨折推荐选用股骨近端髓内钉。股骨转子下骨折强烈推荐股骨近端髓内钉。

注意事项：（1）除非患者健康情况很差或术中死亡的风险很高，与非手术治疗相比，老年髋部骨折手术治疗可明显降低患者死亡率。（2）建议外伤 24-48h 内手术，缩短从急诊到手术室时间。（3）建议入院后予以髂筋膜神经阻滞，联合多模式镇痛方案。（4）术前牵引不是必须，48h 内无法手术的转子间骨折或转子下骨折可行牵引。（5）高龄患者术后血红蛋白低于 80g/L 推荐输血。（6）出院后加强骨质疏松管理，确保骨质疏松治疗，出院后至少管理 4 周，预防再发骨折。

3.2.2 脊柱压缩性骨折 手术指征：非手术治疗无效，腰背部疼痛严重；全身条件差，不宜长期卧床治疗；压缩性骨折经非手术治疗不愈合；伴神经损伤症状及体征等。

手术方案选择：微创手术多种术式可供选择，包括经皮椎体成形术（PVP）、经皮椎体后凸成形术（PKP）、经皮椎弓根螺钉复位固定术等，具有快速缓解疼痛，早期下地活动等优点。开放手术：手术方式多为骨折开放复位、神经减压内固定术，适用于需要神经减压或矫形的患者。

注意事项：对骨水泥过敏者慎用 PVP 及 PKP，且应重视骨水泥渗漏等并发症。患者多存在严重骨质疏松，对植入椎弓根螺钉的患者可采用不同方式的骨水泥强化技术，加强内固定的力学稳定性。

3.2.3 肱骨近端骨折 手术指征：有移位的肱骨外科颈二部分骨折；移位约 5mm 的大结节骨折；有移位的肱骨外科颈三部分骨折；年轻患者移位的肱骨外科颈四部分骨折。

手术方案选择：（1）内固定术包括多种术式可供选择，锁定钢板、髓内钉、经骨缝合技术等。根据患者年龄、肩关节活动要求、骨质量、骨折类型选择合适的内固定方式；对于肱骨外科颈三部分和四部分骨折，遵循抬高肱骨头、头下充分植骨、利用固定肩袖和钢板缝线的原则，有利于提高手术成功率。（2）关节置换术包括半肩置换和反肩置换，适用于 70 岁以上老年人或骨质疏松或肱骨头血运破坏的患者。关节面无法重建、结节骨质条件较好且相对年轻的患者，优先考虑半肩关节置换。严重骨质疏松患者、肩袖严重损伤、肩关节不稳、盂肱关节创伤性关节炎、内固定失败，且功能要求不高的患者，可考虑反肩置换。

注意事项：内固定的总体效果较肩关节置换效果好，应作为骨折治疗的首选方案。

3.2.4 桡骨远端骨折 手术指征：关节外骨折手法复位失败者；部分关节内骨折，关节面骨折移位者；完全关节骨折。

手术方案选择：（1）钢板螺钉内固定：术中复位除关注关节面恢复平整及下尺桡关节的稳定外，还需重点关注桡骨高度、尺骨差异、掌倾角、尺偏角等解剖学测量指标的恢复。手术切开复位内固定首选掌侧入路，除外背侧 Barton 骨折及背侧骨质缺损需术中植骨者。（2）外固定支架：桡骨远端粉碎无法使用钉板系统固定。

注意事项：骨折复位后相对稳定，即可单纯使用外固定支架固定；如骨折不稳定，用 2-3 枚克氏针进行内固定后再行外固定支架固定骨折。

3.3 合并症的处理

3.3.1 贫血 术前应治疗慢性出血性原发疾病，停用非甾体类抗炎药（NSAIDs）或其他易引起出血或影响造血的药物，同时可应用铁剂及促红细胞生成素（EPO）。术中进行微创操作，可静脉或局部应用抗纤溶药物氨甲环酸（TXA）术后采取减少出血的措施，给予营养支持，必要时采用限制性输血策略进行异体输血。

3.3.2 冠心病 骨质疏松性骨折患者常合并冠心病。其中 Goldman 指数是评估心脏病患者进行非心脏手术风险的一种方法，对于年龄大于 40 岁，接受非心脏手术患者，其中 Goldman 指数、并发症发生率、死亡率之间关系分别为 0-5 分危险性小于 1%，6-12 分危险性为 7%，13-25 分危险性为 13%（死亡率为 2%），大于 26 分危险性为 78%（死亡率为 56%）。术前口服药常规应用到凌晨。术后应加强监测心电图和血氧饱和度；避免术后高热及寒战带来的氧耗量增加。

3.3.3 慢性阻塞性肺疾病（COPD） 骨质疏松也是 COPD 患者肺外表现之一，主要与缺氧、糖皮质激素、维生素 D 缺乏等有关。低氧可促进破骨细胞生成，增强破骨细胞骨吸收能力，且与持续时间有关，建议维持血氧饱和度（SaO2）升至 90% 以上。维生素 D 是骨质疏松与 COPD 协同作用因子。骨质疏松性骨折围手术期补充维生素 D 可有效改善肺功能，但日常维持剂量尚存争议。糖皮质激素在抑制 COPD 全身炎症反应中占有重要地位，但同样对骨密度造成影响，且没有安全的阈值范围。COPD 伴骨质疏松性骨折围手术期建议个体化治疗控制病情发作。

3.3.4 电解质紊乱 骨科围手术期常见电解质紊乱为低钾、低钠、低镁，对骨质疏松围手术期患者出现胃纳差、精神差、腹胀及不明显原因的睡眠差，需及时发现及纠正电解质紊乱。补液治疗过程中，注意心脏肾脏负荷、避免输液性医源性损害，坚持"能口服不静滴"原则。

3.3.5 糖尿病 术前处理：空腹血糖控制在 6-7mmol/L，餐后 2h 血糖控制在 10mmol/L 以下；拟行手术为小型手术的患者，可通过调整口服降糖药的剂量和种类，必要时加用胰岛素（RI）达到血糖控制目标。对于空腹血糖在 8.3mmol/L 以上，手术类型为大型手术的患者术前需要应用或改用胰岛素治疗；根据降低 1mmol/L 血糖浓度使用 1-2uRI 剂量进行调整。血糖控制方法：应用 GIK（葡萄糖、胰岛素、氯化钾混合液）方案。

急诊手术：血糖 < 15mmol/L，若无酮症酸中毒，可暂不处理，积极手术并注意观察，如血糖 > 15mmol/L 有轻度酮症酸中毒应给予 RI 治疗，测血糖 q2 h，术中观察调整血糖控制在 8-15mmol/L。如血糖过高伴严重酮症酸中毒，应积极治疗，病情稳定后再手术。择期手术：控制空腹血糖 < 8.3mmol/L，餐后 2h 血糖 < 11.1mmol/L，尿糖（−）−（＋），停用口服降糖药，先应用 GIK 方案，如不理想加服美迪康。少数血糖控制不佳者可加用胰岛素泵，使术前空腹血糖控制在 10mmol/L 以内。

术中处理：术中尽量控制血糖在 7-10mmol/L。术后处理：应用 GIK 方案，血糖控制在 7-10mmol/L。病情稳定后改用口服降糖药（美迪康等）过渡到平时控制糖尿病的水平。应用短期胰岛素泵者，术后禁食期间仅给予基础胰岛素剂量，能进食后再给予餐前大剂量，使术后患者血糖控制在 6.1-10mmol/L。

3.4 镇痛方案的选择 骨质疏松性骨折围手术期疼痛处理应使用以 NSAIDs 为基础的镇痛方案，提倡超前、多模式镇痛及个体化镇痛原则。术前镇痛：术前休息、制动是骨质疏松性骨折疼痛处理的基本前提；降钙素能减少骨折后急性骨丢失，对缓解骨折后急性骨痛有一定效果，推荐用于骨质疏松性椎体压缩骨折的疼痛治疗。术中镇痛：术中镇痛的目的在于预防术后疼痛。根据不同部位的骨折进行周围神经阻滞，可达到神经分布区域内的镇痛效果；术中使用 NSAIDs 抑制炎症反应，预防术后疼痛；切口周围注射镇痛，可明显降低术后疼痛，减少口服镇痛剂使用量，且易于实施。术后镇痛：冰敷、抬高患肢，减轻局部肿胀和炎性反应促进功能康复；术后使用 NSAIDs 类药物，达到消炎、镇痛效果；根据情况选择患者自控镇痛（patient controlled analgesia，PCA）；疼痛严重时应调整镇痛药物或加用弱阿片类药物，必要时加用镇静催眠药物增强镇痛效果。

4 术后常见并发症的预防及处理

4.1 坠积性肺炎 患者长期卧床，呼吸道分泌物不易排出，常坠积于肺内，导致肺部感染。合并慢性支气管炎的老年患者长期卧床更易出现肺炎。出现肺炎时患者发热，呼吸急促，肺脏听诊有啰音，X 线检查肺内有片状阴影。预防：（1）深呼吸，卧床患者要每天做深呼吸训练。深呼吸能促进肺脏充分张开，增加肺活量，有利于保持呼吸道通畅，促进痰液排出。（2）咳痰训练，每天都要做咳痰训练，充分排出呼吸道分泌物。骨折患者常因疼痛不敢咳痰，要鼓励患者咳痰。（3）定时拍背，每天定时用手替患者拍打背部，促进痰液排出。

4.2 下肢静脉血栓形成（DVT） 根据《中国骨科大手术预防静脉血栓栓塞指南》评估患者深静脉血栓风险及预防。

4.3 泌尿系统感染 预防：（1）生活规律，定时定量饮水，保证每天尿量 2000mL 以上。（2）注意功能锻炼。加强在床上活动无病肢体，患肢应积极行肌肉舒缩活动。骨骼受到肌肉收缩力的作用，脱钙减少，可防止结石发生。（3）变化体位。病情允许时要经常变化体位，防止钙盐沉积，减少结石发生。胸腰椎压缩性骨折患者可定时协助翻身。股骨上段骨折患者在牵引或手术治疗后可适当坐起。

4.4 压疮 压疮最容易发生的部位是骶尾部。此处骶骨向后凸出，皮肤血运较差，一旦出现压疮不易愈合。老年人尤其是脊柱骨折伴截瘫的患者更易发生，应特别注意。预防：（1）发挥患者的主观积极性，要利用无病肢体主动挺腰、抬臀，既有利于功能锻炼，又能有效预防压疮的发生。（2）保持清洁。床单要洁净、平整、柔软，经常擦洗皮肤。（3）翻身、按摩。病情允许时，协助患者定时翻身，以缓解骶尾部皮肤的压力；同时按摩骶尾部皮肤，促进血运恢复。患者平卧时也可将手伸到骶尾部按摩。

4.5 谵妄 术后谵妄在骨科手术患者中具有一定的普遍性，可导致患者康复延迟、住院时间延长、医疗费用增加，严重影响患者住院期间甚至出院后的康复进程和生活质量。预防：（1）多模式镇痛。术前、术后给予非甾体类镇痛药物，关闭切口前在术区由深至浅逐层给予局部浸润麻醉，放置经静脉镇痛泵，必要时给予吗啡肌肉注射。（2）积极治疗心脑血管、呼吸、消化系统等合并症。（3）对于合并重要脏器功能受损的老年患者尽可能选择区域阻滞麻醉。（4）术后酌情给予持续低流量吸氧，加强拍背咳痰，避免低氧血症的发生。

5 围手术期抗骨质疏松治疗

5.1 抗骨质疏松治疗的必要性 骨质疏松性骨折患者围手术期抗骨质疏松治疗目的是为手术准备较好的骨质条件，提高骨折内固定物的把持力和稳定性，促进骨折愈合并预防再次骨折的发生。骨质疏松性骨折的治疗不同于一般的外伤性骨折，除进行常规的手术治疗外，同时需积极抗骨质疏松治疗，抑制骨量的快速丢失。

5.2 基础补充剂 在骨折围手术期及其后长期抗骨质疏松治疗过程中，钙剂和维生素 D 作为基础补充剂都是必须的。2013 年中国居民膳食每天钙推荐摄入量：18~50 岁为 800mg，50 岁以上为 1000mg。我国老年人每日从膳食中只能获得 400mg 的钙，所以每日需额外补充元素钙 500~600mg。碳酸钙含元素钙高，吸收率高，但部分患者可出现上腹不适和便秘；枸橼酸钙含钙量低，胃肠不良反应小。活性维生素 D 能够增加肠道钙吸收，抑制骨吸收，增加患者骨密度，增强肌力及机体的平衡能力，从而降低跌倒风险。维生素 D 用于治疗骨质疏松症时剂量推荐为活性维生素 800~1200IU/d，可耐受最高摄入量为 2000IU/d。对于中老年人或伴慢性肝肾疾病的患者，建议应用活性维生素 D。目前临床上应用的活性维生素 D 有骨化三醇和阿法骨化醇，建议围手术期服用骨化三醇剂量为 0.25μg/ 次（2 次 /d），阿法骨化醇的剂量为 0.5μg/ 次（1 次 /d）。钙和维生素 D 作为骨质疏松的基础治疗药物，许多抗骨质疏松药物需要在充足的钙及维生素 D 时才能发挥最大效应。

5.3 抗骨质疏松药物治疗 抗骨质疏松药物按作用机制可分为骨吸收抑制剂、骨形成促进剂、其他机制类药物及传统中医药。骨质疏松性骨折患者一般疼痛明显，骨吸收增强，卧床及制动等因素可使骨量丢失加快，建议围手术期抗骨质疏松治疗应以基础补充剂联合抑制骨吸收药物为主。

5.3.1 抑制骨吸收的药物 抑制骨吸收的药物主要包括降钙素类及双膦酸盐类。降钙素是一种钙调节激素，主要作用于破骨细胞上的特异性降钙素受体，通过抑制破骨细胞的活性阻止骨量丢失，增加骨密度。降钙素还能对多种疼痛介质释放起抑制作用。临床常用的鲑鱼降钙素每日 50U 皮下或肌肉注射，依降钙素每周 20U 肌肉注射。降钙素总体安全性良好，少数患者使用后出现面部潮红、恶心等不良反应，偶有过敏现象，连续使用时间一般不超过 3 个月。双膦酸盐是目前临床上广泛应用的抗骨质疏松药物。双膦酸盐与骨骼羟基磷灰石的亲和力高，能够特异性结合到骨重建活跃的骨表面，抑制破骨细胞活性，从而抑制骨吸收。围手术期应用双膦酸盐制剂可以在制动后短时间内维持骨量，为手术提供较好的骨质基础并提高内固定物稳定性。临床常用的阿仑膦酸钠，每周1次（70mg），晨起空腹用200mL温开水送服，服药后30min内不能平卧，需保持身体直立。唑来膦酸为静脉滴注用药，5mg/次，1年1次，需至少250mL生理盐水稀释后静脉滴注，一般连用3–5年。滴注唑来膦酸后会出现一过性"流感样"症状，表现为发热及骨痛、肌肉疼痛，一般需3d左右才能缓解，必要时需应用解热镇痛药对症治疗。对于骨质疏松性骨折围手术期需卧床的患者不推荐口服阿仑膦酸钠，对正在进行围手术期术前准备的患者，应用唑来膦酸时应权衡利弊，以免延迟手术时间。

5.3.2 选择性雌激素受体调节剂 选择性雌激素受体调节剂代表药物雷洛昔芬，亦为骨吸收抑制剂，但只能应用于绝经后女性患者。雷洛昔芬可增加静脉血栓的危险，对围手术期需卧床、肢体制动的患者不推荐使用。

5.3.3 促进骨形成药物 甲状旁腺激素（PTH）代表药物为特立帕肽，低剂量间断给药可刺激成骨细胞生成新骨，促进骨折愈合。其他如锶盐（雷奈酸锶）是双向调节类抗骨质疏松药物，具有抑制骨吸收和促进骨形成的双重作用，围手术期可酌情选用。骨肽注射液中含有机钙、磷、无机钙、无机盐、微量元素、氨基酸及多种骨生长因子，具有调节骨代谢，刺激成骨细胞增殖，促进新骨形成及调节钙、磷代谢，增加骨钙沉积，围手术期可参考应用。

5.3.4 中医中药治疗 祖国传统医学将与骨质疏松症状相似的病症称为"骨痿"或"骨痹"。中医认为"肝主筋，肾主骨"，中老年人肝肾渐亏，筋弛骨松，复遭外力，致骨断筋伤，血溢脉外，血瘀气滞，阻滞经络，为肿为痛。围手术期证型多为气滞血瘀，治疗上应以活血化瘀、消肿止痛为主，兼补益肝肾，即补肾活血法。药物可以在桃红四物汤的基础上加减应用土鳖虫、骨碎补、杜仲、煅自然铜等。围手术期应用补肾活血法可促进骨折局部软组织消肿，缩短术前准备时间，术后可增加骨密度，促进骨折愈合。

6 术后康复

6.1 骨质疏松性骨折围手术期康复锻炼 对于绝大多数骨质疏松性骨折的患者而言，康复锻炼应在术后尽早进行。其目的是为了恢复患者受伤前的运动状态，预防心血管和肺部并发症。同时，术后尽早进行康复锻炼还能加快肌肉力量的恢复、避免肌肉萎缩、促进骨折愈合，有利于患者术后功能恢复以及生活质量的提高。骨质疏松症患者最常见的骨折部位包括髋关节、桡骨远端、脊柱、肱骨近端及踝关节。

6.2 髋部骨折 成功的手术是术后髋关节稳定性及功能恢复的必要条件。对于髋部骨质疏松性骨折的患者而言，术后24h内应鼓励患者在助行器或陪护的帮助下站立或慢步行走。住院期间内应当坚持康复锻炼，避免术后心肺部并发症的发生。对于少数条件不允许的患者，也可以出院在家中进行康复锻炼，但应注意在康复锻炼过程中时刻小心，这对于降低术后并发症和再入院率而言极为重要。同时，建议髋部骨质疏松性骨折的患者术后进行负重训练，同时适当的疼痛管理可有效提升康复锻炼效果。

6.3 桡骨远端骨折 桡骨远端骨折的手术方案应根据患者的骨折影像学资料和功能评定来决定。术后早期进行手指的活动训练对预防水肿和僵硬来说必不可少。康复训练建议在固定装置解除后进行，以期恢复患肢活动度及增强肌肉力量。

6.4　脊柱骨折　脊柱骨折患者常采取保守治疗方案，保守治疗期间患者可分局具体情况佩戴支具下地活动。对于适合进行手术治疗的脊柱骨折患者，术后应尽早进行康复锻炼。其目的在于促进肌肉力量和脊柱活动度的恢复，有利于今后的脊柱活动和正常行走。建议指导患者进行适当的负重及平衡训练，辅以呼吸锻炼和背部伸肌运动锻炼。太极和水疗法都是不错的选择。

6.5　肱骨近端骨折　对于不稳定或移位的肱骨近端骨折应当进行手术治疗。在患者疼痛可以耐受的情况下，康复训练建议在外固定解除或手术完成后早期进行，包括肘关节、腕关节及手部的活动训练，以减轻患者疼痛和恢复日常运动功能为主要目的。Codman训练也应在术后1周内展开。易导致内固定失败的过激运动及超过胸部水平的活动则应当受到限制，直至骨折已经明显愈合。

6.6　踝部骨折　踝关节骨折通常不稳定，术后要尽可能保证踝关节的稳定性，可采取石膏内固定或其他间接的固定方式来保证踝关节术后稳定性，因而术后康复重点在于减少疼痛并改善踝关节的平衡性和一致性，促进肌肉力量和本体感觉的恢复。对于采用内固定治疗的踝关节骨折患者而言，维持患者良好的精神状态并建立协调的康复训练对患者术后功能活动的恢复极其重要。

康复锻炼对患者术后预防骨量流失、跌倒及再次骨折均有着重大意义。建议对患者制定个体化的康复训练方案，将负重训练、平衡训练与有氧运动相结合，循序渐进，既有助于患者术后骨折的愈合又能避免再次骨折的发生。骨质疏松性骨折患者术后康复计划一般以术后治疗和预防再次骨折或脱位为主，前者需要制定多学科联合的康复运动计划，加强对患者的人文关怀，让患者保持良好的精神状态，有利于术后恢复；后者需要注意锻炼的适应度，根据不同患者制定不同的运动计划方案，减少术后再次骨折及脱位风险。总而言之，骨质疏松性骨折围手术期最有效的康复锻炼方式应是与药物治疗、心理治疗等方案相结合的多学科综合性治疗手段。

综上所述，骨质疏松性骨折患者合并症多、手术风险高、术后并发症多，其围手术期管理是决定治疗成败的关键环节，应当术前充分评估，积极控制原发病，选择合适的手术时机和方案，术后预防并发症，加强功能康复训练，同时进行规范的抗骨质疏松治疗。

（本文经《中国临床医学》授权刊载）

附录二
中国骨质疏松性骨折骨修复策略专家共识（2019）

文献来源：中华医学会骨科学分会青年骨质疏松学组，中国老年学和老年医学学会老年病学分会骨科专家委员会，中国医师协会急救复苏专业委员会创伤骨科与多发伤学组，等.中国骨质疏松性骨折骨修复策略专家共识（2019）[J]. 中华创伤杂志,2019,35(9):769–775.DOI: 10.3760/cma.j.issn.1001–8050.2019.09.001.

骨质疏松是一种以骨量降低、骨组织微结构损坏导致骨脆性增加、易发生骨折为特征的全身性骨病。2001 年美国国立卫生研究院（NIH）将其定义为以骨强度下降和骨折风险增加为特征的骨骼疾病，其中骨量降低是主要危险因素。我国卫生健康委员会 2018年公布的最新流行病数据显示，我国 40–49 岁人群骨质疏松症发生率为 3.2%，其中男性为 2.2%，女性为 4.3%，城市地区为 3.5%，农村地区为 3.1%；50 岁以上人群骨质疏松症发生率为 19.2%，其中男性为 6.0%，女性为 32.1%，城市地区为 16.2%，农村地区为 20.7%；65 岁以上人群骨质疏松症患病率达到 32.0%，其中男性为 10.7%，女性为 51.6%，城市地区为 25.6%，农村地区为 35.3 %。

骨质疏松性骨折（脆性骨折）指受到轻微创伤或日常活动即可发生的骨折，常见部位是椎体、髋部、前臂远端、肱骨近端和小腿远端等。伴随我国人口老龄化进程加快，骨质疏松性骨折发生率逐年增加。《原发性骨质疏松症诊疗指南（2017）》指出，我国 50 岁以上女性椎体骨折发生率约为 15%，80 岁以上女性椎体骨折发生率约为 36.6%。1990–1992 年 50 岁以上髋部骨折发生率男性为 83/10 万，女性为 80/10 万；2002–2006年男性为 129/10 万，女性为 229/10 万。女性一生中发生骨质疏松性骨折的危险性（40%）高于乳腺癌、子宫内膜癌和卵巢癌的总和，男性一生中发生骨质疏松性骨折的危险性（13%）高于前列腺癌。据估计，2035 年我国骨质疏松性骨折（腕部、椎体和髋部）约为 483 万例次，2050 年将达到 599 万例次。

骨质疏松性骨缺损是指骨质疏松性骨折后骨的结构完整性破坏发生的缺损。由于骨微结构改变，骨矿成分和骨基质成分沉积不断减少，骨小梁稀疏断裂，骨强度下降，骨脆性增加，骨质疏松性骨折经常伴随骨缺损。这种骨折引起的骨缺损在影像学上常以骨折断端压缩破坏或关节面塌陷等为特征性表现。骨质疏松性骨缺损具有骨质差、骨折愈合慢、骨折再发生率高以及内固定手术失效率高等特点，目前临床疗效并不乐观。

骨质疏松骨结构最基本的变化是骨量丢失和骨密度降低，表现为骨皮质变薄和松质骨稀疏，骨脆性增加。因而传统的内固定材料常难以获得稳固的断端加压固定，置入物与宿主骨结合不牢固，容易出现术后内固定失败。较差的骨整合效果易发生内固定松动，从而引起骨折断端不稳，继发骨不连。另外，骨质疏松骨局部微环境中的分子生物学及细胞学上的缺陷也可能对骨折修复产生不利影响。为避免术后复位丢失、骨折延迟愈合甚至不愈合，常需进行植入骨或骨替代物进行修复和内固定强化，为骨折复位提供必要的力学支撑促进骨折愈合和骨缺损修复。

为进一步规范骨质疏松性骨折骨缺损的骨修复治疗，更好地维持内固定稳定性与术后功能康复，中华医学会骨科学分会青年骨质疏松学组协同中国老年学和老年医学学会老年病学分会骨科专家委员会、中国医师协会急救复苏专委会创伤骨科与多发伤学组与上海市中西医结合学会骨质疏松专业委员会特制定本共识。

1　常用骨修复材料

骨质疏松症患者内固定装置失效的主要原因是松质骨的高孔隙率和低强度，内固定通常需要植骨填充骨缺损部位以改善固定效果。目前骨修复材料主要有两方面作用：（1）骨传导性骨修复材料，提供机械稳定性和增强置入物的骨整合；（2）诱导性骨修复材料，通过在骨质疏松性骨折患者中诱导骨重建来增强修复。临床常见的骨修复材料主要有自体骨、同种异体骨和人工骨。

1.1　自体骨

自体骨移植物可快速、完全地整合至宿主骨中，是治疗骨缺损的"金标准"和评估其他骨移植物的基准。自体骨是疗效最好的植骨材料，可以根据缺损大小，选择皮质骨进行结构性植骨增加骨折的稳定性，或使用松质骨填充骨质缺损促进骨折愈合。但自体骨来源有限，且会造成二次损伤。在临床常见的骨质疏松性肱骨近端骨折诊疗中，自体腓骨段移植合并锁定钢板的应用固定能够增强内固定物对内翻应力的支撑，减少内固定丢失、断钉断板和肱骨头坏死的发生风险。自体松质骨移植物的大比表面积有利于血运重建和骨传导。同时，自体松质骨中含有丰富的间充质干细胞（MSCs）和骨诱导因子，有助于维持成骨潜能。自体皮质移植物具有优异的结构完整性，可在早期提供有效的机械支持。

1.2　同种异体骨

同种异体骨是自体骨的合适替代品，可从活体供体或非生命供体获取，并在骨组织库内处理。松质骨同种异体移植物主要应用于骨质疏松症患者脊柱融合增强和空洞骨缺损的填充。皮质同种异体骨主要用于椎体成形术，以填充需要立即承受载荷的骨缺损。脱矿骨基质（DBM）是脊柱融合术、骨不连移植和骨缺损填充的常用植骨材料，其整合类似于自体骨，引发软骨内成骨并最终在植入部位形成新骨。

1.3　人工骨材料

硫酸钙移植物是最快速吸收的合成骨替代物。吸收通常在 1–3 个月内发生，比实际骨沉积更快。磷酸钙陶瓷（CaP）是由不同比例的钙离子和有机磷酸盐组成的钙盐化合物家族，属合成矿物盐，CaP 作为一种具有良好骨传导性的生物可吸收陶瓷受到广泛的关注，并广泛应用于临床。骨水泥已普遍应用于骨质疏松性椎体压缩骨折的治疗中，虽然临床治疗效果令人满意，但其并发症风险也依然存在。需要注意其适应证及推注细节，防止骨水泥渗漏。目前，以聚甲基丙烯酸甲酯（PMMA）骨水泥在临床上应用广泛，能迅速稳定损伤的椎体，缓解患者症状。但 PMMA 无骨传导性，无法与宿主骨有机整合，置入人体后，不利于骨细胞的黏附和生长，且其高模量和刚度易导致局部微骨折和邻近椎体的压缩骨折。磷酸钙骨水泥（CPC）是一种白色粉末，是自体骨移植和异体骨移植的良好替代物，被广泛运用于脆性骨折的骨质缺损。CPC 的重塑过程发生在骨质 – 骨水泥界面，其模式为类骨质沉积形成新骨，并在破骨细胞引导下骨水泥被吸收。

1.4 骨靶向生物材料

目前常见的骨靶向材料主要分为基质靶向与细胞靶向两类。无机羟基磷灰石（HA）是骨基质的主要成分，目前临床骨靶向治疗大多使用 HA 高亲和力物质作为药物或药物载体，主要代表为四环素类和双膦酸盐类。骨组织中间充质干细胞、成骨细胞、破骨细胞与脂肪细胞等细胞成分较为复杂，功能相互影响，使得精准靶向细胞的载药体系更加重要。最新研究进展多以高细胞亲和力的多肽、核酸作为靶向组分，以生长因子作为药物组分。近来也有研究表明，特殊来源的外泌体在体内具有高度骨靶向性，具备较高载药潜力。

2 骨质疏松性骨折骨修复策略

2.1 肱骨近端骨折

肱骨近端骨折复位后干骺端存在明显骨质缺损，术后常发生骨折再移位及内固定松动，妨碍肩关节的早期锻炼。对于内翻嵌插型骨折、复位后缺乏内侧支撑的肱骨近端骨折，除进行有效的肱骨距螺钉坚强支撑外，还可行腓骨段植骨，填充复位后肱骨内侧的骨缺损，实现皮质内侧良好的力学支撑，减少骨与螺钉的微动，加强钢板螺钉系统的稳定性，有助于降低术后并发症发生率。另外，同种异体髂骨、股骨头移植也可以增加骨量及提供骨皮质以增强内固定效果，但不是首选。

而对于外翻嵌插型骨折，由于纠正外翻后在肱骨近端外侧干骺端出现不同程度骨质缺损，在肱骨近端骨折手术中适当应用 CPC 强化技术可以增加骨质抗扭转强度，提高局部机械强度。可注射 CPC 在操作时具有一定优势，是否应用需结合术中骨缺损程度和患者骨质疏松情况综合考虑。

共识：缺乏内侧支撑的肱骨近端骨折是植骨的唯一适应证，腓骨植骨是最理想的选择，也可依据术中情况具体选择。局部骨替代物填充在外翻嵌插型肱骨近端骨折的治疗中具有一定作用。

2.2 桡骨远端骨折

老年骨质疏松性桡骨远端骨折常存在干骺端骨缺损，在骨折复位过程中易造成关节面塌陷及复位丢失，复位后易发生骨折再移位。自体髂骨松质骨充填以及带皮质骨镶嵌支撑能够实现结构性重建，恢复解剖形态，防止远期关节面塌陷；稳定地维持复位，防止后期桡骨远端高度的丢失或骨折再移位。同种异体骨和人工骨也是一种可选择的方式新选择。

共识：自体髂骨可以有效恢复桡骨远端高度，对塌陷软骨面提供支撑，增加内固定物的牢固性，是最理想的选择。同种异体骨和人工骨也可作为一种备选方案。

2.3 胫骨平台骨折

胫骨平台塌陷性骨折治疗的目标是关节表面重建和坚强固定。作为临床常用手段，辅助锁定钢板内固定在胫骨平台骨折治疗中表现出良好的效果。对于 Schatzker II-VI 型平台骨折，当塌陷 > 5mm 时，为防止术后再塌陷、减少创伤性关节炎的发生，行磷酸钙或硫酸钙注射型人工骨填充骨缺损，可有效维持解剖复位和钢板螺钉支撑，临床效果确切。但因其吸收与骨的形成是否同步，以及吸收后是否形成骨缺损等问题尚不明确，还需进一步研究。

共识：辅助锁定钢板内固定治疗在骨质疏松性胫骨平台骨折中仍处主流地位，磷酸钙或硫酸钙注射型人工骨可作为有效骨修复代替材料治疗塌陷型胫骨平台骨折。

2.4 Pilon 骨折

Pilon 骨折的胫骨远端关节面塌陷由轴向暴力造成，骨质疏松性患者的关节内损伤往往比非骨质疏松患者的损伤更严重。Pilon 骨折的诊疗一般依据四大经典原则：恢复腓骨长度（若有腓骨骨折），胫骨关节面完整性重建，自体骨移植（必要时），内固定支撑钢板的使用。自体髂骨或同种异体骨移植均可作为治疗 Pilon 骨折的植骨材料，增强关节面的力学支撑及内置物的把持力，增加骨折端的稳定性，促进骨折愈合，有效防止后期塌陷的发生。

共识：对于 Pilon 骨折，可选择自体髂骨或同种异体骨作为植骨材料，能有效防止术后关节面塌陷。

2.5 跟骨骨折

跟骨骨折是否要术中植骨仍然存在争议。对于跟骨骨折 Sanders 分型 II 型及以上、骨缺损 > 2cm^3、关节面塌陷 > 2mm 或复位后的关节面较难固定维持者，如软组织条件允许，术中适当植骨有利于患者术后早期进行负重康复锻炼，且有助于维持关节面稳定。植骨材料方面，一般认为自体骨或同种异体骨较为安全。

共识：跟骨骨折是否要植骨仍然存在争议，可依据术中塌陷和缺损的情况酌情植骨。

2.6 脊柱骨折

近期发生的（通常为伤后 3 个月内）胸腰段骨质疏松性椎体压缩骨折（OVCF），伴有明显的疼痛，且伤椎椎体后壁完整，可选择椎体成形术治疗。常用的椎体成形术包括经皮椎体成形术（PVP）和经皮椎体后凸成形术（PKP），两种方式均可恢复压缩椎体的高度及强度，提高脊椎的稳定性、防止椎体塌陷、缓解疼痛、改善脊柱功能。PKP 在减少骨水泥渗漏的发生、恢复椎体高度、一定程度上矫正脊柱畸形等方面具有优势。在治疗严重 OVCF（椎体压缩高度小于原高度 1/3）时，PKP 在恢复局部后凸角和椎体高度上优于 PVP。这两种技术具体如何抉择，目前没有一致意见，需要术前结合影像学资料综合考虑。骨水泥注射量控制在 2~5mL 为宜，过度增加注射量可能增加骨水泥渗漏风险，且对远期疗效改善作用有限。实际操作中，应结合椎体大小、术中透视情况和术者的操作手感综合考虑。

伴有明显脊髓损伤的胸腰椎 OVCF，如无明确手术禁忌证，可选择减压复位椎弓根螺钉内固定。目前没有根据术前评估决定椎弓根螺钉固定是否使用骨水泥强化的统一标准。如术中置钉时感觉骨质量较差或反复置钉后螺钉出现松动，需使用骨水泥强化技术。强化节段可选择头端或尾端 1~2 枚螺钉进行强化，对中间节段的螺钉是否予以强化可根据术中情况决定。

共识：对于大多数胸腰段 OVCF 患者，PVP 或 PKP 可获得较好疗效，对于较为严重的锥体压缩骨折，PKP 更加适用。要求术中严格规范操作，避免渗漏风险。骨水泥强化技术可作为胸腰椎骨折椎弓根螺钉内固定手术的重要辅助技术，有助于减少内固定松动和复位固定效果丢失，是否应用该技术需根据术中情况决定。

3 康复辅具在骨质疏松性骨折诊疗中的应用

康复辅具既可作为骨质疏松骨折的非手术治疗，也可作为手术治疗后加速康复的手段。在康复辅具保护下早期功能锻炼和负重对于骨折愈合及避免骨质疏松进一步恶化具有重要意义。

骨质疏松性桡骨远端骨折相比非骨质疏松性骨折恢复时间更长，可能导致长期功能障碍。这种功能障碍对于生活能力和生活质量具有重要影响。静态渐进性拉伸夹板和动态拉伸夹板能延长软组织、恢复挛缩关节的运动范围，可用于治疗桡骨远端骨折后持续性腕关节僵硬和预防骨量丢失，在康复早期使用效果更佳。

康复辅具在治疗足踝部骨质疏松性骨折已得到广泛应用。无畏动态外骨骼矫形器（IDEO）是能量储存－重分配功能的足踝矫形器。最初 IDEO 设计用于复杂下肢创伤军人的康复，针对的是膝关节以下的高能量创伤后患者的步态紊乱。IDEO 对于创伤后关节炎、轻瘫和肌肉萎缩的患者也是有益的。研究表明，IDEO 能改善 Pilon 骨折术后患者的步行速度，对于更高要求的活动恢复可能更有帮助。跟骨骨折如无移位，可以尝试跟骨矫形器的非手术疗法。在跟骨矫形器的保护下即可完全负重并可调整压力垫的位置来逐步增加足跟的负重，这有利于早期进行负重和康复训练。对于移位的跟骨骨质疏松性骨折术后患者，佩戴跟骨矫形器也有助于加速康复。

胸腰段脊柱矫形器能提供刚性支撑并增加腹内压，形成围绕脊柱的半刚性圆柱体支撑，从而分担脊柱的负荷。临床试验表明，胸腰段脊柱矫形器能显著增加胸腰段 OVCF 患者的躯干肌肉力量，改善肺功能并减少脊柱后凸角度，减轻疼痛。传统的刚性脊柱矫形器由于躯干肌肉萎缩和呼吸受限等因素导致其使用受到限制，刚性脊柱矫形器对于骨质疏松症患者甚至可能是有害的。目前，基于生物反馈激活腰背肌肉原理的较低程度固定的动态胸腰段脊柱矫形器逐步得到应用并取得良好疗效。

共识：动静态拉伸夹板用于桡骨远端骨折后早期康复效果良好；足踝矫形器已广泛应用于足踝部骨质疏松性骨折，有利于早期负重和康复训练；动态胸腰段脊柱矫形器能帮助脊柱骨质疏松性骨折患者增加肌肉力量、减轻疼痛。

3 说明

本共识并非老年骨质疏松性骨折的临床治疗标准，仅为学术性指导建议，不作为法律依据。在患者个体情况与实际临床条件等各种因素制约下，临床治疗方案依实际情况因人而异；随医学科技发展，本共识部分内容将进一步完善。

（本文经《中华创伤杂志》授权刊载）

附录三
下肢关节周围骨质疏松性骨折诊疗与康复专家共识

文献来源：中华医学会骨科学分会青年骨质疏松学组，中国老年学和老年医学学会老年病分会骨科专家委员会，中华医学会骨科学分会骨质疏松学组.下肢关节周围骨质疏松性骨折诊疗与康复专家共识[J].中国临床医学，2020,27(4),704-712.DOI:10.12025/j.issn.1008-6358.2020.20200758.

骨质疏松症是以骨强度下降和骨折风险增加为特征的全身性骨病，国家卫生健康委员会在 2018 年发布的统计数据显示，我国 40-49 岁人群骨质疏松症发病率为 3.2%，50-59 岁人群中发病率达 19.2%，60 岁以上人群中骨质疏松患者高达 32.0%。骨质疏松性骨折指仅受轻微创伤或日常生活即可发生的骨折，也是骨质疏松症严重阶段的临床表现之一，在当前老龄化趋势下具有发病率高、致死致残率高、骨折愈合慢、再骨折易发等特点。2015 年我国骨质疏松性骨折约为 269 万例，预计 2035 年将达到 483 万例次，2050 年达到 599 万例。有数据显示，20 年内（1986 年至 2005 年）美国 65 周岁以上老年人群中骨质疏松性髋部骨折发生率约为 0.9%（女性）和 0.4%（男性），并且 360 天随访病死率高达 21.9%（女性）和 32.5%（男性）。

关节周围骨折主要包括关节面骨折与干骺端骨折，因其解剖部位独特，治疗原则上存在一定特殊性。下肢关节周围骨质疏松性骨折主要包括髋、膝、踝三大关节及周围邻近部位。治疗原则上包括复位、固定、功能锻炼与抗骨质疏松治疗。针对老年骨质疏松性骨折尤其是下肢关节周围骨折患者，必须进行全身重要脏器功能系统评估，慎重选择手术或保守治疗手段；重视围手术期全身抗骨质疏松治疗，结合系统康复训练手段促进骨折愈合，降低再骨折风险。

1 下肢关节周围骨质疏松性骨折关注焦点

下肢关节主要包括髋关节、膝关节和踝关节。与上肢关节相比，除了提供肢体活动度外，稳定的力学承载更是其重要生理功能。形态学上，下肢主要关节主体结构均为凹面（如髋臼、胫骨平台和胫骨远端）和凸面（如股骨头、股骨髁、距骨体）的相对关系，骨折时应力往往集中在凹陷面。力学上，尽管关节的两端受到是大小相同的负荷，但是由于凸起关节面将负荷转化为压应力，凹陷关节面则转化为张应力，骨组织对压应力的耐受能力要强于张应力，故髋臼、平台和 Pilon 骨折的发生率要高于相对的股骨头、股骨髁和距骨体。

创伤性关节炎是关节内骨折最常见后遗症，这类骨折直接导致关节软骨的损伤；而骨折导致的关节面匹配度、稳定性受累又将改变软骨生理作用、释放炎性因子、减弱下肢机械功能，最后引起软骨退变，形成创伤性关节炎。

对于骨质疏松性关节周围骨折，大多数患者的病因是骨质疏松及低能量外伤；而潜在机理则是骨密度的下降影响骨骼力学强度并易于骨折。诊断方面，此类骨折最大的高危因素是以往低能量骨折病史；对于有既往低能量骨折病史的患者，排除病理性骨折后即可诊断为骨质疏松性骨折。影像学诊断方面，关节内复杂 3D 解剖结构使得 X 线无法完全满足临床需求。随着 CT 技术的发展，对于关节周围骨折，最理想的诊断工具是将标准 X 线平片和 2 维、3 维 CT 重建影像相结合，必要时辅以 MRI 以加强软组织评估。对于一些特殊骨折类型，如复杂髋臼骨折，3D 打印技术不仅可以更为直观地表现骨折情况，还能帮助手术医生建立详尽术前计划。骨折影像学诊断明确后，往往需要通过以下检查鉴别骨质疏松情况。（1）骨密度检查：如双能 X 线吸收测定法（DXA）、骨质疏松骨折风险预测简易工具（FRAX）指数、骨小梁分数（trabecular bone score，TBS）、定量超声骨密度检查（quantitative ultrasound system，QUS）等；（2）生化检查：常规检查如血清钙镁磷、碱性磷酸酶、维生素 D、促甲状腺素（TSH）、血糖、肝肾功能等，骨特异性指标包括血清 C 端肽（C-terminal telopeptide of type I collagen，CTX）、尿 N 端肽（N-telopeptide of typecollagen I，NTX）、血清骨特异性碱性磷酸酶（bone-specific alkaline phosphatase，BSAP）、骨钙素（osteocalcin，OC）以及 I 型胶原氨基末端肽（procollagen type I N-terminal propeptide，PINP）等；（3）根据患者的实际情况或合并疾病，甲状腺激素水平、尿游离皮质醇、血清蛋白电泳以及炎性反应相关等生物指标可供参考。

对于下肢关节周围骨质疏松性骨折，治疗挑战性在于获得稳定内固定以满足早期活动和早期负重需求。尽管不同解剖部位的治疗各有不同，但其基本原则可归纳为以下 5 点：（1）条件允许下手术、康复训练尽早进行；（2）保护骨折周围血供；（3）使用力学稳定性更强的内固定方法，如髓内固定；（4）适当植骨或植入物] 以增加内植物把持力；（5）个性化抗骨质疏松治疗。

经典 AO 原则要求"坚强内固定、早期功能锻炼"。然而对于骨质疏松性骨折患者，薄弱的骨量使手术医生担心复位丢失而对患者早期活动与负重产生犹豫。目前对康复的量化指标并没有达成一致，但对于骨质疏松患者，早期负重造成关节面下沉等复位丢失现象值得警惕。共识建议对于下肢关节周围骨质疏松性骨折的康复，要注意功能练习和安全性并重；早期非负重关节活动度练习，待有骨折愈合影像学证据时再从 25% 体质量开始逐步增加负荷。骨质疏松性骨折患者多为老年人，全身情况复杂，在积极外科治疗的同时，宜根据实际情况制订个性化抗骨松及康复方案。

2 下肢关节周围骨质疏松性骨折治疗要点

2.1 髋关节周围骨折

2.1.1 骨盆髋臼骨折 老年骨质疏松性骨盆骨折多为旋转不稳定型骨折。手术应尽可能选择微创复位，前后环同时固定以增加骨质把持力，减少内固定松动风险。常用微创复位固定技术包括骨盆复位架复位技术、经皮微创骨盆前环内固定支架（INFIX）、前柱通道螺钉、骶髂螺钉和骶骨成形术等。骨质疏松性髋臼骨折多为前柱、前柱伴后半横和双柱骨折。治疗决策应兼顾患者的基础疾病、髋关节退行性关节炎和骨质等情况等。早期多学科诊疗对患者的预后起到重要的作用。无移位骨折首选保守治疗，但长时间牵引和卧床会带来更多卧床相关并发症。移位髋臼骨折需要手术治疗，包括切开复位内固定术、经皮或微创固定术和关节置换术。手术应以解剖复位为目标，但不能以延长手术时间为代价。老年骨盆、髋臼骨折致死、致残率与老年髋部骨折相当。

2.1.2　股骨颈骨折　股骨颈骨折发生率占全身骨折的 3.6%，治疗方案应综合考虑骨折移位程度、骨折类型，患者生理年龄、身体机能、精神因素以及医师手术技能等。对于年轻患者（年龄小于 65 周岁）和功能要求高、骨量条件较好的老年患者，首选闭合或切开复位内固定治疗。骨质条件好的稳定骨折，可行空心钉固定，合并骨质疏松或不稳定骨折可行 DHS 加防旋钉固定。

2.1.3　股骨粗隆间骨折　股骨粗隆间骨折常见于高龄患者，常合并骨质疏松。保守治疗适合 Evans-jense 分型 I 型患者，方法有牵引、防旋鞋、支具、石膏等；如无手术禁忌应积极手术治疗。手术方式常为切开复位内固定术和髋关节置换术，内固定种类包含动力髋螺钉（DHS）、髓内钉（PFNA、InterTAN）和钢板内固定等。

2.1.4　骨质疏松患者髋关节置换要点　骨质疏松患者髋关节置换存在如下特点。（1）髋臼软骨下骨菲薄，术中存在髋臼内陷上移与髋臼骨折可能，髋臼初始稳定不足；（2）股骨大转子骨质差、强度低，术中暴露与复位时易发生骨折；（3）股骨距骨质弹性低，术中股骨侧植入时易发生劈裂；（4）股骨侧皮质薄弱，髓腔形态变异，普通生物柄无法获得初始稳定；（5）术后常见并发症是股骨假体下沉和假体周围骨折。

预防骨质疏松患者髋关节置换并发症的对策：（1）充分的术前计划及手术方案准备；尤其股骨侧正侧位片，并充分结合 Dorr 分型考虑手术方案与假体类型。（2）在手术切口及术中要操作轻柔，在关节脱位、复位以及假体植入等操作时切忌使用暴力。（3）取得良好的髋臼压配固定需要考量磨锉的直径，需要增加 1mm 磨锉以获得更好的压配，避免术中骨折。高摩擦系数的多孔涂层臼杯可以取得良好初始稳定。（4）股骨颈截骨做好术前计划及模板测量，截取足够股骨距，磨锉股骨距。术中股骨柄全长透视以确保适当的假体位置。骨质疏松患者，尤其是大于 70 岁女性患者，有较高的晚期假体周围骨折风险。（5）股骨柄假体的选择上需要依据患者骨皮质及骨质量的情况。年龄较轻、骨质量较好的患者可选择抗旋转的矩形柄以获得较满意的初期稳定性，而针对年龄较大、骨质量较差的 Dorr C 型患者，使用骨水泥柄有利于早期稳定。多孔涂层或双锥度股骨柄均结果良好，但较大股骨柄植入变薄变弱的股骨，会引起股骨应力遮挡，长期结果需要进一步随访。

2.2　膝关节周围骨折

2.2.1　股骨远端骨折　老年股骨远端骨折通常为粉碎性、累及关节面并伴有不同程度的骨质疏松，易影响膝关节功能康复。保守治疗主要用于简单无移位的关节外骨折或无法耐受手术的患者。手术目的在于恢复肢体长度、力线及关节形态。对于严重 C3 型骨质疏松性骨折或合并晚期膝关节骨关节炎的患者应考虑人工关节置换术。骨水泥技术或者钢丝环扎技术有助于加强固定。自体植骨对于内侧壁粉碎性骨折或伴有骨缺损的患者有较好疗效。

2.2.2　胫骨平台骨折　胫骨平台骨折属于关节内骨折，占所有骨折类型的 1%-2%，约占老年人骨折总量约 8%。骨质疏松性胫骨平台骨折通常需要手术治疗，手术方式包括空心钉或钢板内固定、外固定支架或关节镜手术。骨质疏松性骨折患者应用微创经皮固定技术及应用植骨策略治疗可有效减少骨折不愈合的发生。

2.2.3 髌骨骨折 髌骨骨折好发于中老年人，其骨折发生率占全身骨折的 1%。对于伸膝装置完整、骨块移位少于 4mm 或关节内台阶小于 3mm 的髌骨骨折，可行石膏固定保守治疗。对于伸膝结构破坏、关节面台阶大于 3mm、骨块分离大于 4mm 或开放性髌骨骨折应行手术治疗。髌骨骨折手术治疗方法较多，包括部分切除、环扎技术、张力带技术、改良接骨板和镍钛聚髌器等。

2.3 踝关节周围骨折

2.3.1 Pilon 骨折 Pilon 骨折治疗原则是正确处理软组织损伤、重建关节面和恢复下肢力线、早期康复训练。非手术治疗包括外固定支架、跟骨牵引、石膏固定等，用于关节无移位、下肢力线正常的骨折，亦适用于手术治疗前期的软组织准备。手术治疗包括内固定、外固定及关节融合术。治疗原则为保护骨与软组织活力，最大程度恢复关节面完整性，矫正下肢力线，提供满足踝关节早期活动的固定。

2.3.2 距骨骨折 距骨作为足部最重要的跗骨之一，是踝关节炎、距下关节和距舟关节重要的组成部分，解剖结构相对复杂。其表面约超过 2/3 的区域为关节软骨所覆盖，血液供应主要依赖周围附着的众多韧带，脆弱易损伤。对于移位的距骨骨折，宜参考骨折具体类型选择手术入路，在保护血运前提下实现复位与固定，获得快速良好的功能康复，避免创伤性踝关节炎、缺血性骨坏死和关节功能障碍的发生。

2.3.3 跟骨与足部骨折 跟骨骨折和足部骨折的治疗原则是恢复足部的力线、足弓高度和关节面的平整，恢复无痛行走和正常步态。恢复跟骨的力线、宽度和高度是手术基本要求，如出现骨缺损或明显的骨量不足，应考虑植骨，避免骨折不愈合。即使活动量减少的患者，出现后足内翻和过度外翻、外踝和腓骨肌腱撞击等并发症仍可能严重影响生活质量，因此恢复跟骨的力线、宽度和高度是手术基本要求。距跗关节损伤应谨慎考虑关节融合，若骨量不足或使融合成功率下降，除钢板内固定外可应用克氏针增强稳定性。

2.4 围术期处理要点

2.4.1 抗骨质疏松治疗 骨质疏松性骨折患者存在骨量少、骨质差、康复慢、易再发等特点。围术期进行抗骨质疏松治疗可以为手术与术后康复创造更好的骨质基础，有效提升内固定物的把持力与稳定性，降低骨折再发风险。下肢关节周围骨质疏松性骨折患者多数需要卧床，卧床带来的快速骨量丢失是影响骨折愈合的重要因素之一。抗骨质疏松药物主要分为抑制骨吸收与促进骨形成两大类，在骨质疏松性骨折的围术期处理过程中，现行指南与专家共识一致建议基础补充剂联合抑制骨吸收药物合用，以降低围术期相关手术风险。基础补充剂方面，钙制剂与维生素 D 临床应用的推荐剂量如下：50 岁以上老年人建议每日钙剂摄入量为 1000–1200mg；65 岁以上人群维生素 D 推荐摄入量为每日 600IU（15 微克），对于因卧床等因素缺乏日照与必要活动的患者，可耐受最高摄入量不超过每日 2000IU，同时应该监测 25- 羟基维生素 D 水平，使其不低于 75mmol/L。抑制骨吸收方面，双膦酸盐与降钙素制剂均有较好疗效，推荐剂量为鲑鱼降钙素每日 50U 皮下注射，阿仑膦酸钠每周 70mg 口服或者唑来膦酸钠每年 1 次 5mg 静脉滴注。

促骨形成类药物以甲状旁腺素为代表，临床间断应用有助于改善骨量，增加内固定稳定性。目前多种新型抗骨松药物的研发同样有望改进骨质疏松性骨折患者预后。

2.4.2　输血策略　术前应治疗慢性出血性原发疾病，停用易引起出血或影响造血的药物，对于术前贫血者同时可应用铁剂及促红细胞生成素（EPO）。术中微创操作有利于减少围术期失血。术中或术前静脉使用氨甲环酸，能降低术中出血和术后隐性失血。自体血回输手段适用于预计出血量达到总血容量10%或大于400mL的大手术患者，可有效减少输血不良反应及血源性疾病传播。术后采取减少出血的措施，给予营养支持，必要时采用限制性输血策略进行异体输血。

3　下肢关节周围骨质疏松性骨折康复要点

3.1　髋关节周围骨折　髋关节周围骨折康复方案应综合考虑骨折移位程度、骨折类型，患者生理年龄、身体机能、精神因素以及医师手术技能等，多学科参与模式有助于功能康复。老年髋关节周围骨折的患者康复锻炼应在术后即刻进行，包括主动活动足趾及踝关节、股四头肌、腘绳肌等长收缩练习等内容，根据术中情况辅助助行器站立和部分负重行走，目标为增加下肢肌力、耐力及平衡协调性，同时提高日常活动能力。术后早期进行康复训练以病损为基础，重点在疼痛控制、肌肉力量恢复及增强下肢运动控制能力。术后中期应纳入平衡及协调性训练，从低水平肌力增强开始，渐进性进展至抗阻训练及功能性活动。术后晚期患者获得足够髋膝力量后可进行无支撑非交替性上下楼梯，不同条件路面行走，静态脚踏车训练等。

3.2　膝关节周围骨折　股骨远端骨折康复过程多见髌上囊及髌股关节纤维粘连，术后宜及早进行康复锻炼。术中获得稳定固定后，第2天即可开始股四头肌、腘绳肌的主动训练及适度被动拉伸；3-5天即可部分负重行走，直到临床和放射学证据表明骨折愈合；术后2-3个月逐步增加负重和抗阻力训练。研究表明，早期负重能够促进骨折的愈合，避免骨折长时间不愈合带来的内固定丢失等并发症。术后是否需要辅助外固定辅具取决于患者一般情况、骨折类型和手术情况。

胫骨平台骨折术后尽早根据骨折愈合以及软组织恢复情况进行股四头肌等长收缩练习。极端高能量创伤所致骨折患者足尖负重应维持10-12周，后10周内还要进行膝关节主动伸屈训练。我国针对骨质疏松性骨折的诊疗指南明确指出，骨质疏松性骨折后宜尽早使用抗骨质疏松药物。

髌骨骨折一般在术后2周内指导患者进行主动踝泵、股四头肌等长收缩及30°以内的主动或被动（CPM机）屈伸训练。术后4周后佩戴可调支具在帮扶下行主动深蹲，充分利用躯体重力进行训练。锻炼时间及强度要视不同骨折类型及内固定牢固程度而定，实现个体化康复。

3.3　踝关节周围骨折　Pilon骨折术后2天开始患肢肌肉等长收缩训练，足趾、膝关节、小腿肌肉的伸屈运动；术后3-5天踝关节被动活动；1-2周开始踝关节主动活动；2-3周进行踝关节肌力康复训练。患肢早期避免负重，6周后根据骨折愈合情况给予部分负重。

距骨骨折术后康复分为3个阶段：第1阶段为术后第1-6周，主要目的是减少肿胀和降低疼痛，可采用口服非甾体类抗炎药、局部冷敷、抬高患肢等方法，在患肢有保护的前提下开始做闭链运动，防止肌肉萎缩；第2阶段术后第6-8周，康复目标在部分负重下预防距骨坏死，在拐杖、行走靴的保护下进行部分负重，适当增加开链运动以恢复局部肌肉力量、增加踝关节活动度；第3阶段为术后第12-24周，在术后12周开始完全负重，目标是恢复正确步态，结合步态训练与本体感觉恢复训练。合并严重骨质疏松的老年跟骨骨折和足部骨折目前尚缺乏统一方案。共识认为石膏制动4-6周；伤后根据患者个体差异指定负重方案；尽早开始无负重关节活动。

3.4 DVT防治 深静脉血栓（deep vein thrombosis，DVT）在下肢骨折等外伤患者中的发生率高达5%-63%，且与手术时间、待术时间呈正相关。下肢DVT可根据部位分为近端（腘静脉或股静脉等）和远端（小腿肌肉静脉丛）。彩色多普勒超声探查的灵敏度和准确性均较高，是DVT诊断的首选方法。静脉造影是DVT诊断的"金标准"；在其他检查难以确定诊断时，排除静脉造影禁忌证后应立即进行。接受髋关节等下肢大关节周围骨折手术的患者需常规进行DVT预防，预防措施包括基本预防、物理预防和药物预防。应充分权衡患者的血栓风险和出血风险利弊，合理选择抗凝药物。高出血风险者推荐采用足底静脉泵、间歇充气加压装置及梯度压力弹力袜；当高出血风险下降时，可再与药物联合预防。对髋部骨折患者，药物预防时间最少10-14天。预防措施可具体参考《预防骨科大手术后深静脉血栓形成的专家建议》。

3.5 卧床相关并发症管理 骨质疏松患者多伴有全身呼吸、循环等各系统衰退，术前多患有高血压、糖尿病等老年疾病，加之骨折，手术的创伤疼痛对生理及心理系统影响，下肢术后必须卧床，合并症及并发症多发。术后卧床并发症主要有循环、呼吸、消化、泌尿中枢系统疾病，具体有坠积性肺炎、尿路感染、压疮、深静脉血栓、水电解质失衡等。老年人长期卧床因皮肤弹性差、组织低氧耐受性差等原因容易产生压疮，最为简单的处理方法即定时翻身，保持局部清洁。长期卧床引起肺功能低下及肺炎发生，可鼓励患者努力咳嗽排痰，家属辅助拍背等措施应对。必要时可以选择留置导尿等方式应对尿潴留，预防肾衰竭等严重并发症的发生。老年下肢骨质疏松性骨折卧床时间较长，容易造成患者及家属较重的心理负担，医护人员还需注意积极乐观地心理疏导。

本共识并非下肢关节周围骨质疏松性骨折的临床治疗标准，仅为学术性指导建议，不作为法律依据。在老年患者一般情况与实际诊疗条件等各种因素制约下，临床治疗方案依实际情况因人而异；随医学科技发展，本共识部分内容将进一步完善。

（本文经《中国临床医学》授权刊载）

附录四
创伤性脊柱脊髓损伤康复治疗专家共识（2020 版）

文献来源：曹烈虎，牛丰，张文财，等 . 创伤性脊柱脊髓损伤康复治疗专家共识（2020 版）[J]. 中华创伤杂志 ,2020,36(5):385–392.DOI:10.3760/cma.j.issn–1001–8050. 2020.05.001.

创伤性脊柱脊髓损伤（traumatic spinal cord injury，TSCI）是骨科医师所面临的临床难题之一，原因在于患者的脊柱结构稳定性破坏，脊髓遭受严重受损导致患者的运动、感觉、大小便功能障碍，致残率高。TSCI 发生率达 236–4187/100 万；其中，中国 TSCI 年患病率为 23.7–60.6/100 万，澳大利亚为 370–681/100 万，欧洲地区为 280–316/100 万，北美地区为 721–4187/100 万。由此可见，我国 TSCI 患病率稍低均低于世界平均患病率。全球 TSCI 患者的年龄为 18–32 岁，这是发生 TSCI 的主要人群，主要因为该年龄段是社会中最活跃、最具社会生产力的人群。从发病部位分析，颈髓 TSCI 最为常见，占所有 TSCI 的 55%–75%，其次是胸髓、腰髓。交通事故和高处坠落是 TSCI 的主要致伤原因。随着年轻人从事高危工作与极限运动增多，相关的 TSCI 也随之发生。如果不能有效促进肢体功能的康复，将导致压疮、尿路感染、肾功能衰竭等并发症而危及生命。因此，康复治疗显得尤为重要。早期准确、合理、规范的康复治疗可以有效提高治愈率、降低致残率、恢复肢体功能、改善患者生存质量。为进一步规范 TSCI 康复治疗、促进脊柱脊髓损伤术后康复。中国医师协会急救复苏专业委员会创伤骨科与多发伤学组召集了国内相关研究领域的专家，结合国内外最新的循证医学证据和临床经验，撰写了本共识。本共识就 TSCI 的损伤分级、康复评定、康复策略和主要康复措施进行规范阐述，以提升其治疗效果，改善患者预后。

1 TSCI 的定义

TSCI 指各类创伤因素导致脊柱结构的完整性被损害或破坏，包括椎骨、椎间盘、稳定脊柱的韧带及椎旁肌肉的损伤导致椎管内神经结构（包括脊髓和神经根）及其功能的损害，出现损伤水平及以下脊髓功能运动、感觉、反射等）障碍。

2 TSCI 损伤的分级

脊髓损伤常见的分级方法有 Frankel 分级和美国脊髓损伤协会（ASIA）分级。共识推荐 ASIA 作为 TSCI 分级标准：A 级为完全性损伤，骶段（S_{4-5}）无任何运动及感觉功能保留；B 级为不完全性损伤，在神经损伤平面以下，包括骶段（S_{4-5}）存在感觉功能，但无任何运动功能；C 级为不完全性损伤，在神经损伤平面以下有运动功能，保留一半以上的关键肌肌力 < 3 级；D 级为不完全性损伤,在神经损伤平面以下有运动功能，保

留至少一半的关键肌肌力 ≥ 3 级；E 级为正常，感觉和运动功能正常。

是否完全性的评定以最低骶节（S_{1-5}）有无残留功能为准：残留感觉功能时，刺激肛门皮肤与黏膜交界处皮肤有反应；残留运动功能时，肛门指检时肛门外括约肌有自主收缩。完全性脊髓损伤：S_{4-5} 既无感觉也无运动功能；不完全性脊髓损伤：S4-5 有感觉或运动功能。

3 TSCI 的康复评定

3.1 脊柱损伤的康复评定

评定包括生命体征、致伤原因及机制、体格检查和辅助检查等。

3.1.1 生命体征：进入康复诊室后重新进行 ABCS（A：气道，B：呼吸评估，C：循环，S：脊柱）评估：因患者于急诊处理阶段必须或已行 ABCS 评估，在康复阶段可以简单行 ABCS 评估，以确定生命体征是否平稳，是否适合进入康复阶段。

3.1.2 致伤原因及机制：致伤原因如交通伤、高处坠落伤、重物砸伤、运动损伤及其他原因等。致伤机制如屈曲过伸性损伤、垂直爆裂损伤等，此评估有助于康复方案制订。

3.1.3 体格检查：身体全面的体格检查和神经系统检查。

3.1.4 辅助检查：行血化验检查确定身体脏器功能情况，影像学检查（X 线、CT、MRI）明确脊柱的稳定性和脊髓损伤情况，必要时行四肢静脉彩超检查排除下肢静脉血栓。

共识：TSCI 患者在实施康复治疗前务必对脊柱损伤再次进行全面的评定，确保患者平稳进入康复阶段，评定内容包括生命体征、致伤原因及机制、体格检查和辅助检查等。

3.2 脊髓损伤的康复评定

3.2.1 感觉功能的评定：（1）关键感觉点： ASIA 和国际脊髓学会（ISCoS）的感觉评分来评定感觉功能。每侧每点每种感觉最高为 2 分，每种感觉一侧最高为 56 分，左右两侧为 112 分，两种感觉得分之和最高可达 224 分。分数越高表示感觉越接近正常。针刺觉和轻触觉评分是临床上康复评定感觉功能的常用方法。（2）肛门深压觉（DAP）：如发现肛门处任何可以重复感知的压觉即意味着患者为感觉功能不完全损伤。（3）感觉平面确定：由一个 2 分（正常或完整）皮节确定，即通过轻触觉或针刺觉受损或缺失的第一个皮节之上的正常皮节来定。

3.2.2 运动功能的评定：（1）关键肌肌力检查：明确脊髓损伤运动检查的关键肌及其所代表的神经节段。屈肘肌群—C_5，伸腕肌群—C_6，伸肘肌群—C_7，中指屈肌群—C_8，小指屈肌群—T_1，屈髋肌群—L_2，伸膝肌群—L_3，踝背伸肌群—L_4，长伸趾肌群—L_5，踝跖肌—S_1。（2）肛门自主收缩（VAC）：若 VAC 存在，则视为脊髓不完全损伤。（3）非关键肌肌力的评定：可以利用膈肌、三角肌、髋内肌及腘绳肌等肌肉来确定运动不完全损伤状态。（4）运动评分：评定时分左、右两侧进行。评定标准：采用徒手肌力检查法（MMT）测定肌力，肌力为 1 级则评 1 分，5 级则评 5 分，10 块关键肌肌力评定后最高分左侧 50 分，右侧 50 分，共 100 分。也可将上肢、下肢分开计分，上肢双侧最高 50 分，下肢双侧最高 50 分，共 100 分。（5）运动平面确定：运动平面通过身体一侧 10 块关键肌的检查确定，肌力为 3 级以上的最低关键肌即代表运动平面，前提是代表其上节段的关键肌功能正常。身体左右两侧可以不同，两侧中的最高者为单个运动平面。

3.2.3 关于脊髓损伤平面的评定：（1）神经平面的评定：主要是身体双侧有正常的运动和感觉功能的最低脊髓节段。脊髓损伤神经平面主要以运动损伤平面为依据，T2–L1 节段相对比较特殊，通常以感觉损伤平面来确定。运动损伤平面和感觉损伤平面：按 ASIA 和 ISCoS 根据对神经支配的关键肌和关键感觉点，可准确快速地确定损伤平面。确定损伤平面时，关键肌肌力 ≥ 3 级平面以上肌力必须正常。损伤平面的记录：评定时详细记录身体两侧的运动损伤平面和感觉损伤平面。（2）患者无法进行检查时神经平面的评定：感觉、运动评分和分级应根据延后的检查来进行。

共识：脊髓康复评定是制订康复治疗措施和判定预后以及疗效的重要参考，评估的内容包括感觉功能、运动功能以及损伤平面等方面，并可根据患者的康复恢复情况进行持续跟踪评定，动态调整患者的康复措施。

4 不同时期的康复治疗策略

一般根据 TSCI 患者脊柱脊髓损伤病情和治疗后的全身状况，大致将康复训练时间分为四期，分别为急诊处置期、急性期、恢复期和回归家庭社会期。

4.1 急诊处置期

在现场急诊处置，首先要进行详细的体格检查评估患者，必要时随时进行复苏。可以按照 ABCS 顺序快速评估病人整体及脊柱脊髓损伤情况，包括呼吸道是否通畅，呼吸状态是否正常，全身循环及出血情况，运动（肢体）、感觉（包括鞍区）和反射等，初步确定脊髓损伤平面及程度；怀疑 TSCI 导致的脊髓损伤患者，应掌握好以下搬运原则，防止加重脊髓二次损伤的发生：（1）首先使伤者脱离危险环境，转移至安全区域。切忌强行牵拉、扭曲病人肢体，防止加重血管、软组织和脊柱脊髓的损伤。（2）存在颈椎骨折时，用衣物等填塞于头颈两侧，使头颈固定、保持不动。（3）怀疑胸腰椎骨折者，应让患者两下肢靠拢，两上肢贴于腰侧，3–4 人协同用力，保持头、脊柱在同一轴线上，使患者平稳卧于硬担架或硬板床上，固定脊柱为正直位。腰部也可用衣物、枕头等垫紧，防止转移患者途中体位变动。

共识：对于急症处置期 TSCI 患者，应全面检查全身情况，优先处理威胁生命的急症和相关合并症，并正确掌握好脊髓损伤患者搬运原则。

4.2 急性期

急性期，伤后 3 周内，脊柱和病情相对比较稳定，可相应进行者康复治疗，以提高患者的日常生活活动能力和生存质量。主要采取床边康复训练，摆放正确的体位，对全身关节进行被动活动，再对残存肌力及损伤平面以上的肌肉进行肌力和耐力训练。另外，急性期也要重视呼吸排痰训练和间歇性排尿训练，防止废用综合征和压疮的发生，缩短临床治疗时间，减轻医疗负担，为以后的康复治疗创造条件。

共识：急性期 TSCI 患者康复在生命体征稳定的条件下，可以进行有限的康复训练，为患者后续康复创造条件。

4.3 恢复期

恢复期，即在卧床结束后的 4–8 周，此期患者脊柱重建了稳定性，脊髓损伤病理生理进入稳定的阶段。此期康复治疗的目标：最大程度改善残存肌力，增强患者的关节活动度，改善大小便、呼吸道的功能状况，减轻疼痛；预防压疮、深静脉血栓等卧床等并发症的产生，提高患者生活能力和生存质量。主要康复方法：（1）关节活动度和肌力被动训练：关节被动运动时，循序渐进，动作要轻柔，避免损伤周围软组织和韧带。（2）主动肌力训练：所有能主动运动的肌肉都应当进行主动训练，特别是上肢肌力和手臂握力训练，以渐进增强式训练为原则，为患者的移动和独立生活能力创造条件。（3）疼痛治疗：应用一般镇痛药物、非甾体类抗炎药及抗抑郁药物。（4）膀胱训练与直肠管理：留置尿管导尿患者，进行间歇性膀胱训练，定时夹闭尿管，每 4–6 h 放尿 1 次；肠道便秘时，可以使用开塞露润滑肠道，刺激直肠功能恢复，一般左侧卧位 30 min 后嘱咐患者排便。（5）呼吸和排痰训练：指导患者进行有效呼吸训练和深呼吸。并通过一定体位变化加上有效药物的使用，让患者自主排痰。（6）预防骨质疏松：脊髓损伤患者常废用性萎缩，骨质质量差，需要重视抗骨质疏松治疗，为术后康复创造更好的骨质基础，降低再骨折的风险，常用的口服药物如双膦酸盐和降钙素等。

共识：恢复期是 TSCI 患者最重要的时期，通过主被动训练改善 TSCI 患者的残存功能，减少其卧床并发症的产生，并尽可能训练其生活自理能力。

4.4 回归家庭和社会期

回归家庭社会期是患者康复训练的终极目标，对直接影响的生存质量问题必须予以充分考虑。

4.4.1 心理干预：TSCI 患者容易产生心理障碍，包括烦躁、焦虑、抑郁，应给患者予以鼓励性的回答，帮助患者重建信心，必要时予以抗焦虑药物处理。帮助患者参与能重建认同感的工作，例如家庭角色的调整和相互适应，以助其重新获得新的家庭和社会角色。

4.4.2 院外护理：基于智能设备的交互式移动健康管理平台（iMHere）可以帮助 TSCI 患者进行自我管理，预防尿路感染和压疮的发生，减少再次就诊次数，并且可以减轻患者的抑郁症状，帮助其回归正常生活。

4.4.3 连续评估：患者健康问卷 –9（PHQ–9）和工作康复问卷 – 自我报告版本（WORQ–SELF）是评估 TSCI 患者抑郁程度的有效工具之一，旨在评估康复环境中不同 TSCI 患者人群的身心健康状况，及时进行心理干预和疏导，帮助评估患者恢复工作过程中的心理状态，改善其生存质量。

共识：回归家庭社会期，应充分重视心理干预和院外护理，可以帮助 TSCI 患者树立信心，重新获得新的家庭和社会角色。

5 主要康复措施

5.1 高压氧治疗

高压氧在多方面能减轻 TSCI 的应激反应，从而促进神经功能的恢复。一般建议伤后数小时内，最好在伤后 9–12h；第 1 个 24h 内行多次治疗，最少 2 次，可以 3 次或更多。因此，建议在早期急救时，应积极转运至有高压氧的地区或医院尽早治疗。

共识： 高压氧治疗对于急性期 TSCI 患者效果最佳，时间越早，疗效越佳。

5.2 理疗

5.2.1 电刺激疗法：经皮脊髓电刺激可以增强慢性脊髓损伤患者的自发运动、肌肉力量和功能，可促进神经功能恢复 。无创表面功能电刺激辅助下的下肢步态训练，能观察到患者心血管疾病的改善、对步行辅助器具的依赖性降低，甚至有部分的神经功能恢复。功能性电刺激辅助下的运动疗法，还能实现肌肉重塑，改善骨骼肌废用性萎缩，从而促进脊髓损伤患者的功能康复。

5.2.2 水疗：水疗利用温水浮力、阻力、静水压力、热能传递及改变溶质等多个方面设计训练方案进行康复训练的治疗技术，可在一定程度上帮助提高肌力、关节活动灵活性和心血管功能。另外，让患者在深水跑步有氧训练，并借助训练器具设计动作以提高安全活动范围，可以有效缓解下腰疼痛、提高肌力和身体状态。

共识：电刺激疗法和水疗可以帮助恢复期 TSCI 患者有效提高其运动功能、肌力和身体状态。

5.3 康复辅具

5.3.1 矫形器：对于 TSCI 早期患者，颈椎佩戴颈托，根据稳定情况摘除。胸腰段选择可塑形的硬质矫形器，稳定后再更换软性矫形器。对于四肢，选择上肢或下肢体矫形器，肢体保持中立位，防止关节挛缩。

康复阶段重点改善患者的站立或恢复步行能力，最大限度独立完成日常生活，改善生存质量。对于颈髓损伤所致的四肢不同程度瘫痪，上肢功能的训练尤为重要，通过选择上肢矫形器帮助患者完成日常进餐和生活动作。胸髓损伤患者的上半身基本正常，但腰背平面以下肌肉瘫痪，腰背部矫形器可帮助直立躯干，增加肺活量；使用髋、膝、踝、足矫形器帮助训练站立和行走。腰髓损伤患者的上半身躯干平衡功能正常，使用髋、膝、踝、足矫形器和拐杖可完成日常大部分动作。下腰髓损伤患者的上肢功能正常，腰方肌、髂腰肌正常，髋关节活动正常，使用膝、踝、足矫形器。骶髓损伤患者的足部分功能受损，可以使用踝、足矫形器和足托。在功能训练上，选择截瘫步行矫形器（walking orthosis）可以改善患者行走能力和生存质量，其效果得到国际上公认。

5.3.2 康复外骨骼机器人：对于颈髓损伤引起的四肢截瘫患者，选择上肢外骨骼可以帮助患者实现自主康复训练肩肘腕和手部的功能，实现人机互动，能够显著改善患者手部的康复治疗效果。对于胸髓及以下损伤的截瘫患者，自身恢复能力有限。选择下肢外骨骼可为患者提供站立和行走能力，提供其步行和承重能力。在脊髓损伤患者中，应用机器人外骨骼辅助行走系统可以持续提高其行走能力，提升脊髓损伤患者的幸福感。

5.3.3 轮椅：对于脊髓损伤患者，肢体功能丧失，轮椅是必备的日常生活辅具，可以促进脊髓损伤日常生活活动能力改善与生存质量的提高。轮椅的选择需综合考虑患者的自身功能和需求以及日常生活环境等方面。一般情况下，颈髓损伤选择电动轮椅，胸髓损伤选择轻质普通手动轮椅，腰髓及以下者选择手动轮椅或运动轮椅。

5.3.4 生活辅具：脊髓损伤患者除了上述辅具外，生活辅具配置必不可少。例如袖带、勺叉、盘子挡圈、带吸管的饮水杯等。袖带可以用来训练手部握力帮助日常用餐；而盘子挡圈用来防止食物推出撒落。

共识：康复辅具训练应根据患者截瘫脊髓损伤平面、损伤程度及患者全身状况、心理因素、康复目标来综合选择，方能达到最佳治疗效果。

6 说明

本共识并非 TSCI 的临床康复治疗标准，仅为学术性康复指导建议，不作为法律依据。在 TSCI 患者因受伤情况与实际诊疗条件等各种因素制约下，康复治疗方案依实际情况因人而异。随着医学和科技的发展，本共识部分内容将进一步完善。

（本文经《中华创伤杂志》授权刊载）

附录五
新型冠状病毒肺炎疫情防控期间老年髋部骨折诊疗专家共识

文献来源: 刘国辉,刘曦明,童晓玲,等.新型冠状病毒肺炎疫情防控期间老年髋部骨折诊疗专家共识[J].中华创伤杂志,2020,36(2):104–110.DOI:10.3760/cma.j.issn.1001–8050.2020.02.002.

2019 年 12 月以来，湖北省武汉市陆续发现新型冠状病毒肺炎（novel coronavirus pneumonia，NCP），并逐渐波及全国及境外。2020 年 1 月 20 日，国家卫生健康委员会（国家卫健委）宣布将新型冠状病毒感染肺炎纳入乙类传染病，采取甲类传染病预防、控制措施，并于 2 月 8 日将其命名为 NCP。2 月 11 日世界卫生组织将 NCP 命名为 2019 冠状病毒疾病（2019 corona virus disease，COVID–19）。截至 2 月 17 日 24 时，我国（涵盖港澳台地区）累计报告确诊患者 72528 例（其中重症患者 11741 例），累计治愈出院患者 12561 例，累计死亡患者 1870 例。NCP 的传染源主要是 2019 新型冠状病毒（novel coronavirus 2019，2019–nCoV）感染者，无症状感染者也可能成为传染源，主要传播途径为经呼吸道飞沫、接触传播，气溶胶和消化道等传播途径尚待明确。人群普遍易感，老年人及有基础疾病者感染后病情较重，病毒潜伏期一般是 1–14d，常见为 3–7d，最长可达 24d。因此，做好自身防控、切断传播途径尤为重要。研究表明，2019–nCoV 病毒对紫外线和热敏感，56℃ 30min、体积分数 75% 乙醇、过氧乙酸、氯仿等脂溶剂均可有效灭活病毒。为更好地保护老年髋部骨折患者、家属及医护人员，专家组在收集一线临床经验、参考最新文献与指南要求后制订本共识，阐述 NCP 疫情下老年髋部骨折的接诊原则、处理策略及医务人员的防护措施，以期规范老年髋部骨折患的临床诊治，进一步提升临床诊疗效果。

1 NCP 的临床特点和一般处理原则

NCP 以发热、咳嗽、乏力为主要症状，少数伴有鼻塞、流涕、咽痛与腹泻症状。重症患者一般 1 周内出现呼吸困难，渐进为顽固低氧血症、急性呼吸窘迫综合征、脓毒血症休克、酸碱代谢失衡等表现。诊断除结合临床表现外，主要依赖病原学暴露情况、实验室检查与影像学检查；发病前 14d 内有疫区旅行、居住史；与 NCP 患者有接触史等高危因素。临床感染者呼吸道分泌物、血液、粪便可以检测出 2019–nCoV 核酸呈阳性。早期肺部 CT 显示多发小斑片影及间质改变，进展期表现双肺磨玻璃样影、肺实变等。

一旦确诊为 NCP，首要措施是确定隔离治疗场所，危重患者尽早进入 ICU 监护治疗。治疗主要分一般支持治疗与抗病毒治疗。一般治疗包括卧床、营养支持、监测生命体征与水电平衡、维持内环境稳态、有效吸氧等。目前尚未确认高效抗病毒手段，可参照国家卫健委推荐。应对危重患者，必要时可选择高流量鼻导管氧疗、机械通气、体外膜肺氧合等治疗手段。治疗过程中注重中西医结合，加快治疗 NCP 的中西医药研发和临床实验，国家中医药管理局推荐中西医结合方剂《清肺排毒汤》已在临床诊疗中广泛应用。

2 NCP 疫情下老年髋部骨折接诊原则

2.1 老年髋部骨折特点

老年髋部骨折指 65 周岁以上老年人群发生的髋部骨折。按部位不同分为囊内骨折和囊外骨折，囊内骨折包括股骨颈头下骨折和经颈型骨折，囊外骨折包括股骨颈基底骨折、转子间骨折和转子下骨折。老年髋部骨折致死率和致残率都非常高，统计数据显示老年髋部骨折患者 30d 病死率超过 5%。针对此类患者，除非患者健康状况非常差不能耐受手术、术中死亡风险极高或者术后护理难度极大，原则上都应积极手术治疗，必要时采取各种强化固定方法应对骨质疏松情况。围术期应采取多学科综合治疗，改善患者运动和日常生活能力，提高生活质量；围术期非手术治疗还包括预防静脉血栓和感染，评估和预防骨质疏松，常规补充钙和维生素 D 等。

2.2 NCP 筛查

对于伴有慢性基础疾病的老龄群体而言，NCP 的致病性显著增加且预后相对较差。老年髋部骨折患者常合并多种内科疾病，骨折后内科疾病常出现不同程度加重。患者长时间卧床导致呼吸道及泌尿道感染、压疮、下肢深静脉血栓等相关并发症的发生，增加 2019-nCoV 感染风险。接诊老年髋部骨折患者时，骨科医师应当重视 2019-nCoV 感染情况的筛查。

院前急救、急诊与门诊接诊患者时，应加强防护，仔细询问有无相关接触史，尽快完成 2019-nCoV 感染问诊和筛查，对患者创伤进行全面评估。首先，要求患者及陪同家属就诊时佩戴口罩；其次，医护人员应当根据 NCP 流行病学特征进行问诊以确定患者是否为疑似患者，询问患者是否有发热史及其他不适症状，近两周内有无疫区旅行史或 NCP 患者接触史，一旦确定为疑似患者应立即启动相应防控措施、及时向有关部门报备并组织多学科医疗组进行会诊。最后，接诊人员应当对患者呼吸、循环、神经功能等进行全面快速评估，明确患者髋部骨折及基础疾病现状以指导后续治疗。

医疗机构应加强对医务人员开展 NCP 全面培训，提高防控和诊疗能力。重点组织手术相关科室医务人员学习 NCP 诊疗的相关知识并严格执行。

2.3 院前急救处理

NCP 疫情防控期间对老年髋部骨折患者的急救，应遵循救人第一、妥善保护医护人员的"安全救援原则"，保证医护人员安全前提下实施急救处理。进行急救处理之前应对患者进行 2019-nCoV 感染快速筛查，针对普通患者采取一级防护措施，针对疑似或确诊患者采取二级防护措施；疫情高发地区防护等级可以适当提高。

对于存在髋部受伤史、髋部疼痛、患肢短缩或旋转畸形患者，应高度怀疑髋部骨折并尽快运送至医院，采集相关信息如患者外伤史、疾病及治疗史、伤前肢体功能和认知水平等。转运途中可视情况给予镇痛治疗，注意预防压疮。如运送需较长时间，可考虑留置尿管。实时监测患者生命体征等按常规操作进行。

2.4 门急诊处理

NCP 疫情防控期间，原则上骨科门诊只诊治已排除 2019-nCoV 感染患者，门诊医师采取一级防护措施。患者需提前预约，预约时患者应如实告知是否有发热史及其他不适症状，近两周内有无疫区旅行史或与 NCP 患者接触史。就诊时接受体温监测，每例患者至多允许 1 名家属陪同就诊，患者及家属均需佩戴口罩。骨科急诊就诊前需要按照上述原则和流程对患者进行 2019-nCoV 感染筛查。

患者若怀疑髋部骨折，应询问病史及进行专科体检，了解致伤机制，了解患者基础疾病及用药情况。门急诊医师需对患肢进行骨盆正位、患髋正位与患肢股骨近端侧位等相关检查，必要时在轴向牵引下内旋患肢髋关节拍摄正位 X 线片，或行 MRI 检查以明确是否存在隐匿性骨折。体检若发现其他部位有疼痛、瘀斑、活动异常等，亦应行影像学检查以明确诊断。

NCP 疫情防控期间，建议所有老年髋部骨折患者行肺部 CT 检查；对于可疑或者确诊患者，还应行血常规、凝血功能、C- 反应蛋白（CRP）、红细胞沉降率（ESR）、降钙素原、D- 二聚体、生化、动脉血气分析、白介素 -6（IL-6）和病毒全套等实验室检查。及时取鼻咽拭子、痰、下呼吸道分泌物等标本送 2019-nCoV 核酸检测。对于已排除 2019-nCoV 感染的患者，如必要且患者及家属有手术意愿可收入院行手术治疗。入院后单间收治，至多允许 1 名家属陪同且拒绝家属探视；对于疑似或确诊 NCP 患者需采取隔离措施逐级向上汇报，收至隔离病房或转到具有传染病救治能力的医院。

医务人员防护：门急诊医师出诊前首先接受体温监测，在诊室配置方便、有效手卫生设施与相关用品。在安全区域，诊疗过程中全程穿工作服、戴工作帽及医用外科口罩。在高感染地区，须戴护目镜、颗粒防护口罩、隔离衣、手套和鞋套。门急诊就诊结束时应及时做好手卫生工作，将医疗垃圾严格按照医院相关规定合理放置，并对诊室进行消毒，避免交叉感染。发现疑似患者立即启动二级防护。对可能产生气溶胶的疑似患者或确诊患者，操作时实行三级防护措施。

3 NCP 疫情下老年髋部骨折处理策略

3.1 分流原则

对于疫情期间不同老年髋部骨折患者处理，建议参考以下原则。

3.1.1 非定点医院：对于已排除疑似的老年髋部骨折患者，则按照髋部骨折常规诊疗原则处理；发现疑似或确诊患者，应立即转送至定点手术医院进一步治疗。

3.1.2 定点医院不具备手术条件：疑似和确诊患者，身体条件允许，转送至指定定点手术医院治疗。一般条件不允许的患者先接受 NCP 规范诊疗，采取气垫床、抗凝与术前营养支持处理，视患者全身恢复和骨折愈合情况，经专家组会诊综合决策下一步计划。

3.1.3 定点医院具备手术条件：疑似或确诊患者手术，适应证：肺部情况较轻，且排除其余相关手术禁忌。禁忌证：NCP 重症患者，不能耐受手术或麻醉。

3.2 非手术治疗

非手术治疗仅适用于不能（如严重基础疾病不能耐受手术）或者不愿意手术患者。

非手术治疗手段主要有骨牵引、皮肤牵引和防旋鞋等。值得注意的是，非手术治疗无法有效复位与固定骨折断端，容易导致骨折延迟愈合甚至不愈合；长期卧床会增加呼吸系统感染、下肢深静脉血栓形成、压疮发生等风险。NCP疫情防控期间，确诊患者可能因肺部或全身情况较差，不能耐受手术而被迫选择非手术治疗，未感染患者可能会因为担心住院期间发生交叉感染而降低手术治疗意愿。当前疫情下应对老年髋部骨折时，应积极与患者及家属沟通、参考并尊重患方与会诊科室意见，慎重选择治疗手段。

3.3 手术指征

3.3.1 单纯髋部骨折：普通老年髋部骨折患者原则上尽快、安全进行手术，24h内接受手术30 d病死率从6.5%降低到5.8%。手术需严格控制围术期交叉感染风险，采取必要的安全防护措施，加快出入院流程、减少住院时间。

3.3.2 合并疑似NCP：有类NCP表现（咳嗽、发热），而无疫区疫源接触史的疑似患者，原则上积极完善排除感染与术前准备并行，经专家组会诊完全排除NCP后，在具备手术条件的医院积极推进手术流程，尽快恢复患者肢体功能，并尽早进行康复治疗。

3.3.3 合并疑似或确诊NCP：对于NCP病毒学或临床确诊患者，应当综合考虑患者耐受情况选择治疗方式及手术时机，在具备手术条件的定点医院进行治疗。必须强调，疑似NCP患者或者确诊的轻、中度患者并非手术禁忌，但应当在具有传染病救治能力医院治疗，且选择符合标准的负压层流手术间进行手术（戴一次性全覆盖手术帽、医用防护口罩、穿洗手衣、一次性防护服、一次性防渗透隔离衣、戴护目镜/防护面屏、至少双层乳胶手套和防水鞋套）。老年髋部骨折合并重症NCP患者以抢救生命为首要任务，手术指征仅限于抢救生命，包括合并有腹腔脏器损伤且失血情况无法控制、合并难以控制外伤出血以及颅脑损伤等需紧急手术情况。术前组织多学科会诊，积极完善相关检查，准备负压层流手术间，术前术后严密消毒等手段预防交叉感染。

医务人员防护：加强病房人员管控，进入病房前进行体温监测。做好疫情期日常防护，穿工作服，戴医用外科口罩。科室做好床位留用备案，一旦发现疑似患者，立即单间隔离，启动NCP诊治排查流程。接触患者的血液、体液、分泌物、排泄物、呕吐物及污染物品时：戴乳胶手套，脱手套后洗手。可能受到患者血液、体液等喷溅时，加戴护目镜/防护面屏、穿防渗隔离衣。

3.4 术前检查

术前检查包括常规化验检查，监测体温，必要时复查肺部CT及血常规、凝血功能、CSP、ESR、降钙素原、D-二聚体、生化、动脉血气分析、IL-6和病毒全套，根据情况取鼻咽拭子、痰、下呼吸道分泌物等标本送2019-nCOV核酸检测。对于伴心肺疾病、机体功能衰退、或者老年痴呆患者，常规进行动脉血气分析。老年髋部骨折患者一般情况较差，术前所需检查项目繁杂，人为创造更多接触机会，增大院内交叉感染风险。有研究报道，非典期间老年髋部骨折患者疑似急诊室接触感染，潜伏期接受手术，术后因急性呼吸衰竭死亡患者，故行术前检查需注意隔离原则，避免院内感染发生。

3.5 手术方式及原则

无移位股骨颈骨折（Garden Ⅰ、Ⅱ型），首选空心螺钉固定，维持骨折稳定即可；身体条件较佳者，可选择动力髋螺钉（DHS）固定。对于移位股骨颈骨折（garden Ⅲ、

Ⅳ型），首选关节置换手术，根据患者年龄、身体健康状态以及伤前活动能力，髋臼磨损情况和精神疾病等选择半髋或全髋手术；对于稳定性转子间骨折，选择 DHS 或髓内钉固定均可；对不稳定转子间骨折，首选髓内钉骨折；对于转子下骨折，首选髓内钉固定，必要时选择长钉固定。内固定尽量做到满意复位再固定，关节置换手术应注意尽量微创、缩短手术时间。无论采取何种手术方式，控制手术时间，减少软组织损伤和失血量及手术并发症对预后至关重要。

3.6　麻醉方式

原则上疑似或确诊 NCP 患者的麻醉一律采用全身麻醉或监护麻醉方式进行，在气管插管与呼吸回路之间放置一次性过滤器，减少对呼吸回路污染。诱导前使用 2 块湿纱布覆盖口鼻，后面罩给氧，使用 100% 纯氧充分自主呼吸。全身麻醉患者建议行麻醉快诱导并全量肌松后气管插管。麻醉医师在助手辅助下远距离完成气管插管，插管后一次性用具弃入指定垃圾桶，不得带出手术间。

3.7　术中处理

NCP 疫情防控期间进行手术治疗，应在不增加患者损害基础上减少病毒通过呼吸道分泌物、血液和胃肠道分泌物传播风险，尤其防止气溶胶生成和扩散。尽可能减少参加麻醉和手术人员，精简手术操作、减少手术时间，禁止人员在不同手术室间出入。术中手术医师与洗手护士实施三级防护；麻醉医师可采用二级防护，但头面部应加带面屏，防止气管插管时感染；巡回护士可采用二级防护；室内人员在手术中不得离开手术间，室外人员无特殊情况不得进入感染手术间。手术结束后离开手术间人员必须先更换手套，再脱防护衣、脚套并丢弃在指定垃圾桶内，脱手套后用手消毒剂按照七步洗手法消毒双手，再脱口罩、防护目镜 / 面屏等；出手术间后流动水下洗手，至少持续 2min。术后将护目镜、面罩用消毒纸巾消毒后，再用清水纱块擦拭。所有参与手术人员沐浴更衣离开手术室后，视情况进行 14d 自我隔离观察。

疫情期间，所有手术间使用过氧乙酸或过氧化氢喷雾密闭消毒 1–2h，地面使用含氯制剂消毒 30min 后清水拖地；器械台、设备、操作台等表面，使用含氯制剂消毒 10–30min 后再清水擦拭。

3.8　术后处理

患者术后若出现发热，除考虑 2019–nCOV 感染外应注意鉴别是否创伤或手术所致。结合发热时间、各类炎性指标变化（白细胞、中性粒细胞、淋巴细胞、CRP 及降钙素原等）及引流管、创面渗液等综合判断发热原因，鉴别吸收热、其他感染或 NCP 引起的发热，予以对症治疗和积极对因治疗。若术后出现呼吸困难、血氧饱和度下降等表现，应积极排除肺栓塞等严重并发症。同时，应注意防治应激性溃疡、消化道出血、静脉血栓等并发症。

合并疑似 / 确诊 NCP 患者，应当予以严格隔离治疗，持续监测体温，体温恢复正常 3d 以上，呼吸道症状明显好转，肺部影像学炎性反应明显吸收，且连续 2 次呼吸道病原核酸检测阴性（采样时间间隔至少 1d）的患者，可视为临床治愈。临床治愈患者可以正常出院，仍建议继续居家隔离或集中隔离医学观察 2 周，最大限度规避潜在的病毒传播风险。

3.9 康复训练

非手术治疗的康复关注压疮、深静脉血栓等卧床相关风险，视骨折愈合情况逐步进行关节活动与部分负重练习。总体目标为尽快恢复运动功能。

手术患者在全身状态允许情况下，可于术后 6h 内开始康复锻炼，由多学科康复小组提供帮助。包含上肢有氧训练的康复计划可增加患者对氧的适应和利用。视术后康复情况适当增加负重练习，增强平衡能力。医师指导下的院外康复锻炼有助于提高身体功能和生活质量。

合并疑似或确诊NCP的老年髋部骨折患者常需长期卧床，下呼吸道分泌物难以排出，影响 NCP 治疗；卧床导致坠积性肺炎可能表现类似 NCP 症状，增加临床诊疗难度。同时 NCP 带来乏力、发热、免疫系统受累等全身性表现可能干扰手术切口愈合及术后康复训练。面对老年髋部骨折患者，在当前特殊时期应具有高度敏感性，注意 2019-nCOV 感染筛查（尤其在疫情多发地区），充分权衡患者一般情况与手术风险，慎重选择治疗手段并与患者积极沟通，争取安全、高效地恢复患者运动功能。

3.10 精神心理干预

2019-nCOV 是一种比较陌生和传染性极高的病毒，容易引起民众恐慌情绪。目前已有 323 例严重精神障碍患者被确诊为 NCP，有 43 名为疑似 NCP，范围涉及全国 17 个省份。老年髋部骨折患者由于机体应激等原因容易表现出类似NCP症状如呼吸急迫或发热，在当前疫情影响下此类患者常需进行隔离观察治疗易导致心理负担。本就患有精神疾病的老年髋部骨折患者，对外部环境变化更加敏感和脆弱，易产生焦虑、抑郁、强迫、偏执等情绪，病情容易波动，甚至引起精神疾患急性发作。建议派驻心理医师重点关注该类患者身心健康状况，药物服用及其陪护情况，及时进行心理干预和疏导。国家新型冠状病毒肺炎疫情联防联控工作机制综合组印发原则和通知，将该类患者列为主要关注群体之一。

4　总结与说明

综上所述，老年髋部骨折患者常合并多种基础疾病，容易产生相关并发症。NCP 疫情为骨科医师处理这一特殊群体带来全新挑战。规范、有效地诊疗是保护老年髋部患者快速康复的关键环节，骨科医生应当快速掌握 NCP 防控诊疗知识、疫情下老年髋部骨折接诊原则、围术期关注要点、处理策略以及相应康复内容。

本共识并非老年髋部骨折合并 NCP 的临床治疗标准，仅为学术性指导建议，不作为法律依据。疫情防控期间，在老年髋部骨折患者因受伤病情与实际诊疗条件等各种因素制约下，诊疗方案依实际情况因人而异。随着疫情防控知识进一步丰富，本共识部分内容将进一步完善。

（本文经《中华创伤杂志》授权刊载）